国家出版基金项目
NATIONAL PUBLICATION FOUNDATION

肢体形态与功能重建丛书

上肢形态与功能重建

Upper Limb Morphological and Functional Reconstructions

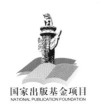

国家出版基金项目
NATIONAL PUBLICATION FOUNDATION

肢体形态与功能重建丛书

上肢形态与功能重建

Upper Limb Morphological and Functional Reconstructions

主　编　秦泗河　陈山林　徐永清　王增涛

副主编　薛云皓　谢书强　朱　磊　潘　奇　李连欣

编　者（按姓氏汉语拼音排序）

陈山林　陈　伟　崔宜栋　崔　轶　郜永斌

焦绍锋　李连欣　李　霞　林志鸿　刘　路

刘　威　潘　奇　彭爱民　秦泗河　沈小芳

师富贵　田晓菲　王宏鑫　王伟世　王增涛

肖　军　谢书强　徐文漭　徐永清　薛云皓

印春花　岳孝太　张云峰　郑学建　朱　磊

北京大学医学出版社

SHANGZHI XINGTAI YU GONGNENG CHONGJIAN

图书在版编目（CIP）数据

上肢形态与功能重建 / 秦泗河等主编 . – 北京：
北京大学医学出版社 , 2023.10
　ISBN 978-7-5659-2955-7

　Ⅰ . ①上… 　Ⅱ . ①秦… 　Ⅲ . ①上肢骨—骨畸形—修复术
Ⅳ . ① R682.5

中国国家版本馆 CIP 数据核字 (2023) 第 143221 号

上肢形态与功能重建

主　　编：秦泗河　陈山林　徐永清　王增涛
出版发行：北京大学医学出版社
地　　址：（100191）北京市海淀区学院路 38 号　北京大学医学部院内
电　　话：发行部 010-82802230；图书邮购 010-82802495
网　　址：http://www.pumpress.com.cn
E － mail：booksale@bjmu.edu.cn
印　　刷：北京信彩瑞禾印刷厂
经　　销：新华书店
责任编辑：冯智勇　　责任校对：靳新强　　责任印制：李　啸
开　　本：889 mm×1194 mm　1/16　　印张：23.75　　字数：804 千字
版　　次：2023 年 10 月第 1 版　2023 年 10 月第 1 次印刷
书　　号：ISBN 978-7-5659-2955-7
定　　价：270.00 元

主编简介

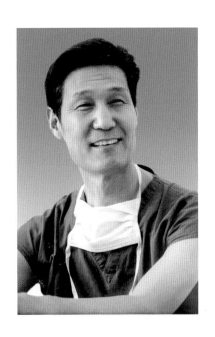

秦泗河

国际知名矫形外科专家，国家康复辅具研究中心附属康复医院矫形外科主任、名誉院长。截至 2021 年底，主持各类肢体畸形残疾手术 36 664 例，创建了相关手术病例数据库，形成了秦泗河医学理念、诊疗风格、四肢畸形残疾手术重建技术体系。发表论文 400 余篇，主编专著 12 部，英文专著 *Lower Limb Deformities* 在国际骨科学界引起广泛关注。

现任国际肢体延长与重建学会（ILLRS）及国际 Ilizarov 技术应用与研究学会（ASAMI）中国部主席；中国康复辅助器具协会肢体残障功能重建分会主任委员；中国医师协会骨科医师分会外固定与肢体重建委员会（CEFS）名誉主任委员、肢体延长与重建学组组长；中国残疾人康复协会肢体残疾康复专业委员会脊柱裂学组组长；第六届世界肢体重建大会（北京 2024）组委会主席；俄罗斯国家 Ilizarov 科学中心荣誉教授。

主编简介

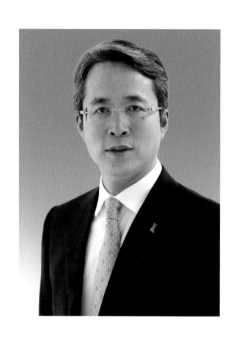

陈山林

医学博士，主任医师，教授，博士生导师，北京积水潭医院手外科主任。

现任亚太腕关节学会（APWA）副主席，国际矫形外科与创伤外科学会（SICOT）手外科专家委员会委员，中华医学会手外科学分会副主任委员、显微外科学分会副主任委员，中国医师协会显微外科医师分会副会长、肢体畸形修复专业委员会组长、手外科医师分会常委，并在其他20余个专业团体中担任委员及以上职务。

陈山林教授是我国著名手外科专家，从医近30年来，共完成各类手术2万余例。在周围神经损伤与疾患、腕关节损伤与疾患、先天畸形、手指再植再造、肢体创面修复、晚期功能重建等领域，均达到国际一流诊疗水平。尤其是拇指发育不良、先天性上尺桡融合方面具有原创方法，效果优良。

主编简介

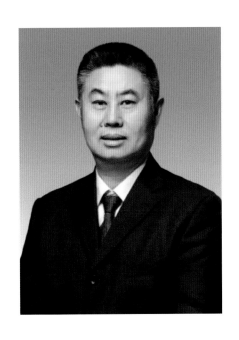

徐永清

解放军联勤保障部队第九二〇医院骨科主任、主任医师（技术三级）、专业技术少将。享受国务院特殊津贴专家、军队学科拔尖人才、全国优秀科技工作者。陆军军医大学、昆明医科大学博士及硕士研究生导师。中华医学会显微外科学分会第十一届委员会主任委员。中国医师协会显微外科医师分会副会长、云南省医师协会骨科医师分会主任委员。

主编简介

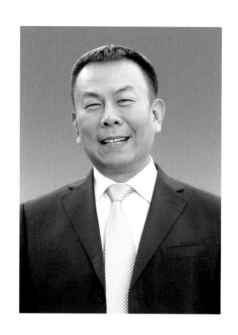

王增涛

主任医师，山东大学、山东第一医科大学、南方医科大学教授，博士生导师，台湾长庚医院整形外科系客座教授；山东省立医院手足外科主任，山东省修复重建研究所所长。

王增涛教授从事手外科与显微重建外科工作 34 年，在显微重建外科、手足外科等领域有多项成果为世界首创，如拇手指全形再造理念及系列新技术，完成世界首例断指深低温保存再植等。

王增涛教授从事显微外科与手外科临床解剖研究 20 年，连续 16 年举办显微外科高级研修班，为国内外培养了大批显微外科人才。

丛 书 序

由国家出版基金资助、北京大学医学出版社出版的"肢体形态与功能重建丛书"（以下简称丛书），就要与读者见面了！

丛书包括《中国肢体畸形病因病种分类》《上肢形态与功能重建》《下肢形态与功能重建》《小儿肢体形态与功能重建》《矫形器与肢体重建》《难治性肢体畸形重建病例精粹》六部专著，共 400 余万字，近 1 万幅图片，并配有约 1800 分钟的视频资源，内容涵盖骨科几乎所有亚专业，病种近 300 个，还涉及人类进化、人体发育、遗传、血管、血液、神经、皮肤、内分泌、代谢等相关的内容。丛书阐述了与肢体重建相关的自然哲学、系统论、再生医学、生物力学及 Ilizarov 生物学理论与技术等，可谓临床医学的一座"富矿"，昭示着一个新的交叉整合学科——肢体重建外科破壳萌生！

人之肢体涉及头颅以下、内脏以外所有组织结构，除了具有维持机体的主体结构和运动功能外，还可传递和表达信息。丛书对肢体形态与功能的最本质的认识，为临床医师理解肢体重建提供了不分部位、不分年龄、不分性别、不分病种的"大一统"视角与"人是整体存在"的哲学观。当前临床学科分化过细，已经显示出了诸多弊端与盲点，而丛书"大整合、新重组"的临床理念与实践总结，是医学界难能可贵的一次重要探索。

一、肢体形态与功能重建起源与指导思想

"时代是思想之母，实践是理论之源。"

2017 年，秦泗河矫形外科团队在手术治疗 3 万余例各类肢体畸形残疾患者、编著出版了多部学术专著后，总结出"肢体形态与功能重建"（以下简称肢体重建）概念，并提炼出指导肢体重建临床工作的"28 字方针"。由此，临床思维、诊疗范围、学术探索等均在这个框架下展开，从肢体创伤修复、畸形矫正发展到肢体形态与功能重建。

肢体形态与功能重建28字方针

| 医患同位 | 时空一体 | 有无相生 | 应力控制 | 动静结合 | 再生修复 | 自然重建 |

二、群贤毕至，学科集成

以秦泗河矫形外科团队 40 余年积累的病例资料为主线，来自脊柱、创伤、关节、肩肘、骨肿瘤、手显微外科、矫形器等相关领域的专家及统计学者、数据库管理者和影像摄制者，围绕肢体创伤、畸形、残障这个大系统展开研究、探索、分析和总结。丛书每一章节都是作者在本专业领域长期深耕和积累研究的最新成果，可谓大家云集、专业结合、融会贯通，呈现了创新理念、学术价值、时代精神与中国特色。

三、激发新问题，增长新知识

问题是时代的镜子、知识的种子。新问题带来新知识，新观念、新技术重塑对现代骨科学的认知，而广大患者的健康需求则是肢体重建外科发展的真正动力。骨科自然重建理念指导下的广泛手术适应证与奇特疗效，正引导相关学科领域走向仿生学重建的前沿，也证实了通过体外、体内的应力调控，驱动生命自然之力，再生修复肢体的创伤与残缺，是一条不变的真理。

四、知识维度与学术特色

丛书以病例数据及分析为依据。秦泗河矫形外科团队展示的40余年积累的36 664例总病例资料、22 062例足踝畸形病例资料、14 839例小儿肢体畸形病例资料，皆是本领域国内外文献报道的最大病例样本。这使丛书可以通过生动的病例阐述相关的理念、方法和技术。丛书中的数千个肢体畸形真实病例，全部为作者亲自诊疗过的患者，许多病例术后随访超过10年，呈现了医者仁心、为民除痛的创新总结与研究结果。相信丛书在未来几十年更能体现出示范价值。

丛书用进化论、发育学指导临床思维。人类的骨架是唯一能完全适应直立行走的骨架。自从人类进化到直立行走后，肢体畸形及其对运动功能产生的影响，主要发生在脊柱和下肢。秦泗河以脊椎动物从四足爬行到人类两足直立行走、婴儿从爬行到形成个体化步态为下肢残缺重建的思想基础，提出并践行"一走二线三平衡"的下肢重建原则。丛书介绍了一批骨科疑难杂症的治疗过程与奇特疗效，其治疗并不依赖高精尖设备完成。为何能用简单方法解决骨科疑难杂症？读者熟读丛书结合临床实践会自然解悟。

五、系统医学理念与原创性

肢体重建外科覆盖了因临床过度分科而造成的盲区，具有能全方位、深层次地解读肢体，运用生态医学理念指导临床实践，最大限度地捕捉生理、病理、心理与肢体畸形转化信息，提高评估、诊断与决策正确性的优势。通过外环境的调控与内环境的干预，调节机体代谢，进而改变基因调控，使人体进行良性的自身调节——"取生态之灵，康疾患之身"。

丛书的出版为医学界提供了新的工具书或参考书，一些病因病种照片、创新手术方法、不同技术的优化组合以及远期随访结果乃首次发表。从肢体矫形到肢体重建，丛书蕴含了经典骨科范式的创新与转化，相信丛书定能为培育出一批有综合实践能力的肢体重建外科医师和专家做出贡献。

六、编写风格与不足

丛书编写注重运用矫形外科原则与张力-应力法则指导肢体形态与功能重建，强调模仿自然、生态医疗，有选择地学习国内外各家之长，介绍作者经过实践验证、行之有效的方法，内容概括不求完全，具体技术不做细节介绍。

编写一套涉及多学科交叉的丛书，编写团队尚缺乏经验，不同分册之间内容及引用病例难免有所重复，某些观点可能存在欠妥之处，诚请广大读者批评指正。肢体重建器械和方法发展迅速，尤其是智能化、微创化技术可谓日新月异，对一些新知识、新技术尤其需要与同行专家、各位读者共同学习，以期提高。

肢体重建外科是在经典骨科学基础上的创新，其理论框架、临床实践、医疗模式与广泛的手术适应证，是跨越传统学科界限多方合作的产物。这个学科之所以存在诸多学术热点，其根源在于临床医学的创新发展，在于临床实践与患者需求。以问题为导向，才能解决一个个疑难问题。要驾驭好肢体重建技术，需要医生用立体、非线性、多元的哲学思维来分析、解决患者的问题，这些恰恰是中国传统文化、中医整体观、方法论的临床思维优势所在。

没有蓬勃发展的伟大时代，就不会出现肢体重建这个从理论到实践的交叉学科。值此丛书出版之际，感谢无数关心和支持肢体重建事业的专家学者，感谢来自十几家医院、科研院所的医生或教授应邀参加丛书编写工作，感谢视频摄制人员付出的长期努力，感谢北京大学医学出版社的大力支持，尤其感谢推动学科发展、促进医生成长的广大患者及家属。2024年9月，第六届世界肢体重建大会在北京召开，这将极大地推动中国肢体形态与功能重建水平的提升与知识普及。本套丛书将是展现给世界各国同道最好的礼物。

秦泗河
"肢体形态与功能重建丛书"总主编

前　言

在手外科学领域，中国在断肢/指再植、显微外科、臂丛神经损伤修复与功能重建等技术方面享誉世界。但对于先天性、遗传性畸形以及后天创伤和各种疾病导致的上肢畸形残缺，中国人群所罹患的病种类型、畸形程度与西方国家有很大不同，成为研究的薄弱点和临床学科发展的瓶颈。如何从整体出发，理论联系实际，以解决病人疾患为导向，编写一部彰显中国特色，全面体现中国医生经验、技术的"上肢形态与功能重建"专著，是历史、国情、人民对健康需求赋予我们的使命。

为体现本书的先进性、权威性与实用性，我们特别邀请国内手及上肢功能重建领域学术水平高、临床经验丰富的专家陈山林、徐永清、王增涛、薛云皓、谢书强等教授编写了相关章节。编者们精心编写，展现给读者的学术与临床成就，不仅为医学界增添了一部独具风格的学术精品著作，也为青年学者如何成为一名好医生做出了榜样。

本书共11章，将矫形骨科、显微外科、手外科、修复重建外科、Ilizarov技术、支具矫形器等相关内容优化整合，内容涉及多个跨学科的知识、技术、器械，治疗的病种与手术方法突出既往手外科学著作阐述较少的内容，如：先天性手畸形分类与矫正方法，短肢/指延长，动力失衡的肌肉肌腱移位重建，脑源性瘫痪上肢痉挛性畸形重建策略与技术，拇手指全形再造，Ilizarov技术重建难治性上肢残缺畸形等。本书编写强调科学性、先进性、实用性，力求简单易懂、图文并茂。内容上要求将上肢作为一个整体去宏观把握、系统分析、个体化决策，临床思维体现科学与艺术贯通，医学与人文交融。

上肢从肩背到手指，患者从新生儿到老年人，病因病种跨越多个学科，畸形类别繁杂多样，手术方法上百种。尽管作者们在繁忙的临床工作中，努力做好本书的编写和典型病例甄选及绘图等工作，并经过北京大学医学出版社的编辑老师精雕细琢，但限于编者水平，不足之处在所难免，祈望读者指正并多提宝贵意见，以便今后补正。

本人之所以能提出并组织相关专家编写这样一部《上肢形态与功能重建》著作，得益于已经去世的北京积水潭医院王澍寰院士、韦加宁教授20多年的指导、教诲与精神影响。借本书出版之际，再次缅怀两位专家为我国手外科事业做出的奠基性贡献。

秦泗河

视频目录

1. 创伤后遗右肘内翻畸形 56

2. 选择性正中神经部分切断术 153

3. 选择性腋神经及正中神经部分切断术 153

4. 脑性瘫痪上肢畸形矫治 217

5. 多发性骨软骨瘤病后遗尺骨远端缺如、桡骨畸形 286

6. 先天性尺骨纵轴缺如 288

视频资源获取说明

◆ 在使用本书增值服务之前，请您刮开右侧二维码，使用 微信扫码激活。

* 温馨提示：每个激活二维码只能绑定一个微信号。

◆ 扫描对应页码中的二维码观看视频。

目 录

第一章 上肢解剖与查体 1

第一节 上肢的功能解剖 1

第二节 上肢临床检查与评估 14

第三节 上肢畸形检查应注意的问题 18

第二章 上肢畸形分类与手术重建原则 19

第一节 上肢先天性畸形 19

第二节 上肢后天性畸形 32

第三节 上肢畸形矫正与功能重建原则 38

第三章 肘关节及前臂畸形矫正与功能重建 42

第一节 肘关节僵硬手术松解 42

第二节 肘关节挛缩与僵直 Ilizarov 技术牵伸重建 48

第三节 肘内翻与肘外翻的矫正 53

第四节 前臂旋前畸形的矫正 60

第四章 腕手畸形矫正与功能重建 66

第一节 先天性上肢畸形概述 66

第二节 先天性拇指发育不良 70

第三节 三节指骨拇指畸形 80

第四节 多拇指畸形 86

第五节 中央型多指 101

第六节 尺侧多指 106

第七节 手指偏斜畸形 110

第八节 桡侧列发育不良 115

第九节 尺侧列发育不良 119

第十节 先天性并指（趾）畸形 123

第十一节 先天性尺桡骨融合 136

第十二节 镜影手 140

第十三节　羊膜束带综合征 141

第十四节　马德隆畸形 145

第五章　显微外科在上肢形态与功能重建中的应用 150

第一节　选择性周围神经部分切断术治疗上肢痉挛性脑瘫 150

第二节　皮瓣在上肢形态与功能重建中的应用 155

第三节　臂丛损伤后功能性肌肉移植及神经转位功能重建 172

第四节　足部皮瓣移植修复手部创面 182

第六章　神经源性上肢残障功能重建 196

第一节　臂丛神经根性损伤的功能重建 196

第二节　全臂丛神经根性损伤的功能重建 198

第三节　正中神经损伤的功能重建 202

第四节　尺神经损伤的功能重建 205

第五节　桡神经损伤的功能重建 207

第七章　脑源性瘫痪上肢畸形矫正与功能重建 210

第一节　概论 210

第二节　痉挛性手及上肢瘫痪畸形的矫正原则 212

第三节　手及上肢畸形手术重建方法 215

第四节　成年手及上肢多关节畸形一期手术矫正 222

第八章　骨外固定在上肢功能重建中的应用 233

第一节　概述 233

第二节　上肢穿针构型模拟操作 249

第三节　骨外固定术后管理与并发症防治 253

第四节　骨外固定辅助重建上肢重度创伤与断肢再植 255

第五节　有限手术结合 Ilizarov 技术重建手与前臂复杂畸形 262

第九章　上肢短缩延长与重建 280

第一节　肱骨短缩延长术 280

第二节　尺骨延长与重建 285

第三节　桡骨延长与重建 289

第四节　掌骨、手指延长与重建 292

第十章　上肢肌肉瘫痪动力失衡与肌移位重建 301

　　第一节　概述 301

　　第二节　肌移位替代瘫痪的三角肌 302

　　第三节　肌移位重建屈肘功能 306

　　第四节　腕手部动力失衡与肌腱移位功能重建相关策略 314

第十一章　拇手指再造 316

　　第一节　概述 316

　　第二节　拇手指再造相关解剖 317

　　第三节　第二趾移植再造拇指 329

　　第四节　踇趾移植再造拇指 336

　　第五节　踇趾改形移植再造拇指 339

　　第六节　第二趾改形移植再造拇手指 340

　　第七节　足趾移植再造手指 342

　　第八节　踇趾甲皮瓣与第二趾趾骨组合移植再造拇手指 345

　　第九节　拇手指全形再造 349

索引 363

第一章　上肢解剖与查体

第一节　上肢的功能解剖

一、概述

上肢是指自肩关节至手的部分，但肩胛骨对于上肢的功能至关重要，因此广义上的上肢应当包括肩胛骨及其周围的骨与软组织。从肩胛骨起始，各骨与关节、肌肉与韧带、支配神经、血管、肌腱及关节附属结构，共同构成了发挥上肢功能的解剖结构。

二、上肢骨与关节

上肢的骨与关节应当从肩胛带骨开始，包括肩胛骨、锁骨、肱骨、前臂骨、腕骨及手部骨，这些骨所构成的上肢关节包括肩胛带的关节、肘关节、前臂骨连接、腕关节及手部各关节。

（一）肩部的关节

人体的整个肩部由锁骨、肩胛骨和肱骨头共同构成肩部的 4 个主要关节：肩胸关节、肩锁关节、胸锁关节及盂肱关节（图 1-1-1）。

1.肩胸关节（肩胛骨胸壁关节）　解剖学上这个区域并无真正意义上的关节，但在功能上可视为肩胛骨与胸廓结合的关节。

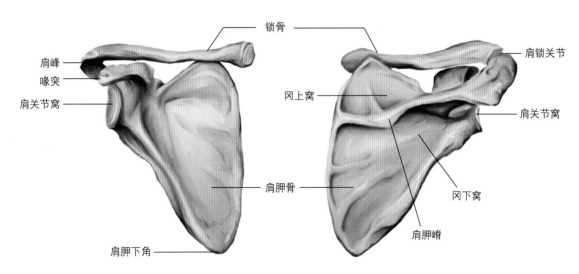

图 1-1-1　肩部骨关节

2.肩锁关节　由肩峰内侧缘与锁骨的肩峰关节面构成，属平面关节，可做各方向的微动运动。关节囊较松弛，附着于关节面的周缘，另有连接于肩胛骨喙突与锁骨下面的喙锁韧带加强。

3.胸锁关节　由锁骨的胸骨端与胸骨的锁骨切迹及第 1 肋软骨共同构成。关节囊附着于关节的周围，前后面较薄，上下面略厚，周围有韧带增强。关节面呈鞍状，关节腔内有一近似圆形的关节盘，将关节腔分为内下和外上两部分。胸锁关节可做各个方向的微动运动，体现为锁骨外侧端的上提、下降和前后运动。此外，尚能做轻微的旋转运动。

4.盂肱关节　由肩胛骨的关节盂和肱骨头构成，属球窝关节。关节盂周缘有纤维软骨环构成的盂唇，加深了关节窝。肱骨头的关节面较大，关节盂的面积仅为肱骨头的 1/3，因此肱骨头的运动幅度较大。关节囊薄而松弛，附着于关节盂的周缘，其前、上、后方均有肌和肌腱、韧带加固，唯前下壁薄弱。盂肱韧带自关节盂周缘连结于肱骨小结节及解剖颈下部。肩关节周围有多个肌肉或肌腱穿行，这些组织对维持肩关节的稳定性有重要意义。但关节的前下方肌肉较少，关节囊又最松弛，所以是关节稳定性最差的薄弱点。肩关节为全身最灵活的球窝关节，可作屈、伸、收、展、旋转及环转运动。

（二）前臂的关节

1. 肘关节　肘关节由肱尺关节、肱桡关节和桡尺近侧关节三组关节包于一个关节囊内构成，为复合关节。其中肱骨滑车与尺骨滑车构成肱尺关节，肱骨小头与桡骨头凹构成肱桡关节，桡骨头环状关节面与尺骨的桡切迹构成桡尺近侧关节（图1-1-2）。关节囊附着于各关节面附近的骨面上，肱骨内、外上髁均位于囊外。关节囊前后松弛薄弱，两侧紧张增厚形成侧副韧带。尺侧副韧带呈三角形，起自肱骨内上髁，呈放射状止于尺骨半月切迹的边缘；桡侧副韧带也呈三角形，附于肱骨外上髁与桡骨环状韧带之间。此外，在桡骨头周围有桡骨环状韧带，附着于尺骨桡切迹的前后缘，此韧带与切迹一起形成一个漏斗形的骨纤维环，包绕桡骨头。4岁以下的幼儿，桡骨头发育不全，且环状韧带较松弛，故当肘关节伸直位牵拉前臂时，易发生桡骨头半脱位。

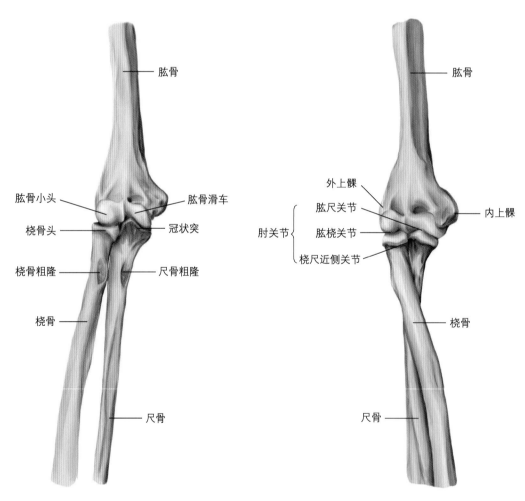

图 1-1-2　肘关节

2. 前臂骨间膜　为一长而宽的坚韧结缔组织膜，连结于桡尺骨的骨间嵴之间远端2/3，近端缺如。当前臂处于旋前或旋后位时，骨间膜松弛，而处于中间位时，骨间膜最紧张（图1-1-3）。

3. 桡尺远侧关节　由桡骨的尺切迹与尺骨头的环状关节面构成，属于车轴关节。关节囊较松弛，附着于尺骨切迹和尺骨头的边缘，其前后壁有韧带加强（图1-1-4）。

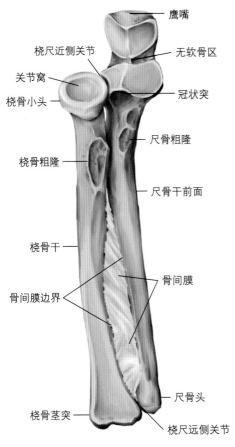

图 1-1-3 前臂骨间膜

鹰嘴
桡尺近侧关节
关节窝
桡骨小头
桡骨粗隆
桡骨干
骨间膜边界
桡骨茎突
无软骨区
冠状突
尺骨粗隆
尺骨干前面
骨间膜
尺骨头
桡尺远侧关节

（三）腕关节

1. 桡腕关节　由桡骨远端的腕关节面和尺骨远端的关节盘形成关节窝，与舟骨、月骨、三角骨的近侧关节面联合组成的关节头共同构成，属于椭圆关节。关节囊薄而松弛，附着于关节面的边缘，周围有韧带加强。掌背侧分别有桡腕掌侧韧带和桡腕背侧韧带加强关节稳定。

2. 腕骨间关节　包括近侧腕骨间关节、远侧腕骨间关节以及腕中关节。近侧腕骨间关节是由相邻接的近排腕骨构成，包括舟骨、月骨、三角骨、豌豆骨。远侧腕骨间关节由相邻的远排腕骨构成，包括大多角骨、小多角骨、头状骨、钩骨。远、近腕骨间关节均属平面关节，只能微动。腕中关节由近侧列腕骨的远端形成的关节窝、远侧列腕骨的近端形成的关节头构成，属于球窝关节。由于受腕关节两侧副韧带的限制，此关节仅能作屈伸运动，且幅度很小。

3. 腕掌关节　由远排腕骨的远端与5个掌骨基底构成。第2~5腕掌关节由一个共同的关节囊包裹，活动度很小。第1掌骨基底与大多角骨之间构成的第一腕掌关节为一独立的关节，属于鞍状关节，可作屈、伸、收、展、环转及对掌运动（图1-1-4）。

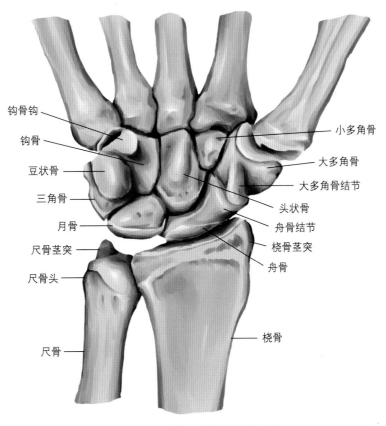

钩骨钩
钩骨
豆状骨
三角骨
月骨
尺骨茎突
尺骨头
尺骨
小多角骨
大多角骨
大多角骨结节
头状骨
舟骨结节
桡骨茎突
舟骨
桡骨

图 1-1-4 桡尺远侧关节及腕关节

（四）手部的关节

1. 掌指关节　由掌骨头与近节指骨基底构成。拇指掌指关节属于滑车关节，主要作屈伸运动。微屈时，也可作轻微的侧方运动，但运动幅度均较小。

其余四指为球窝关节，可作屈、伸、收、展运动。

2. 指骨间关节　由指骨头与指骨基底构成，包括近侧指间关节及远侧指间关节，均属于滑车关节，关节囊的掌侧及两侧有韧带加强，只能作屈伸运动（图 1-1-5）。

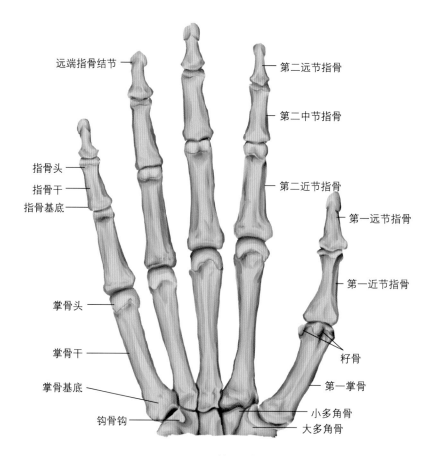

远端指骨结节

指骨头

指骨干

指骨基底

掌骨头

掌骨干

掌骨基底

钩骨钩

第二远节指骨

第二中节指骨

第二近节指骨

第一远节指骨

第一近节指骨

籽骨

第一掌骨

小多角骨

大多角骨

图 1-1-5　手部骨关节

三、上肢肌肉

广义上讲，上肢的肌肉包括肩胛带周围及肩关节以远的肌肉，在此按照各关节的运动肌肉介绍。

（一）运动肩关节的肌肉

1. 前屈　起止点跨越肩关节冠状轴屈侧的肌肉具有前屈肩关节的作用，包括喙肱肌、三角肌前部纤维、胸大肌锁骨部和肱二头肌短头。

2. 后伸　起止点跨越肩关节冠状轴伸侧的肌肉具有后伸肩关节的作用，包括背阔肌、三角肌后部纤维和肱三头肌长头。

3. 内收　起止点跨越肩关节矢状轴下方的肌肉能使肩关节内收，包括胸大肌、背阔肌、肩胛下肌和大圆肌。

4. 外展　起止点跨越肩关节矢状轴上方的肌肉可使肩关节外展，主要的外展肌有三角肌（中部纤维）和冈上肌，当肩关节外旋时，肱二头肌长头也参与外展。

5. 旋转　沿贯穿于肱骨头中心与肱骨小头中心之间的垂直轴，上臂可作内旋和外旋运动。起止点从垂直轴前方跨过的肌肉具有内旋作用，主要的肌肉有背阔肌、胸大肌、肩胛下肌、大圆肌和三角肌前部纤维。起止点从垂直轴后方跨过的肌肉有外旋作用，包括冈下肌和小圆肌。

（二）运动肘关节的肌肉

1.屈　主要的屈肌有肱肌、肱二头肌和肱桡肌，其中肱二头肌的作用最强。

2.伸　主要的伸肌有肱三头肌，肘肌也发挥较小的伸肘作用。

（三）运动前臂的肌肉

前臂旋前的肌肉有旋前圆肌和旋前方肌；前臂旋后的肌肉有旋后肌、肱二头肌和肱桡肌。

（四）运动腕关节的肌肉

1.屈　起止点跨越冠状轴屈侧的肌肉有屈腕的作用。主要的肌肉有指浅屈肌、指深屈肌、掌长肌、桡侧腕屈肌和尺侧腕屈肌。

2.伸　起止点跨越冠状轴伸侧的肌肉有伸腕的作用。主要的肌肉有指总伸肌、桡侧腕长伸肌、桡侧腕短伸肌和尺侧腕伸肌。

3.尺偏　起止点跨越矢状轴尺侧的肌肉具有内收腕关节的作用，主要的肌肉有尺侧腕屈肌和尺侧腕伸肌。

4.桡偏　起止点跨越矢状轴桡侧的肌肉具有外展腕关节的作用，主要的肌肉有桡侧腕长伸肌、桡侧短伸肌和桡侧腕屈肌。

（五）手内在肌

起止点均在手部的肌肉称为手内在肌，从桡侧至尺侧可分为三群：大鱼际肌群、中间群和小鱼际肌群。大鱼际肌群包括拇短展肌、拇短屈肌、拇对掌肌及拇内收肌。小鱼际肌群包括小指外展肌、小指短屈肌、小指对掌肌。中间群包括掌侧骨间肌、背侧骨间肌及蚓状肌。

四、上肢血管

锁骨下动脉在第1肋外缘延续为腋动脉，为上肢血管的起始部，向远端走行，依主干所在位置，依次被称为肱动脉、桡动脉、尺动脉及手指各分支。

（一）腋动脉

腋动脉为锁骨下动脉的直接延续，经腋鞘进入腋窝，在大圆肌下缘延续为肱动脉。腋动脉长约10.7 cm（6.5~14.5 cm），其起始处外径约7.1 mm（4.0~10.0 mm），末端外径约5.2（2.3~8.0 mm）（图1-1-6）。

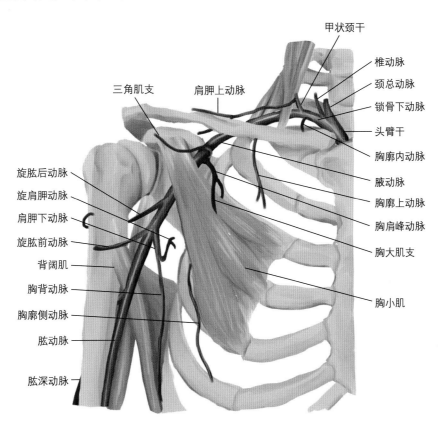

图 1-1-6　腋动脉及其分支

1. 腋动脉的分段与毗邻　腋动脉按其与胸小肌的位置关系分为3段。第1段从第1肋外缘至胸小肌上缘，此段长约1.3 cm，位置深。其前方被锁骨下肌、胸锁筋膜、胸大肌锁骨部及其筋膜覆盖。后方与前锯肌、胸长神经及臂丛内侧束相毗邻。内侧有腋静脉，外侧是臂丛外侧束和后束。本段主要分支为胸上动脉。

第2段位于胸小肌深面，长约2.7 cm，其内、外、后分别被臂丛神经各束围抱，臂丛各束也依此位置得名。同时该段内侧走行腋静脉和胸内侧神经。本段主要分支为胸肩峰动脉和胸外侧动脉。

第3段位于胸小肌下缘至大圆肌下缘之间，长约7.4 cm，此段位置浅，便于暴露，主要与臂丛神经各终支毗邻。此段前方有正中神经内、外侧根呈"Y"形走行，并发出旋肱前动脉。后方为桡神经、腋神经，并发出旋肱后动脉。外侧为肌皮神经、肱二头肌短头和喙肱肌，内侧为尺神经和腋静脉。本段主要有3个分支，除之前提及的旋肱前、后动脉两个分支外，另在起始处发出肩胛下动脉分支。

2. 腋动脉分支　腋动脉分支数目变动多，可为2~8支，因各分支的起点并非完全固定，或自腋动脉发出，或各分支共干发出。常见者为5~6支，出现率为90%以上。下面提及的分支位置均以最为常见的位置为主。

（1）胸上动脉：起自腋动脉第1段，分布于第1、2肋间隙。

（2）胸肩峰动脉：为一短干，发出后穿胸锁筋膜分为肩峰支、三角肌支、胸肌支和锁骨支。

（3）胸外侧动脉：分支较为细小，外径约1.5 mm。在胸小肌后方下行，分布在第2~5肋间隙，营养前锯肌、胸大肌和胸小肌，并发出皮支，分布于胸外侧皮肤。在女性，发出一较大乳房分支，绕胸大肌下缘至乳房外侧。

（4）肩胛下动脉：为腋动脉最大分支，外径约5.0 mm。分出后沿肩胛下肌向下方走行，营养该肌肉。在肩胛下肌下缘2~3 cm处发出旋肩胛动脉和胸背动脉。

旋肩胛动脉分出后弯向后行，经三边孔后在大小圆肌之间向后并略向内行走，沿途发出肌支，营养大小圆肌、肩胛下肌及冈下肌。至肩胛骨外侧缘稍外方的筋膜下，发出一皮支主干，穿过深筋膜，再分出数皮支，分布于肩胛冈下及附近的浅筋膜与皮肤，其主干继续前行，发出数支肌支及终末支。

胸背动脉多是肩胛下动脉的直接延续，与胸背神经伴行，沿途发出肩胛骨支、前锯肌支。主干沿背阔肌外侧缘深面下行，分背阔肌内、外侧支至该肌。

（5）旋肱前动脉：经喙肱肌和肱二头肌短头与肱骨外科颈之间向外走行，与旋肱后动脉相吻合。在结节间沟处分为升支、降支。升支为肱二头肌支，分布于肩关节和肱二头肌长头肌腱。降支为胸肌支，分布于胸大肌肌腱。

（6）旋肱后动脉：与旋肱前动脉在同一平面处发出，与腋神经伴行向后经四边孔，贴肱骨外科颈背侧至三角肌深面，分支至肱骨大结节、肩关节后方、小圆肌、三角肌等。此外，向下发出较大的降支，沿肱三头肌外侧头和长头间，或经该肌的实质内向下与肱深动脉的升支吻合。

（二）肱动脉

1. 肱动脉的分段与毗邻　肱动脉是腋动脉的直接延续，自大圆肌下缘经肱二头肌内侧沟至桡骨颈水平处分为桡、尺动脉，肱动脉近段位于肱骨内侧，远段位于肱骨和肱肌的前面。肱动脉长23.1 cm（7.3~27.5 cm），中段的外径约为3.9 mm（0.2~5.8 mm）。

在肱动脉近段，其位于肱三头肌长头与内侧头之前，表面为深筋膜覆盖，正中神经位于其外侧，尺神经与前臂内侧皮神经位于其内侧。在臂中部，肱动脉被肱二头肌的内侧缘所覆盖，正中神经则经动脉前方或后方转至动脉内侧，并继续位于其内侧前行，尺神经及前臂内侧皮神经则在臂中部向内侧走行，不再与动脉伴行（图1-1-7）。

2. 肱动脉分支　肱动脉在走行中发出肱深动脉、尺侧上副动脉、尺侧下副动脉、滋养动脉以及肌支和皮支。

（1）肱深动脉：是肱动脉最大的分支，外径2.0 mm。在大圆肌肌腱下方1.5 cm处自肱动脉后内侧壁发出，与桡神经伴行进入桡神经沟，沿途发出以下分支：①肌支，营养三角肌、肱三头肌等。②升支，与旋肱后动脉的降支吻合，为上肢重要的侧支循环系统。③滋养动脉，其在小结节嵴下方穿滋养孔进入骨内。④中副动脉，与桡侧副动脉或与桡侧副动脉和尺侧上副动脉3支共干起始，发出后与桡神经的肘肌肌支伴行，经肱三头肌内外侧头之间，继而穿内侧头贴骨面下行，参与肘关节网。

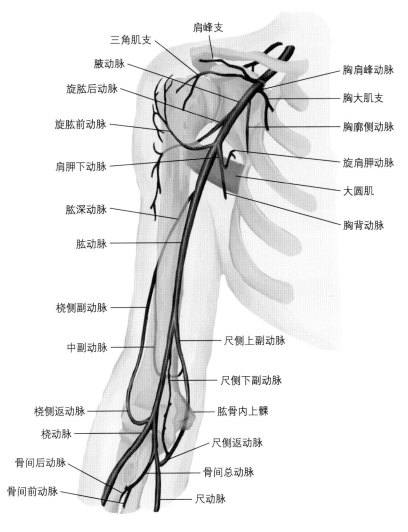

图 1-1-7 肱动脉及其分支

⑤桡侧副动脉，其在绝大情况下与其他分支共干起始，为肱深动脉终支，伴桡神经下行，分为掌侧支和背侧支。掌侧支与桡神经一起穿臂外侧肌间隔，在肱桡肌与肱肌之间下降，与桡侧返动脉吻合。背侧支沿臂外侧肌间隔的背侧下降，参与肘关节网，沿途发出 1~7 支皮支，分布于臂外侧远端皮肤。

（2）尺侧上副动脉：多数在臂中点稍近处发自肱动脉内侧，少部分与肱深动脉共干。发出分支后，与尺神经伴行，经臂内侧肌间隔至肱骨内上髁与尺骨鹰嘴之间，与尺侧返动脉后支及尺侧下副动脉吻合。

（3）尺侧下副动脉：在肱骨内上髁上方约 5 cm起于肱动脉，沿肱肌前内向下走行，继而分出前后支，前支沿肱肌前方下行，与尺侧返动脉的掌侧支

吻合。后支穿臂内侧肌间隔至肱骨内上髁的后方，与尺侧返动脉后支和尺侧上副动脉吻合。

（4）滋养动脉：通常在三角肌止点附近由肱动脉发出，经滋养孔进入骨内。

（三）桡动脉

桡动脉在桡骨颈平面自肱动脉发出，向外下经肱桡肌与旋前圆肌之间，继而走行于肱桡肌与桡侧腕屈肌之间，至桡骨远端水平斜跨拇长展肌腱和拇短伸肌腱深方至手背侧，进入鼻烟窝，从背侧穿第一背侧骨间肌两头之间至手掌侧，分出拇主要动脉后，终支即与尺动脉掌深支吻合形成掌深弓。桡动脉长约 24.5 cm（18.7~27.9 cm），桡动脉起始、中段与远端外径分别为 3.2 mm、2.6 mm 和 2.2 mm。

1. 桡动脉毗邻　桡动脉近端被肱桡肌掩盖，约为动脉全长的1/2。远端位于肱桡肌腱与桡侧腕屈肌腱之间，位置表浅，仅被皮肤、筋膜覆盖。桡动脉在前臂中远1/3处，其外侧有桡神经浅支伴行。

2. 桡动脉分支　桡动脉走行中除间断发出肌支和皮支营养周围肌肉及皮肤外，还发出桡侧返动脉、腕掌支、掌浅支和拇主要动脉等。

（1）桡侧返动脉：多处在桡动脉起始处1 cm以内发出，伴桡神经沿肱桡肌尺侧、旋后肌与肱肌的掌侧走行，沿途发出小支营养邻近肌肉，并与桡侧副动脉的前支吻合，参与肘关节网组成。

（2）腕掌支：在旋前方肌远侧起自桡动脉，参与腕掌网形成。

（3）掌浅支：桡动脉转向腕背侧之前发出，穿拇短展肌或沿其表面下行，参与掌浅弓的形成。

（4）拇主要动脉：在桡动脉从手背向手掌穿出后发出，共分为3支，走行至拇指两侧为拇主要动脉和示指桡侧缘的指动脉。

（四）尺动脉

尺动脉在桡骨颈稍下方发出，呈弓形向内下行，经前臂浅、深层屈肌之间走行，约在前臂的中点沿尺侧腕屈肌的桡侧下降达豌豆骨桡侧，经腕掌侧韧带和屈肌支持带之间的腕尺管进入手掌，发出掌深支与桡动脉的终支形成掌深弓，尺动脉的终支则与桡动脉的掌浅支吻合形成掌浅弓。尺动脉长23.3 cm（17.5～26.0 cm），管径较桡动脉更为粗大，起始处外径为3.6 mm。

1. 尺动脉毗邻　在前臂近段，正中神经自尺动脉的内侧斜跨到它的外侧，其间被旋前圆肌深头隔开。尺神经在前臂近1/3段与尺动脉相隔较远，后逐渐相邻，位于动脉的尺侧继续走行。在腕水平，尺动脉近端位于旋前圆肌和指浅屈肌深面，走行至尺侧腕屈肌中点水平时位于浅表。

2. 尺动脉分支　尺动脉走行中沿途间断发出数支肌支和皮支，具名分支包括尺侧返动脉、骨间总动脉、腕掌支、腕背支、掌深支。

（1）尺侧返动脉：在桡尺动脉分叉的远侧2.3 cm处发出，在肱肌与旋前圆肌之间上行，分为前支和后支。前支经肱肌与旋前圆肌之间向内上方继续上行，至内上髁前方与尺侧下副动脉吻合。后支较前支粗，上行至肱骨内上髁背侧，穿尺侧腕屈肌两头间，与尺动脉伴行，终支与尺侧下副动脉吻合。

（2）骨间总动脉：在桡尺动脉分叉的远侧3.5 cm处发出，经指深屈肌与拇长屈肌之间至前臂骨间膜掌侧近侧缘，再分叉为骨间前动脉和骨间后动脉。

①骨间前动脉：沿前臂骨间膜掌侧下行至旋前方肌近侧，腕背支穿前臂骨间膜至腕背侧，参与腕背网的组成。且发出正中动脉，伴行正中神经下行，营养该神经。

②骨间后动脉：较骨间前动脉稍粗。穿前臂骨间膜近侧缘经旋后肌与拇长展肌之间至背侧，经深、浅两层伸肌之间与骨间后神经伴行，沿途发出肌支、皮支营养前臂后侧肌肉及皮肤。骨间后动脉主干则逐渐浅出至小指伸肌与尺侧腕伸肌之间的深筋膜下方走行，在桡骨茎突近2.5 cm水平处于骨间前动脉的腕背支吻合。

（3）腕掌支：由尺动脉在前臂远端发出，经指深屈肌深面浅出，与桡动脉的同名支吻合，参加腕掌网组成。

（4）腕背支：在屈肌支持带的近侧从尺动脉发出，向内经尺侧腕屈肌腱与尺骨远端之间转至腕背侧，参与腕背网的组成。

（5）掌深支：自尺动脉发出后，经小指展肌与小指短屈肌之间至手掌深面，与桡动脉深支吻合构成掌深弓。

（五）掌浅弓和掌深弓

1. 掌浅弓　掌浅弓由尺动脉的终支和桡动脉的分支之一（掌浅支、拇主要动脉或示指桡侧固有动脉）吻合形成。血供来源以尺动脉终支为主。在掌腱膜的覆盖下，相当于掌中横纹，越过屈肌腱的前面，与正中神经各指支交叉。掌浅弓的凸面发出3支指掌侧总动脉以及小指尺掌侧固有动脉。各指总动脉沿掌骨间隙下行，在近指分叉处分为两支指掌侧固有动脉。尺动脉在手的血供上占主要地位，供应尺侧3个半手指甚至5个手指的全部血运。

2. 掌深弓　桡动脉由拇收肌两头之间穿掌骨间隙入手掌，向尺侧走行，平第5掌骨底水平与尺动脉掌深支相连，形成掌深弓。

（六）掌背动脉

掌背动脉有 4 支，位于相应的掌骨间隙背侧，走行于伸指肌腱与骨间背侧肌之间。第 1 掌背动脉多由桡动脉腕背段穿第一骨间背侧肌两头之间前发出，沿第一骨间背侧肌浅面行向远端，分为 2-3 支，其中拇指尺侧指背动脉和示指桡侧指背动脉较恒定。

第 2、3、4 掌背动脉多由掌深弓的近侧穿支与腕背网远侧的交通支吻合形成，其中第 2 掌背动脉 30% 为桡动脉腕背支的直接延续，4% 为骨间前动脉腕背支的延续。这两种来源的动脉较粗且较长。第 2、3、4 掌背动脉在相应骨间背侧肌浅面行向远侧，于掌骨头平面分为两支细小的指背动脉，并有分支在指蹼间隙与指掌侧总动脉吻合，是设计第 2、3、4 掌背动脉逆行手背岛状皮瓣的基础。第 2、3 掌背动脉比较恒定，第 4 掌背动脉有 30% 缺如。拇指和小指的背侧动脉通常由桡、尺动脉直接发出。

各指背动脉与掌浅弓发出的指掌侧固有动脉及掌深弓发出的掌心动脉均有吻合，因此手背动脉在维持手的血供方面也起到一定的作用。

（七）手指动脉

手指的掌侧和背侧共有对称性分布的 4 条动脉，即 2 条指掌侧固有动脉和 2 条指背动脉。指掌侧固有动脉管径粗大，是手指的主要血供来源，而指背动脉较细小（图 1-1-8）。

1. 拇指掌侧动脉 拇指掌侧的动脉包括拇主要动脉、拇指桡掌侧固有动脉和拇指尺掌侧固有动脉。拇主要动脉出现率为 93.7%，其起始有三种：①起自桡动脉（掌深弓开始处），占 43.5%。②起自桡动脉腕背段，占 3.2%。③起自掌浅弓，占 45%。大多数拇主要动脉经拇收肌横头和斜头之间，通过拇短屈肌深头至拇长屈肌腱鞘深面分为终支。其中 75% 在此分为拇指桡掌侧固有动脉、尺掌侧固有动脉和示指桡掌侧固有动脉。6.3% 的拇主要动脉缺如，其拇指两侧固有动脉分别起自掌深弓或掌浅弓。

拇指桡掌侧固有动脉起始后经拇长屈肌腱鞘深面至其桡侧，绕拇短屈肌深头游离缘，经桡侧籽骨与拇长屈肌腱鞘之间走向指端。拇指尺掌侧固有动脉发出后经拇长屈肌腱鞘的尺侧，越过拇收肌的止点和尺侧籽骨，沿拇长屈肌腱鞘尺侧走向指端。

拇指桡掌侧和尺掌侧固有动脉在近节指骨远侧

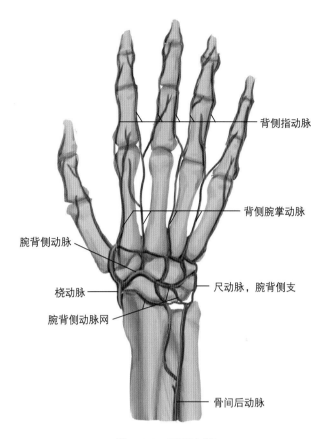

图 1-1-8 手部血管

1/3 平面向掌侧发出分支，与对侧的相应分支吻合形成指掌弓。该弓位于拇长屈肌腱鞘深面与指骨骨膜之间，向背侧发出数支穿支动脉、关节支、干骺支、腱支和皮支。在远节指骨，两侧的动脉逐渐转向内侧，两终支动脉吻合成指端动脉弓。该弓位于拇长屈肌止点与指骨粗隆之间的指腹组织内。在距甲上皮近侧约 6 mm 处，两侧的动脉向背侧发出吻合支，形成指背动脉弓，位于指背腱膜浅面组织内。指端动脉弓发出 4~6 支细小分支分布于甲床根部及其浅面的甲襞组织。

2. 手指掌侧动脉 示指桡掌侧固有动脉来源较复杂，可归纳为：①从桡动脉掌深弓系统发出，占 34.4%。②从尺动脉掌浅弓系统发出，占 59.3%。③由掌深弓和掌浅弓分支共同形成，占 6.3%。示指尺掌侧固有动脉大多数为指掌侧总动脉的分支，少数为掌深弓的分支。

中指、环指和小指桡掌侧的固有动脉通常均由指掌侧总动脉发出。小指尺掌侧固有动脉直接发自掌浅弓。

指掌侧总动脉在掌骨头平面分叉，分为两条指

图中标注：
背侧指动脉
背侧腕掌动脉
腕背侧动脉
桡动脉
腕背侧动脉网
尺动脉，腕背支
骨间后动脉

掌侧固有动脉。固有动脉沿屈肌腱鞘掌面的两侧走行，在最远端两侧吻合形成指端血管网，由其发出细支，分布于指的远端及指背。两侧指掌侧固有动脉在走行中，分别在近、中节指骨远端平面各发出一较大而恒定的横行吻合支，被称为指掌弓，在屈指肌腱深面，紧贴指骨掌侧。

一侧指掌侧固有动脉损伤不致影响手指血供，如两侧指掌侧固有动脉同时损伤，但指背动脉与指背皮肤完整，手指仍可存活。

各指两侧的指掌侧固有动脉管径有一定的规律性，即拇指、示指和中指尺侧固有动脉的管径较相应对侧的动脉管径粗，而环指和小指则是桡侧的动脉管径较粗。断指再植时可遵循此规律优先吻合优势侧的动脉。

3. 指背动脉　拇指指背动脉有两支，即拇指桡侧指背动脉和拇指尺侧指背动脉。拇指桡侧指背动脉为桡动脉腕背段的分支，沿拇短伸肌腱走行。拇指尺侧指背动脉为第1掌背动脉的分支，沿拇长伸肌腱走行。两者分布于拇指近端。

示指、中指、环指和小指指背动脉为各掌背动脉在指蹼处分出的两支细小动脉，分布于近节指骨，并与指掌侧固有动脉通过交通支相连。小指尺侧指背动脉为尺动脉腕背支的恒定分支。

上肢的静脉分为深静脉和浅静脉。深静脉与动脉伴行，中小动脉通常有两条伴行静脉。两条伴行静脉之间有许多横行的交通支吻合。浅静脉位于皮下浅筋膜中，走行于深筋膜的浅面，没有动脉伴行。在手部和前臂远侧形成静脉网，由这些静脉网汇合形成形态和走行较为恒定的数条浅静脉干，管径粗，是上肢静脉回流的主要途径，故断肢、断指再植时，应注意吻合浅静脉，以确保静脉回流。浅、深静脉间有广泛的交通吻合。浅、深静脉内均含有静脉瓣，深静脉的瓣膜较浅静脉丰富，静脉瓣多位于静脉属支汇入处，是防止血液倒流的结构。相较掌侧静脉来说，背侧静脉更为粗大，掌侧静脉最终也流向背侧，同时深部静脉也汇入浅部。

（八）手指静脉

1. 指浅静脉　指浅静脉较发达，手指血液主要通过浅静脉回流。断指再植术中主要吻合浅静脉，为便于术中对静脉进行定位和描述，将手指自远向近分为9个平面，拇指分为6个平面。对于示指、中指、环指和小指，第1平面位于甲床的近侧1/3和中1/3交界处；第2平面位于甲襞至远指间关节水平间的中点；远指间关节、近指间关节、掌指关节分别为第3、第6、第9平面。同时在横截面的分布中，将浅静脉根据不同位置分为指背面、指掌面和指侧面，以下分别讨论其不同的解剖特点。

（1）指背面：指背面的浅静脉起自甲床两侧两条静脉，距甲沟1~2 mm，沿甲襞向指背面正中靠拢，直径0.3~0.4 mm。两条小静脉在第2和第3平面之间汇合，其汇合点恰在指背正中，形成类似指端动脉血管弓的静脉弓，直径为0.5~0.6 mm。在汇合处尚有来自甲襞和甲床的两条小静脉汇入。汇合后越过远指间关节水平。在其两侧还有来自指侧面的两条小静脉上行，位置恒定。

在近节指骨水平，浅静脉又趋向集中，相互吻合成网，最终形成1~3个静脉弓，但拇指不形成弓。其余各指成单弓者占74%，成双弓者占21%，成三弓者占5%。相邻手指的静脉弓在掌骨头两侧汇入手背浅静脉。整体静脉走行形成集中、分散、集中的趋势。

中指指背静脉基本位于正中，而其他各指有偏离中指的倾向，即拇示指背面的静脉偏向桡侧，以示指更显著；环、小指则偏向尺侧，以小指为明显。指背浅静脉在不同的水平还接受侧面来的静脉。

（2）指掌面：指掌面的浅静脉较指背面浅静脉纤细，这种差异在手指近端处更为明显。手指远节静脉回流以掌面为主，而近节以背面为主。在远节起始处，它们的起始形态各异。起始处小静脉直径约0.4 mm，与皮肤紧贴，不易分离，尤其是跨远侧指横纹处。

自中节水平开始，指掌侧静脉为数条纵行的静脉，由侧支相互吻合成网。同时指掌面静脉在不同的水平与指侧面静脉相连，再连于指背。最后在手指基底处掌面形成两条小静脉。稍向两侧倾斜而连于指蹼静脉。指掌面的静脉也有偏离中指的倾向，拇、示指偏向桡侧，环、小指偏向尺侧，尤以拇指、小指显著。

（3）指侧面：指侧面的浅静脉起于甲沟外侧小静脉的前方的一条纤细的静脉。它向近侧行至远侧指间关节时分为两条，分别连至掌面和背面的静脉，分叉时多为弓状。在中节和近节水平，侧面的静脉从前下向后上倾斜，即连接掌侧向背侧走行，每侧有 2~3 条。越靠近节，其倾斜度越大，近基底部处几乎与手指长轴垂直。其中自中节发出，经近指间关节水平向背侧走行的侧方静脉，最为粗大和恒定。侧面的静脉同样具有偏离中指的倾向，远离侧的静脉较为粗大。

2. 指深静脉　指背及指掌侧的深静脉均与同名动脉伴行，较动脉更为纤细，直径仅为同名动脉的 1/3~1/2 或更细。起始水平不一，近者可起于近节指骨近侧 1/3 处和掌指关节囊附近，远者可起于远节指骨，最终分别汇入掌背动脉伴行静脉和指掌侧总静脉。指深静脉多为一条，偶见两条。在手指浅、深静脉之间有交通支相连，多在指掌侧固有静脉和指背浅静脉之间，少数连于指掌侧固有动脉和指面浅静脉之间。这些交通支通常与指掌侧固有动脉发出的小动脉相伴而行。

（九）手掌和手背静脉

手掌和手背的静脉分布和血流方向与手的握持功能相适应，浅、深静脉在两个不同的层次，两者之间有众多的交通支沟通。掌侧的浅静脉与深静脉的交通支多位于手掌中间的部分，手背的浅静脉与深静脉的交通支多位于掌骨头和腕关节水平。从静脉的瓣膜分布和开口方向来看，手掌的浅静脉由掌心向周围呈放射状回流，最终至前臂和手背，这样有利于手的抓握功能发挥。手掌的深静脉除向近端回流外，还通过交通支汇入手背浅静脉。

手掌和手背的浅静脉，在第二至第四指蹼掌侧处，相邻的指掌侧浅静脉相互合并或单独形成头间静脉，行向背侧汇入指背静脉弓。同时尚有部分不参与构成头间静脉的指掌侧浅静脉，直接注入指蹼掌侧的边缘静脉弓，手掌浅层的小静脉亦注入该静脉弓，再由边缘静脉弓发出头间静脉注入指背浅静脉。

手背的浅静脉在掌指关节附近可分为浅、深两层。浅层静脉细小，呈疏密不均的静脉网。深层的浅静脉粗大，由相邻的掌背静脉弓在第二至第四指蹼的背面汇合形成，并继续上行汇集成手背静脉网。手背静脉网在腕部汇合形成数条大小不等的静脉注入前臂，其中靠近桡侧或尺侧的静脉，分别汇合形成头静脉和贵要静脉。

手掌和手背的深动脉都有 1~2 条伴行深静脉。其中指掌侧总动脉和掌浅弓多为一条，掌心动脉、掌深弓和掌背动脉多由两条伴行深静脉，但伴行静脉均较同名动脉小，另外伴行静脉之间有许多交通支相连。

（十）上肢静脉

1. 头静脉　起自手背静脉网的桡侧，在桡腕关节水平走行至前臂掌面桡侧缘，沿途接受前臂掌背侧的属支。自肘窝沿肱二头肌外侧沟向上走在三角肌和胸大肌之间的肌间沟内。一半左右的情况注入腋静脉，其他大部分注入锁骨下静脉，少数注入颈外静脉。在肘窝水平，常有交通支与深静脉相连。头静脉在上臂远端与前臂外侧皮神经伴行，该神经多位于头静脉和肘正中静脉的深面走行至前臂外侧。在前臂近腕关节水平，常与桡神经浅支伴行。

2. 贵要静脉　起自手背静脉网的尺侧，在前臂背面尺侧上升，逐渐转至前臂掌面的尺侧，经过肘窝时接受肘正中静脉汇入。沿肱二头肌内侧上行，在臂内侧中点稍下方穿深筋膜注入肱静脉或继续上行直至注入腋静脉。贵要静脉与前臂内侧皮神经伴行，在臂内侧中间，贵要静脉穿深筋膜处，前臂内侧皮神经由此处穿出，继而分内、外侧支。

3. 前臂正中静脉　起自手掌静脉丛，经头静脉与贵要静脉之间上行，注入肘正中静脉或贵要静脉。有时前臂正中静脉在肘窝以下呈"Y"形，与头静脉和贵要静脉相连，分别称之为头正中静脉、贵要正中静脉。

4. 肘正中静脉　短而粗，变异甚多，大部分为一支，还可出现双支或缺如。通常在肘窝处连接头静脉与贵要静脉。肘正中静脉常接受前臂正中静脉的汇入。其在肘窝的位置表浅，管径粗大，有恒定的交通支与深静脉相连，又无神经与其伴行，是临床做静脉穿刺的理想血管。

5. 桡静脉　有两条，起自手背深静脉网，与桡动脉伴行，向上至肘窝与尺静脉汇合形成肱静脉，两条桡静脉之间有 5~6 支横行交通支。

6. 尺静脉　有两条，起自掌深静脉弓，伴尺动脉两侧上行，在腕部与浅静脉交通。至肘部附近，骨间前、后静脉汇入尺静脉，并有较粗大的交通支与肘正中静脉相连。两条尺静脉之间有 6~7 条交通支。

7. 肱静脉　通常为两条，与肱动脉伴行，两条静脉间有数支横行支互相交通，接受肱动脉分支的伴行静脉汇入，在肩胛下肌或大圆肌腱下缘处，内侧肱静脉接受贵要静脉汇入后与外侧肱静脉汇合为一条，延续为腋静脉。

8.腋静脉 有肱静脉直接延续而成的占81%，接受上肢所有的浅、深静脉属支的血液回流，在第1肋外缘（同动脉）延续为锁骨下静脉。

腋静脉的形态结构特点：①腋静脉的属支——胸肩峰静脉、胸外侧静脉、肩胛下静脉和旋肱前后静脉，大多为两条，均与同名动脉伴行。②腋静脉在腋窝始终位于腋动脉的前内侧，此处血管损伤常发生动静脉瘘。③腋静脉及其属支与腋区淋巴结关系密切。因此，在行乳腺癌根治术时，静脉属支和淋巴结需一并切除，结扎腋静脉属支时，要注意保护静脉主干。⑤腋静脉静脉瓣出现率为78%。正常腋静脉造影术的一个显著特征是能显示出静脉瓣，对腋静脉血栓诊断有价值。

五、上肢神经

上肢神经由臂丛神经及其分支组成。

（一）臂丛神经

臂丛神经由第5~8颈神经前支和第1胸神经前支组成，按解剖部位分为根、干、股、束、终末支5个节段。各神经出椎间孔后，各前支延续为臂丛神经的5个根，然后汇合成上、中、下三个干，第5、6颈神经根合为上干，第7颈神经根延续为中干，第8颈神经根和第1胸神经根合成下干。每个干在锁骨中点上方分为前、后股。上干和中干的前股合并成外侧束，下干的前股自成内侧束，三个干的后股合成后束。各束发出小的分支后最终形成臂丛神经终末支（图1-1-9）。

（1）臂丛神经在神经根发出的神经主要有：

膈神经分支：由第C5神经根发出，汇合C3、

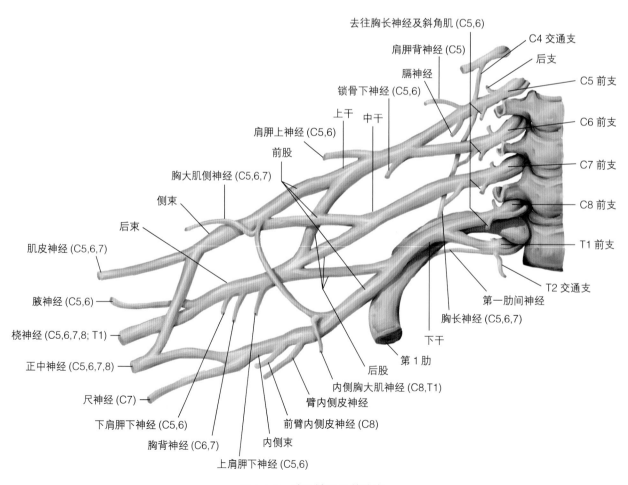

图 1-1-9 臂丛神经及其分支

C4 发出的分支共同组成膈神经，支配膈肌。

胸长神经：第 C5-7 神经根各发出一分支组成，沿前锯肌表面下行，支配该肌。

肩胛背神经：由 C5 神经根发出，经中斜角肌与肩胛提肌之间，向后下分布于肩胛提肌及大、小菱形肌。

（2）臂丛神经在神经干发出的分支主要有：

肩胛上神经：由上干发出，向外与同名动脉伴行，经肩胛切迹至冈上窝，绕肩胛颈至冈下窝，支配冈上肌、冈下肌。

锁骨下肌肌支：由上干发出，支配锁骨下肌。

（3）臂丛神经在束部的分支主要有：

胸外侧神经：起自臂丛外侧束，跨过腋动、静脉的前方，穿过胸锁筋膜后行于胸大肌深面，并分布至该肌。此神经在走行过程中，发出一支与胸内侧神经的分支汇合，分布于胸小肌。但在临床探查臂丛神经的过程中，我们发现多数情况下胸外侧神经是上干前股与中干前股各发出一分支，在同一神经鞘内汇合成为胸外侧神经主干。

胸内侧神经：发自臂丛内侧束，穿过腋动脉和腋静脉之间前行，后与胸外侧神经的一支汇合，从深面进入并支配胸小肌，尚有部分纤维穿出该肌或绕其下缘支配胸大肌下部纤维。

臂内侧皮神经：发自臂丛内侧束，在腋静脉内侧下行，继而沿肱动脉和贵要静脉内侧下行至臂中段浅出，分布于臂内侧和臂前面的皮肤。该神经支在腋窝内常与肋间臂神经之间有交通。

前臂内侧皮神经：发自臂丛内侧束，初行于腋动、静脉之间，继而沿肱动脉内侧下行，终支可达腕部。该神经在前臂分为前、后两支，分布于前臂内侧的前面和后面的皮肤。

肩胛下神经：发自臂丛的后束，常分为上肩胛下神经和下肩胛下神经，分别支配肩胛下肌和大圆肌。

胸背神经：发自臂丛后束，沿肩胛骨外侧缘伴肩胛下血管下行，支配背阔肌。

（二）臂丛神经的终末分支

1.肌皮神经　自臂丛外侧束发出后，向外侧斜穿喙肱肌，在肱二头肌与肱肌之间下行，沿途发出分支支配以上三肌。终支在肘关节稍下方从肱二头肌远端外侧穿出深筋膜，分布于前臂外侧的皮肤，称为前臂外侧皮神经。

2.正中神经　由分别发自臂丛内侧束的内侧头和外侧束的外侧头汇合而成，先行于动脉的外侧，下行途中，逐渐从外侧跨过肱动脉至其内侧降至肘窝。从肘窝继续向下穿旋前圆肌和指浅屈肌腱弓后在前臂正中下行，走行于指浅、深屈肌之间到达腕部，然后于桡侧腕屈肌腱与掌长肌腱之间进入屈肌支持带深面的腕管，最后在掌腱膜深面分布至手掌。正中神经在上臂没有分支，在肘部及前臂发出许多肌支，其中沿前臂骨间膜前面下行的骨间前神经较粗大。正中神经在前臂的分布范围较广，支配旋前圆肌、桡侧腕屈肌、掌长肌、指浅屈肌、指深屈肌桡侧半及旋前方肌。在手部屈肌支持带出口以远正中神经发出一返支进入鱼际，支配拇短展肌、拇对掌肌及拇短屈肌浅头。在手掌部正中神经发出数条指掌侧总神经，每一条指掌侧总神经在掌骨头附近又分为两支指掌侧固有神经，沿相邻手指的相对缘行至指尖。正中神经有运动纤维支配第1、2蚓状肌，感觉纤维则分布于桡侧半手掌、桡侧三个半手指掌面皮肤及其中节和远节指背皮肤。

3.尺神经　自臂丛内侧束发出后，从腋动、静脉之间穿出腋窝，在肱二头肌内侧伴行于肱动脉内侧至臂中段，继而穿内侧肌间隔至臂内侧，下行进入肱骨内上髁后方的尺神经沟。出肘管后穿过尺侧腕屈肌的起点，行至前臂前内侧。在前臂尺神经伴随尺动脉，在其内侧下行于尺侧腕屈肌与指深屈肌之间。在桡腕关节近端尺神经发出手背支后，主干经腕尺管进入手掌。尺神经在臂部没有分支，在前臂近端发肌支支配尺侧腕屈肌和指深屈肌尺侧半。在桡腕关节近端发出的手背支于腕部伸肌支持带浅面转至手背部，分布于掌背尺侧半和小指、环指及中指尺侧半背面皮肤。尺神经主干在腕尺管内分为浅、深两支，出腕尺管后浅支向小指走行，分布于小鱼际表面的皮肤、小指掌面皮肤和环指尺侧半掌面皮肤。深支折向桡侧，支配小鱼际肌、拇收肌、骨间掌侧肌、骨间背侧肌及第3、4蚓状肌。

4.腋神经　从臂丛后束发出，与旋肱后血管伴行向后外方向，穿经腋窝后壁的四边孔后，绕肱骨外科颈至三角肌深面，发支支配三角肌和小圆肌。余部纤维自三角肌后缘穿出后延为皮神经，分布于肩部和臂外侧上部的皮肤，称为臂外侧皮神经。

5.桡神经　为臂丛后束的终支。该神经发出后位于腋动脉的后方，与肱深动脉伴行，先经肱三头肌长头和内侧头之间，继而沿桡神经沟绕肱骨中段后面行向外下，在肱骨外上髁上方穿过外侧肌间隔至肱桡肌与肱肌之间，后继续下行于肱肌与桡侧腕长伸肌之间。桡神经在肱骨外上髁前方分为浅支和深支，浅支为皮支，自肱骨外上髁前外侧向下沿桡动脉外侧下行，在前臂中下 1/3 交界处转向背侧，继续下行至手背部，分为 4~5 支指背神经，分布于手背桡侧半皮肤和桡侧三个半手指近节背面的皮肤。桡神经深支为运动支，在桡骨颈外侧穿过旋后肌至前臂后面，沿前臂骨间膜后面，在前臂浅、深伸肌群之间下行达腕关节背面，沿途发出分支分布于前臂伸肌群、桡尺远侧关节、腕关节。桡神经在臂部发出较多分支，其中肌支主要分布于肱三头肌、肘肌、肱桡肌和桡侧腕长伸肌。关节支分布于肘关节。皮支共有 3 支：臂后皮神经在腋窝发出后分布于臂后区的皮肤；臂外侧下皮神经在三角肌止点远侧浅出，分布于臂下外侧部的皮肤；前臂后皮神经自臂中份外侧浅出下行至前臂后面，后达腕部，沿途分支分布于前臂后面皮肤。

（薛云皓　陈山林）

第二节　上肢临床检查与评估

一、手与上肢物理检查

（一）概述

上肢并不是一个孤立的器官，而是复杂人体的一个组成部分，手与上肢的异常可能是局部的病变，也可能是系统疾病的局部表现。同时，手通过上肢与躯干相连，在功能及解剖上有相应的连续性，因此在查体时应当全面、准确，而不应仅仅局限于上肢的异常。

上肢的物理检查遵循骨科查体视、触、动、量的方法，显露双侧乳头水平以上的部分，按照双侧对比、由近及远的顺序依次检查。检查者应当熟悉人体正常的情况，然后将检查结果与之对比得出异常的结论。通过对异常结果的归纳总结，最终得出诊断。因此首先介绍人体的一些正常体位，作为异常的对照标准。

1. 上肢的休息位　在人体上肢肌力正常、肌肉放松、肌张力平衡的情况下上肢所表现出来的姿势。呈现双侧颈部肌肉饱满（主要是斜方肌），肩部浑圆，双上肢轻度外展，双侧前臂与躯干有一定的间隙，前臂旋转中立位、拇指指背朝向前方，双手处于休息位。

2. 手的休息位　当手在放松状态下，手的内在肌和外在肌张力处于相对平衡状态，这种手的自然静止位置为手的休息位，表现为腕关节背伸 10°~15°、轻度尺偏。手指的掌指关节及指间关节呈半屈曲状态，从示指到小指，越向尺侧屈曲越多，各指甲板呈平行状态。拇指轻度外展，指腹接近或触及示指远侧指间关节的桡侧。手的休息位非常重要，是我们诊断手部损伤、矫正畸形或功能重建的参照标准。

3. 手的功能位　当我们想要抓握物体时手的体位即为功能位。表现为腕关节背伸 20°~25°，拇指充分外展，掌指关节及指间关节微屈，其余四指略为分开，掌指关节及近侧指间关节半屈曲，远端指间关节微屈曲，屈曲角度较为一致。

除了静态观察手与上肢，还需要嘱患者做某些动作，例如肩外展、屈肘、伸腕、抓握物体等，静态、动态检查相结合，以此判断患者与正常体位不一致的异常是迟缓性的还是固定性的。如患者不能完成屈肘动作，可能是臂丛神经损伤造成的屈肘肌力丧失，也可能是肘关节僵硬造成的。前者被动活动正常，而后者肌腹可见收缩，但被动活动亦受限。

（二）手与上肢的视诊

1. 手与上肢的体位视诊　受检者取站立位或端坐位，露出双侧乳头以上部位，检查者稍离开受检者，视线与受检者平齐，能将双侧受检部位收纳在同一视野。先检查前侧然后检查后侧，避免遗漏。首先观察双侧颈部肌肉轮廓是否对侧，双侧肩部是否饱满，双上肢外展姿势是否存在。当副神经损伤后斜方肌萎缩，受累侧斜方肌比健侧低；臂丛神经上干损伤后三角肌萎缩，受累侧呈现方肩畸形，上肢轻度外展角度消失，上肢贴附于躯干侧；全臂丛神经损伤后整个上肢肌肉萎缩，上肢漂浮在躯干侧方，呈现"连枷臂"畸形，前臂旋前，手的休息位丧失。从后方观察双侧肩胛骨浅层肌肉是否饱满对称，肩胛骨内侧缘距离后正中线是否等距，肩胛骨是否翘起。胸长神经损伤后前锯肌对肩胛骨的稳定作用丧失，肩胛骨后翘，呈"翼状肩胛"。需注意，当臂丛神经损伤时，即使前锯肌功能丧失，由于肩胛带周围肌肉亦萎缩，翼状肩胛反而不明显。

2. 手与上肢一般情况视诊　检查者走近受检者，由上自下依次观察颈、肩、上臂皮肤的营养状况、色泽、纹理，有无瘢痕，有无隆起、肿块，有无伤口，皮肤颜色是否正常，有无红肿、破溃、窦道等情况，弥漫性肿胀提示范围广泛的感染或血液循环障碍。外伤、骨折整复后、断肢再植术后手部弥漫性肿胀，说明血液回流障碍。如肿胀严重，可出现皮肤发亮、起水疱、皮肤颜色发白，此时应警惕筋膜室综合征。局限性肿胀多为局部炎症、外伤或肿物。然后受检者取端坐位，双前臂置于检查桌上，除观察上述内容外，还需观察腕部及手是否处于休息位，大、小鱼际饱满度。观察手掌及手指有无成角、短缩、旋转及其他畸形。然后嘱患者做出抓握的动作，观察此姿势与功能位的区别。

3. 手与上肢旋畸形视诊　将双前臂置于同一平面，分别在旋前及旋后位观察前臂及手部畸形情况。需观察前臂主动旋转活动是否存在、肌肉饱满度、腕关节在放松时的位置、手掌及手指的外观及各关节位置。造成畸形的原因较多，以下逐一介绍。

（1）先天性畸形：如多指畸形、并指畸形、短指畸形、漂浮指、关节挛缩等。长时间的关节挛缩可造成皮肤的短缩，长时间的关节固定可使关节横纹消失，先天因素可累及手、前臂甚至整个上肢、肩胛带，因此视诊要全面。

（2）骨与软组织造成的畸形：当手在静息状态下未处于休息位，则需要掌背侧视诊，分析可能的原因，如手指掌侧皮肤瘢痕挛缩，可造成手指的屈曲畸形，手背部烧伤后的皮肤瘢痕挛缩可造成掌指关节过伸畸形等。严重的、长期的畸形可造成关节脱位、肌腱短缩、血管神经短缩以及关节囊的挛缩。关节囊或韧带挛缩造成的畸形，骨折畸形愈合或骨缺损造成的掌、指骨成角，短缩或旋转畸形，这类畸形在皮肤上并未表现出来，需配合触、动、量诊综合分析。

（3）前臂缺血性肌挛缩：这类畸形是前臂肌肉缺血后纤维化、弹性丧失导致的。典型的前臂缺血性肌挛缩表现为前臂先旋前畸形，旋后受限，近端肌腹饱满度下降，远端突然变细，呈"纺锤状"外观，腕关节屈曲畸形，指间关节屈曲明显，掌指关节屈曲不明显。

（4）脑瘫引起的上肢畸形：脑瘫为肌肉痉挛性麻痹，患肢可呈肩关节内收、内旋，屈肘，前臂旋前，屈腕、屈指及拇指内收、屈曲等畸形。患肢肌张力增高。患者可活动肢体，但动作不协调，可以自己将畸形的关节矫正，如逐渐伸展屈曲的手指，但动作慢。无法完成手快速活动。

（5）周围神经损伤后的畸形：正中神经损伤后大鱼际萎缩，拇指外展丧失，呈内收旋后位，呈"猿手畸形"；尺神经损伤后，小鱼际肌萎缩，小鱼际轮廓变扁平，环、小指掌指关节过伸，呈现"爪形手"畸形。有些尺神经损伤的病例，在休息位并不表现出爪形手畸形，而功能位时即可表现出来；正中神经与尺神经联合损伤，大、小鱼际均变扁平，掌弓变平，呈"铲状手"畸形。桡神经损伤后出现垂腕、垂指、垂拇的"三垂"畸形。

（三）手与上肢的触诊

1. 一般触诊　利用触诊可以感觉皮肤的温度、弹性、张力、软组织松软程度以及检查皮肤的毛细血管反应，判断手或手指的血液循环情况。触诊还可以检查皮下有无捻发音、有无水肿。通过触诊还可检查肿物的大小、范围、硬度、波动感、活动度及与皮肤、皮下组织粘连情况等。动、静脉瘘的患者，可以在静脉处摸到动脉的搏动。血管瘤的患者可触到怒张的静脉团，但当肢体抬高或挤压瘤体后瘤体会变小、变软。

2. 精细触诊　用手或用某些器械可以检查手的感觉，例如痛觉、触觉、冷热觉、两点鉴别觉、感觉过敏、感觉迟钝等。

3. 疼痛触诊　在手外科，很多伤病都会有疼痛，检查压痛的性质、范围，有无向其他部位放散及疼痛缓解情况，对确定诊断非常重要。如残肢（指）神经瘤，常有局部压痛，痛点常在神经断端处，按压此点可向肢体或手指近端放散。甲下血管球瘤常在瘤体所在部位有非常敏感的压痛，找到这一点，对疾病的诊断及手术切口的定位都很重要。在神经损伤部位或者卡压部位，叩击该部位会出现沿该神经支配区域放射的刺痛感，称为 Tinel 征，对判断神经损伤部位、神经恢复状态以及是否有神经卡压尤为重要。此外，手部骨折、关节脱位、腱鞘炎等在伤病部位都有压痛。

（四）手与上肢的动诊

动诊是对上肢各关节活动情况的检查。通过关节的活动，可以了解关节及软组织的情况，以及是否有异常活动的假关节。动诊又分为主动活动与被动活动。主动活动是让被检查者按照检查者的要求活动相应的关节，可反映关节及肌肉的情况；被动活动即为检查者活动被检查关节，按生理规律进行各方向的活动，以明确被动活动是否受限。

从肩关节开始，让被检查者按照要求做肩、肘、腕、手各关节各方向的主动活动，检查者再辅助被检查者的各关节做相应的被动活动，记录主、被动活动的结果。根据主、被动运动的结果相结合，从而判断各关节骨性结构与软组织结构的功能。需要注意的是，多数关节的运动都不是单一肌肉收缩带动的，往往为复合的肌肉运动。因此需要仔细触摸肌肉的收缩以及肌腱的张力，来判断复合肌肉中单一肌肉的功能。动诊的检查还应包括一些功能活动，如捏、握、抓等复合运动功能，这些复合动作涉及一系列关节及神经肌肉，需要仔细判断具体的问题。

（五）手与上肢的量诊

量诊包括测量关节活动度、肢体周径、肢体长度和容积等。

1.关节活动度测量　上肢关节活动度的测量应从肩关节开始，测量各个关节生理状况下的各个方向活动度。可以用量角器直接测量，也可以用解剖标志的定位来间接测量，例如拇指外展的角度可用拇指指间关节横纹至中指掌指关节横纹的距离来表示。量诊还应当包括关节强直或畸形的角度。

2.肢体周径测量　肢体周径的测量可检查肢体是否有肌肉萎缩、肿胀程度及占位性病变造成的周径改变等。测量时，双侧肢体放在同一平面，标记明显的解剖结构，以此为标志测量到周径变化最明显部位的距离，然后测量在同一水平的肢体周径，双侧进行对比。

3.肢体长度测量　将双侧肢体放于同一平面，在欲测量部分的远近端找到明显的解剖标志，测量两标志之间的距离。在对侧肢体相应段进行测量，然后将测量结果进行对比。

4.常用的上肢测量标志
- 第7颈椎棘突至桡骨茎突尖部或中指指尖；
- 肩峰至桡骨茎突尖部或中指指尖；

- 肩峰至肱骨外上髁；
- 肱骨外上髁至桡骨茎突；
- 尺骨鹰嘴至尺骨茎突；
- 桡骨茎突至手指尖。

骨性解剖标志为一个面而非一个点，因此测量结果会有偏差。皮肤表面的解剖标志，例如横纹等结构，更易于作为测量的定位点。此外，还可以通过直接对比来评估双侧肢体的长度差异。

（六）肌力检查

临床中最常用的肌力检查法是徒手肌力检查，目前通用的检查方法是英国医学研究理事会（Medical Research Council，MRC）制定的MRC量表，即0~5级的六级法：
- 0级　肌肉完全没有收缩；
- 1级　肌肉跳动或触及收缩，但不能引出关节活动；
- 2级　没有重力影响，可以引出关节活动；
- 3级　能抗重力活动关节且关节活动度能达到被动活动的最大范围；
- 4级　对抗重力和轻微阻力能完成活动关节；
- 5级　正常，肌力可使关节活动度达到正常，力量同对侧。

在应用过程中，如果发现肌肉力量不能达到或超过上一级肌力，可以采用"−"或"+"号表示，比如，肱二头肌肌力可以对抗重力活动关节，但不能达到被动活动最大角度，即为3−；如果有3级肌力，但轻微阻力就不能达到最大活动度，为3+。

需要强调的是，临床上评估神经损伤治疗后运动功能恢复是有效还是有用有着截然不同的意义。对于医生来讲，只要肌肉有出现1级肌力就应该是治疗方法有效，而对于患者来讲，没有达到3级肌力的运动功能恢复基本上是没有用的。徒手肌力检查简单有效，如果能辅助合适的握力计效果会更好。

二、上肢功能评价量表

上肢的外伤或疾病常常引起上肢的功能损失，轻则给患者带来生活和工作的不便，严重时会使患者丧失独立生活的能力。在临床上，医生对患者适应证的选择以及对治疗效果的评价都需要有一个客观的标准。这个评定标准无论是对医生临床诊治患者、观察疗效还是对伤残评定、患者知情以及劳动保险、司法判定都是非常重要的客观依据。

中华医学会手外科学分会上肢断肢再植功能评定标准如下：

（一）关节活动度（TAM）（30分）

1. 肩关节（外展）　评分
　　90°~60°　　　　6分
　　59°~45°　　　　5分
　　44°~30°　　　　3~4分
　　<30°　　　　　0~2分

2. 肘关节（伸屈）　评分
　　120°~90°　　　7~8分
　　89°~60°　　　　5~6分
　　59°~30°　　　　4~5分
　　<30°　　　　　0~3分

3. 腕关节（伸屈）
　　60°~90°　　　　5分
　　59°~45°　　　　4~5分
　　44°~30°　　　　3~4分
　　<30°　　　　　0~3分

4. 掌指关节
　　90°~70°　　　　4.0~5.0分
　　69°~50°　　　　3.5~4.0分
　　49°~30°　　　　2.5~3.0分
　　<30°　　　　　0~2.5分

5. 近指间关节
　　100°~80°　　　3.0~4.0分
　　79°~60°　　　　2.0~3.0分
　　59°~30°　　　　1.5~2.0分
　　<30°　　　　　0~1.5分

6. 远指间关节
　　45°~30°　　　　2~3分
　　29°~20°　　　　1~2分
　　19°~15°　　　　1分
　　<15°　　　　　0分

（二）肌力（20分）
　　M_4 以上　　　16~20分
　　M_4　　　　　13~16分
　　M_3　　　　　8~12分
　　M_2 以下　　　0~7分

（三）感觉（20分）
　　S^4　　　　　16~20分
　　S^3　　　　　12~15分
　　S^2　　　　　8~11分
　　$< S^2$　　　　0~7分

（四）外形（10分）
　　正常或略显萎缩　　8~10分
　　轻度萎缩　　　　　6~8分
　　中度萎缩　　　　　3~6分
　　明显萎缩　　　　　0~2分

（五）遗留症状（10分）
　　无麻木、疼痛或其他不适　10分
　　轻度麻/痛，轻度不适　　7分
　　不适或麻/痛　　　　　　3分
　　疼痛、过敏、成为累赘　　0分

（六）工作情况（10分）
　　恢复原工作　　　　　　　10分
　　从事轻工作　　　　　　　7分
　　能满足日常生活需要　　　3分
　　去实用功能　　　　　　　0分
　　评定方法：
　　优（总分）　　　　100~80分
　　良（总分）　　　　79~60分
　　可（总分）　　　　59~40分
　　差（总分）　　　　39分以下

无论是上肢的外伤还是疾患，给患者造成的上肢功能损失主要包括三个方面：即截肢后的功能损失、上肢运动障碍带来的功能损失及手部感觉障碍造成的功能损失。因此对上肢功能的评定必须是涵盖这三个方面的功能评定，并将它们转换成对上肢整体功能损失的评定。

（薛云皓　陈山林）

第三节　上肢畸形检查应注意的问题

一、了解人类肢体功能演化史上的差异

爬行及四足行走的哺乳动物手足同源以致功能相近。双足直立行走是类猿人区别于一切哺乳动物的分水岭，从此上肢走向了以灵活性方向为创造劳动而生的演化路径。由此出现了下肢及脊柱主要遵循自然选择——承载身体运动的进化历程。而上肢由于手的精细劳动、爱意抚摸、绘画艺术、手势用语（语言未规范出现前"手语"是社群主要的交流形式）、祭祀礼仪等而与高级的身心活动密切相关。

社会选择（劳动创造、美学审视、性爱表达等）成为上肢 - 手形态与功能演化的主要动力。"眼"为脑之窗，"手"为脑之芽。著名瑞士摄影师 Lennart Nilsson 对妊娠妇女宫内摄影发现，胎儿在 7 个月之前时即出现用嘴吸吮手指的动作，证明婴儿最原始出现的运动首先是手 - 嘴（脑）的交流。手的创造与语言交流推动了人类大脑的演化，最终演化出人类上肢特有的形态，分化出人类社会千差万别、五彩缤纷用"手"主导的职业类型与历史创造。

二、上肢、下肢神经丛起始与末端分布存在明显差异

1. 臂丛神经由第 5~8 颈神经前支和第 1 胸神经前支组成，从开始的每个神经根、干、股就有交通支与神经干之间贯通，然后再分支走向终末支支配相应的肌肉运动、感觉区域，这样的交叉配补的优点是，一个神经干、股的损伤所造成的障碍，将有交通支的神经部分代偿其功能（见图 1-1-9）。而下肢坐骨神经、股神经从根、干开始就分化独立，各自走向前、后的路径。

2. 臂丛最终进入手的终末支有桡神经、正中神经、尺神经，三条神经控制手的功能，其中一条神经损伤，另两条神经能部分代偿其支配的功能。而坐骨神经在大腿部分就分化出腓总神经，进入足踝支配的仅有胫神经与腓总神经，任何一条神经的损伤，另一条神经都无法代偿其功能。

3. 尺神经经过肱骨内髁与尺骨鹰嘴之间的骨性通道进入前臂，因骨性沟槽较深，很少发生自然性麻痹。而腓总神经经过腓骨颈进入小腿前外侧，沟槽浅，腓骨头有少许移动就可能发生腓总神经麻痹（有些患者不明原因），导致足下垂畸形。

三、手形态与功能某些奥秘尚不能完全解析

1. 健康上肢及手的标准是，能够触摸到自身任何部位，能够满意地完成自身的卫生清理、穿衣荷物、人际交流、职能转换、规避风险、防卫保护等功能。

2. 手指损伤后的再生能力很强，青少年指甲床以远的截指，能够自然再生重建出完整的手指形态。"指纹"是个人不变的符号。

3. 手的触觉、精细动作会产生明显的心身反应。某些功能甚至超越了生理学研究的认知范畴：如盲人用手读书的速度类似眼睛，钢琴大师弹奏琴键的速度与神韵难以用神经传导反射速度解析，奥运会艺术体操表演技巧仍在不断刷新，外科医生应相信"手"存在灵魂、意识与独有的信息交流方式。

4. 自幼参加体力劳动的人发育出了"劳动手"的形态。非体力劳动者通过观察手的形态便可知。古代生活在宫廷中的妇人几乎不参加任何体力劳动，演化出的"手"成为男人欣赏的艺术品（非劳动手）。了解这些本源的知识，自然对上肢起源、手的发育产生敬畏，从健康美的角度审视，谨慎地对待每一个上肢 - 手重建的手术。

四、整体评价上肢畸形与其他肢体功能的关系

1. 某些上肢畸形仅是全身病变的一个部分，因此，发现上肢畸形时必须对全身整体进行检查评估。

2. 儿童上肢畸形检查后，应做出预防畸形发展的措施，评价最佳的手术矫正年龄。

3. 中老年肩、肘、腕关节部畸形，若患者没有疼痛不宜手术矫正。

（秦泗河）

第二章 上肢畸形分类与手术重建原则

第一节 上肢先天性畸形

一、先天性高肩胛骨

先天性高肩胛骨是肩胛骨处于较高的位置，患侧肩关节高于健侧，患肢上臂上举活动受限，可同时合并有肋骨、颈、胸椎的畸形。1863 年由 Enlenber 首先描述。1891 年 Sprengel 报告 4 例，并讨论了病因，故本病又称 Sprengel 畸形。先天性高肩胛症除表现患侧肩胛骨位置高以外，还表现为上肢的外展、上举功能受限。

（一）临床表现

患儿在 1 岁之后即能发现患肩增高（图 2-1-1），"高"是指肩胛骨与胸廓相互关系而言，呈耸肩短颈的外形，肩关节外展上举功能明显受限（图 2-1-2）。患肢肩胛带肌肉不发达，年龄稍大的可合并脊柱及胸廓畸形，肩胛骨发育小，下角升高，上下径变短，横径变宽。肩关节的外展上举受限，与肩胛骨的位

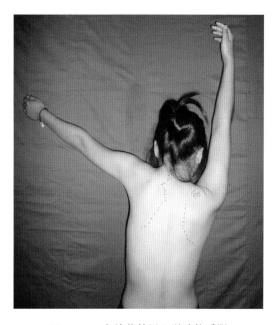

图 2-1-2 肩关节外展上举功能受限

置及发育畸形有关。

（1）肩胛带的高度超过胸廓高度，内上角甚至向前弯曲。

（2）肩胛骨的内侧缘紧靠椎体棘突。

（3）肩椎骨桥。

（4）肩胛骨周围诸肌的异常。

（二）X线表现

X 线检查可见患侧肩胛骨发育较小，下角升高，上界可超过胸廓高度，肩胛骨的腋缘与脊柱缘之间（横径）宽度增加，下角转向腋部，内上缘转向脊柱。可见肩胛骨与脊柱有骨桥相连以及其他的胸颈椎及肋骨畸形（图 2-1-3）。

（三）治疗

对于畸形不严重、功能障碍不显著者，不考虑手术治疗，可做些被动和主动的上肢活动，如外展、

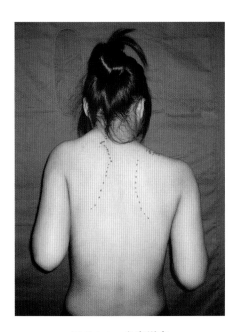

图 2-1-1 患肩增高

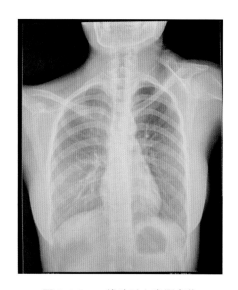

图 2-1-3　X 线片示左肩胛高位

上举、下压及内收,伸展牵引短缩的肌肉,改善和增进肩的外展和上举功能。手术治疗适用于畸形严重、功能障碍明显的患儿。除了肩胛骨的升高外,还合并有其他的骨性及软组织畸形,故选择手术治疗时应考虑下列因素。

(1)手术时间:年龄以 3~7 岁时手术效果较好。年龄太小则不能耐受手术。8 岁以上者,手术时过于注重矫正畸形,常引起臂丛神经牵拉而造成损伤,同时组织发育接近成熟,缺乏弹性,对肩胛骨位置的变化适应性差,故功能改善收效甚少,应慎重考虑。

(2)畸形程度:对畸形严重合并有功能障碍者应考虑手术,功能障碍不显著而仅有外观畸形可不考虑手术。

(3)合并症:如合并有其他脊柱及肋骨严重畸形,估计术后功能改善不大,可不考虑手术治疗。

(4)手术原则:松解肩胛骨周围软组织,使肩胛骨下降至正常位置,切除阻碍肩胛骨下降的骨性、肌性连接,注意避免血管、神经损伤。

(5)手术方式:常用的手术方式有肩胛骨内上部的肩椎骨桥切除术、肩胛骨大部切除术、肩胛骨下移固定术、肩胛骨下移术。

二、先天性多关节挛缩症

先天性多关节挛缩症是指因肌肉、关节囊及韧带纤维化,引起以全身多个关节僵直为特征的综合征。上肢肩、肘、腕三大关节均可不同程度累及。

(一)临床表现

患儿出生后即可发现双上肢或四肢关节对称性僵直。僵直在屈曲位,也可僵直在伸直位,多保留最后几度的屈曲或伸直活动。受累肢体肌肉明显萎缩并有关节的圆柱状改变。正常皮肤纹理消失,皮肤发亮并紧张,患者呈木偶样外观(图 2-1-4)。如关节挛缩在屈曲位,其皮肤及皮下组织可形成蹼状畸形(图 2-1-5)。皮肤感觉正常,深部腱反射减弱

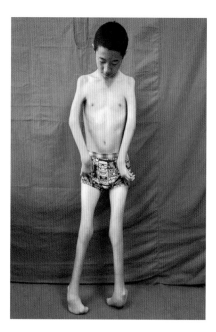

图 2-1-4　先天性多关节挛缩症双上肢伸直位僵直

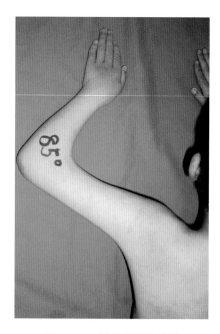

图 2-1-5　肘关节蹼状畸形

或消失。四肢均可受累。下肢受累时，足常为跖屈内翻畸形，膝关节屈曲或伸直，髋关节屈曲 - 外旋、外展，抑或髋关节屈曲 - 内收挛缩伴脱位。

（二）治疗

1. 治疗目标　增加受累关节活动度，最大可能改善上肢与手的操作能力。

2. 手术治疗　可行 Ilizarov 关节牵伸术（图 2-1-6）。

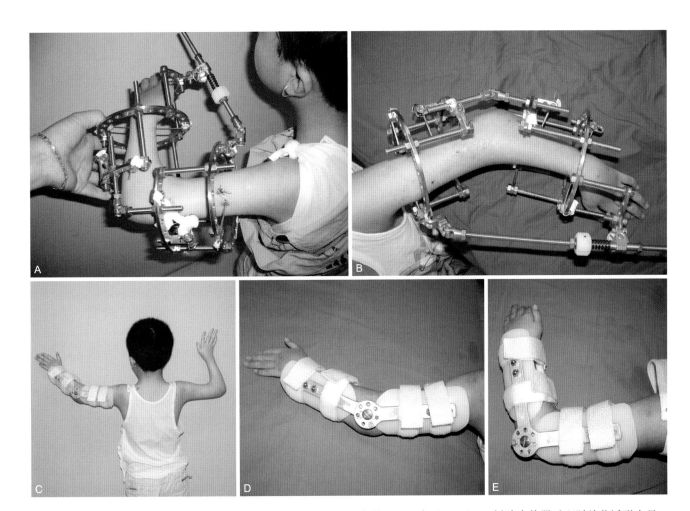

图 2-1-6　Ilizarov 技术治疗肘关节畸形。A. 肘关节安装 Ilizarov 牵伸器；B. 术后 40 天；C. 拆除牵伸器后配肘关节矫形支具；D. 术后肘关节最大伸直位；E. 术后肘关节最大屈曲位

三、先天性尺桡骨融合

先天性尺桡骨融合表现为桡骨和尺骨的近端相互融合。远端融合极为罕见。前臂固定在一定角度上的旋前畸形。病变可发生于一侧或者两侧。该病具有家族遗传性，多为父系遗传，国内外现普遍认为系常染色体显性遗传。在胚胎发育过程中，尺桡骨均起自中胚层组织，当胚胎第 5 周时，尺桡骨软骨之间不发生分离而骨化或尺桡骨之间填充中胚层

组织时则发生尺桡骨融合。

（一）临床表现

尺桡骨之间无活动，前臂固定在旋前位（图 2-1-7），旋后功能丧失，肘关节伸直活动部分受阻，腕关节可自由活动。前臂功能受限程度取决于畸形的严重程度，以及是否为双侧受累。畸形严重者前臂往往固定于过度旋前位，肩关节和腕关节的运动很难代偿。

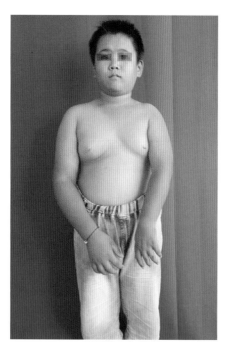

图 2-1-7　左前臂固定在旋前位

（二）X 线表现

X 线检查示尺桡骨上端融为一起，其中间无皮质骨，桡骨小头与尺骨融合或桡骨小头完全缺如，或桡骨小头向后脱位，近端与尺骨干上部融合（图2-1-8）。

（三）治疗

先天性尺桡骨融合的治疗比较困难，即使将尺桡骨分离，前臂也无法旋转。简单地切除尺桡骨融合部分不会改善功能。对前臂过度旋前的患儿，可以进行截骨矫正，将前臂置于功能位，以满足日常生活的需要。

四、先天性尺骨发育不全

先天性尺骨发育不全又称先天性尺骨缺如，临床少见。患侧前臂细小、短缩并向尺侧倾斜（图2-1-9），桡骨头脱位，前臂旋转功能受限，但腕、肘关节功能无碍。可同时有腕骨缺如，常见是豌豆骨、钩骨、大多角骨和头状骨，有时第4、5掌骨也有缺如。桡骨向外弓状凸出（图2-1-10），随儿童生长更为明显。X 线片上见尺骨短小或缺如，仅为一条细长的软骨性纤维带实质阴影，与桡骨相比短缩；桡骨头脱位，桡骨正常弯曲弧度增大，向外侧凸出（图2-1-11），腕掌尺侧列骨可消失或融合成一片。如果前臂稳定并有旋前、旋后功能，可不行手术治疗。如果前臂向尺侧弯曲，畸形较重，影响外观及功能，可行手术矫形。

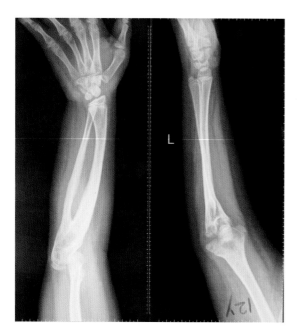

图 2-1-8　先天性尺桡骨融合 X 线表现

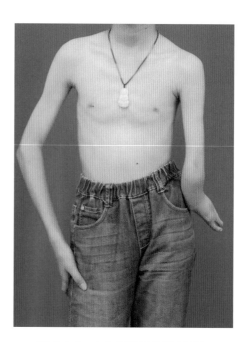

图 2-1-9　左先天性尺骨发育不全

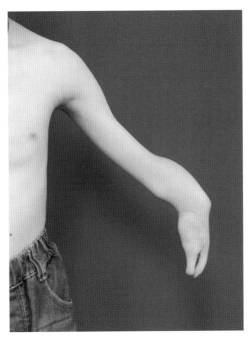

图 2-1-10 前臂向桡侧凸出

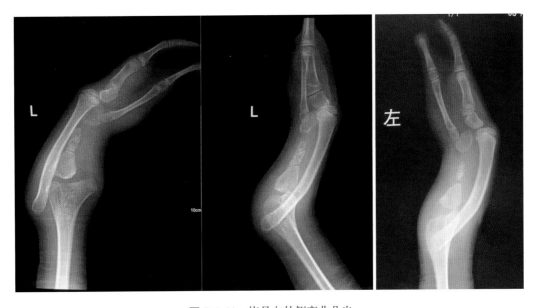

图 2-1-11 桡骨向外侧弯曲凸出

五、先天性桡骨发育不全或缺如

先天性桡骨发育不全，畸形程度从单纯的桡骨发育不全至桡骨完全缺如。这种畸形可以是孤立性缺如，也可以几种畸形同时存在（图 2-1-12）。发生率约 1/10 万。大约一半双侧受累。单侧者右侧为左侧的 2 倍。两性间无差异，完全性桡侧缺如比部分缺如更常见。

（一）临床表现

目前被认可和最有效的分类方法是 Heikel 分类法的改良方法，分为 4 种类型，不同类型有不同的临床表现。

Ⅰ型（远端桡骨短缩） 桡骨远端骺板存在但发育延迟，近侧骺板正常，桡骨仅轻微短缩，尺骨不弯。

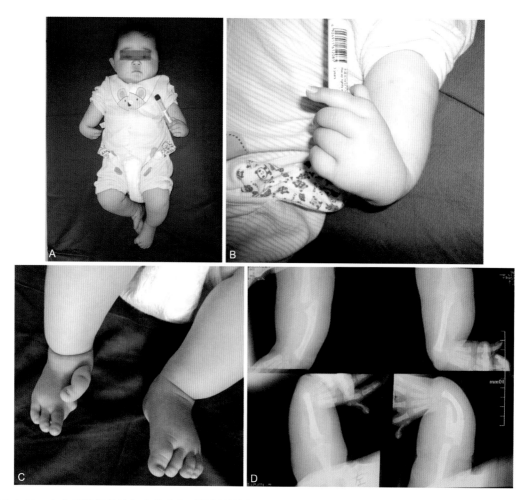

图 2-1-12　右先天性桡骨缺如合并右先天性胫骨缺如。A.右侧上下肢畸形；B.右上肢；C.右下肢；D.X 线片

Ⅱ型（桡骨发育不全）　远侧、近侧骺板都存在但发育延迟，导致桡骨中度短缩，尺骨变粗，呈弓形。

Ⅲ型（桡骨部分缺如）　可为近端、中间或远端缺如，远侧 1/3 缺如最常见，腕桡偏，没有支撑，尺骨变粗，呈弓形。

Ⅳ型（桡骨全部缺如）　本型最常见，约占本类畸形的 50%。因腕部没有桡骨支撑，前臂桡侧软组织严重挛缩，手部与前臂形成 90° 或 90° 以上桡偏（图 2-1-13）。当肘部屈曲时，手部甚至与上臂平行。

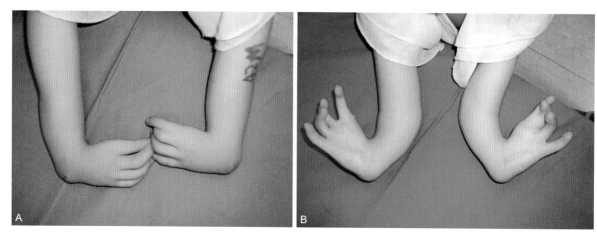

图 2-1-13　先天性双侧桡骨缺如。A.背侧；B.掌侧

桡侧列诸骨完全缺如，包括舟骨、大多角骨、第1掌骨及拇指骨。如拇指存在，也有发育不全或浮指。肱骨短缩、肱骨小头发育不全或缺如，肱骨远端骨骺骨化延迟。

（二）X线检查

临床上多进行双侧肱骨、尺桡骨正侧位及双手正位摄片（图2-1-14），可发现患侧桡骨缺如。同时会合并其他骨畸形，如尺骨粗短，或掌骨及指骨缺如等，此时手向桡侧偏斜，与尺骨干形成垂直状。

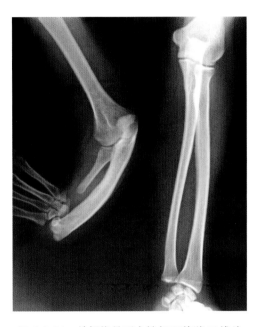

图2-1-14　单侧桡骨不全缺如双前臂X线片

（三）治疗

这种畸形重建手术的目标是矫正腕手的桡偏畸形、前臂的桡弯畸形及适度增加前臂的长度，以改善手的功能和上肢的外观。治疗方法采用Ilizarov技术软组织牵拉，截骨矫形、延长等。

六、先天性手指畸形

1. 先天性拇指掌指关节内收挛缩（图2-1-15）

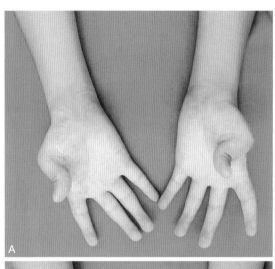

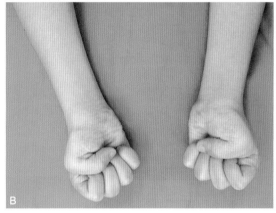

图2-1-15　双侧先天性掌指关节内收挛缩。A.最大伸展；B.握拳

2. 先天性拇指翼状指蹼畸形（图 2-1-16）

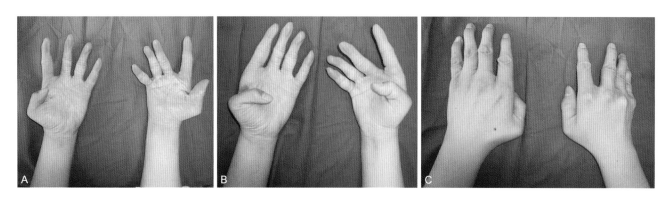

图 2-1-16　先天性拇指翼状指蹼畸形。A.拇指外展；B.拇指内收；C.背侧

3. 先天性拇指鹅颈畸形（图 2-1-17）

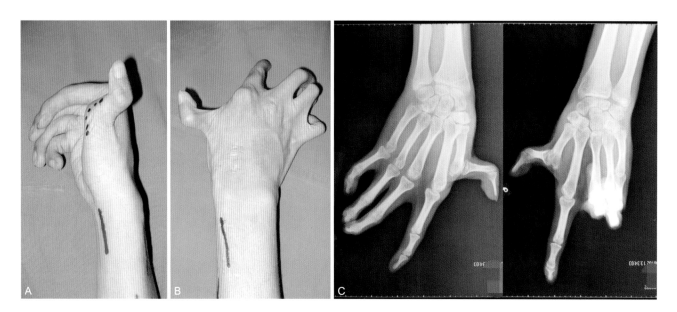

图 2-1-17　先天性拇指鹅颈畸形。A.桡侧；B.背侧；C.X线片

4. 先天性手指短小（图 2-1-18）

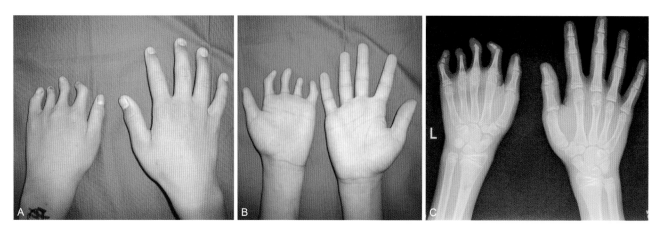

图 2-1-18　左手第 2~4 指先天性短缩、畸形。A.背侧；B.掌侧；C.X线片

5. 先天性手指缺如（图 2-1-19）

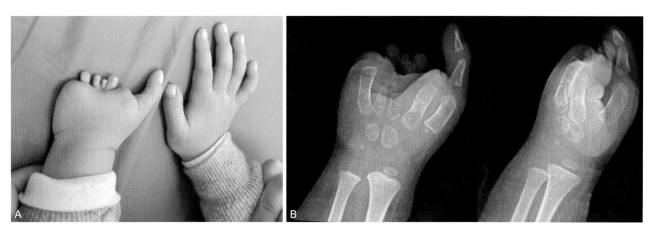

图 2-1-19　左手第 2~4 指先天性缺如。A. 背侧；B. X 线片

6. 先天性手指不规则畸形（图 2-1-20）

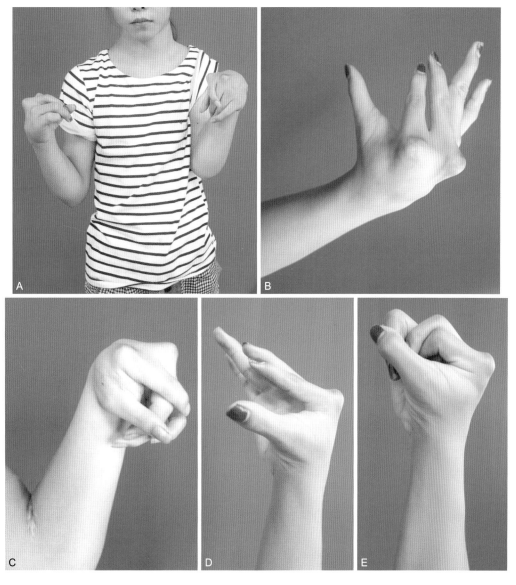

图 2-1-20　双侧先天性手指不规则畸形。A. 双手畸形；B. 左手最大伸展；C. 左手握拳；D. 右手最大伸展；E. 右手握拳

七、巨肢（指）

巨肢（指）是以肢体或仅手指体积增大为特征的先天性畸形，是最少见的上肢畸形之一，是由于手臂和（或）手指、手掌或肢体超常发育所致（图2-1-21）。巨指不仅影响肢体功能，而且严重影响美观，给患者带来心理上的障碍。

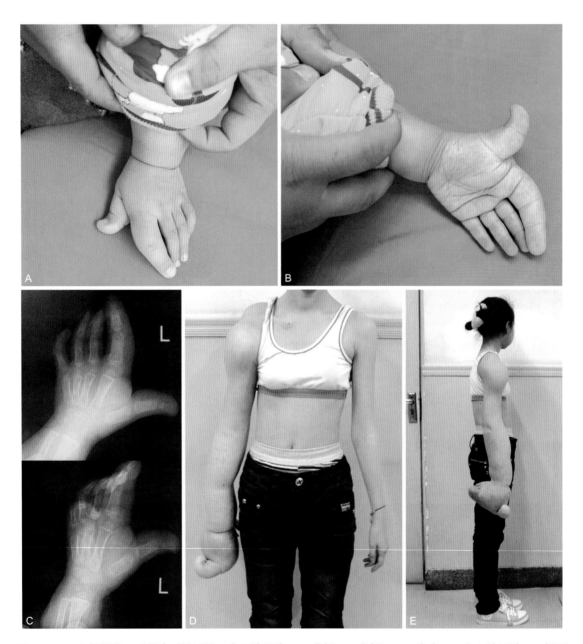

图2-1-21　左侧拇指、示指先天性巨指，右上肢巨肢。A.背侧；B.掌侧；C.X线片；D.右上肢巨肢；E.侧面

八、先天性并指和多指畸形

1. 先天性并指（图 2-1-22 ）。

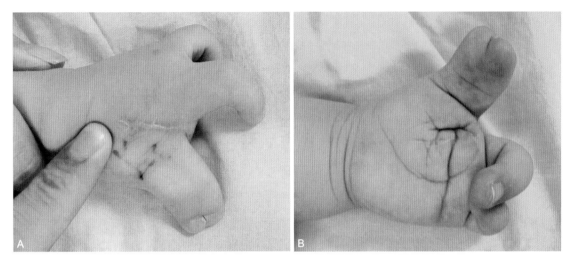

图 2-1-22　先天性并指。A.背侧；B.掌侧

2. 先天性多指（图 2-1-23 ）。

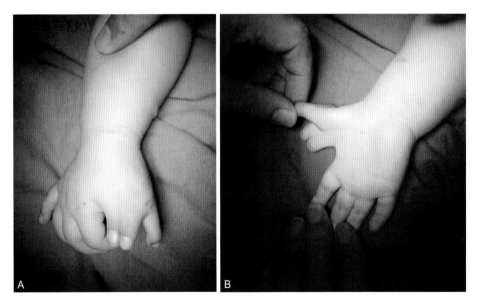

图 2-1-23　先天性多指。A.背侧；B 掌侧

九、其他先天性上肢畸形

1. 先天性肘关节融合并前臂轴向缺损（图 2-1-24）。

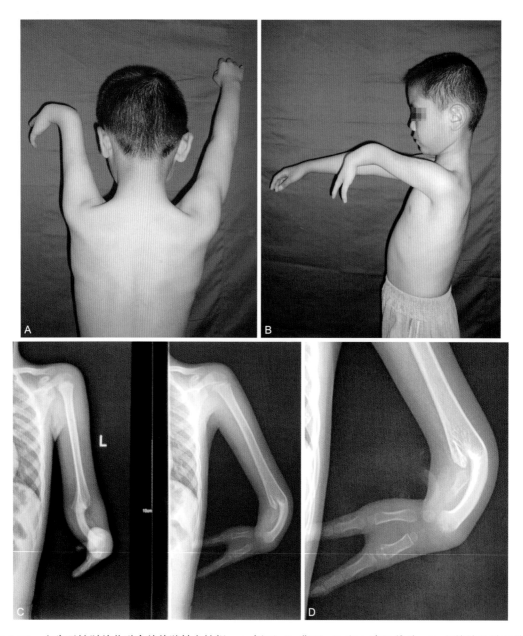

图 2-1-24 左先天性肘关节融合并前臂轴向缺损。A. 侧面；B. 背面；C. 左上肢 X 线片；D. 左前臂及手 X 线片

2. 先天性分裂手畸形（图 2-1-25）。

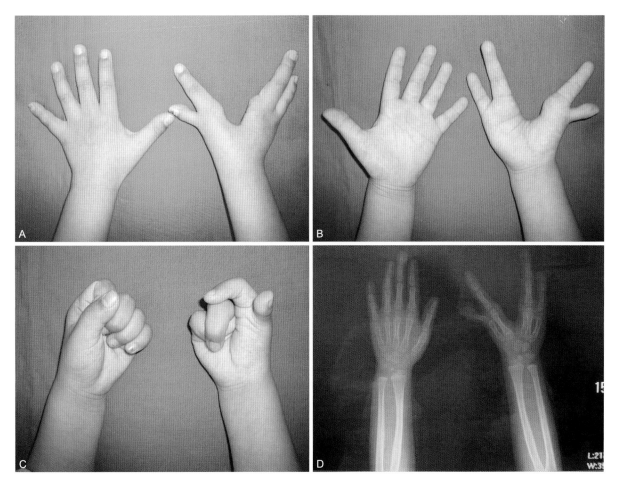

图 2-1-25 右先天性分裂手畸形。A. 背侧；B. 掌侧；C. 握拳；D. X 线片

3. 先天性轴向半手畸形（图 2-1-26）。

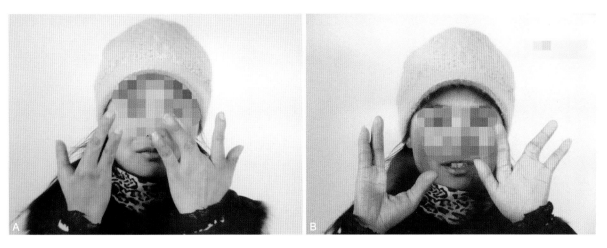

图 2-1-26 双手先天性轴向缺如。A. 背侧；B. 掌侧

（陈山林 秦泗河）

第二节　上肢后天性畸形

一、概述

疾病、创伤等原因均可引起上肢骨关节的畸形；神经系统的疾病或损伤，如脊髓灰质炎后遗症、脊髓侧索硬化、脑瘫、周围神经损伤，往往引起不同程度的肌肉瘫痪，肌力失衡逐渐继发上肢的骨关节畸形。严重创伤引起的骨与关节的损伤、感染等原因，治疗不当可直接导致上肢的骨畸形愈合、骨不连、骨缺损等上肢畸形。

二、脑性瘫痪致上肢畸形

脑性瘫痪上肢受累最常见的畸形是肩内收，屈肘垂腕前臂旋前畸形（图 2-2-1），肩关节外展受限，肘关节伸直受限，腕关节背伸受限。

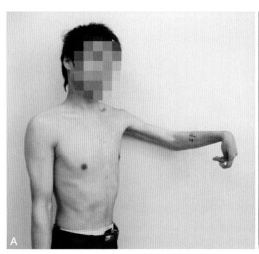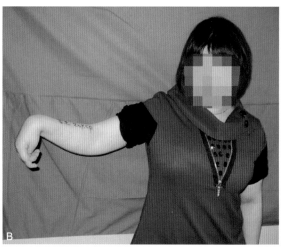

图 2-2-1　脑瘫上肢畸形。A. 右上肢畸形；B. 左上肢畸形

三、脑炎、卒中致上肢畸形

1. 脑炎后遗症（图 2-2-2 ）。

2. 卒中后上肢畸形（图 2-2-3 ）。

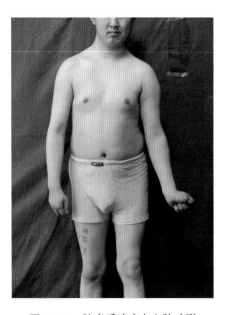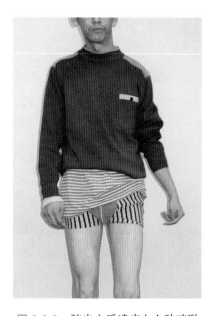

图 2-2-2　脑炎后遗症左上肢畸形　　　　　图 2-2-3　脑出血后遗症左上肢畸形

四、前臂缺血性肌挛缩

前臂缺血性肌挛缩又称为 VolkmAnns 缺血性肌挛缩，是肢体创伤后可能发生的严重合并症之一。主要表现为屈指肌的挛缩，形成爪形指畸形（图 2-2-4）。

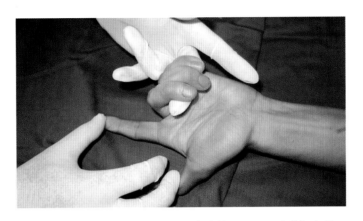

图 2-2-4　左前臂 VolkmAnns 肌挛缩第 3、4、5 爪形指畸形

五、上肢骨不连、骨缺损

严重外伤致上肢开放骨折可引起骨缺损（图 2-2-5）；闭合或开放骨折治疗不当可引起骨不连（图 2-2-6）。

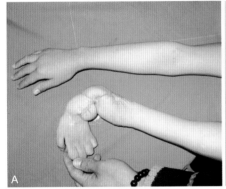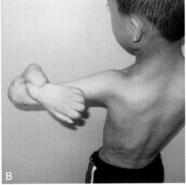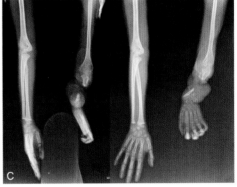

图 2-2-5　左前臂感染性骨缺损。A.左前臂短缩；B.前臂无骨性支撑；C.X 线片

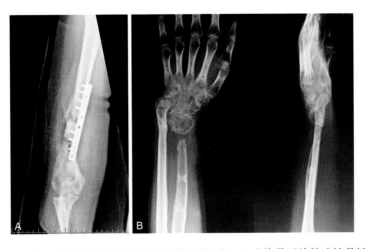

图 2-2-6　骨折术后骨不连。A.肱骨开放粉碎性骨折内固定术后骨不连；B.左桡骨开放粉碎性骨折术后形成骨不连、骨缺损

六、烧伤瘢痕挛缩

上肢皮肤软组织Ⅱ度以上的烧烫伤，创面愈合后，逐渐出现瘢痕挛缩，可引起重度的骨关节畸形（图2-2-7）。

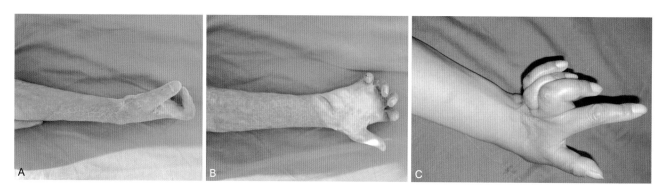

图 2-2-7　前臂及手部烫伤致瘢痕挛缩。A. 侧面；B. 正面；C. 手背烫伤瘢痕挛缩

七、肘内、外翻

儿童或青少年肱骨髁上骨折损伤骨骺或者治疗不当，可后遗肘内、外翻畸形（图2-2-8）。

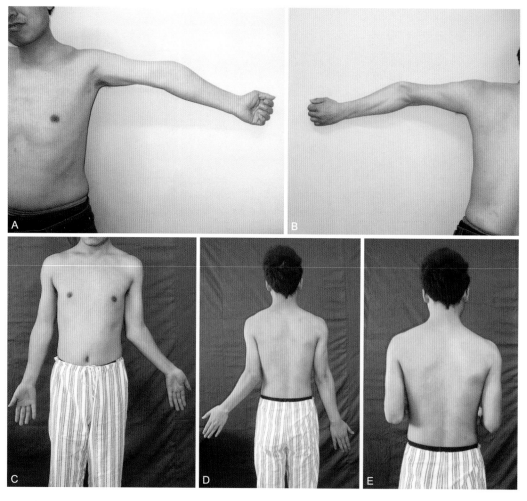

图 2-2-8　肘关节内、外翻畸形。A. 肘内翻掌侧；B. 肘内翻背侧；C. 肘外翻掌侧；D. 肘外翻背侧；E. 合并上臂短缩

八、肘关节纤维僵直

肘关节周围损伤最常见的并发症就是肘关节纤维僵直（图 2-2-9）。

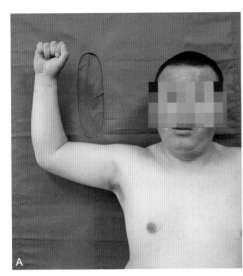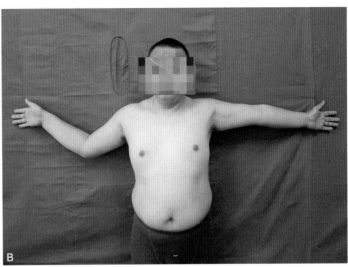

图 2-2-9 肘关节纤维僵直。A.最大伸直位；B.最大屈曲位

九、其他罕见病致上肢畸形

1. 侏儒症上肢短缩（图 2-2-10）。

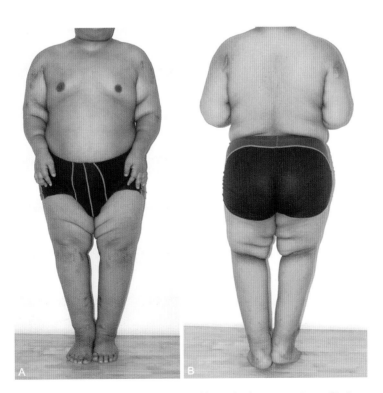

图 2-2-10 侏儒症，其双下肢已做了延长术。A.正面；B.背面

2. 硬皮病致上肢畸形（图 2-2-11）。

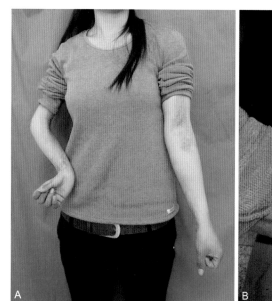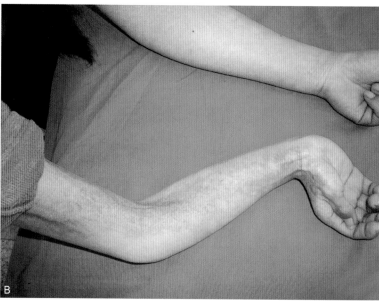

图 2-2-11　右上肢硬皮病致屈肘、腕背伸桡偏畸形。A 整体观；B. 局部观

3. 尺骨内生软骨瘤病致上肢畸形（图 2-2-12）。

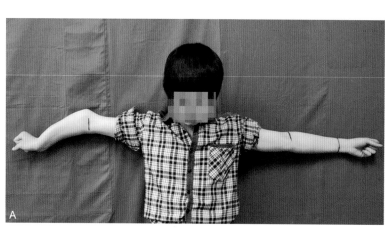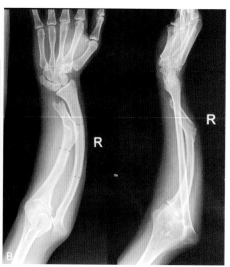

图 2-2-12　右尺骨远端内生软骨瘤致前臂畸形。A. 右肘内翻畸形；B. 前臂 X 线片

4.遗传性神经纤维瘤病桡骨假关节（图2-2-13）。

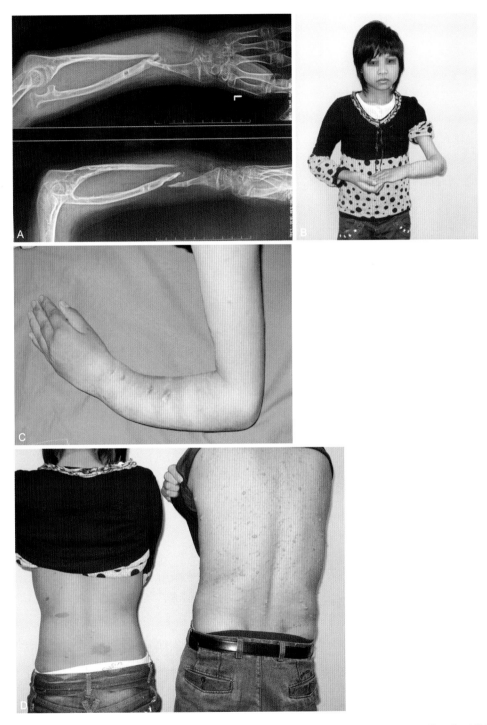

图 2-2-13　遗传性神经纤维瘤病左桡骨假关节。A. X 线片；B. 整体外观；C. 局部外观；D. 女儿及其父亲腰背部可见咖啡斑及皮肤结节

（秦泗河　焦绍锋）

第三节   上肢畸形矫正与功能重建原则

一、上肢重建手术适应证

1. 系统评价是否具有矫正畸形重建功能的要求或条件：手术后能否达到改善功能的目标，如手的功能完全丧失又缺乏手术重建的条件，肩肘关节的手术矫治就失去了意义。

2. 患者或其家属对治疗结果的诉求，术者是否有能力达到？

3. 医者对病情的宏观把握、临床经验、技术水平能否实现术前制订的疗效目标？

4. 对一些复杂的上肢残缺畸形，若医者缺乏临床经验，不熟悉该手术方法，建议转给有经验的专科医生诊疗。

二、上肢重建应遵循的基本原则

1. 尽可能不干扰或减弱手的原有功能，少影响肩肘关节的灵活性。

2. 因人、因病而异，制订个体化外科重建方案。

3. 肩、肘、腕、手多关节畸形，建议分期手术实施。

4. 骨性畸形矫正与肌肉移位动力重建手术，能否同时实施，取决于医者的综合技术水平。

5. 牢记微创、美学审视意识，尽可能减少皮肤瘢痕。合理应用好支具（矫形器）。

6. 中国化的 Ilizarov 技术是一条"救生船"。若驾驭应用好这个技术体系，能用简单方法的治愈经典手术甚至显微外科难以解决的复杂问题，如僵硬性关节畸形、大段骨缺损以及肱骨、尺桡骨、手指短缩等。

三、上肢、下肢皆有畸形的重建顺序

如先天性多关节挛缩症，应先矫正下肢畸形改善行走功能后，再二期实施上肢的畸形矫正术（图2-3-1A～H）。

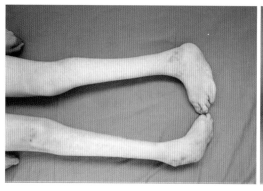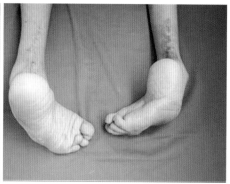

图 2-3-1A   男性，25 岁，先天性多关节挛缩症术前双足重度僵硬性内翻畸形，仅能用双足背外侧负重行走

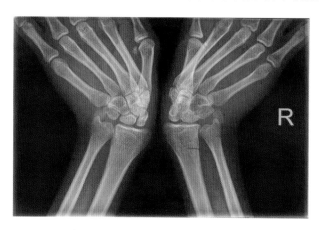

图 2-3-1B   其双腕关节屈曲、尺偏畸形

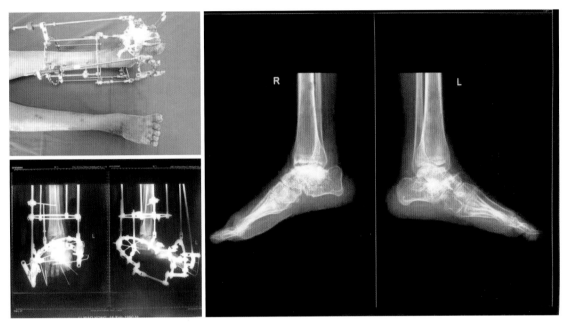

图 2-3-1C　分期实施有限手术结合 Ilizarov 技术矫正双足内翻畸形，牵拉矫正足内翻畸形的过程中，注意牵开踝关节间隙。获得保留踝关节功能的足内翻畸形矫正

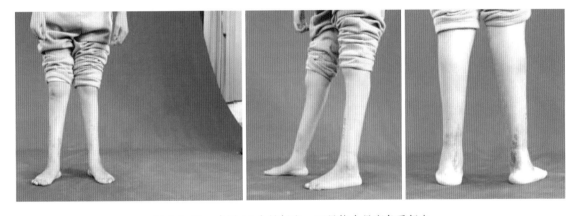

图 2-3-1D　术后 14 个月复查，双足能全足底负重行走

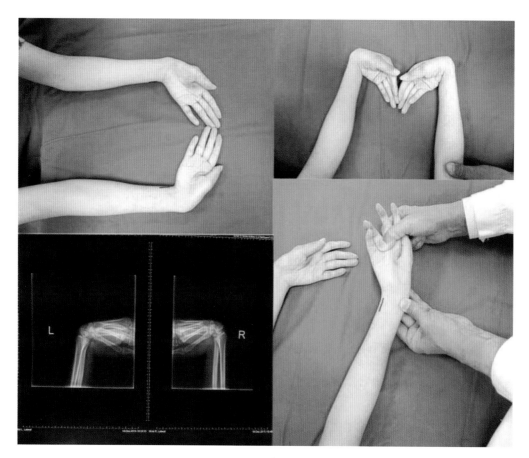

图 2-3-1E　评价实施双僵硬性腕关节屈曲、尺偏畸形矫正策略

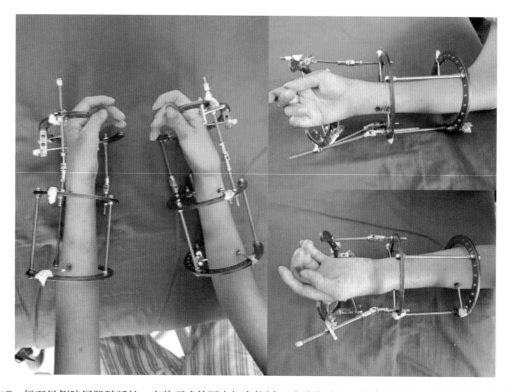

图 2-3-1F　行双尺侧腕屈肌腱延长，安装环式外固定架牵拉矫正腕关节畸形，并牵开桡腕关节间隙增加关节活动度

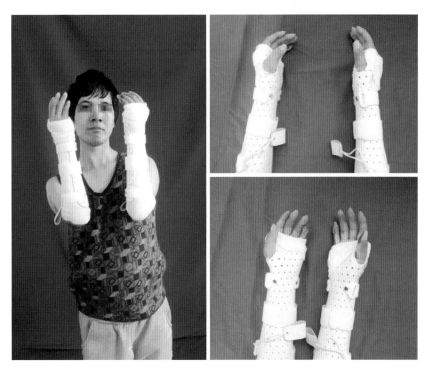

图 2-3-1G　拆除外固定，配支具维持腕关节功能位下运动 6 周，巩固矫形效果

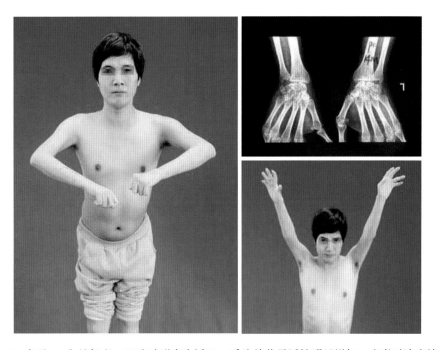

图 2-3-1H　术后 14 个月复查，双腕畸形完全矫正，手腕关节灵活性明显增加，患者对治疗效果满意

（秦泗河）

参考文献

[1]　王炜. 整形外科学[M]. 杭州: 浙江科学技术出版社, 1999.

[2]　Goldfarb CA, Shaw N, Steffen JA, Wall LB. The prevalence of congenital hand and upper extremity anomalies based upon the New York Congenital Malformations Registry. J Pediatr Orthop. 2017, 37(2): 144-148.

[3]　Guéro S. Developmental biology of the upper limb. Hand Surg Rehabil, 2018, 37(5): 265-274.

第三章　肘关节及前臂畸形矫正与功能重建

第一节　肘关节僵硬手术松解

一、概述

正常的肘关节能够完成屈、伸、旋前、旋后等动作。研究发现，肘关节的屈伸活动范围平均为 $0°\sim145°$，旋转活动范围为旋前 $70°$，旋后 $80°$。但在日常活动中，肘关节的活动范围只要达到屈伸 $30°\sim130°$，旋前、旋后各 $50°$ 能基本满足生活要求，这个指标一直是外科治疗肘关节僵硬的目标。不过，随现代生活的发展，人们日常生活内容发生改变，对上肢活动功能的要求也变得更高了。有学者研究发现，肘关节屈伸活动需要达到 $0°\sim140°$ 才能完成开门、接听手机、敲击电脑键盘等工作。因此，临床上需要根据患者的生活要求制订肘关节僵硬的治疗目标。

熟悉肘关节解剖是理解肘关节僵硬病理变化、制订手术松解计划，完善手术操作的基础。肘关节是由肱尺关节、肱桡关节和上尺桡关节组成的复杂结构。肘关节的稳定性是由关节面、关节囊以及侧副韧带紧密一致保证的，任何影响这些结构的改变都可能导致运动弧线的减少，从而导致僵硬。

肘关节前关节囊范围从冠突窝到冠突远端和环状韧带。后关节囊从鹰嘴窝近端到半月切迹和环状韧带的内、外侧远端。前、后关节囊瘢痕形成是引起创伤性肘关节僵硬的主要原因。侧副韧带对维持肘关节稳定性很重要。内侧副韧带包括三个束：前束、内侧束和横束。后束起自内侧髁，插入到半月切迹的内侧部分。其作用在于肘关节屈曲超过 $90°$ 或前束破裂时，保持肘关节稳定。横束是增厚的关节囊，增宽滑车切迹。内侧副韧带前束在维持外翻稳定时最重要。其纤维起自内侧髁的前内侧部分，止于冠突的内侧部分，肘关节松解时应尽量予以保留。肘关节外侧部分韧带包括：桡侧副韧带，环状韧带，方形韧带，外侧尺副韧带。外侧尺副韧带是

肘关节外侧稳定性的重要结构，与桡侧副韧带均起自肱骨外侧髁，止于尺骨旋后肌嵴，该韧带损伤会导致肘关节后外侧旋转不稳定。肘关节僵硬往往以累及肱尺关节为主，表现为屈伸活动丢失；也可同时累及上尺桡关节，表现为旋前、旋后活动丢失。

二、肘关节僵硬的病因

肘关节僵硬的原因包括创伤性因素和非创伤性因素。创伤性病因主要包括：骨折、脱位、软组织损伤或烧伤、手术等。创伤导致的肘关节僵硬有许多诱发因素，包括患者年龄大，骨折粉碎程度重、感染、局部缺血、骨软骨缺损、代谢和细胞异常等。虽然创伤导致肘关节僵硬的机制较多，但主要是创伤后或肘关节制动引起的关节囊、外侧韧带及肌肉挛缩；关节内骨折对线不良；骨折畸形愈合；关节结构改变、骨软骨缺损阻碍肘关节运动；创伤性关节炎引起关节退变及骨赘形成等。烧伤引起的瘢痕挛缩也可引起肘关节活动受限。

肘关节僵硬时关节囊增厚，细胞外基质紊乱，炎症细胞因子水平增加，成纤维细胞浸润，这是一种真正的纤维化和炎症状态。有作者发现，胶原交联的增加与僵硬关节中蛋白聚糖和水含量的减少有关，同时还改变了转化生长因子 $-\beta$ 的调节。对手术患者关节囊的分析显示，有关节囊增厚，胶原纤维结构紊乱，细胞因子和酶的水平改变，以及大量的肌成纤维细胞。

非创伤性原因包括骨关节炎（OA）、炎症性关节炎、脓毒性关节炎、血友病性关节炎、关节挛缩症、先天性桡骨头脱位、先天性肘关节强直等。

肘关节僵硬的另一个原因是异位骨化（HO），这是一种成熟板层骨在软组织中异位增生形成的骨块，不同于常见的关节周围钙化。异位骨化可以对肘关节活动产生阻挡作用，造成关节运动的物理

障碍。异位骨化可以引起尺桡骨间骨性连接，影响前臂旋前、旋后功能。据统计，异位骨化发生率：肘关节脱位 3%，肘关节骨折 20%，闭合性脑外伤 5%~10%。如肘关节外伤合并脑外伤，异位骨化发生率约 76%~89%。烧伤患者也会发生肘关节异位骨化，与烧伤严重程度及部位有关。据报道，双切口行肱二头肌修复术、肘关节镜以及短期内接受多次手术也观察到有异位骨化发生。

三、肘关节僵硬的分类

肘关节僵硬的分类方法主要有以下两种。

Kay 分类是基于病变组织结构：包括 5 个类型：1 型，软组织增厚；2 型，软组织增厚伴骨化；3 型，无移位性关节骨折伴软组织增厚；4 型，移位性关节骨折伴软组织增厚；5 型，创伤后关节内骨碎片。

Morrey 分类以病因学和解剖学为基础，分为三种类型：关节外型、关节内型和混合型。关节外型僵硬是由关节外原因决定的，包括关节囊、侧副韧带和肌肉挛缩，以及烧伤后的瘢痕、软组织增厚、异位骨化等。关节内型是由关节内粘连、关节内骨软骨游离体、骨赘形成和关节面不平整引起的。混合型僵硬是关节内外因素共同导致，临床上最常见的为混合型僵硬。

四、肘关节僵硬的诊断

肘关节僵硬的诊断是结合病史、体格检查和影像学检查的结果。了解患者病史对于诊断以及指导治疗十分重要。包括发病原因、主诉症状，持续时间、症状进展、既往创伤手术史以及感染性病理情况、康复情况等。也应考虑是否存在其他疾病，如炎症性关节病、血友病或神经疾病。

患者主诉多为活动障碍，很少有疼痛等症状。严重骨关节炎患者中经常感到疼痛或活动性疼痛。静息性疼痛提示可能存在感染，尤其是既往手术的患者。在这种情况下，应给予红细胞沉降率（血沉）、C 反应蛋白等化验检查。有时疼痛可能是由于神经压迫、感觉异常或皮肤瘢痕敏感导致。临床检查包括肩、腕和手的评估，因为肘关节僵硬常常影响这些关节功能。在不同动作时的疼痛可能提示引起僵硬的部位。疼痛在屈曲伸直和内外旋转的最大度数时出现疼痛常常是由于鹰嘴或冠突的撞击；疼痛在

肱骨远端部分常常是由骨赘形成导致的。

严重的关节受限提示骨性阻挡，而逐渐受限则提示软组织阻塞。活动时出现摩擦音提示退行性改变、关节炎或骨折。

五、肘关节僵硬的预防

肘关节僵硬的治疗对骨科医生及康复师来说是一项巨大的挑战，因此预防肘关节僵硬至关重要。

软组织弹性的丧失可能是出血、水肿、肉芽组织形成和纤维化的结果。预防措施包括手术时减少剥离、彻底止血、术后引流、使用弹性加压绷带、早期关节活动等。手术后放置关节内和关节周围引流，术后即刻应用肘关节持续被动运动（continuous passive motion，CPM）器活动肘关节，持续 3~4 周，但在进行副韧带重建和修复的患者或骨折固定不牢的患者，使用 CPM 应该慎重。

炎症性关节病应通过有效的药物治疗加以控制，血友病患者应接受适当的凝血因子以防止多发性关节出血。在某些情况下，通过冲洗和清创术可以预防感染引起的关节变性及强直。

由于异位骨化具有较高的放射敏感性，可以通过在创伤后 72 小时内使用低剂量辐射来改变相关组织中祖细胞的分化来防止异位骨化。一些研究表明，异位骨化切除联合辐照后异位骨化复发率较低。单用非甾体抗炎药物在肘关节异位骨化预防中还没有确切的疗效报道，吲哚美辛联合放射治疗预防异位骨化被认为是安全和有效的。

二膦酸盐不能应用于异位骨化预防，因为在它们停用后，骨化过程可能会恢复，并有引起胃肠道并发症和骨软化等副作用。高剂量的依替膦酸钠可以抑制骨基质矿化所必需的血管生成，并减少骨化，但是可能会导致骨软化，以及干扰健康骨生成等。近年研究表明，基于骨形态发生蛋白（bone morphogenetic protein，BMP）拮抗剂的基因治疗可能是未来预防异位骨化的治疗选择。在未来，基因治疗可能通过改变细胞因子的表达谱，在炎症周期的中断中发挥作用。炎症周期是肘关节僵硬的基础。近年来，肉毒杆菌毒素已经试用于预防创伤后肘关节僵硬，有报道术中在肘关节屈肌注射 A 型肉毒毒素可提高骨折或骨折脱位手术患者术后关节活动度和关节功能。

六、手术松解的适应证及禁忌证

肘关节活动受限，影响日常工作及生活，关节骨性结构基本完整，关节面存在，可以考虑关节松解。有学者认为伸肘受限大于60°、屈肘小于100°是手术松解的指征。我们体会，考虑是否手术时，除局部因素外，必须结合患者职业、年龄等综合判断，对于大多数体力劳动者，关节稳定、关节无痛比活动范围大更为重要。

禁忌证：患者依从性不佳，中枢神经系统损伤，或者存在认知障碍，软组织条件差，肌肉力量、皮肤覆盖差，慢性感染等。对于儿童，由于术后康复依从性差、异位骨化易复发等原因，不适合手术松解。

七、肘关节僵硬手术技术

肘关节僵硬手术包括开放手术松解和关节镜下关节松解。关节镜下关节松解适用于肘关节僵硬较轻、关节结构基本正常的患者。对于活动度低于80°、既往大手术、尺神经移位、关节内骨异常和大的异位骨化存在等情况应该采取开放手术。关节镜手术并发症包括神经血管损伤、感染、松解不完全、僵硬复发、异位骨化和滑膜瘘等。

（一）手术要点

患者取仰卧位，整个上肢消毒并覆盖，允许肩部和肘部运动不受阻碍。可以留置神经导管以辅助术后疼痛控制，但是手术过程在全身麻醉下进行的，在手术后进行全面的区域神经检查之前，神经导管不需加麻醉药。将无菌止血带置于臂部高处，以便必要时可伸展暴露。通常采用内外侧联合入路。然而，如果之前有过后正中切口，则可利用该切口，通过外侧和内侧皮瓣全层剥离，然后再通过内外侧入路显露松解（图3-1-1）。

手术时通常先外侧切口，前方对前臂伸肌的肌肉起点和肱桡肌的远端纤维进行松解，显露外侧关节囊的上方。辨认关节囊增厚粘连的部位与程度，可使用骨膜剥离器将前关节囊前方结构推开，然后将前关节囊夹起并切除。内侧至少切除松解至冠状突水平。肱骨远端后侧面剥离肱三头肌，可松解后关节囊以及清除鹰嘴窝内的软组织。当鹰嘴尖部有骨赘时，可予以切除。此时再对肘关节的屈伸活动范围评估，若屈伸肘还不满意，内侧还存在粘连及骨赘，仅通过外侧切口难以显露，则需要再对内侧进行松解，同时可以对尺神经进行处理。

内侧主要松解后方，后方关节间隙比较好判断，肱三头肌与肱骨间予以松解后，将尺骨鹰嘴及鹰嘴窝进一步清理，必要时可以切除部分鹰嘴尖部。

内侧切口前方有三个入路可以进入关节。Overtop入路：屈肌、旋前圆肌前方进入；Hotchkiss入路：尺侧腕屈肌二头之间进入；Taylor-Scham入路：将屈肌、旋前圆肌从近侧尺骨上剥离向前掀起。我们通常先找到并游离保护尺神经，向上可将内侧肌间隔切除，向下将屈肌、旋前圆肌剥离并向前推开，显露前关节囊及韧带，切除前内侧关节囊，内侧副韧带前束尽量保留。

（二）对于尺神经的处理

术前没有神经症状的患者，以及术前屈肘超过90°的患者，不必常规将尺神经松解。术前已出现神经症状的患者，或者术前屈肘小于90°的患者，应考虑在术中进行神经松解。我们体会大多数肘关节僵硬的患者，在内侧切口的同时，首先探查尺神经并向近端松解至Struthers弓，远端松解至尺神经支配尺侧屈腕肌的第一个肌支为止，松解后如仍存在较高张力应予以神经前置。将内侧皮下组织重叠缝合成长方形的筋膜瓣对尺神经进行悬吊。关闭切口时应再次检查前置位于筋膜瓣内的尺神经，不能受到任何压迫或与周围组织发生牵拉。

（三）关于引流

由于切开手术需要广泛剥离肘关节周围的软组织才能充分显露关节，而广泛的软组织剥离，会造成较多的出血与损伤，手术后血肿的机化、纤维瘢痕增生，结果很可能会影响患者术后效果。因此必须彻底止血，充分引流，内、外侧均放置引流管，术后直至5~7天引流液很少时再拔除。

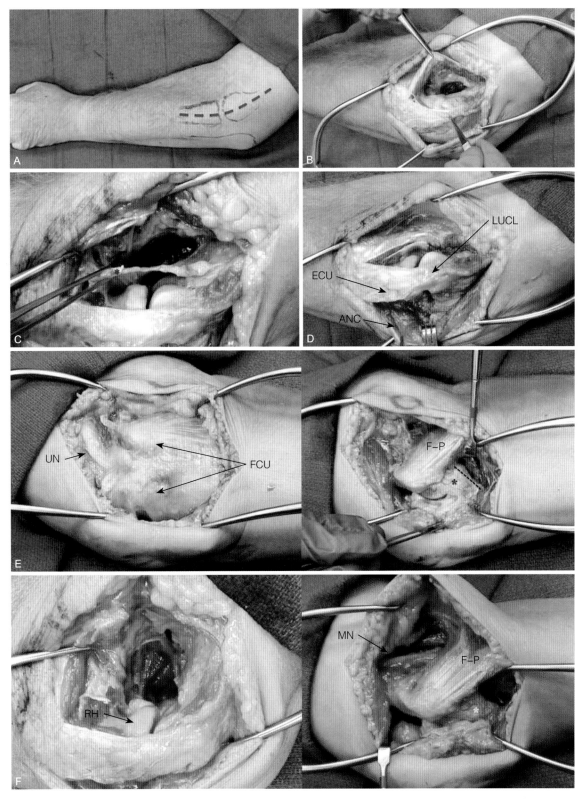

图 3-1-1　肘关节僵硬手术松解要点。A. 手术切口；B. 外侧入路前关节囊被提起，暴露前方关节腔，肱桡肌、桡侧腕长伸肌、伸肌总腱和肱肌被拉向后方；C. 外侧入路切除前关节囊，随着肘关节前肌群从关节囊剥离出来，可以从外侧入路安全切除前关节囊；D. 后外侧入路松解后方间室。沿尺侧腕伸肌 (ECU) 和肘肌 (ANC) 之间的间隙向外上髁中心的后方延伸松解，以保护桡侧尺副韧带 (LUCL) 的起源。继续暴露在外侧柱的后侧面和髁上嵴的近端，以获得进入肘关节后室的通道；E. 肘关节内侧入路切除前内侧关节囊。皮肤切开后，首先找到尺侧腕屈肌 (FCU) 的肱骨头和尺骨头，识别和分离尺神经 (UN) 并保护，保留内侧副韧带前束 (*) 的后 2/3，以便前内侧滑膜切除；F. 前后关节间室松解完成。F-P, 屈肌 - 旋前圆肌；RH, 桡骨头；MN, 正中神经

（四）关于铰链外架

广泛的显露与韧带松解势必造成对肘关节稳定结构的破坏，因此肘关节不稳定是切开手术松解后常见的并发症。为避免该并发症的出现，往往在对关节进行彻底松解之后施加带铰链的外固定支架，既提供额外的稳定性，保护组织顺利愈合，又可通过牵开关节间隙，改善肘关节活动。但铰链的外固定支架安装时应注意确定支架旋转中心与肘关节旋转中心一致，避免安装后反而影响肘关节活动。

（五）术后处理与术后康复

术后康复可以总结为八字原则：早期、少次、缓慢、全程。术后第2天即要求患者主动活动肘关节，每天1~2次肘关节屈伸，活动范围为术中获得的最大屈伸范围，根据患者承受能力逐渐增加锻炼次数。未行外固定架患者可在CPM辅助下进行锻炼，每日早晚2次，每次持续约0.5~1 h，并逐渐增加锻炼时间。行铰链支架固定患者可在白天将肘关节交替固定于最大屈伸位置，间隔2 h，晚间休息时置于功能位，时间为8~12周。

肘关节术后的康复锻炼与手术本身一样重要，且需要较长时间（超过6个月）才能维持住手术松解的效果。许多学者发现肘关节僵硬松解术后1年内肘关节活动范围有再次缩小的趋势，因此术后长期、有效的功能锻炼对于维持肘关节功能至关重要。由于切开手术创伤较大，术后疼痛也会在很大程度上妨碍患者积极地开始早期进行功能康复，此时需要较好的疼痛控制才能保证患者配合功能锻炼。一旦患者放弃康复，晚期常会出现再次粘连，使得手术效果大打折扣，因此术前需要和患者认真沟通，确保患者遵医嘱坚持锻炼与随诊。

（六）手术并发症及防范

肘关节僵硬的手术松解非常具有挑战性，需要注意并发症防范。①伤口坏死：由于皮肤剥离过多，活动度增加致皮肤张力增加导致。②肱二头肌腱断裂：术后不能过早使用患肢提重物，锻炼时避免强行牵拉。③神经损伤：术后出现尺神经症状比较常见，应注意术中轻柔操作，注意神经勿过度牵拉，保护血运，做前置时保证肘关节极度屈伸时尺神经始终松弛。④桡神经损伤：应熟悉桡神经走行，避免过度牵拉。⑤骨吸收及关节退变：松解范围过大，可能导致肘关节神经营养改变。

（七）其他替代性手术

对于功能要求高的年轻患者来说，如果存在严重的关节损伤，可选择肘关节间隔成形术、肘关节置换术等。间隔成形术用于年轻患者，是关节表面重建的可行手段。该手术通过截骨术恢复肱骨和尺骨之间的关节一致性；重建侧副韧带并将筋膜组织移植物固定在肱骨远端。为保护移植物，可使用关节外固定架。这种手术的并发症包括神经病变、供区发病、肌肉疝出、固定针感染和远期失败。肘关节置换术适用于功能需求较少的老年患者。

（八）典型病例

患者女，23岁，摔伤导致左桡骨头骨折。当地医院予以手术复位，克氏针固定，术后2个月去除克氏针，功能锻炼，发现肘关节活动障碍。术后8个月就诊，予以松解，肘关节功能恢复良好（图3-1-2）。

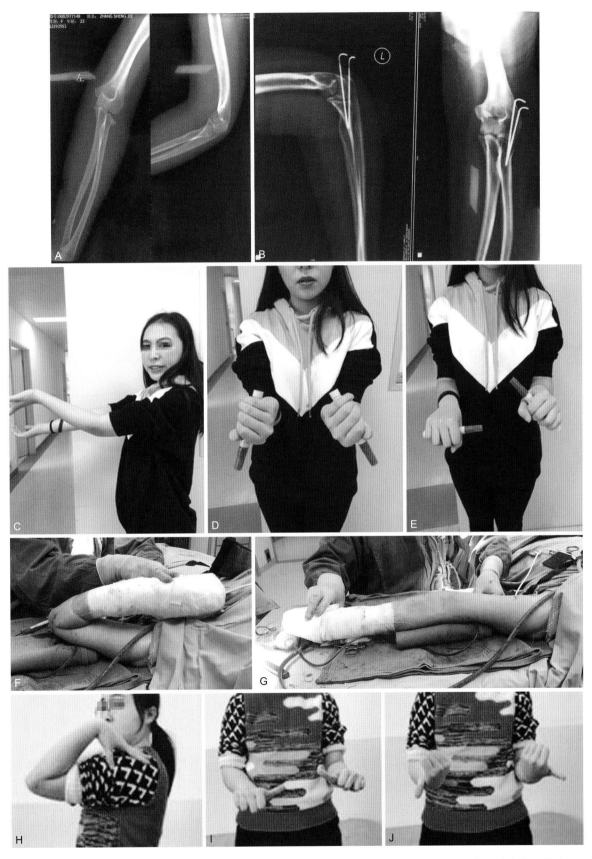

图 3-1-2　左侧肘关节僵硬松解。A.左侧肘关节 X 线片，桡骨小头骨折；B.左桡骨小头骨折复位术后肘关节 X 线片；C.骨折术后8个月随访，肘关节伸直受限；D.前臂旋后功能正常；E.左前臂旋前功能轻度受限；F.左肘关节松解术中，屈曲恢复正常；G.术中肘关节伸直正常；H.左肘关节松解术后随访，肘关节屈曲正常；I.左前臂旋前功能较术前改善；J.左前臂旋后功能正常

（李连欣）

第二节　肘关节挛缩与僵直Ilizarov技术牵伸重建

一、概述

　　肱骨髁上骨折为儿童最常见的外伤，好发于5~8岁。由于骨折后肘关节部发生深、浅组织的严重水肿和骨折的血肿机化，且因肘关节的关节囊容量相对较小，少量的关节液渗出、轻微关节囊肥厚或瘢痕都会导致关节挛缩僵硬。因治疗骨折时基本采用屈肘位固定，因此肘关节部位外伤后并发屈肘挛缩畸形（伸肘障碍）十分多见。而既往常用的矫正屈肘挛缩畸形的开放性软组织松解术由于增加了一次手术创伤，术后容易再继发瘢痕挛缩。屈肘僵硬挛缩畸形仍是临床上常见而治疗较棘手的问题。

二、牵伸器的构型与穿针安装方法

　　1.牵伸器的基本构型是在膝关节牵伸器的基础上进行改制，主要包括环式钢环和4/5钢环组成的肱骨及尺骨外固定器，中间由两个铰链连接，前方安装1个能旋转推拉的带弹簧的牵伸杆（图3-2-1）。通过贯穿的克氏针或橄榄针及半针固定于肱骨中下段及尺骨中下段。术前应准确测量患肢的周径、长度，肘关节最大屈曲和伸直的角度，预先组装、测试好与其相适应的关节牵伸外固定器。

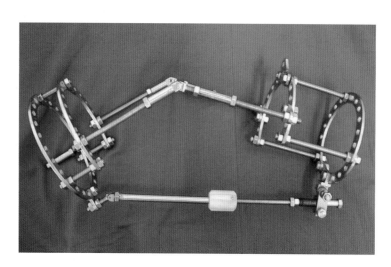

图 3-2-1　肘关节牵伸外固定器

　　2.牵伸器的安装固定方法　患者仰卧位，臂丛麻醉。患肢外展于同手术台等高的小桌上，不做任何皮肤切口。

　　手术操作就是安装牵伸器的过程：将预先备好的外固定牵伸器套入上肢，牵伸器两侧的铰链中心对准肘关节的屈伸旋转中心，先从肱骨内髁向外髁穿1枚1.5 mm克氏针通过牵伸器两侧的铰链洞孔，如此与设定的肘关节旋转中心（肱骨内外髁后部的冠状连线）基本可以达到一致。然后助手牵伸肘关节于中立位和最大伸直位，分别在肱骨与尺骨上各

穿2枚直径2.5 mm全针与3 mm的半针固定，穿针时应避开血管、神经解剖区，尽量避免贯穿肌肉。由于肘关节上下的血管、神经主要位于上肢的前方，可于肱骨远端及尺骨远近端各交叉穿2枚全针，而在肱骨中上段的外侧和尺骨的中、远端后侧，用螺纹半针与钢环固定。如此穿针布局，可减少钢针对软组织的干扰，避免误伤重要组织。固定器的钢环应与肱骨、尺骨干相垂直，使肢体位于环的中心，钢环距周围皮肤的距离应 >2 cm，以尽可能使肱骨、尺骨干及肘关节与固定器受力相一致（图3-2-2）。

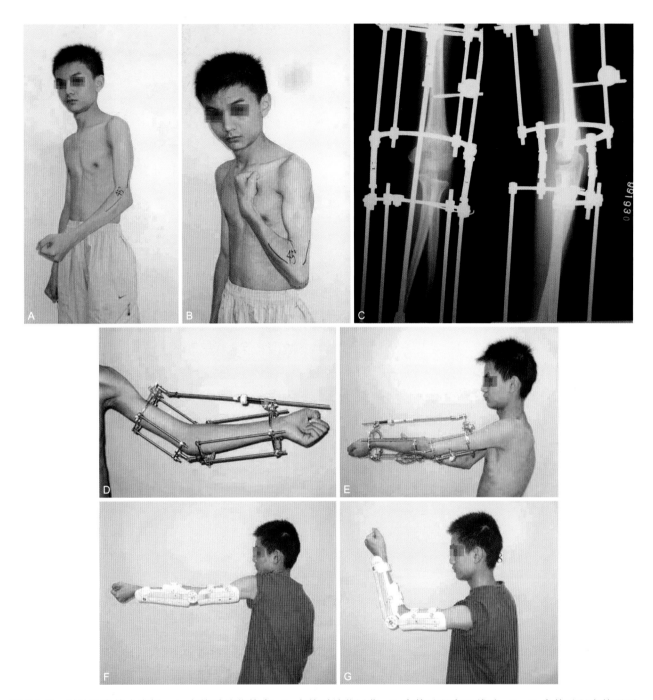

图 3-2-2　肘关节牵伸术病例。A. 术前肘关节伸直；B. 术前肘关节屈曲；C. 牵伸过程中 X 线片；D、E. 牵伸过程中外观照；F. 治疗结束肘关节伸直位；G. 治疗结束肘关节屈曲位

外固定牵伸器安装完毕后，进行肘关节伸屈运动测试，必须达到肘关节的屈伸运动与牵伸器的关节铰链有同步的运动弧，如此术后牵伸杆推拉肘关节伸直的过程中，不会干扰肱尺关节的关系。患者送回病房前可适当旋转肘前的螺纹牵伸杆，给弹簧施加一定的压缩力。推拉力通过压缩弹簧的缓慢释放，使肘前挛缩的软组织形成持续的牵伸张力（图3-2-3）。

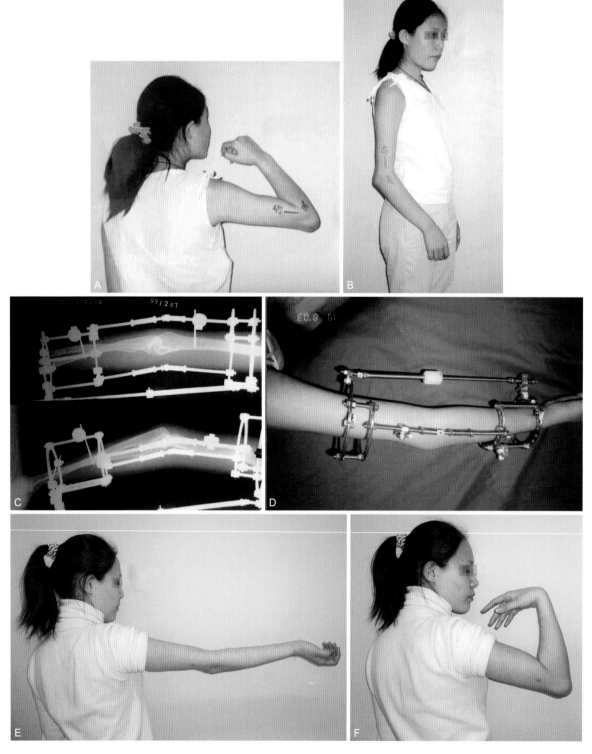

图3-2-3　肘关节牵伸术病例。A.术前肘关节屈曲；B.术前肘关节伸直；C.牵伸过程中X线片；D.牵伸过程中外观照；E.治疗结束肘关节伸直位；F.治疗结束肘关节屈曲位

三、术后处理

关节牵伸成形术分为三个时期：牵伸期、放松期、运动期，这是一持续的动态治疗过程。术后3天局部疼痛会基本消失，患者可下床行走。可先通过旋转双侧铰链关节的螺纹杆，使肘关节间隙牵开3~5 mm，以避免在牵伸矫正屈肘畸形期间发生关节软骨的挤压及滑膜的嵌顿。然后开始旋转肘前牵伸杆上的螺母，逐渐牵张肘前的软组织，缓慢矫正屈肘畸形。

牵伸速度一般为关节水平1 mm/d（牵伸杆伸长2~3 mm/d），通常以旋转牵伸杆上的螺母2~3圈确定，每天分为3~6次为宜。应根据患者的耐受程度及上肢的反应及时调整牵伸速度。当患肢出现疼痛或麻木，说明牵伸过快致血管、神经过度牵张，应减缓牵拉速度，定期实施肘关节X线检查，以使关节铰链与肘关节的旋转中心匹配。必要时调整关节铰链的位置。患者在牵伸治疗过程中没有明显的痛苦感觉。

四、矫正肘关节屈曲挛缩有关问题的探讨

（一）手术指征

1. 30°的屈曲挛缩和<100°的屈伸运动弧，神经、肌肉功能与皮肤基本正常。

2. 某些类型的工作需要，虽然<30°的屈肘挛缩也应给予牵伸矫正。

3. 肘关节结构正常或基本正常。

4. 年龄在25岁以内，患者有较强的治疗愿望。

（二）Ilizarov关节牵伸成形术

这是Ilizarov生物学理论与技术在肘关节功能重建领域的开发与延伸。其矫正挛缩畸形的基本机制是：安装带铰链的外固定牵伸器，术后通过逐渐、持续的牵伸所形成的组织张力，刺激已挛缩的肘前软组织，包括神经、血管、关节囊等，平行于张力的牵伸方向发生伸展性组织再生，这样就避免或减少了胶原纤维的紊乱和瘢痕组织的形成，屈肘挛缩畸形矫正后不会复发。对于术前合并软骨损伤者，同时能促成软骨的修复和再生。

若患者术前合并肘关节脱位，能同期完成牵拉下复位关节，然后通过牵伸器关节铰链控制下逐渐活动关节，有利于肘关节纤维关节囊的形成。

目前开发的肘关节外固定牵伸器的主要构型共有5种：①Mayo肘关节牵伸装置；②Morrey肘关节固定器；③Orthofix固定器；④EBI肘关节固定器；⑤Ilizarov肘关节固定牵伸器。Mayo肘关节牵伸装置由一螺纹针穿过肘关节旋转轴，另2个半针穿于尺骨近端，将这3根针联于肘关节两侧的装置上。Morrey肘关节固定器使用罗盘铰链环状固定于上臂及前臂，内置7°的肘关节携带角，穿过肘关节旋转轴的钢针只是暂时的，以便放置固定器，罗盘铰链调节关节被动活动角度，可以实现6 mm的关节间隙牵伸。Orthofix肘关节固定器为单侧，在横杆轨道上带球穴，关节可调节，通过预先穿过肘关节旋转轴的钢针确定安装固定器的位置，当固定器放置好后拔除此钢针，横杆轨道设有装置实现适当方向和程度的关节牵伸。EBI肘关节固定器是一单侧装置，放置时不需要穿过肘关节旋转轴的钢针，该器械实际上是Morrey肘关节固定器和Orthofix肘关节固定器的混合物。

Ilizarov肘关节固定牵伸器的构型，是在环状外固定器的基础上，按照肘关节的结构安装上关节铰链。由于肱尺关节是主要的骨性稳定结构，尺侧副韧带又是最强的韧带，外固定器就应置于肱尺关节。固定器成功安装和获得良好效果的核心是精确地确定肘关节屈伸旋转轴，并经铰链的轴与肘关节旋转轴相对应。笔者设计的牵伸器在铰链关节部留一洞孔，通过洞孔经尺骨鹰嘴横穿一细克氏钢针，就能较准确地确定肘关节旋转轴，必要时在X线监测下确定。理想的肱骨穿半针的位置是三角肌的止点处，因为该处桡神经位于肱骨的后方。尺骨的穿针位置应最大限度地减少对前臂旋前旋后的限制，最好置于尺骨的后外侧。肘关节恢复同心圆的位置后再将外固定器的钢针夹拧紧。

（三）关节牵伸成形术治疗结果

Morrey回顾了26例创伤后肘关节挛缩的患者，使用Morrey肘关节固定器行关节牵伸成形术，平均随访34个月，平均关节运动弧从术前的30°增加到101°，疼痛有明显改善。Fox等报道了7例创伤后肘关节挛缩，行关节松解加使用Morrey外固定器牵伸成形术，关节屈伸弧由55°提高到98°。Divelbiss等报道了用Orthofix肘关节固定器治疗创伤后、关节炎后关节挛缩，配合行关节囊手术松解，大部分患者皆增加了关节活动度，只有少数完全恢复正常。秦泗河、夏和桃研制的类Ilizarov牵伸器，价格低廉，用细钢针穿骨固定，并未实施关节囊松解术，属于

无血手术，创伤极小，3 例患者皆达到优良效果。关节牵伸成形术为肘关节挛缩僵硬的功能重建（伸直型挛缩的患者也可以用这一技术反向回缩矫正），开辟了一条微创、有效的治疗途径。若遵循规范的器械安装操作和正确的术后管理，不会产生严重手术并发症。随着该技术的成熟与推广，可以预见绝大部分肘关节挛缩僵硬的患者，能通过应用这一技术而获满意效果，从而避免开放手术和关节镜下松解术。

五、典型病例

患者女，27 岁，外伤后遗左肘关节屈曲挛缩畸形，肘关节结构改变。行肘关节牵伸成形术（图3-2-4）。

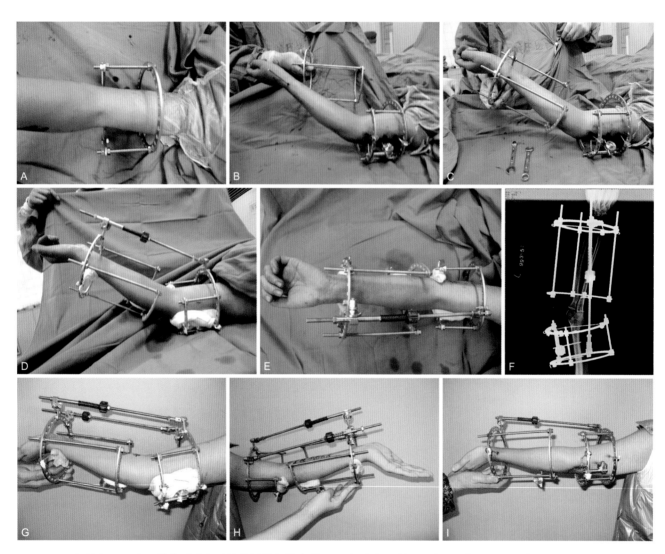

图 3-2-4　患者女，27 岁，外伤后遗左肘关节屈曲挛缩畸形。A. 先测试上臂钢环周径及位置，距皮肤距离应 >3 cm；B. 肱骨用 1 枚 2 mm 全针和 2 枚 3.5 mm 螺纹半针固定；C. 穿针安装前臂固定环，桡骨远端穿一全针，其余皆用半针固定；D. 外固定器安装完成，肘关节屈曲侧加弹性牵伸杆；E. 术后正面观；F. X 线检查注意半针的深度位置；G. 由于肘关节未加关节铰链，故加用 2 根牵伸杆，如此使肘关节获得稳定；H. 术后 3 周，挛缩 40° 的肘关节伸直；I. 没有切口松解，单纯用 Ilizarov 技术，肘关节屈曲畸形即完全伸直

（秦泗河　潘　奇　焦绍锋）

第三节 肘内翻与肘外翻的矫正

一、概述

正常肘关节完全伸直时有一轻度外翻，男性约为10°，女性约为15°。这个角度称为提携角。如果这个角度增大，即前臂过于外展，称为肘外翻畸形（cubitus valgus）。肘内翻畸形（cubitus varus）与肘外翻畸形相反，正常提携角减少，甚至呈负角，其由于先天或后天因素造成尺骨轴线向内侧偏移（图3-3-1）。

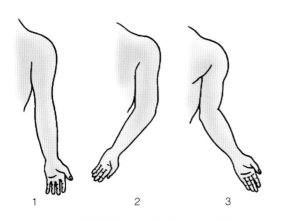

图3-3-1 正常肘关节（1）与肘内（2）外翻（3）

二、发病机制

（一）肘外翻

1. 未经复位或复位不良的儿童肱骨髁上骨折和肱骨远端骨折。为肘外翻畸形发生最常见的原因，主要是是肱骨远端内外侧生长的不均衡所致。

2. 儿童肱骨内外髁骨折未能及时复位或复位不良。肱骨外髁骨骺早闭或缺血性坏死可致肘外翻；肱骨内髁骨折引起肘外翻则是由于肱骨内髁过度生长所致。

3. 未经复位或复位不良的肘关节脱位。

4. 桡骨小头切除后。其发生肘外翻的原因是由于切除桡骨小头后桡骨近端重要的机械阻挡作用消失，使肘关节和前臂生物力学发生异常。

（二）肘内翻

1. 肱骨髁上骨折。其为导致肘内翻最常见的病因，约占整个肘内翻的80%。肱骨髁上骨折并发肘内翻发生率可达30%~57%。发生原因是由于骨折远端向内侧倾斜所致。研究表明骨折后复位不良、内侧骨质压缩嵌插、骨折外侧端分开及骨折远端内旋扭转是引起骨折远端内侧倾斜的主要原因。

2. 肱骨远端全骨骺分离和内髁骨骺损伤。该损伤易产生骨骺早期闭合而引起肘部畸形，亦可因肱骨内髁缺血坏死，使肱骨内髁生长缓慢或停止，并最终导致肘内翻。

3. 肱骨内髁骨折复位不良。较为多见，尤其是肿胀明显情况下易引起复位失败，或是因复位后未能及时更换石膏所致。

4. 陈旧性肘关节脱位。较为少见，大多发生于伤情较为复杂的情况下。

三、分型、临床表现与诊断

（一）分型

肘关节内、外翻畸形按照病因可分为先天性与后天性畸形。先天性畸形可见于单侧，双侧亦可同时存在。部分患者具有家族遗传性。但临床上后天性肘关节内、外翻畸形较为多见。常见于未成年人骨骺损伤、骨折脱位后复位固定欠佳等。如儿童内髁损伤后骨骺早闭或内髁缺血坏死导致肘内翻；未成年人外髁骨折累及骺板导致肘外翻畸形。

（二）临床表现

1. 肘内翻

肘关节伸直位时，可见前臂内翻畸形，内翻角可达15°~35°。屈肘达90°时，肘后三角往往发生改变，外髁与鹰嘴距离增宽。同时，肘关节力量往往不同程度减弱。部分患者活动可有伸屈和前臂旋转活动受限，少数出现肘关节过伸。内翻严重者，活动时可有疼痛。肘关节骨折复位不良、关节面不匹配时，关节活动可能伴有弹响。

2.肘外翻

患肘伸直时可见外翻角度增大，前臂偏离肱骨轴线30°以上。关节活动一般无明显障碍。如外翻因脱位或先天性畸形造成，肘关节伸屈或前臂旋转活动常受限。肘关节严重外翻时，尺神经持续牵张或因外伤后损伤、卡压或粘连，患肢可出现环小指麻木、小鱼际萎缩等尺神经损伤症状。伴有神经、血管损伤时可发生前臂或手部肌肉萎缩，导致手功能障碍。肘关节疼痛较少见，多为关节面发生慢性损伤所致。

（三）诊断

1.肘内翻

根据患者病史及查体，肘内翻诊断并不困难。先天性肘内翻无明显外伤史，但可能存在家族史。后天性多为骨折、脱位等复位或固定不良所致。儿童、青少年外伤累及内髁或肱骨远端全骺分离，易致骨骺早闭或内髁缺血坏死，影响内髁生长，随年龄增长逐渐出现内翻畸形。先天性患者双肘可同时受累，身体其他关节可存在畸形。视诊见肘内翻畸形。体检中，肌力不同程度减弱，可伴疼痛、关节弹响。X线检查可明确肘关节畸形程度；对于陈旧性患者，可判断是否存在骨不连或陈旧性脱位。此外，肘关节正侧位片可显示关节面及关节间隙情况、有无增生骨质等。CT可进一步观察患肘关节面、关节间隙情况，并通过三维重建立体考察患肘。对于运动或感觉障碍明显的患者，可行超声或肌电图检查以确定神经病损。

2.肘外翻

后天性肘外翻，特别是创伤造成的，其诊断较为明确。肘关节外翻畸形明显，肌力不同程度受损，可伴有疼痛、关节弹响，少数患者出现过伸。伤后短期内出现外翻畸形者，多为骨折或关节脱位未行整复或复位不良所致。未成年人伤后随着年龄的增长，畸形逐渐加重。这往往由骨骺早闭或肱骨外髁缺血坏死，外髁生长停止而内髁正常生长造成。X线检查可确定骨折是否愈合，是否存在陈旧性骨折等。肘外翻患者正位片可见提携角明显增大。伴有疼痛的外翻患者，有时可见关节面不平整，关节间隙变窄，或关节内骨质增生。CT可进一步明确关节面情况。肘内翻可能并发尺神经症状，必要时可行超声或肌电图检查已明确神经受损情况。

四、术前畸形分析与功能障碍评估

术前畸形分析与功能障碍评估可正确指导手术治疗，改善患肢功能。X线正位片可辅助术前设计，根据肘关节内外翻度数，可设计术中截骨。对于单纯外观畸形，但肘关节功能良好者，不建议手术治疗。只有合并肘关节功能障碍、疼痛或畸形严重，内翻达到30°以上考虑手术治疗。但对于特殊人群，因职业或生活需要，必要时也可行手术治疗。

正常的肘关节具有屈伸（0°~140°）和旋转活动（75°~85°）。Morrey提出：屈伸0°~130°，旋前、旋后各50°时就能满足绝大多数日常生活需要。肘关节畸形患者如合并肘关节活动受限，可考虑一期或二期行肘关节松解术。对于存在尺神经症状，超声或肌电图明确后可行尺神经原位松解或前置术。肘关节肌力下降如为神经病变所致，应考虑肌腱转位重建肌肉功能。肘关节的静力稳定结构包括内、外侧副韧带复合体。Morrey等证实，内侧副韧带是维持肘关节外翻稳定的主要结构。O'Driscoll等认为外侧副韧带是限制肘关节内翻和后外侧脱位的主要稳定结构。如肘关节存在明显不稳，可考虑行副韧带修补。

五、治疗

（一）保守治疗

适用于因桡骨头切除后导致的肘外翻畸形，早期肘关节骨性关节炎，临床症状轻，并且肘关节功能障碍不明显的患者。对骨性关节炎的治疗，治疗主要针对促进软骨的愈合，目前仍为对症治疗。疼痛是最常见的症状，治疗包括：①物理治疗：主动和被动地功能锻炼、理疗和按摩等。②药物治疗：包括抗炎类药物如阿斯匹林和非甾体类抗炎药。

（二）手术治疗

1.尺神经前移术

单纯性尺神经前移术适应证为轻度的肘外翻畸形不需截骨矫正，而迟发性尺神经炎的症状和体征明显的患者。以及患有肘外翻畸形合并有明确的尺神经炎的患者，应早期采用手术治疗，以避免对尺神经的进一步损害。常用的尺神经前移部位有皮下、肌肉内和肌肉下。肌肉下前移似乎为尺神经提供良好的部位，再发生神经卡压的机会极少。而皮下和肌肉内前移，由于纤维带的形成，有再发生尺神经卡压的可能性。

2. 肱骨髁上截骨术

肱骨髁上截骨术是治疗肘内翻和肘外翻畸形最为常用的有效治疗方法。

（1）手术适应证：

1）对于儿童时期的肘内翻和肘外翻患者，传统的观点是尽可能将手术推迟到 12 岁以后，等待畸形稳定或骨骺停止发育后才考虑手术。但也有学者认为，肘内翻和肘外翻并非发育过程中出现，与年龄的增长无关，随着患儿生长发育，畸形及神经损伤会进一步加重。因此，对于肱骨髁上骨折 3~6 个月后，在能完全伸直上肢的情况下，肘内翻和肘外翻就可以被测量出来的患者，有必要观察 1 年以上来排除发育的干预因素。

2）对于肘内翻和肘外翻患者，如果肘关节的功能并没有明显受限，肘内翻和外翻畸形肘关节提携角在 30° 以下，对功能和外形影响不大，可不必手术治疗。只有当患者出现肘关节疼痛、功能障碍或内翻角和外翻角度大于 30° 时，再考虑手术，但如果患者坚持要求手术治疗，也可作为手术适应证。

（2）截骨部位及截骨角度的确定：肱骨髁上截骨选择在鹰嘴窝上 1~2 cm 平行关节面处最为适宜，截骨靠近端，操作时皮质骨易劈裂且接触面小固定困难，愈合时间也较长；截骨靠远端则易损伤骨骺。术前均行双侧肘关节伸直位正位片，分别测量健侧的提携角和患侧的内翻角和外翻角，提携角和内翻角相加的值即为肘内翻需纠正的角度，外翻角减去提携角即为肘外翻需纠正的角度。手术后固定后伸肘对比双侧肘关节外观并透视对比双侧肘关节 X 线片，确认患侧肘关节提携角恢复，外观满意。

（3）截骨方式：

1）肘外翻：一般采用肘内侧切口或后侧切口，游离尺神经并加以保护，合并迟发性尺神经炎者予以前移，显露肱骨远端，于鹰嘴上按纠正角楔形截骨（保留正常提携角 10°~15°）。先用摆锯截痕以确定楔形截骨块远端截骨线，截取合适的骨块后肘伸直位内收肱骨远端与前臂，检查肘外翻矫正角度是否合适，确定合适后采用适当内固定。

2）肘内翻：根据内固定方法可分为改良 French 内固定、交叉克氏针内固定和钢板内固定（图 3-3-2A~C）。目前最为常用的为改良 French 手术方法。取肘关节外侧入路，沿肱骨外髁嵴做长约 6 cm 的纵形切口，分清肱三头肌及肱桡肌间隙，将肱桡肌及桡神经向前牵开，沿外髁嵴切开骨膜，并剥离，显露肱骨前、后、外侧面。距鹰嘴窝上约 2 cm 处为截骨底边，按截骨角度作出基底部朝外的截骨标志，在距离上、下方截骨线各约 0.5 cm 处与截骨线方向平行钻骨孔，拧入 2 根直径为 3.5 mm 的皮质骨螺钉，均不穿过对侧骨皮质。截骨，保留内侧骨皮质不截断，伸直、外展肘关节，并矫正存在的旋转畸形，使截骨面对合。用钢丝"8"字捆扎螺钉，拧紧钢丝，将截下松骨质骨碎块填入截骨面间隙，屈伸肘关节，确定截骨端稳定，畸形矫正满意。

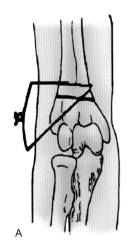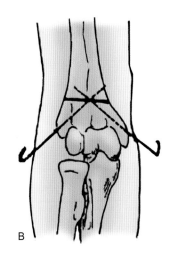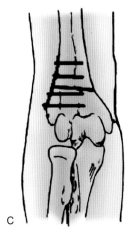

A   B   C

图 3-3-2 肘内翻矫正方法

3. Ilizarov 外固定器

术前组装好 Ilizarov 外固定器并消毒，套于患肢上臂相应位置。C 臂透视下在 d 线（图 3-3-3）所在平面横行打入直径 2 mm 克氏针 1 枚，拉紧克氏针使之保持张力并将克氏针用螺母固定在最远端 C 形环上，再于该平面后内、后外侧各打入 3 mm 半针 1 枚并固定在远端环上。近端钢环用 1 枚直径 3.0 mm 半针打入固定，中间钢环用 2 枚 3 mm 螺纹半针固定，近端两个环之间分别用 3 根螺纹连杆经环上的孔相连。3 根连杆之间的距离相等，远端两组环之间在肱骨内外侧各用一根带关节铰链的螺纹杆相连。在肱骨髁上截骨平面 e 线所在平面的后外侧做一约 1 cm 小切口，截骨导航器引导下微创截断肱，术中不做畸形的纠正。

术后 1 天开始指导并教会患者家属自己护理针道，并进行肘关节主动屈伸功能锻炼。术后第 5~7 天开始实施矫形，通过调整内侧螺杆上螺母使内侧螺杆逐渐撑开，带动截骨面以外侧为支点，使内侧截骨处渐进性牵伸延长，速率为 0.5~1 mm/d。定期复查 X 线片观察截骨远近端对位对线情况及截骨端骨痂生长情况。畸形矫正后 Ilizarov 架持续固定 4~6 周，直到截骨处完全成骨愈合后去除外固定架。

该方法矫治肘内翻畸形时术中不做畸形的矫正，故手术的实施仅是治疗的开始，真正的矫形是在术后一个相对较长的时间里逐步付诸实施的。该手术具有微创切口小、瘢痕小的特点，不受局部皮肤软组织条件的限制，术中不做畸形的矫正，而是根据患者畸形特点和耐受情况，术后缓慢调整外固定器的螺母渐进、缓慢矫正畸形，具有一定的优势。

六、术后管理与并发症防治

（一）术后管理

1. 早期练习肘关节伸屈活动，防止肘关节活动受限。

2. 使用外固定者加强针道护理，预防针道感染。

3. 早期进行上肢负重功能锻炼，如推墙动作等。

（二）手术并发症

1. 固定松动及针道感染　如果出现内固定松动，术前截骨的满意对位在术后仍有可能出现位置的错动。Tien 也认为即使在手术中矫形精确，也有可能因为内固定的不稳定而出现矫形范围的丢失。所有手术均有感染的风险，一旦发生感染，如没能及时处理，儿童处于生长发育期，感染可影响骨骼发育，可发展到比较严重的后果，甚至危及生命。

2. 关节僵硬　关节固定后一般情况下会有活动范围减退，可进行以主动活动为主、被动活动为辅的积极的功能锻炼。

3. 神经损伤　Wind 认为在肘内翻手术中神经损伤可能比文献报道的更为常见。发生的原因主要因为术中的牵拉或误伤，以及术后瘢痕卡压所致。在内侧开放截骨手术中，由于术中需要撑开内侧结构，操作不当可能会引起尺神经的损伤。

4. 髁部畸形　髁部畸形是体外加压克氏针内固定矫形术的并发症之一。一般不会影响肘关节屈伸活动，而且会随时间的延长，骨突顶端骨吸收而得到一定程度缓解。

5. 瘢痕　约 60% 的患者肘外侧会遗留不引人注意的瘢痕。术后瘢痕会影响截骨矫形术的美容效果。

七、典型病例

（一）肘内翻病例

患者男，30 岁，外伤致左肘内翻畸形，行左肱骨髁上外翻截骨（微型截骨）（图 3-3-4）。

创伤后遗右肘内翻畸形

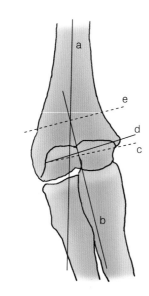

图 3-3-3　肘关节角度评价标准

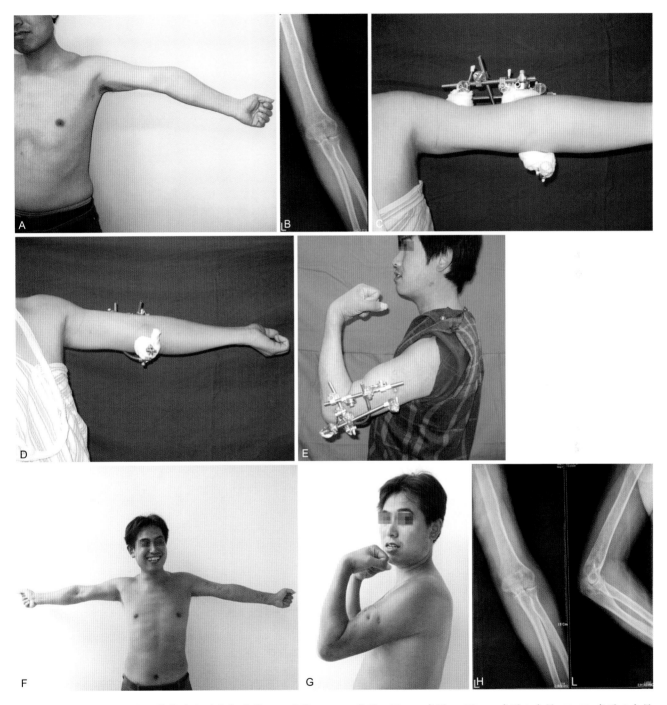

图 3-3-4　患者男，30 岁，外伤致左肘内翻畸形。A. 术前；B、C. 术后 7 天；D. 术后 73 天；E. 术后 3 个月；F~H. 术后 6 个月 +15 天左肘内翻畸完全矫正

（二）肘外翻病例

患者男，25岁，左侧肱骨外髁陈旧骨折后遗症，左侧肘外翻（重度），左肱骨外髁假关节形成。行左肱骨髁上内翻截骨＋矫正肘外翻＋肱骨外髁假关节处清理，空心钉固定（图3-3-5）。

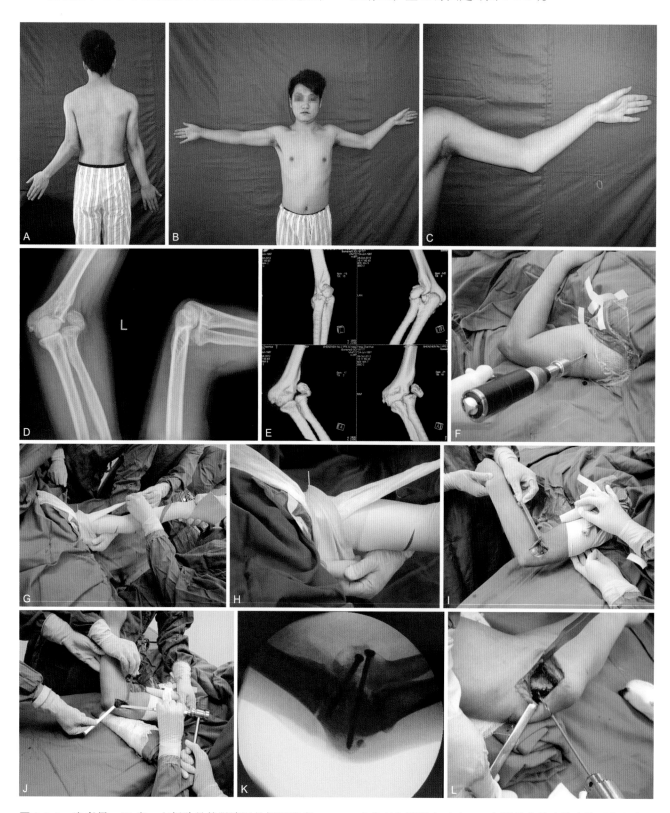

图3-3-5　患者男，25岁，左侧肱骨外髁陈旧骨折后遗症。A、B.术前双上肢形态对比；C.左肘关节最大伸直旋后位状态；D. X线检查示肱骨外髁骨不连；E. CT示肘关节面重度外翻倾斜；F.肱骨上段打一螺纹针；G、H.用驱血带驱血后在螺纹针上用驱血带缠绕止血；I.显露外髁游离骨块；J.清理假关节面后，将游离骨块向桡骨头方向推移，用2枚空心钉固定；K.术中X线检查示外髁假关节固定位置恰当；L.肱骨内髁上截骨，"∧"形截骨线电钻打孔后，外翻断端嵌插截骨

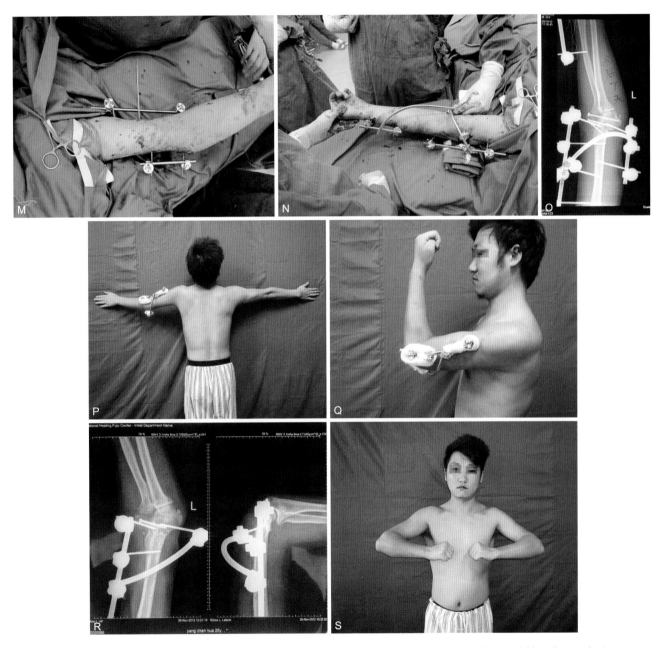

图 3-3-5（续）　M.穿针后组合式外固定器固定；N.因有旋前畸形，桡骨远段穿针外固定控制在适当旋后位；O.术后 7 天，X线检查示术前重度的肘外翻畸形矫正；P.术后 5 周，桡骨钢针已拔除；Q.术后 5 周，锻炼肘关节屈曲功能；R.术后 5 周，肱骨髁上截骨处已基本愈合；S.双肘关节旋前屈曲比较

（秦泗河　师富贵　王伟世）

第四节 前臂旋前畸形的矫正

一、概述

前臂旋前畸形是临床上并不少见的上肢畸形，产生原因多种多样，往往复合上肢其他畸形并互相影响。其病理生理机制复杂，治疗难度大，治疗效果难以令人满意，许多学者进行了大量的临床探索，但众多矫形外科治疗方法中至今尚没有一个公认的疗效确切的统一治疗方案。

二、病理生理机制

前臂旋前畸形，临床往往合并腕-指屈曲和肘屈曲畸形出现，孤立看待前臂旋前畸形不乏片面性。

究其根源，本质是前臂旋前与旋后动力失衡，产生一系列病理生理变化。旋后动力肌失用、萎缩。旋前动力肌挛缩，骨间膜挛缩，腕肘关节屈曲挛缩、固定。旋后功能丧失，呈固定性前臂旋前畸形。

引起前臂旋前畸形的因素很多，有先天性如先天性桡骨小头脱位（图 3-4-1）、先天性桡骨长尺骨短、先天性上尺桡关节连接症（图 3-4-2）等；外伤性如桡神经损伤、缺血性肌挛缩、臂丛神经损伤等；神经肌肉病变如脑性瘫痪（图 3-4-3）、颅脑损伤后遗肢体畸形；肿瘤如多发性骨软骨瘤病（图 3-4-4）；感染性因素如前臂尺桡骨骨髓炎。这些病因多会引起旋前动力与旋后动力失衡，骨间膜的挛缩，以及骨性畸形。

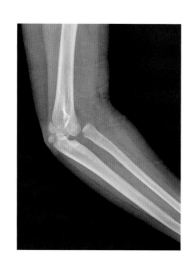

图 3-4-1　先天性桡骨小头脱位

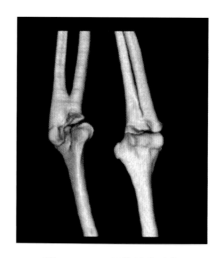

图 3-4-2　上尺桡关节融合

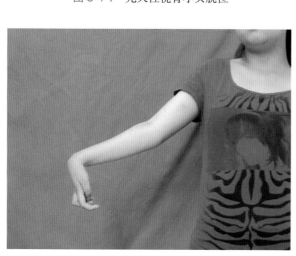

图 3-4-3A　脑瘫前臂旋前位

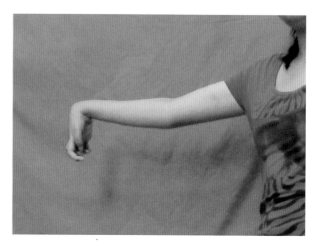

图 3-4-3B　脑瘫前臂最大旋后位

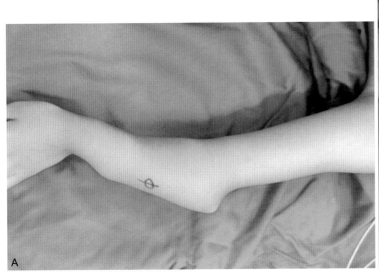
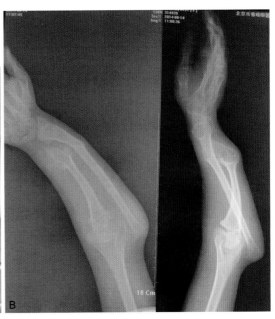

图 3-4-4　多发性骨软骨瘤病

三、检查

首先要对病史有充分的了解，能够提示畸形形成原因的方向、临床检查重点内容，也为治疗决策提供重要依据。

其次，针对前臂畸形程度和受累范围，需要了解肩、肘、腕、手关节是否存在畸形，畸形的程度，畸形是僵硬性的、还是可复性的；关节的主动活动状态及被动活动状态；各组肌肉的状态，肌肉萎缩程度与范围，肌力大小、肌张力情况，拮抗肌、协同肌工作状态。

前臂旋前畸形通常采用改良 Gschwind 分型，共分五型：Ⅰ型，具有超越中立位的主动旋后能力，预示旋前、旋后肌群有一定功能；Ⅱ型，具有到达或小于中立位的主动旋后能力，提示主要存在前臂屈肌和旋前圆肌痉挛或挛缩，伴有或不伴有旋后肌功能不足；Ⅲ型，主动旋后功能丧失，但可被动旋后无阻抗，提示旋后肌功能丧失，无主动旋后功能；Ⅳ型，主动旋后功能丧失且被动旋后困难，被动旋后时有明显阻抗，提示前臂屈肌和旋前圆肌严重痉挛或挛缩，旋后肌功能差；Ⅴ型，前臂极度旋前位主、被动旋后不能，提示存在骨性异常。

通过以上检查，需识别出主要致畸源，旋后肌潜在主动活动能力，评估功能改善或畸形矫正程度。

X 线检查：了解骨骼生长发育情况，有无骨骼畸形，畸形程度，关节对合关系情况，是否有脱位、融合等异常。

磁共振检查：T$_2$ 加权梯度回波可清晰显示骨间膜，并可分辨出腱性部分及膜性部分，能够测量骨间膜的厚度，不同部位的宽度，并可在前臂不同旋转部位观察骨间膜形态，为手术决策提供充足信息。

肌电图：在神经损伤病例中，是不可缺少的检查，对于脑瘫患者更是不可缺少的，不仅是对术前诊断，手术决策非常重要，对手术后效果评价也是必不可少的。

四、矫形原则与目的

1.矫形原则　①削弱致畸肌力及肌张力；②松解、延长挛缩组织；③均衡关节动力；④矫正畸形；⑤稳定失能、失稳关节。

2.矫形目的　①重建前臂功能，改善伸腕、伸肘、前臂旋后功能，整体提高上肢的活动功能。②改善畸形外观，对缓解患者及其家人的心理压力，提高社会生存适应性，有较大的治疗价值。③阻止畸形加重，防止畸形的复发。以上三个治疗目的对患者来说不是完全分离开来的。在临床治疗中存在具体患者的个体化的偏重，并不是每个患者都能达到所有治疗目的，医者与患者都应充分认识到这一点。就目前的治疗水平，试图通过手术来达到功能的完全正常化是不可能的，也是不现实的。

五、手术指征

（一）适应证

1. 骨间膜挛缩，且松解无法达到功能要求。
2. 前臂屈肌肌群挛缩，且松解无法达到功能要求。
3. 前臂旋前圆肌、旋前方肌挛缩，且松解无法达到功能要求。
4. 前臂单骨或双骨旋转截骨，同时伴有肌张力异常增高。
5. 前臂大量贴骨瘢痕，软组织松解受限。

（二）禁忌证

1. 骨和皮肤有急性炎症，或慢性炎症治愈 1 年以内者。
2. 单纯通过软组织松解可达到功能要求者。
3. 术后无法配合功能康复或存在智力障碍者。

六、术前策划

（一）治疗方法

旋前畸形的治疗包括肌性手术、神经性手术、骨性手术、外固定牵张术四大类。本节主要介绍外固定牵张术具体的治疗方法。

外固定器牵伸术是指对于软组织不能一次松解到位、软组织手术受限或截骨术后需要调节矫形位置者，利用外固定器对骨组织的良好控制及可调性达到矫形目的。通过外固定器的持续缓慢牵张作用，利用粘连组织的不同弹性模量，在相同的牵张力作用下粘连组织滑动的距离不同，而达到松解粘连作用；持续缓慢牵张力可以使组织发生再生，使痉挛的肌肉组织肌张力下降、短缩的肌肉肌腱得到延长，而延长的长度更符合生理需要。对于前臂复杂的复合畸形，软组织条件差、广泛松解延长也难达到治疗目的的畸形，僵硬性的和／或伴有骨性畸形者，外固定器牵伸术治疗方法优势非常明显。

该技术的原理为 Ilizarov 组织再生理论。

（二）器械标准构型

前臂旋前畸形常用组合式外固定器。构型模拟前臂旋转方式，力学性能更加优越，钢针布局灵活，既符合局部解剖要求，又便于外固定器调节和矫形位置的控制，减少前臂肌肉肌腱的干扰（图 3-4-5）。

1. 构型特点　该构型包括尺骨近段 1/2 背内侧平行于尺骨骨干的连接杆；桡骨远段 1/2 外侧平行于桡骨干的连接杆；用弧形弓于掌侧或背侧连接尺桡骨连接杆，以尺骨的连接杆为轴旋转桡骨连接杆，控制前臂的旋转角度。屈腕畸形可通过掌骨固定针与弧形弓位置进行矫正；屈肘畸形可通过肱骨固定针与弧形弓位置进行矫正（图 3-4-6）。

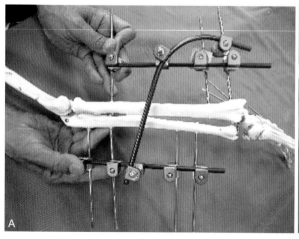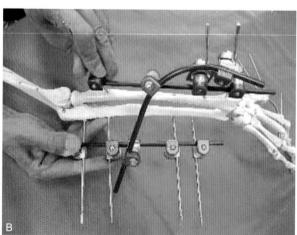

图 3-4-5　前臂旋前畸形矫正构型。A. 中立位；B. 旋后位

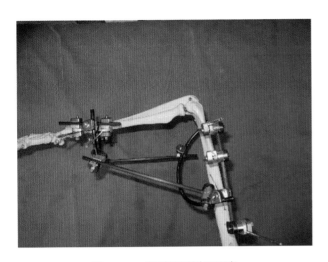

图 3-4-6　屈肘畸形矫正固定

2.钢针布局

尺骨钢针布局方法：尺骨冠状突下 1 cm 由尺骨背内侧置入 2.5 mm 或 3.0 mm 螺纹针，在其远端 8~10 cm 平行置入第二枚螺纹针。

桡骨钢针布局方法：桡骨茎突上 2 cm 由外向内置入 2.5 mm 或 3.0 mm 螺纹针，在其近端 8~10 cm 平行置入第二枚螺纹针。

手部钢针布局方法：在第 2~5 掌骨头穿 2 mm 全针，再用 2.5 mm 螺纹半针向掌背侧 45° 穿入第 2 掌骨干。第 1 掌骨中段桡背侧、拇指近节指骨中段桡背侧各置入 2 枚 2.0 mm 螺纹针。

肱骨钢针布局方法：肱骨外髁向内下肱骨滑车方向置入 3.0 mm 螺纹针；肱骨内髁由内向外向肱骨滑车方向置入 3.0 mm 螺纹针；肱骨外上髁向背侧 30° 置入 3.0 mm 螺纹针；肱骨三角肌止点水平肱二头肌与肱三头肌之间由外侧向内侧置入 3.0 mm 螺纹针。

3.器械准备

（1）各种长度的连接杆。

（2）组合式半弓与斜拉弓。

（3）各种规格的螺纹针与克氏针。

（4）各种规格的针夹与连接杆的连接器。

选用的构型在使用前应在患者肢体上进行试用，对骨延长器进行综合评估，如有不妥应重新调整。

七、手术操作

1.麻醉　臂丛麻醉或全身麻醉。

2.体位　平卧位，患肢外展位。

3.操作步骤　按照软组织松解→截骨术→前臂穿针组合外固定器→手部穿针组合外固定器→肱骨穿针组合外固定器→折骨术→部分矫形整体固定→肌腱转位的程序操作。并不是所有病例都需要完成上述步骤，每个患者根据自身病情特点，可能仅需要上述一到两个步骤即可达到治疗目的。如单纯骨间膜挛缩病例，仅需骨间膜松解，前臂组合式外固定器两个步骤即可达到治疗目的。

4.注意事项

（1）肱骨穿针注意避免损伤桡神经和尺神经。

（2）桡骨穿针避免损伤桡神经，尺骨穿针避免损伤尺神经。

（3）穿针布局时尽量避开肌肉组织，减少新的粘连，也可将外固定器调整时引起的疼痛不适感降到最小。同时可大大降低针道感染等并发症。

（4）如行尺桡骨截骨术，因上肢非负重，每个截骨段 2 枚螺纹针即可。

八、术后管理与并发症防治

（一）常规治疗

1.根据手术创伤范围、手术时间应用抗生素 1 天。

2.患者不限制体位，但早期以患肢抬高为主，后期以伸展位为主。

（二）调整期管理

1.首先矫正前臂旋前畸形，松开连接尺桡骨中间的弧形弓的桡骨端，沿着前臂旋转轴，固定尺骨旋转桡骨 10°~20°，后锁死连接杆。旋转的角度因人而异，主要根据软组织的张力、前臂的肿胀程度、患者的耐受程度。一般每 2~3 天调整一次，主要还是依靠观察被牵拉组织张力，如果明显下降就可进行调整。

2.当前臂旋前调整到要求的位置，就可以调整屈肘和屈腕，这两个部位可以同时调整。松开跨越肘关节的连接杆，缓慢牵伸前臂 10°~20°，待肱二头肌张力下降就可进行下一轮的调整，一般 3~5 天调一次。也可加装带弹簧的牵伸装置每天按 1~2 mm 速度牵伸，需要注意牵伸方向，防止肘关节脱位。腕关节的调整速度可以快一点，如果不是僵硬性屈腕畸形，可通过 2~3 次调整至功能位，每次背伸 30° 左右。屈腕的张力往往传导到屈指上，表现为屈指畸形，再通过控制屈指畸形达到矫正屈腕畸形的目的。

3. 功能训练。术后 3 天即可进行肘、腕的主动背伸功能锻炼，手指的主动屈伸训练，同时还要进行手指的被动背伸训练，使手指各个关节能达到正常背伸角度。

（三）拆除外固定器

1. 单纯牵伸无骨性手术者，畸形调整到所需要的矫形位置后 50~60 天，检查软组织张力明显降低，逐一检查各个牵伸关节，在松开牵伸状态下，畸形有无反弹，如无反弹提示达到拆除外固定器标准。拆除外固定器后，必须配置矫形支具 3~6 个月，同时进行康复训练。

2. 牵伸同时有骨性手术者，需达到临床骨性愈合标准，一般为 2.5~3 个月时间，如有关节融合手术者时间还要延长。拆除外固定器后，同样必须配置矫形支具 3~6 个月，同时进行康复训练。

（四）并发症的防治

1. 针道感染，钢针处骨折。针道感染上肢较下肢发生概率明显要少，标准穿针操作、正规的针道处理可避免发生针道问题。钢针处骨折，多为选择钢针直径过大，或反复穿针；脑瘫患者单次矫正角度过大易发生此并发症。

2. 关节脱位，尤其易发肘关节及掌指关节脱位。长期屈肘畸形时关节解剖形态及关节囊结构发生异常，同时组合式外固定器在调节畸形时无关节铰链保护，操作不当极易发生关节脱位，需引起重视。

3. 过度矫正。正常前臂在功能位及旋前 30° 位是日常生活最常需要的位置，很少用到旋后位，只有做拧门把手等旋转动作时用到。如可预见矫形后前臂旋转运动幅度不大，应控制在功能位，避免调整到旋后位。

4. 畸形复发。这也是临床最常见的并发症。原因主要是致畸性因素没解除，如肌力的不平衡、关节的不稳定；外固定器固定时间不够，还没有挛缩组织再生性延长，而只是机械性延长，复发是难以避免的。

5. 关节僵硬。与跨关节时间过长有关，应尽量缩短固定时间，早期进行关节功能锻炼，预防关节僵硬的发生。

九、典型病例

患者男，35 岁，脑瘫致右侧肢体畸形伴功能障碍 30 余年。3 岁时患者父母发现其右侧肢体活动不灵活，并出现畸形。6 岁时方学会行走，因马蹄内翻畸形在 14 岁时行手术治疗。现右上肢不能自主活动，不能完成旋转门把手、吃饭等日常生活活动。

查体：右肘、腕关节屈曲畸形，肘关节可主动伸肘，但不能到达 0° 位，被动伸直可达 0° 位。屈肘肌肌张力达 3/5 级。腕关节屈曲 60°，主动背伸不能到达功能位，被动活动也不能到达功能位，屈腕肌肌力 4 级，肌张力 4 级，伸腕肌肌力 3 级，肌张力 2 级；前臂旋前 90° 畸形不能主动旋后，被动旋后只能有 30° 的活动度，旋前肌群肌力 4 级，肌张力 4 级，旋后肌群肌力 2 级，肌张力 2 级，肱三头肌腱反射亢进。

诊断：脑性瘫痪，右侧偏瘫痉挛型。

治疗方案：①前臂屈肌肌群 - 旋前圆肌起点松解；②肱二头肌腱延长；③旋前圆肌远端止点移位；④拇内收肌松解；⑤跨腕关节组合式旋前畸形矫形器牵伸术（图 3-4-7 至图 3-4-12）。

外固定器佩戴 10 周，前臂旋转范围在旋前 60° 至旋后 20°，主动可达功能位。

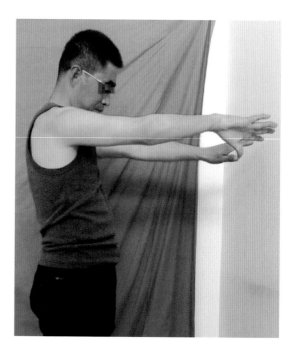

图 3-4-7　术前前臂最大旋前位

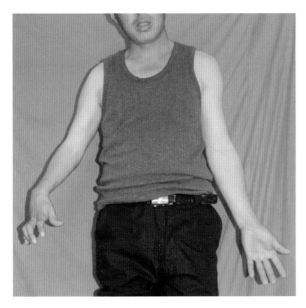

图 3-4-8　术前前臂最大旋后位

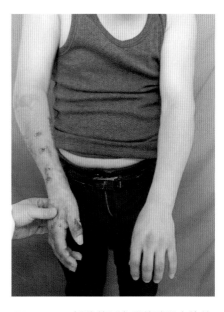

图 3-4-11　拆除外固定器前臂最大旋前

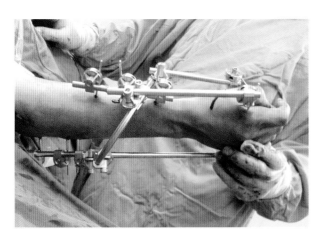

图 3-4-9　术中外固定器安装完毕

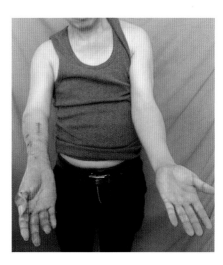

图 3-4-12　拆除外固定器前臂最大旋后

（秦泗河　焦绍锋）

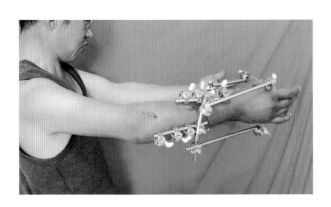

图 3-4-10　术后外固定器调整完毕

参考文献

[1] Kodde IF, van Rijn J, van den Bekerom MP, et al. Surgical treatment of post-traumatic elbow stiffness: a systematic review. J Shoulder Elbow Surg, 2013, 22(4): 574-580.

[2] Wessel LE, Gu A, Richardson SS, et al. Elbow contracture following operative fixation of fractures about the elbow. JSES Open Access, 2019, 3(4): 261-265.

[3] Tunalı O, Eren A, Pehlivanolu T, et al. Evaluation of risk factors for stiffness after distal humerus plating. Int Orthop, 2018, 42(4): 921-926.

[4] Filh GM, Galvão MV. Post-traumatic stiffness of the elbow. Rev Bras Ortop, 2015, 45(4): 347-354.

第四章 腕手畸形矫正与功能重建

第一节 先天性上肢畸形概述

一、概念

出生时即有的发生在上肢的形态、功能的异常均归为先天性上肢畸形，包含从肩到手的一系列先天畸形，种类繁多。先天性上肢畸形的命名尚不规范，有的沿用约定俗成的称呼，主要是常见的先天性上肢畸形，这类命名通常浅显易懂，如多指、并指、巨指、分裂手及拐棒手畸形等。但一些罕见的上肢畸形命名则较复杂、专业性强，如指间关节粘连症、先天性背腹轴反向畸形等。先天性上肢畸形可以单独发生，也可以为全身器官系统先天畸形的一种表现。很多不同的上肢畸形是同一个综合征的不同表现，也可能某一个上肢畸形是多个不同综合征的其中一个表现，加之有的综合征之间较为相似，更为复杂，因此诊断并不容易。同一类上肢畸形诊断后，其畸形的个体表现及程度仍可有较大差异，因此诊断后还需要进一步分型，甚至需要再细分亚型。

二、发病率

先天性上肢畸形较为常见，但各个地区、不同时间的统计有较大差异。1974年，一项国际调查报告全世界27个医疗中心的新生儿上肢畸形发生率为（2.3~9.5）/10 000；1985年王炜调查上海市35万活产儿，上肢畸形发生率为8.5/10 000；2010年A. G. Ekblom等调查10年间瑞典斯德哥尔摩261 914例活产儿中，上肢畸形发生率为21.5/10 000；2017年Charles调查纽约州19年来4 883 072个活产儿中上肢畸形的发生率为27.2/10 000。各国的统计虽有差异，但先天性上肢畸形的发病率总体呈现上升趋势，按照我国14亿人口计算，患者人数可高达十多万、甚至二十多万，是非常值得重视的出生缺陷。且男性先天性上肢畸形的发生率总体高于女性，严重影响劳动人口的质量。

在先天性上肢畸形中，以多指症最常见，约占先天性上肢畸形的39.9%，发病率为（1~2）/10 000。其次是并指畸形，当然也有报道并指畸形发生率高于多指的，但更多的报道支持并指居上肢畸形的第二位。

手部及上肢畸形可单独出现，或伴多种上肢畸形同时出现，也可能是多种综合征表现的一部分。据统计，大约5%的先天性上肢畸形是综合征的一部分。手部及上肢畸形还可伴有心血管畸形、造血系统疾病、消化道畸形、颜面畸形、颅脑畸形、泌尿生殖器畸形及下肢畸形等。

三、发病原因

（一）肢体的胚胎发育

人胚胎发育的第4周末，胚体左右外侧体壁上先后出现上肢芽与下肢芽，由深部的中胚层和表面的外胚层组织形成。肢芽逐渐增长、变粗，出现近端和远端两个收缩环，将肢芽分为三段。上肢芽被分为上臂、前臂和手，下肢芽被分为大腿、小腿和足。肢体中轴的间充质先形成软骨，再以软骨内成骨的方式形成骨，周围的间充质分化形成附着在骨骼上的肌群，同时脊神经也向肢体内长入。随着肢体的生长和关节形成，受限于子宫大小，肢体由最初的向前外侧伸直方位转向体壁弯曲。手和足起初为扁平的桨板状，后其远端各出现4条纵行凹沟，形成可见手指、足趾轮廓的蹼状的手板与足板；至第7~8周，蹼膜结构消失，手指和足趾形成。

（二）先天性上肢畸形的病因

先天性上肢畸形的病因非常复杂，但总体上可归纳为两大因素，即遗传因素和环境因素。多数上肢畸形是两种因素共同作用的结果，环境因素的影响更大。

1.遗传因素 大约5%的上肢畸形是由遗传因素造成的。常见：①染色体异常，包括染色体的数目或结构异常。②基因突变，部分基因突变会导致先天性肢体畸形。

先天性上肢畸形多为单基因遗传，遗传方式多为常染色体显性遗传以及隐性遗传或伴性遗传。常染色体显性遗传常见的畸形有多指、并指、短指、分裂手等，即使其遗传的基因型相同，但表型及严重程度可不尽相同。在有畸形家族史的家庭成员中，其畸形发生率是正常人群的约25倍。在近亲婚配中，其子女的畸形发生率可达到25%～50%，是非近亲结婚的250～500倍。隐性遗传常无明显家族史，性连锁隐性遗传表现为男性发病，女性为致病因子携带者。

2. 环境因素　在胚胎时期受外界某些因素的影响可导致先天性肢体畸形。发生在妊娠前3个月的下列多种因素均有可能：

（1）生物因素：母体在妊娠头3个月受风疹病毒、巨细胞病毒、疱疹病毒、亚洲流感病毒、流行性腮腺炎病毒、梅毒螺旋体以及弓形虫感染等，可导致胎儿肢体畸形。可能是病毒通过胎盘直接影响胚胎的发育，也可能是患病后母体的健康情况对已有某种畸形遗传因子的胎儿诱发所致。

（2）营养及内分泌因素：实验证实母鼠缺乏维生素 B_2 可使小鼠发生并趾、肢体短小、缺乏维生素C时小鼠肢体可发生弯曲。人类母亲如果妊娠早期有胎盘病变，或者母体有内分泌疾病均可能影响胎儿的营养供应。母体内分泌疾病本身也会影响胎儿的内分泌环境，后者本身也影响胚胎发育导致肢体畸形。

（3）药物及化学因素：许多药物都有致畸作用，最著名的是反应停，在1957—1961年间导致欧洲数千名儿童发生无肢、短肢等严重肢体畸形。其他许多镇静药、抗癌药、口服避孕药等也有类似致畸形影响。另外，妊娠早期母体接触农药等毒物、酗酒和吸烟等也会导致胚胎肢芽受化学物质的影响而发生肢体畸形。

（4）放射因素：电离辐射可导致基因突变，是较强烈的致畸因子。

（5）机械及损伤因素：在胚胎早期，母体受到外力损伤或者宫腔内的异常环境均可影响肢芽生长。如羊膜纤维束带的机械性缠绕或压迫肢体，可导致肢体或手指、足趾宫内截肢、先天性环状缩窄带畸形以及手足指（趾）远端融合并连。供应上肢的血管栓塞也可导致 Poland 综合征肢体畸形。

（6）其他因素：母体内环境改变，如体温的升高和降低、羊水过少等都可引起肢体畸形。

四、分类

先天性上肢畸形的分类较为复杂，许多畸形产生的具体病因尚不明确也导致分类困难。目前得到国际公认的分类法是由 Swanson 提出、历经多次修改、得到国际手外科学会联合会推荐的分类法（ IFSSH 分类法）。M. A. Tonkin 后来又对上述分类进行了修改和补充（OMT 分类法）。后者近年来应用在增加，但前者仍是目前最广泛接受的分类方法，现介绍如下。

（一）肢体形成障碍

1. 横向性肢体缺损

（1）肩部缺损：肩部水平。

（2）上臂缺损：①上臂高位（距离肘关节较远）；②上臂低位（近肘关节）。

（3）肘部缺损：肘关节水平。

（4）前臂缺损：前臂水平。

（5）腕部缺损：腕部水平。

（6）腕骨部缺损：腕骨水平。

（7）掌骨部缺损：掌骨水平。

（8）指骨部缺损：指骨水平。

2. 纵向性肢体缺损

（1）桡侧纵列缺损：①桡骨发育不良；②桡骨部分缺损；③桡骨完全缺损。

（2）尺侧纵列缺损：①尺骨部分缺损；②尺骨完全缺损；③尺骨缺损伴肱骨桡骨骨性融合。

（3）中央纵列缺损（分裂手）：①典型分裂手（缺损型）；②非典型分裂手：a 并指型；b 多指型。

（4）节间纵向缺损：①近端型；②远端型；③完全型。

（二）肢体分化障碍

1. 累及软组织

（1）散布型：先天性多发性关节弯曲畸形：a 重型；b 中型；c 轻型。

（2）肩部：①高肩胛症；②胸肌缺失：a 胸大肌缺失；b 胸大肌及胸小肌缺失。

（3）肘及前臂：

肌肉：①长屈肌异常；②长伸肌异常；③手内肌异常。

（4）腕及手：

①皮肤性并指：a 桡侧型（第 1 指蹼）；b 中央型（第 2、3 指蹼）；c 尺侧型（第 4 指蹼）。

②先天性屈曲畸形（屈指症）：a 小指；b 其他指。

③拇指屈曲内收畸形。

④斜指畸形不伴骨异常。

2. 累及骨骼

（1）肩部：先天性肱骨内翻。

（2）肘部：

肘部骨融合：①肱骨桡骨骨融合；②肱骨尺骨骨融合；③肘部完全性骨融合。

（3）前臂：

①尺桡骨近端骨融合：a. 不伴有桡骨头脱位；b. 伴有桡骨头脱位。

②尺桡骨远端骨融合。

（4）腕及手：

①骨性并指：a. 桡侧型（第 1、2 指骨间）；b. 中央型（第 2、3 及第 3、4 指骨间）；c. 尺侧型（第 4、5 指骨间）；d. 铲形手（包括 Apert 综合征）。

②腕骨骨融合：a. 月骨、三角骨骨融合；b. 头状骨、钩骨骨融合；c. 舟状骨、月骨骨融合；d. 其他。

③指节骨融合：a. 近侧指间关节；b. 远侧指间关节。

④指侧屈畸形：a. 自发性指侧屈畸形；b. 三角形指骨性指侧屈畸形。

3. 先天性肿瘤致畸

（1）血管瘤：①葡萄酒斑；②海绵状血管瘤；③动静脉瘘。

（2）淋巴管瘤。

（3）神经源性肿瘤：①神经节细胞瘤；②神经纤维瘤病；③其他。

（4）结缔组织肿瘤：①幼年性腱膜纤维瘤；②其他。

（5）骨肿瘤：①骨软骨瘤病（多发性外生骨疣）；②其他。

1. 整个肢体。

2. 肱骨。

3. 桡骨。

4. 尺骨：镜影手。

5. 手指　多指：①桡侧多指（轴前多指）；②中央性多指；③尺侧多指（轴后多指）。

1. 整个肢体：偏身性肥大（血管瘤及淋巴管瘤致病除外）。

2. 部分肢体肥大。

3. 手指

巨指症：①不伴有间质性神经脂肪瘤；②伴有间质性神经脂肪瘤。

1. 整个肢体。

2. 整个手。

3. 掌骨：掌骨短小畸形。

4. 手指

（1）短指并指畸形：①不伴有胸肌缺失。②伴有胸肌缺失。

（2）短指畸形：①中节短小短指畸形。②短指畸形：包括近节、中节及远节指骨。③短指伴有指骨缺失。

局灶性坏死：

①环状缩窄：a. 不伴淋巴水肿；b. 伴有淋巴水肿。

②指端并指。

③宫内截肢。

④上述 3 种同时存在。

1. 染色体异常。

2. 其他广泛畸形。

五、治疗原则

先天性上肢畸形的治疗包括非手术治疗和手术治疗。

（一）非手术治疗

1. 无须处理　有的先天性上肢畸形较为轻微，比如轻度的屈指症、小指的轻度斜指症，对外观和功能影响甚微，可不予处理。有的畸形虽较严重，但目前的手术方案均难以获得外观和功能的明显改善，如有些长段的骨性并指，不手术连在一起时轴向稳定、活动尚可，分开后较容易发生关节侧偏以及关节强直，反而影响功能，外观也并不好看。这样的畸形不建议手术。

2.支具矫正　有的上肢畸形通过出生后尽早佩戴矫形支具可获得改善，如关节屈曲、偏斜等，程度轻的通过支具矫正后可能不需要手术，程度重的也可作为手术前的准备，为手术打好基础，可改善手术后效果。

3.功能锻炼　可以作为手术前后的辅助治疗，尤其是手术后的关节功能康复十分重要。

4.假肢应用　有的肢体缺失较为严重，手术无法重建，如手臂、手的整体缺失则可考虑佩戴假肢、电子假手等以改善外观和功能。随着科技的发展，各类假肢、假手越来越仿真，也具有更好的功能。

5.心理治疗　严重肢体畸形或残缺会影响患儿的身心发育，必要的心理疏导也很重要。

（二）手术治疗

1.手术目的　改善功能及外观。原则上以恢复或改善功能为主。对于有些仅影响外观的畸形，也可以仅仅为美观的目的而手术。另外，对于一些肢体的严重畸形，如非拇指的一两个手指的严重畸形，手术无法达到增强功能的目的，也无法显著改善外观，但通过截指可达到去除畸形，将先天畸形的外观转变为貌似外伤后缺失的假象，也是一种可行的手术方案，因为后者更能被接受。正常人失去一两个手指，只要拇指以及另外两个手指正常，日常生活不受影响。

2.手术时机　先天性上肢畸形的适宜手术时间因畸形类型不同、亚型不同、个体表现不同而异。通常在患儿能耐受麻醉、组织结构能清晰辨认、手术操作可安全进行的情况下尽早手术较好。早期手术矫正畸形可阻止继发畸形的发生、发展；早期重建功能更有利于患儿手部精细动作的发育，促进手眼协调；早期解除畸形可防止患儿产生自卑心理，有利于患儿心理健康。近年来，随着婴幼儿麻醉技术的不断成熟、手术放大镜的应用以及显微外科技术的普及，加之有更多医生向手足外科专业化发展，上肢畸形的适宜手术年龄已经大幅度提前。对于有发生血供障碍肢、指体坏死风险的肢体畸形，可在出生后就进行手术，如严重的环状缩窄带畸形导致

远端肢体循环障碍者。对于大多数上肢畸形，如多指、并指可在半岁到1岁进行手术。对于某些肢体畸形可以先试行保守治疗的，需要足够的观察时间，可能在2、3岁保守治疗效果不好时再予手术。而多发的上肢畸形或者伴有其他部位的畸形需要分期手术或者多次手术的，一般认为，尽可能在3岁前完成所有手术，才有利于患儿的身心发育。

3.手术注意事项

（1）严重的先天性上肢畸形很难通过手术恢复完全正常的外观和功能，有时候手术后可能产生严重的并发症，故手术前均需要评价实施手术的必要性，预估手术效果是得大于失，且被患儿或患儿家长接受时才能实施手术。

（2）术前需充分考虑术中可能遇到的问题并制定解决的备选方案，以最大限度地减少并发症的发生。

（3）肢体畸形的手术效果可因不同医生掌握技术的程度不同而明显不同。对于复杂的肢体畸形，不具备经验的医生切莫贸然手术，以免造成不可挽回的后果。如非典型的Wassel Ⅵ型复拇畸形，通常尺侧指远端发育较好，但没有功能，桡侧指虽然有功能但往往末节发育不良，指甲细小、歪斜甚至缺如。此型的最佳手术方案是尺侧指顶端移位，可达到外观和功能均比较好的效果。如果术者单纯切除没有功能的尺侧指，保留的桡侧指严重畸形的外观会给患儿造成终生的遗憾。

（4）手术效果还随术后时间段的不同可能有所变化。术后解除内、外固定后就可能呈现出关节侧偏、屈曲或僵直的糟糕效果；或者有的术后短期内效果尚可，随患儿生长发育可能出现问题，如骨骺骨桥形成后，通常在术后1年才出现关节的偏斜。因此，术后的康复治疗以及长期的随访非常必要，以尽可能预防或及时发现某些并发症的发生。

总之，先天性上肢畸形的表现形式多样，即使某一种具体的畸形，也有不同分型及再分亚型，且很多分型未能统一。因此，在总体的治疗原则下，需要针对不同的个体制订更具体的个性化的治疗方案。

（田晓菲）

第二节 先天性拇指发育不良

一、概述

先天性拇指发育不良是影响拇指外观及功能的一种先天畸形，最早由 Müeller 系统地描述了此种畸形。确切发病率国内统计数据不全，国外 2004 年 Abdel-Ghani 等报道其发生率占先天畸形的 4.6%，86% 的病例伴发其他畸形，如遗传性心血管上肢畸形综合征，脊椎、肛门、心脏、气管、食管、肾脏和肢体的异常，范科尼（Fanconi）贫血等。男女发病率一致，60% 的患者累及双侧，如果是单侧发病，则多为右侧。先天性拇指发育不良既可以单独出现，也可以是桡侧列发育不良的一个表现。

二、临床表现及分型

先天性拇指发育不良轻重程度不一，轻者仅外观稍小，严重者拇指系列完全缺如，甚至示指发育也受影响。拇指发育不良可影响到指体大小、虎口、大鱼际肌、外在肌、掌指骨、关节等结构。1937 年 Müller 提出了依据不同严重程度的拇指发育不良进行递进分级的理念，在此基础上，Blauth 在 1967 年提出了 5 级分类方法（表 4-2-1），此方法成为沿用至今的分型基础。后人在此基础上进行了改良，但基本原则并无太大改变。

表 4-2-1 拇指发育不良的 Blauth 分型

分型	表现	示意图
Ⅰ 型	拇指稍细小，虎口略窄，功能基本正常	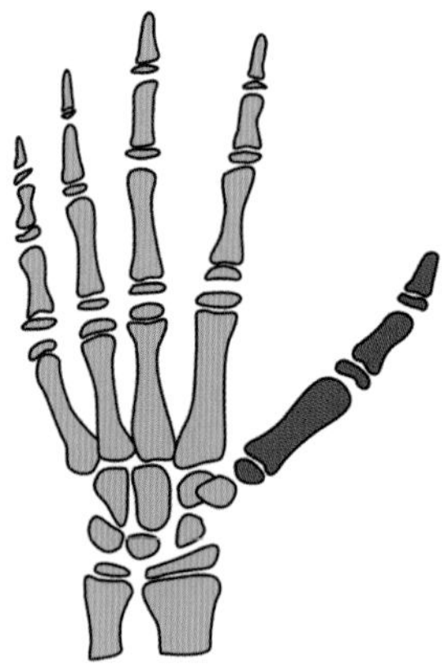
Ⅱ 型	拇指细小，虎口窄，第一掌骨细小但长度完整	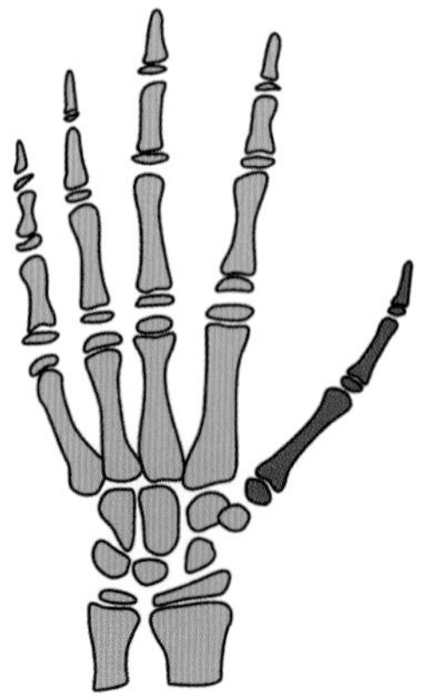

（续）

分型	表现	示意图
Ⅲ型	第一掌骨发育不完整，第一腕掌关节缺如	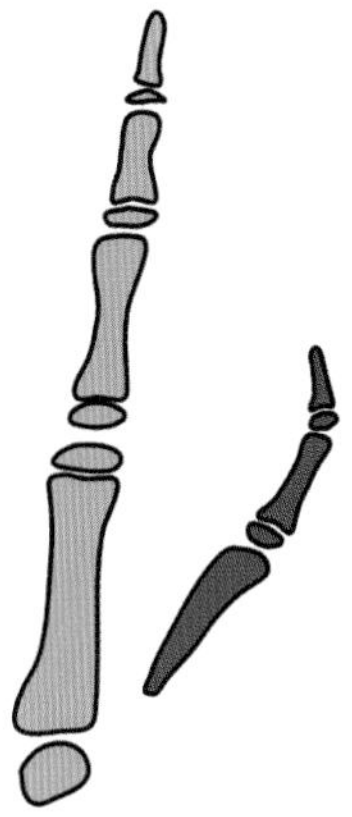
Ⅳ型	第一掌骨缺如，拇指与手掌由极窄的皮蒂相连	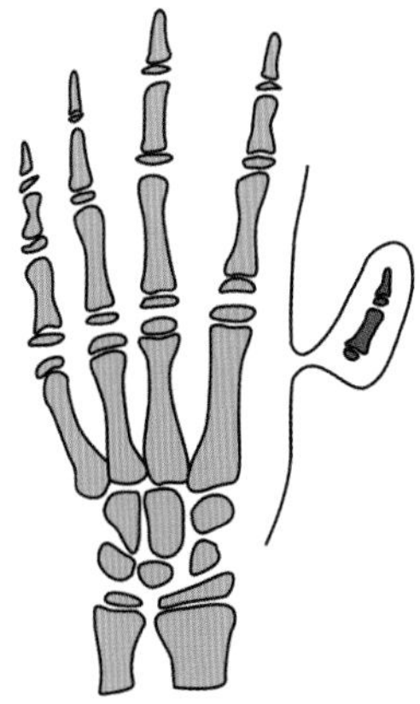
Ⅴ型	第一掌骨系列缺如	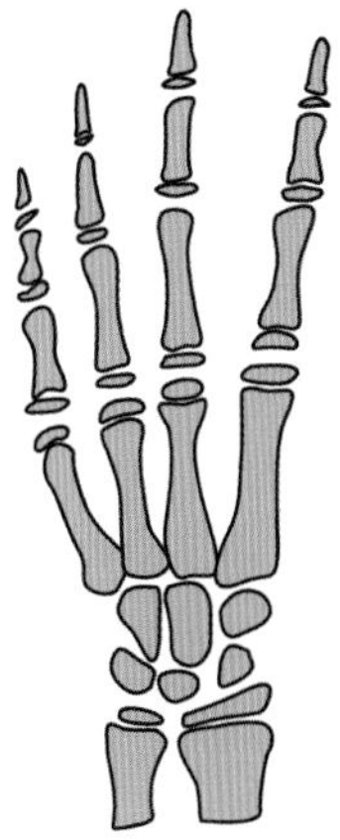

（续）

随着研究的深入、病例的积累，许多病例很难归纳入此分型中，Ⅰ、Ⅳ、Ⅴ型恒定，一直未变，但Ⅱ、Ⅲ两型的争议较大，因此后人对 Blauth 分型进行了拓展（表 4-2-2）。

表 4-2-2　拇指发育不良的改良 Blauth 分型

分型	亚型	表现	改良者
Ⅰ型		拇指稍细小，虎口略窄，功能基本正常	
Ⅱ型	ⅡA	掌指关节尺侧不稳定	Smith
	ⅡB	掌指关节全向不稳定	
Ⅲ型	ⅢA	第一掌骨全长完整，但骨干纤细，第一腕掌关节存在但不稳定	Manske-McCarrol
	ⅢB	第一掌骨部分缺如，第一腕掌关节未发育	
	ⅢC	第一掌骨仅存远端一小骨块，拇指皮蒂稍宽	Buck- Gramco
Ⅳ型		第一掌骨缺如，拇指与手掌由极窄的皮蒂相连	
Ⅴ型		第一掌骨系列缺如	

北京积水潭医院手外科对 200 余例第一腕掌关节缺如的病例进行保留拇指的重建，根据拇指原有骨与软组织对重建难度的影响，对 Blauth Ⅲ型进行了进一步细分（表 4-2-3），目的是总结保留拇指的重建推荐权重。

表 4-2-3　重度拇指发育不良积水潭分型对 Blauth 分型Ⅲ型的改良

分型	亚型	表现	示意图	X 线片表现
Ⅲ型	ⅢA	第一掌骨全长完整，但骨干纤细，第一腕掌关节存在但不稳定	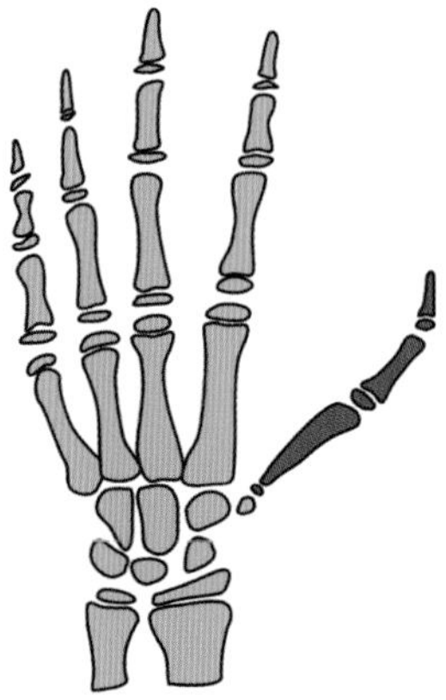	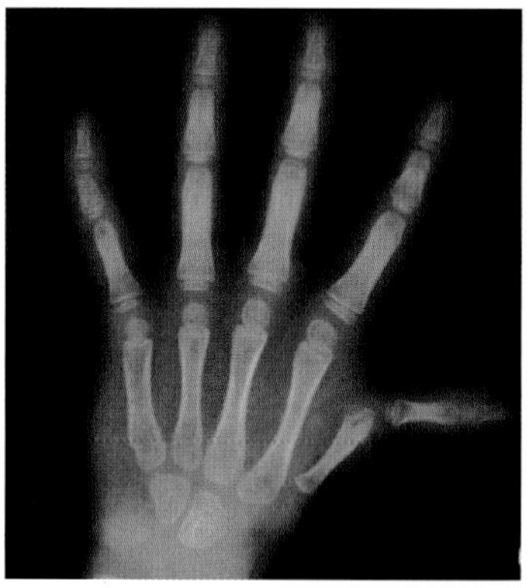
	ⅢB	第一掌骨缺如小于 50%，第一掌骨外覆软组织容量轻度不足	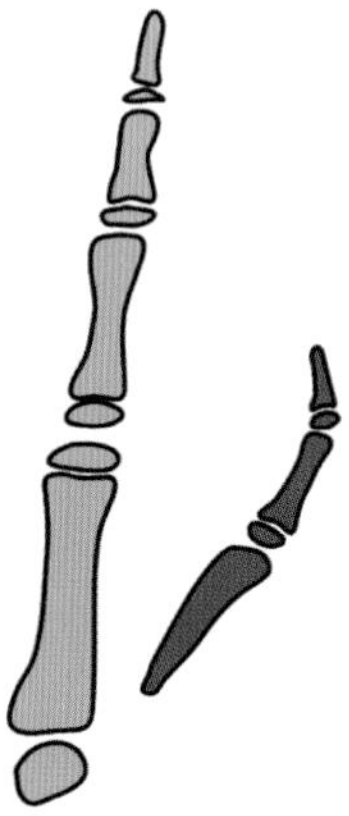	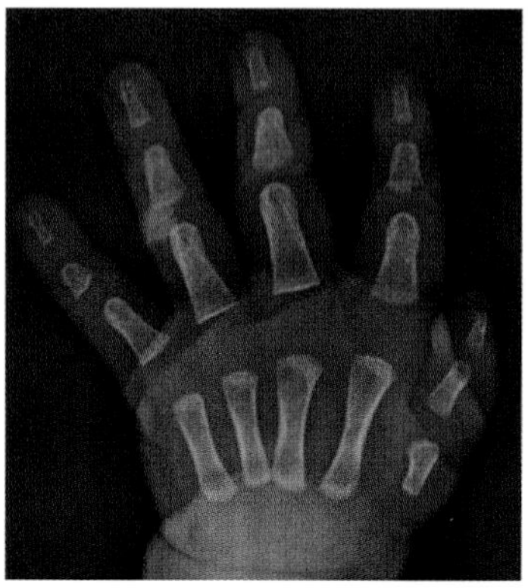

（续）

分型	亚型	表现	示意图	X线片表现
	ⅢC	第一掌骨缺如大于50%，第一掌骨外覆软组织容量不足	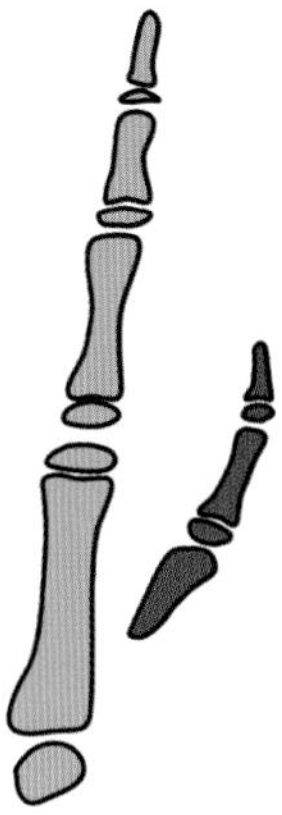	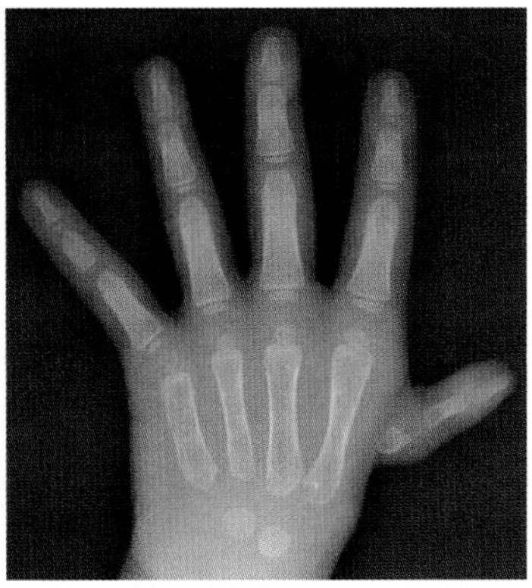
	ⅢD	第一掌骨仅存掌骨头处小骨块，掌指关节呈漂浮状态，但软组织蒂比漂浮拇宽	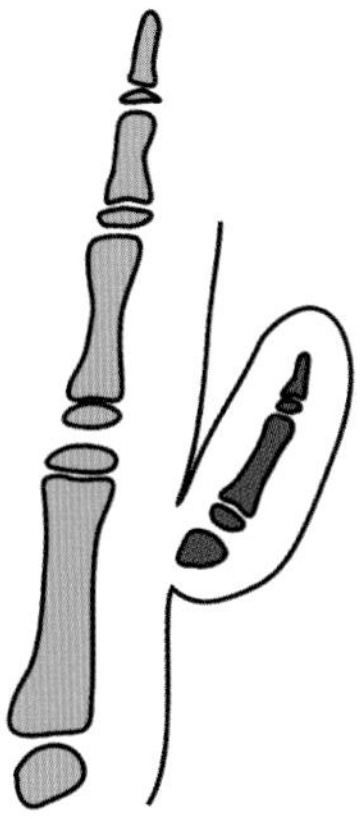	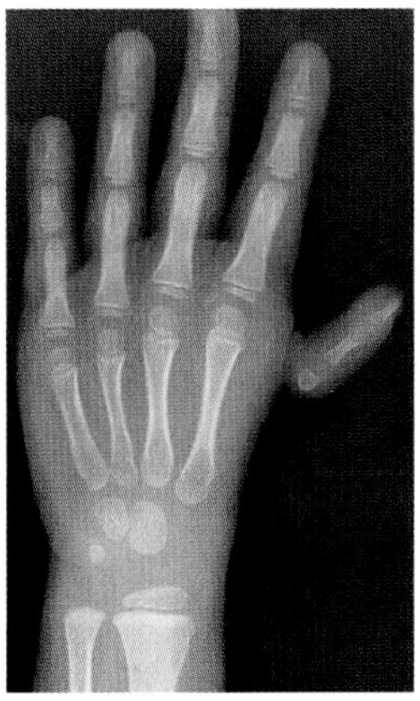

三、手术重建策略

先天性拇指发育不良的治疗目的是获得可接受的外观及具有对掌功能的拇指，分型对手术治疗有一定的指导意义，但术前仍需要详细评估拇指的外观、功能以及影像学资料。评估内容包括以下几个方面：指体大小、虎口挛缩程度、大鱼际肌功能、外在屈伸肌功能、掌指关节稳定性、是否存在第一腕掌关节，其中是否存在第一腕掌关节是能否保留拇指的关键。治疗之前，还要对患者全身情况进行全面评估。

1.轻度拇指发育不良的重建手术要点总结于表4-2-4。

表 4-2-4　Ⅱ型拇指发育不良重建手术要点

步骤	要点
切口	环指掌指关节横切口，腕横纹横切口，拇指掌指关节桡侧弧形切口，尺侧直切口
显露指浅屈肌腱	切开环指 A1 滑车显露屈肌腱，在腕部切口显露环指指浅屈肌腱近端，牵拉肌腱明确指浅屈肌腱
切取肌腱	在掌指关节切口处切断指浅屈肌腱，避免切断平面过于偏远端导致鹅颈畸形
肌腱移位	将指浅屈肌腱近断端从腕横纹切口抽出，经尺侧腕屈肌腱止点部做一裂口，将肌腱经裂口穿出，经皮下通道引入掌指关节桡侧切口
制作骨隧道	分别显露掌骨头及近节指骨基底桡尺侧，在冠状面各做一骨隧道，注意避免损伤近节指骨骨骺
重建拇外展＋掌指关节侧副韧带	将一条腱束经掌骨头骨隧道引入并经指骨基底骨隧道穿回，腱束自身缝合；另一条腱束与拇短展肌止点部及指背腱性组织缝合

2.示指拇化　从 Blauth Ⅲ 型开始，第一腕掌关节发育不良逐渐严重，乃至掌指骨完全缺如，伴随外在肌缺如、拇指侧方异常腱索、大鱼际肌缺如等，目前国际上常用的治疗方案是切除发育不良的拇指、示指拇化。多年来历经多位学者的改良及历史检验，该术式已经成为治疗重度拇指发育不良病例的首选方案，其重建的拇指外观及功能都受到普遍认可。示指拇化术的要点列于表 4-2-5。

表 4-2-5　示指拇化术要点

步骤	要点	手术展示
驱血	力度适中，既保持术野干净，又可清晰显示指动脉	
掌侧切口	Ezaki 技术	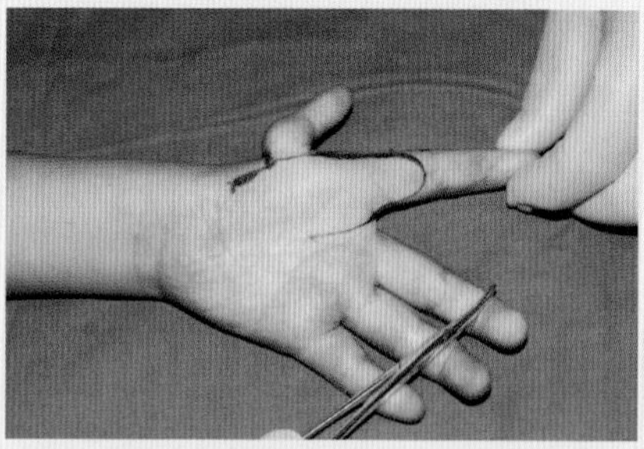
掀起皮瓣	保护好皮肤与皮下组织，避免皮瓣血运障碍	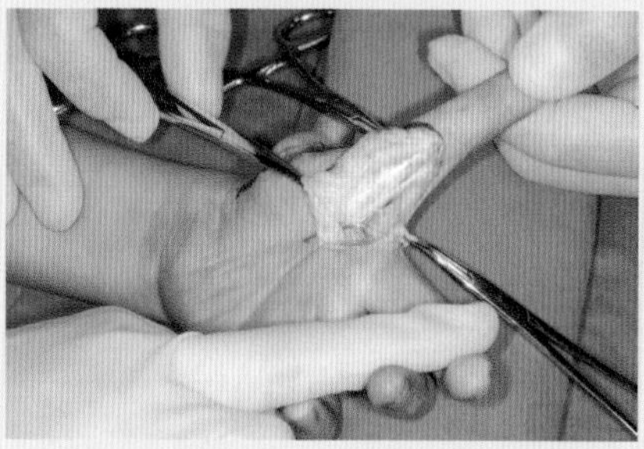
游离指神经血管束	在头戴式放大镜下操作，保护好指神经血管束的完整性，游离至腕掌关节水平，结扎中指桡侧指动脉分支	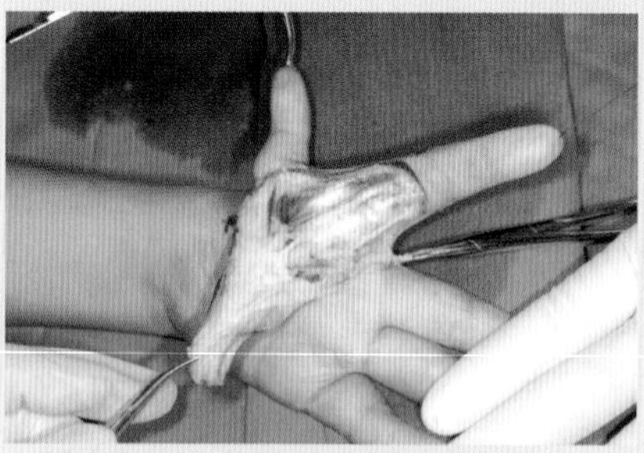
漂浮拇筋膜瓣切取	如果原有拇指存在，以拇指指动脉为蒂将拇指皮下筋膜保留下来，去除指骨、皮肤、指甲	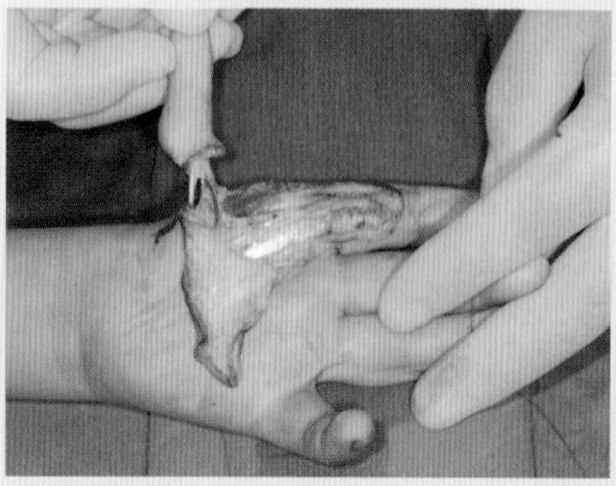

（续）

步骤	要点	手术展示
分离指神经	显微分离示指尺侧及中指桡侧指固有神经以增加游离度	
切开 A1 滑车，游离指屈肌腱	保护好 A2 滑车	
游离指背静脉	尽可能保留指背静脉	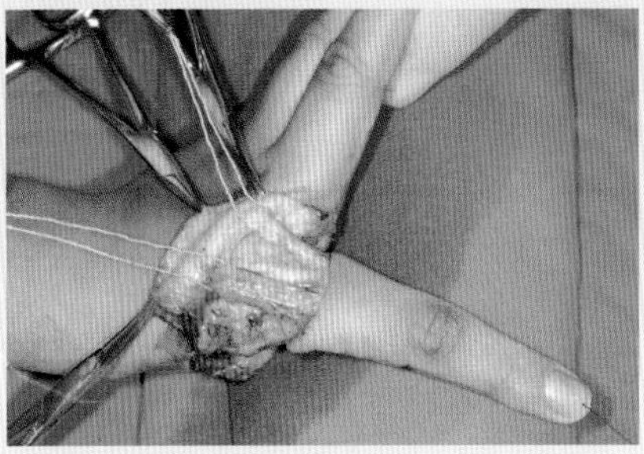
游离指伸肌腱	示指移位后指伸肌腱力线要合适	
游离骨间肌在第二掌骨的附着	注意避免损伤掌指关节关节囊，造成关节分离	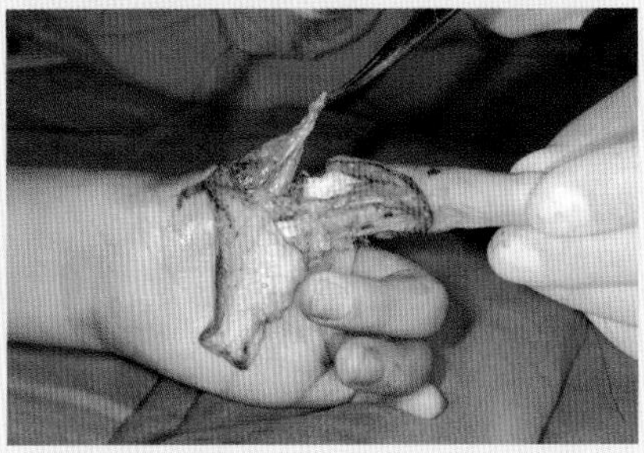
切断掌骨头横韧带		
第二掌骨截骨	自掌骨骨骺处切断，并在掌骨基底切除大部分第二掌骨，注意避免切除过多导致移位后的拇指偏短	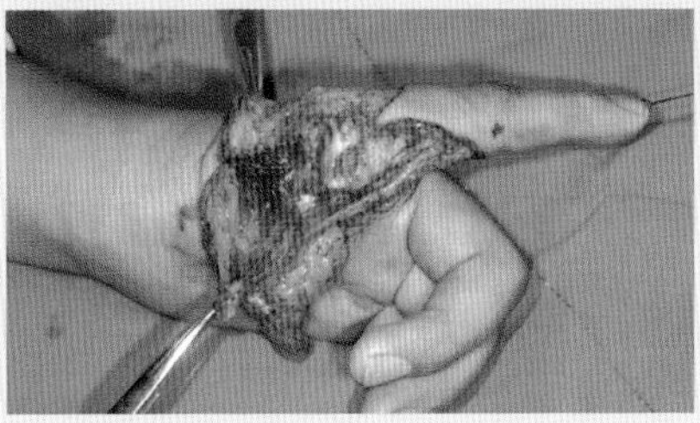
掌骨头的处理	掌骨头向掌侧旋转 90°，并用肌腱缝合线缝合掌骨头与关节囊，逆行打入 2 枚交叉克氏针	
腕掌关节成形	示指旋前 100°、外展 45°，与残余掌骨基底固定，顺行打入克氏针，缝合周围软组织与掌骨头	
松开止血带	确认示指血运良好，仔细止血	
指伸肌腱的处理	示指固有伸肌腱切断后紧缩缝合 示指指总伸肌腱移位重建拇长展肌腱功能	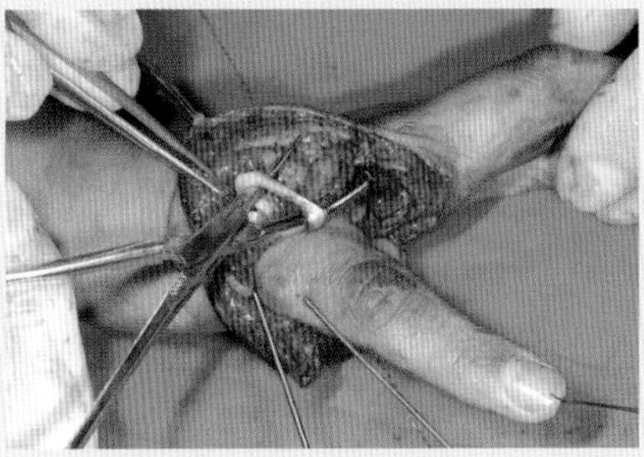

（续）

（续）

步骤	要点	手术展示
侧腱束紧缩	以近侧指间关节处于伸直位且被动屈曲不受限为原则	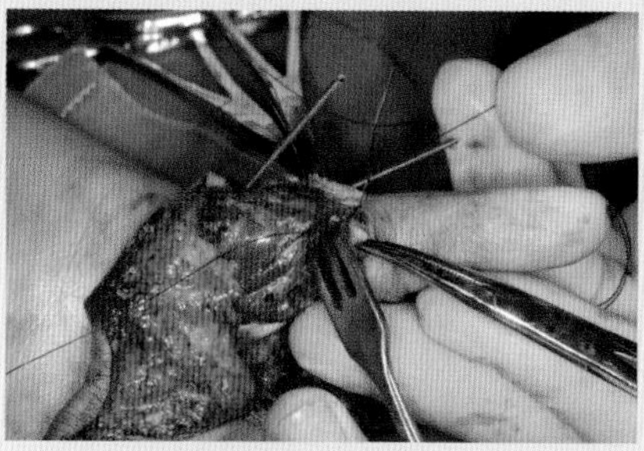
指屈肌腱处理	必要时切除指屈肌腱冗余部分，重新缝合	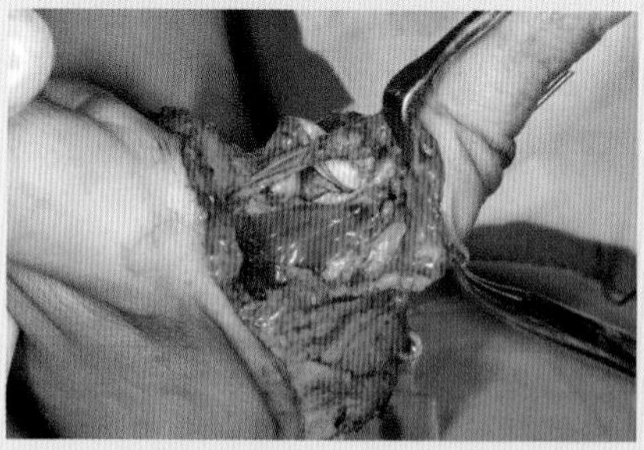
备注	将拇指筋膜瓣填充于大鱼际的位置	
缝合切口	修剪冗余皮瓣，使切口平整	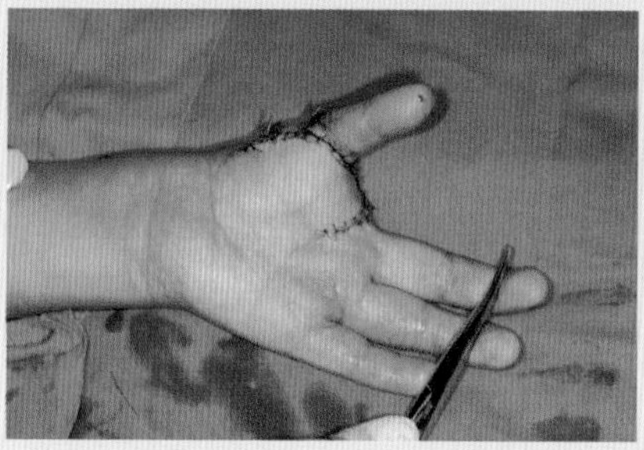
包扎	止血彻底可以不放置引流，包扎后特殊胶带固定，可以不用石膏	

3. 基于北京积水潭医院的重建策略　目前我们应用成熟的重建方案为两期手术重建法：第一期重建第一掌骨及第一腕掌关节，第二期开大虎口及动力性拇对掌功能重建。

（1）第一期骨与软组织重建：

1）第一腕掌关节重建：目前我们应用成熟的方案有两种，分别是不带血运的第四跖骨移植，以及带血管蒂的第二跖骨瓣移植，我们希望第一掌骨重建后仍能保留骨骺的生长能力。有趣的是，临床上观察到，对于3岁以前的儿童，不带血管蒂的跖骨移植后跖骨仍然能生长，而3岁以后儿童的跖骨生长能力较差，因此我们制定了3岁以前儿童行第四跖骨移植，3岁以后儿童行带血管蒂的第二跖骨瓣移植的方案。足部跖骨切取后分别用第三跖骨纵向半跖骨移植于供区重建缺损的跖骨，技术要点分别列于表4-2-6、表4-2-7。

表 4-2-6 切取第四跖骨的手术要点

步骤	要点	手术展示
上止血带	驱血，保持术野清晰	
第三、四跖骨间背侧直切口	自跖骨头至跖骨基底	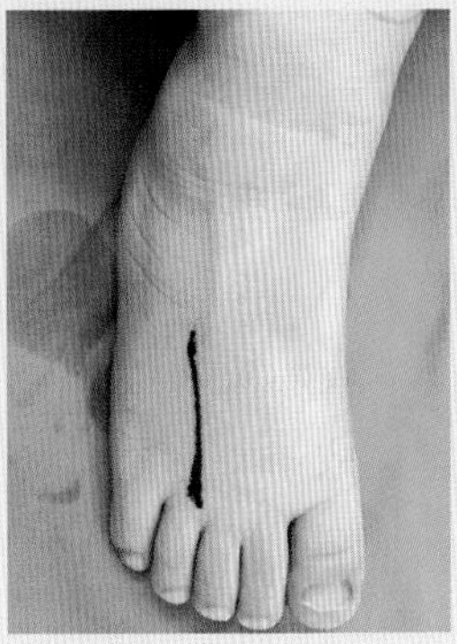
显露第四跖骨	反复确认第四跖骨，避免错切	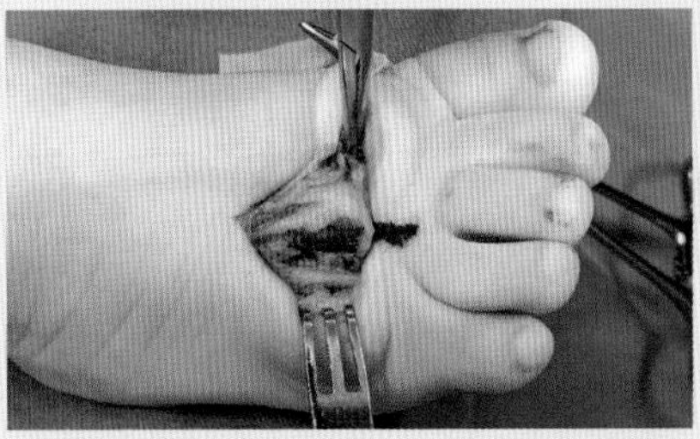
跖骨截骨	无论掌骨缺损长度多少，一律自基底截断跖骨	
切取第四跖骨	将第四跖骨自跖趾关节处切断，带骨膜一起游离	
显露第三跖骨	保护跖骨附着的软组织	
纵向半截骨	用细克氏针在相应骨段中央钻孔，用小骨刀沿骨孔纵向劈开跖骨及跖骨头	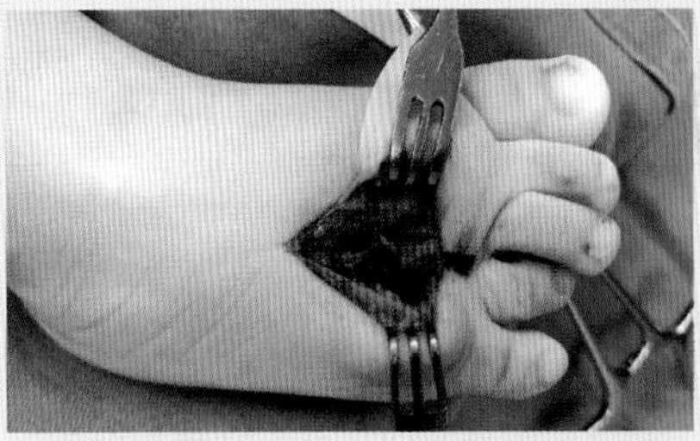
半跖骨移位	将腓侧半骨块带附着的软组织旋转 90°，并移位至第四跖骨的位置，用克氏针分别固定近侧骨折端及跖趾关节，并缝合跖趾关节附着的关节囊	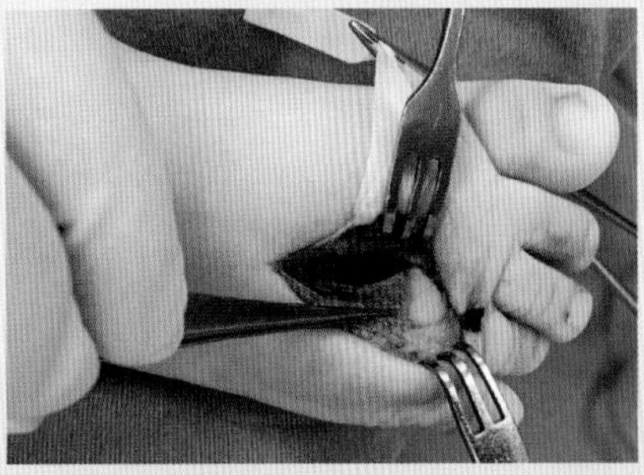
关闭切口	仔细止血，逐层关闭，皮内缝合	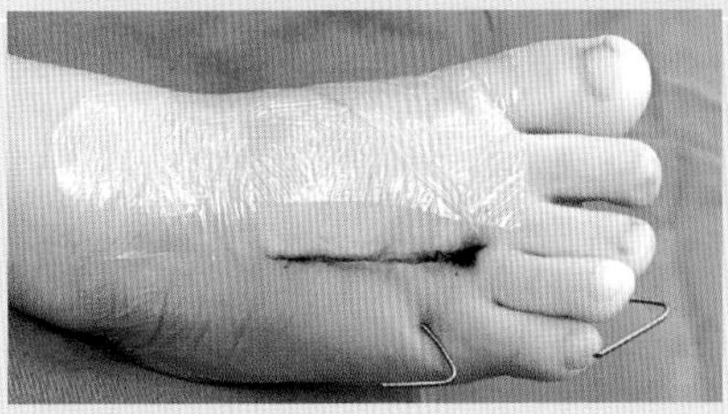
包扎	止血彻底无须放置引流，支具制动避免负重	

表 4-2-7 切取第二跖骨骨皮瓣的手术要点

步骤	要点	手术展示
止血带下操作	驱血力度适中，保证术野清晰，血管尚有充盈	
第二跖骨背侧梭形切口，向远、近端适当延长	皮瓣宽度以供区可直接缝合为标准	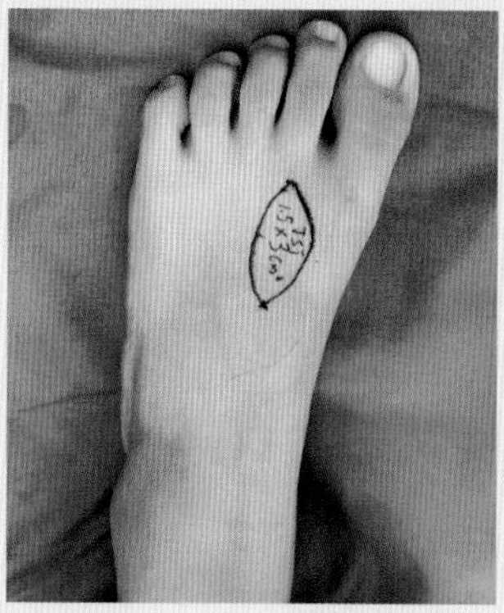
显露静脉血管蒂	近端切口显露足背动脉及大隐静脉属支，保护静脉的皮瓣属支	
显露动脉血管蒂	远端切口显露跖背动脉的踇趾及第二趾分支，近端切口显露跖背动脉	
游离第二跖骨	注意避免跖骨与皮瓣分离，保护跖背动脉进入第二跖骨的细小分支	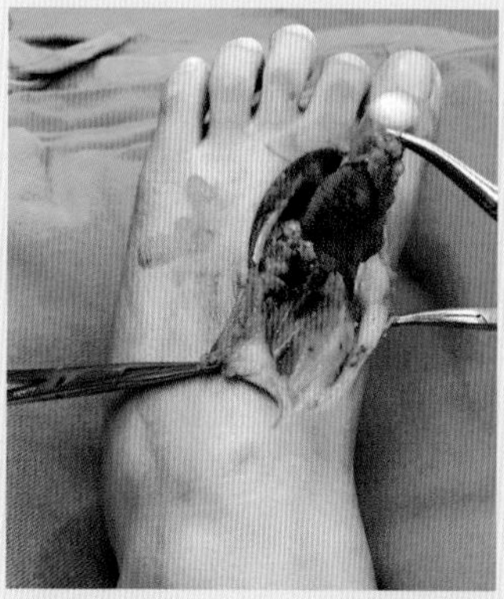
切取第二跖骨骨皮瓣	在第二跖骨近端截骨，切取第二跖骨骨皮瓣	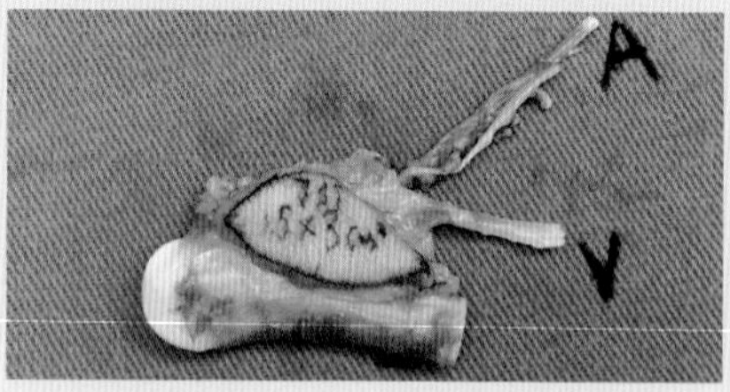
显露第三跖骨	保护其附着的软组织	
纵向半截骨	用细克氏针在相应骨段中央钻孔，用小骨刀沿骨孔纵向劈开跖骨及跖骨头	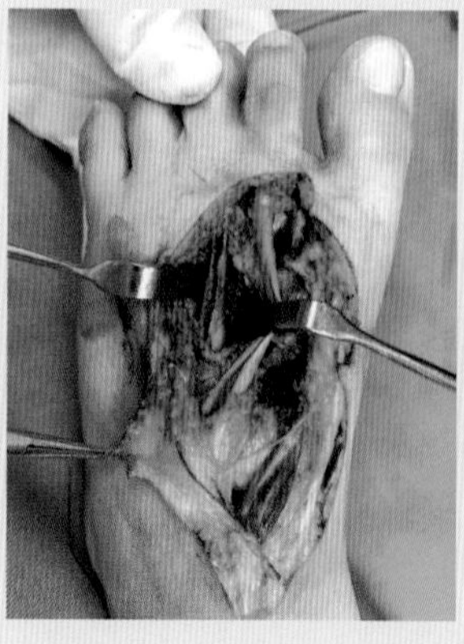

（续）

步骤	要点	手术展示
半跖骨移位	将胫侧半骨块带附着的软组织移位至第二跖骨的位置，用克氏针分别固定近侧骨折端及跖趾关节，并缝合跖趾关节附着的关节囊	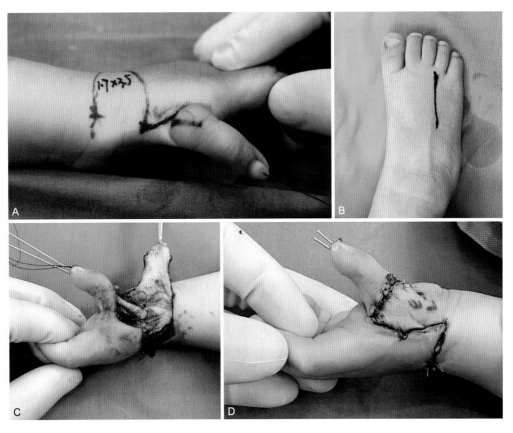
关闭切口	仔细止血，逐层关闭，皮内缝合	
包扎	止血彻底无须放置引流，支具制动避免负重	

2）皮肤容量的重建：以第一掌骨向近端延续的腕背皮肤为蒂，以腕背皮肤松弛度为皮瓣宽度，以皮瓣蒂至虎口的距离为皮瓣长度设计腕背转移皮瓣。对于第四跖骨移植者，可单纯采用腕背皮瓣转移（图4-2-1）；对于第二跖骨瓣移植者，采用第二跖骨骨皮瓣移植及腕背皮瓣转移共同补充皮瓣容量的不足（图4-2-2）。

（2）二期虎口开大及动力性拇对掌功能重建：虎口"Z"形切口，皮瓣交错缝合开大虎口，用上述所介绍的环指指浅屈肌腱移位重建拇指对掌功能。

图 4-2-1 采用第四跖骨移植重建重度拇指发育不良时的受区皮肤容量重建（腕背单皮瓣转移）。A.腕背皮瓣切口；B.取第四跖骨切口；C.第四跖骨植入；D.皮瓣转移

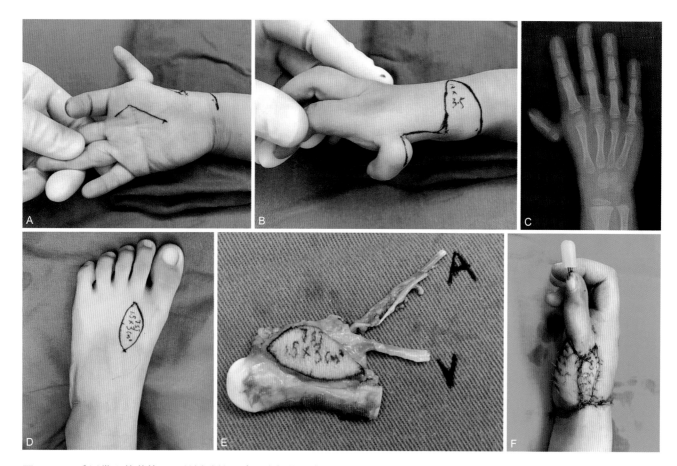

图4-2-2 采用带血管蒂第二跖骨瓣移植重建重度拇指发育不良时的受区皮肤容量重建（双皮瓣转移）。A.掌侧切口；B.腕背皮瓣切口；C.术前X线片；D.第二跖骨骨皮瓣设计；E.复合骨皮瓣；F.重建后外观

（陈山林　薛云皓）

第三节　三节指骨拇指畸形

一、概述

三节指骨拇指（triphalangeal thumb）是以拇指具有三节指骨为特征的罕见先天性手部畸形，常简称"三节拇"畸形。位于指近、远节指骨间的多余指骨可造成拇指偏斜、过长，甚至手指样外观（五指手畸形）。

三节指骨拇指可独立发病，亦可为其他综合征性疾病在拇指的表现。其在活产胎儿中的发生率约为1/25 000。双侧拇指受累较单侧拇指受累常见。在单侧受累拇指中，左、右侧拇指受累比例相当，未见疾病发生有性别偏向性报道。该畸形常为常染色体显性遗传，多余指骨可呈三角形、不等边的梯形以及像正常中节指骨样的矩形。可对掌型的三节指骨拇指常散在发病，双侧受累；不可对掌型的三节指骨拇指的家族遗传性较为明显。

三节指骨拇指可同时伴发四肢畸形及其他系统畸形。常伴发的四肢畸形有：多指、并指、裂手、拇指发育不良、桡侧棒球手、桡尺骨融合、胫骨发育不良等，最多见伴发桡侧多指，发生概率61%；伴发其他系统畸形有：先天性心脏病、肛门闭锁、耳畸形等。

三节指骨拇指具体病因及发病机制尚不明确，目前认为与药物及染色体病变有关。音猬因子（SHH）表达于肢芽后缘，其编码的分泌蛋白是拇指及手指发育的重要调控因子。连锁数据发现常染色体显性遗传的三节指骨拇指病变定位于7号染色体长臂3区6带（7q36），该区域内 LMBR1 基因第5内含子内的极化活性区调控序列（ZRS）发生突变或重复，造成距其下游约1Mb的极化活性区（ZPA）内 SHH 基因的异常表达。Gli3 转录因子表达于肢芽前缘（拇指发育区），与 SHH 成反浓度梯度分布，能抑制 SHH 的靶基因。异常表达的 SHH 降低了拇指发育区 Gli3 的表达从而促进三节指骨拇指的形成。三节指骨拇指往往伴随桡侧多指，Lapidus 认为其发病机制与多指密切相关，是分叉拇指的一远节指骨插入指间关节，插入的远节指骨远端未发育，而基底部仍残留于指间关节间。

二、临床表现及分型

三节指骨拇指临床表型复杂多样且表型谱广，根据多余指骨的位置及大小不同，主要表现为拇指的偏斜、过长，甚至处于手平面而非对掌外展位，呈"手指样"外观；同时可能伴有鱼际肌、拇指肌腱、内收肌、第一掌骨、指间关节、掌指关节、腕掌关节的发育不良或异常，以及虎口狭窄等。功能异常主要表现为拇指屈曲、对掌、外展力量减弱，受累关节不稳定及活动范围减小，以及伴有桡侧多指时多余指的阻挡导致如书写、捡拾物体等活动障碍。

根据拇指功能，三节指骨拇指可分为可对掌型和不可对掌型（五指手）；根据X线片上多余指骨的形状，Wood 将三节指骨拇指分为3个亚型，此分型简单实用，临床应用广泛（表4-3-1、图4-3-1）。

表4-3-1　三节指骨拇指 Wood 分型

多余指骨形状	拇指外观表现
Ⅰ 楔形（Delta）	尺偏，桡偏（极少）
Ⅱ 矩形（Rectangular）	过长
Ⅲ 完全发育型（Full）	呈"手指样"占据拇指位置（五指手）

三节指骨拇指Ⅰ型和部分Ⅱ型需与末节指骨的骨骺肥厚畸形相鉴别，后者是由于末节指骨的骨骺发生不对称的异常肥厚造成拇指末节侧偏。末节指骨骨骺肥厚畸形的骨骺次级骨化中心未出现时，在X线片上远、近节指骨间出现较宽的透光间隙；次级骨化中心出现但未完全骨化时，在X线片上远、

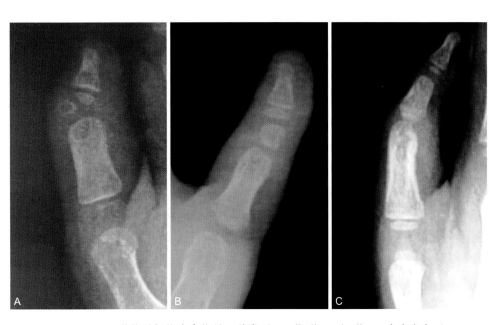

图 4-3-1　三节指骨拇指多余指骨 3 种类型：A. 楔形；B. 矩形；C. 完全发育型

近节指骨间出现三角形或桡、尺侧边长不等的骨块，易被误认为三指节拇指的多余骨块，若继续随访会发现"多余骨块"与末节指骨基底融合，且在远、近指骨间只存在一个指间关节。通常显影骨块与远节指骨对位、对线良好，且其在X线片上距远节指骨的距离小于1mm者多为末节骨骺肥厚畸形；而显影骨块与远节指骨对位、对线较差，且其在X线片上距远节指骨的距离大于1mm者多为三节指骨拇指畸形。

三、治疗

（一）手术指征

三节指骨拇指多余骨块很小时，仅表现为拇指轻微偏斜且无明显功能障碍，患者或家长可能不愿接受手术治疗。然而，绝大多数三节指骨拇指畸形伴有明显偏斜、长度异常以及拇指的功能障碍，或伴有多指畸形，具有手术指征。由于现代社会对外观的重视，拇指的畸形外观给患者及家属带来的心理压力往往更为显著，临床上因外观较因功能障碍寻求手术治疗的患者及家属更为常见。

Wood列出5项独立的需手术处理的情况，以其重要性依次为：①形态异常的多余指骨；②相关临床畸形，尤其多指；③所有手指在同一平面的五指手；④虎口狭窄；⑤鱼际肌缺如。

（二）手术年龄

尚无统一规范。从拇指发育时期来看，手术完成越早，患儿能越早学会正确使用手指，有利于在脑部建立良好的习惯模式。拇指对掌及捏持功能在12~18月龄发育完全，在此之前重建拇指，有利于拇指功能的发育。从手术效果来看，早期手术有利于关节面的塑形，小婴儿关节面即使不匹配，也可以得到较好的代偿，不易发生关节炎，更有利于恢复正常的关节功能。但过早手术，尤其需截骨时，因婴幼儿手指结构细小，可能会误伤生长板；加之三节指骨拇指畸形也要和拇指末节骨骺肥厚畸形相鉴别，因此有学者建议在24~30月龄，X线片上能清楚显示骨骺特征，与骨骺肥厚畸形清楚鉴别开时手术。笔者建议，具体的手术年龄需根据拇指畸形的严重程度并结合术者的经验来决定。拇指偏斜严重且伴有多指时，双重畸形的叠加常造成患儿家长的焦虑，严重偏斜也可继发关节功能障碍，可考虑

早期手术。笔者所治疗的患儿中，最早在半岁、多数在1~2岁进行手术矫正，总体效果良好。但对于偏斜较轻微、不伴有多指，同时术者缺乏婴幼儿手术矫正经验时，可稍晚手术。近年来，大部分学者主张在3岁左右上幼儿园前完成手术，最晚也需要在5~6岁即学龄前完成包括畸形矫正、功能重建的手术。

（三）手术方法

三节指骨拇指的手术包括：矫正偏斜、缩短长度以及恢复拇对掌功能。

1. Wood Ⅰ型的治疗

Wood Ⅰ型主要表现为拇指远节偏斜，手术旨在矫正偏斜，此型一般不伴有拇指功能障碍。手术推荐从指间关节凸侧入路，切除多余楔形骨块，紧缩侧副韧带，并修剪多余皮肤。如果术中切除多余骨块后，指间关节复位张力较大，可行对侧侧副韧带松解（V-Y成形或远止点后移），皮肤Z字成形延长。但根据笔者的经验，多数情况下，切除多余骨块后指间关节即可复位，并不需要进行对侧韧带的松解。如有张力，通过克氏针固定指间关节于轻度过度矫正位一段时间也能解决。手术中还需探查远、近关节面的形态是否匹配，若切除楔形骨块后远、近关节面轻微不匹配不需处理，因儿童关节有强大的塑形能力。若关节不匹配较明显，可通过削去一侧关节面部分凸起的软骨，重新塑形关节面使其匹配，此方法即关节面成形，仅适用于不超过5岁的婴幼儿。若楔形骨块较大，完全取出后关节会出现明显反向偏斜，或者关节面严重不匹配，且患儿年龄较大，难以塑形，则推荐切除发育较差的指间关节，进行关节融合。根据笔者的经验，通常远指间关节发育较差、关节腔狭窄，可行远指间关节的融合；若近节指骨远端关节面倾斜明显，可进行近节指骨远端闭合楔形截骨或开放楔形截骨，利用切除骨块进行移植矫正关节面倾斜（图4-3-2）。

2. Wood Ⅱ型的治疗

Wood Ⅱ型主要表现为拇指稍长，多数伴有末节偏斜，少数也可同时伴有拇对掌功能轻度受限，手术需短缩拇指、矫正偏斜，一般轻度的拇对掌功能受限不需要特殊处理。对于不大的矩形骨块，手术方案与Ⅰ型手术方式类似，切除多余矩形骨块，重建侧副韧带。若多余矩形骨块较大、患儿年龄超

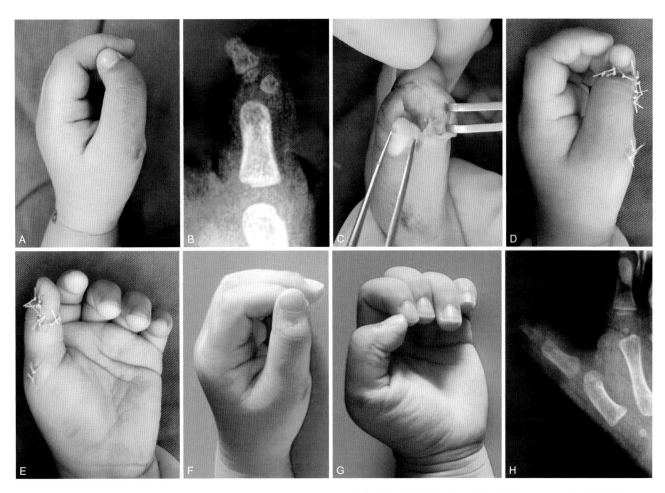

图 4-3-2　1 岁 7 个月女性患儿，左手三节指骨拇指 Wood Ⅰ 型。手术行多余骨块摘除、关节囊修复。A、B.拇指术前外观及 X 线片；C.术中切除三角形骨块；D、E.术后即刻照片；F、G、H.术后 1.5 年随访拇指情况及 X 线片

过 6 岁、末节侧偏较明显，可切除大部分多余骨块远端并与远节指骨融合，这样可缩短拇指的同时矫正侧偏（图 4-3-3）。

3. Wood Ⅲ 型的治疗

Wood Ⅲ 型主要表现为三节指骨拇指过长，且处于手平面，拇指旋前不够。此型也可认为是拇指缺如、示指多指，多数伴有拇对掌功能障碍。手术需短缩拇指并恢复拇对掌功能。具体处理方式需根据三节指骨拇指的长短以及拇对掌功能受限的程度而定。若三节指骨拇指的外观和功能与示指相同，此时往往鱼际肌缺如，拇对掌功能障碍，也缺乏虎口，最佳的手术方式是拇化术（Buck-Gramcko 拇化

术），能同时短缩拇指、使其移位到旋前 120°~140° 的对掌位，并开大虎口，术后重建的拇指外形和功能较好。若三节指骨拇指明显短于示指者，可能残留部分拇指形态和功能，可行远指间关节融合缩短、掌骨外展位截骨缩短、旋转到对掌位，同时可以 Z 字成形开大及加深虎口，必要时也可行环指浅屈肌腱移位加强拇对掌功能（图 4-3-4）。

总之，三节指骨拇指个体间临床表现差异较大，临床医生应根据其临床表现、手功能情况、患儿及家属的意愿，遵循拇指功能重建的原则，选择合适的手术方式，必要时可分期手术，完成外观及功能的重建。

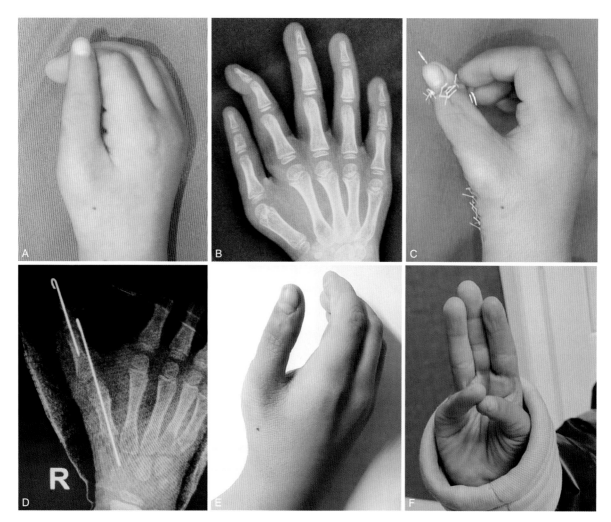

图4-3-3 5岁女性患儿，右手三节指骨拇指 Wood Ⅱ 型。手术行多余骨块远端部分切除并与远节指骨融合，掌骨截骨缩短。A、B.拇指术前外观及 X 线片；C、D.术后即刻照片及复查 X 线片；E、F.术后1年随访拇指情况

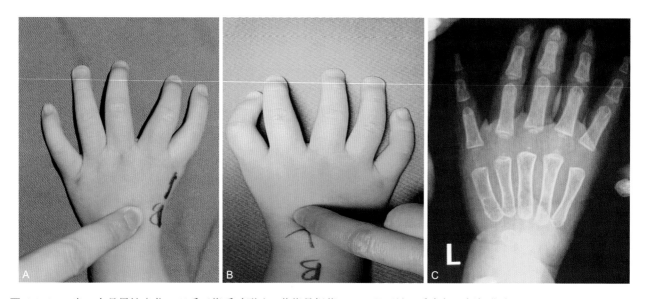

图4-3-4 1岁9个月男性患儿，双手五指手畸形（三节指骨拇指 Wood Ⅲ 型），手术行双侧拇化术。A、B、C、D.左、右手术前外观及 X 线片

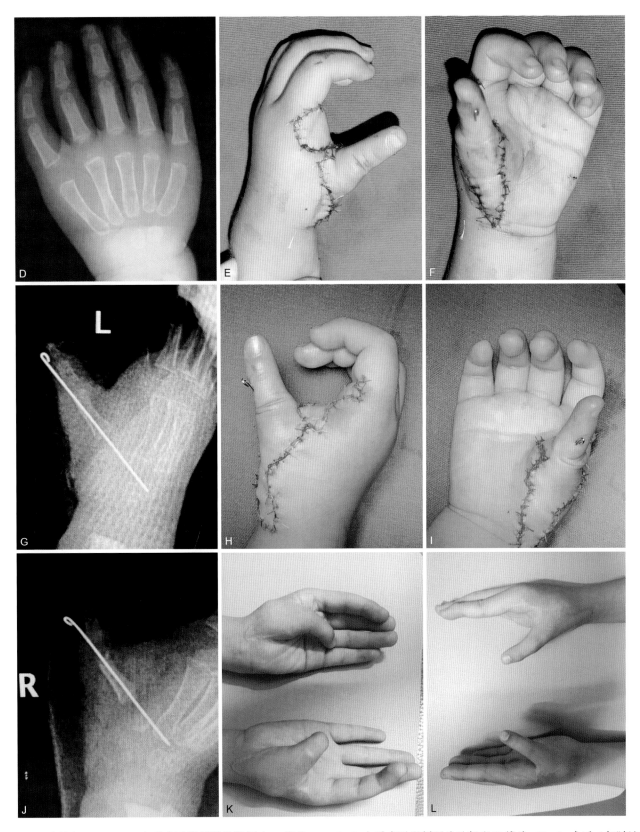

图 4-3-4（续）　E、F、G. 左手术后即刻照片及复查 X 线片；H、I、J. 右手术后即刻照片及复查 X 线片；K、L. 术后 4 年随访重建拇指情况

（田晓菲　陈　伟）

第四节　多拇指畸形

一、概述

先天性多拇指畸形是最常见的手部先天畸形。我国妇幼卫生监测及年报通讯（2020 版）报告 2018 年多指 / 趾发病率为 21.40/10 000，居出生缺陷第二位。因先天性心脏病多数可在出生后数年内自愈，多指 / 趾畸形实际上是需要手术治疗的首位出生缺陷。其中，发生在手部的多指畸形比足的多趾更为常见，而多指中，拇指多指约占 9 成。

国际手外科学会联合会（International Federation of Societies for Surgery of the Hand, IFSSH ）通过的先天性手及上肢畸形的 Swanson 分型界定多指畸形属于胚胎期肢芽的"重复"类畸形。但 OMT（ Oberg-Manske-Tonkin Classification ）分型法认为是掌板的形成以及分化障碍共同导致的。笔者也认为，多指不仅仅表现为手指的重复，更多地表现为正常手指的分裂，这导致有多指的时候，主干指往往合并不同程度的发育不良。

多拇指畸形的病因和发病机制尚不明确，部分与遗传有关，是一种染色体疾病，但环境因素对早期胚胎的影响使肢芽胚基分化早期受损，也被认为是导致多拇指畸形的重要原因。某些药物、病毒性感染、外伤、放射性物质的刺激等，特别是近代工业、食品的污染，都可成为多拇指的致畸因素。

二、临床表现及分型

不同表型的多拇指畸形外观差异很大。绝大多数拇指仅多出 1 指，如果拇指多出 2 个以上，则为多倍拇畸形，比较罕见。如果多出 2 个，共有 3 个拇指，即三倍拇畸形。临床上，最多有 4 个发育程度不等的带指甲的拇指，即四倍拇畸形。多拇指可以单侧手或双侧手发生，双侧多拇指可以是对称相似的类型，也可以不同。多出的拇指可发自末节指骨、近节指骨或掌骨，也可发生在拇指的桡侧、尺侧，但临床上未见有从拇指掌、背侧发出的多指。多拇指畸形可有明显的主次之分，最轻的多拇指畸形仅为拇指侧方的一个小凸出，也可以两个拇指的指头大小相当，无明显主次之分。

不同外观表型的多拇指畸形，功能也不尽相同。多数情况下，主、副拇指差异越大，主拇指功能影响越小。无明显主、次之分或是多指发出的部位越靠近肢体近端时，拇指的功能受影响越大。

凡多拇指与主拇指有骨关节相连的，临床上仍习惯采用 1969 年的 Wassel 分类法。根据拇指正位 X 线片上指骨、掌骨重复的起始水平将拇指多指分为 7 型（图 4-4-1 ）。

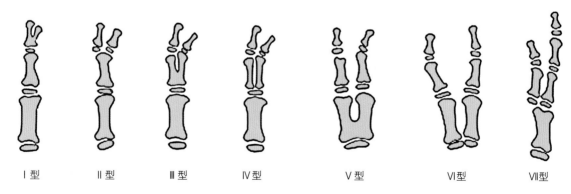

| Ⅰ型 | Ⅱ型 | Ⅲ型 | Ⅳ型 | Ⅴ型 | Ⅵ型 | Ⅶ型 |

图 4-4-1　多拇指畸形的 Wassel 分型

Wassel 分型仅简单地反映了多拇指发出的节段，并不能区分多拇指畸形的严重程度。对于婴幼儿来讲，X 线片不能呈现软骨的结构，会造成分型的错误，严重降低其对治疗方案的指导意义。因此，后来的学者对 Wassel 分型进行了补充，将 Wassel Ⅳ 型又分为 4 个亚型：Ⅳ-1：多指发育不全型；Ⅳ-2：拇指尺偏型；Ⅳ-3：分支型；Ⅳ-4：汇聚型。

鹿特丹分型是对 Wassel 分型的进一步改良，较为全面，能将临床所有不同表现的多拇指进行分类。数字Ⅰ到Ⅷ代表从远端到近端的多指发出水平。偶数为完全重复，奇数为不完全重复即分叉，数字Ⅶ和Ⅷ代表腕骨的重复和分叉。再在上述分类中评估其他异常，分别用字母代替，如 T 代表"三倍拇"，Tph 表示三节拇，D 表示偏离中轴，H 表示发育不全，S 表示关节粘连。再结合字母 r 代表桡侧、m 代表中间、u 代表尺侧来标注重复指的位置（图 4-4-2）。但鹿特丹分型较为复杂，仍不能被临床医生广泛采用，更适合于专业的学术研究。

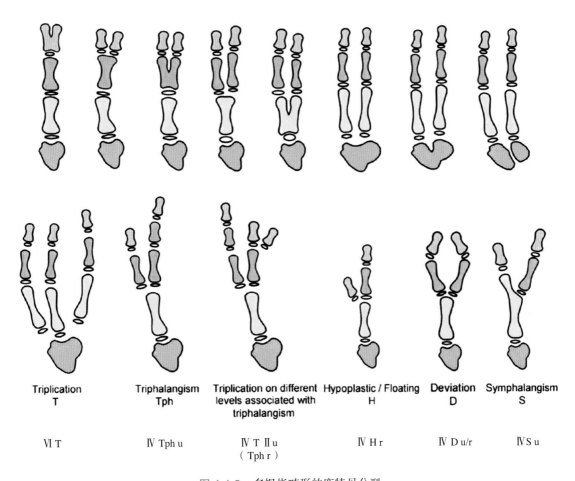

图 4-4-2　多拇指畸形的鹿特丹分型

三、治疗

（一）术前评估

与分型相比，术前对多指以治疗为中心的全面评估更为重要。术前需要对每个拇指进行外观、物理检查、影像学 3 个方面的评估，以区分主、副拇指。评估指标包括：指体大小、指甲大小及甲廓形态、指体轴向、关节活动度、关节稳定性以及术前的骨关节影像学特点。

术前均需要拍摄拇指正位、斜位的 X 线片。拇指正位片即 X 线球管垂直拇指指间关节及掌指关节情况下获得的 X 线片（图 4-4-3）。通常情况下，当整个手平放在平台上拍片时，拇指为斜位。在有些类型的多拇指畸形中，拇指正、斜位 X 线片的骨关节表现有较大的差异（图 4-4-4）。拇指正位 X 线片尤其重要，反映的是拇指桡、尺侧平面的骨关节情况，较拇指斜位能更准确地反映多拇指畸形的骨关节形态及拇指轴向特点。但需要注意的是，在拇指

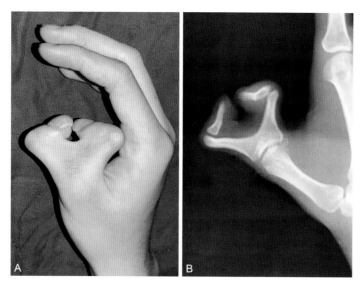

图 4-4-3   拇指正位。A.拇指正位外观；B.拇指正位 X 线片

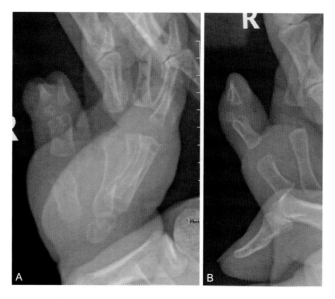

图 4-4-4   右手 Ⅱ 型多拇指畸形术前正、斜位 X 线片的表现差异。A.拇指正位片见拇指末节重复，两个指骨分离，近节指骨显著增宽；B.拇指斜位片见两个末节指骨重叠，难以判断骨关节特点，近节指骨宽度未见异常

多指伴三指节拇指畸形时由于拇指不在对掌位，此时手正位也是拇指正位。

对于绝大多数类型的多拇指畸形，术前 X 线片已足够了解其骨关节形态。但一些特别复杂的多拇指畸形，可能需要 CT 检查进行三维重建，才能全面反映骨关节的畸形情况。

通过评估及比较上述指标，多数多拇指畸形可明确区分主、副拇指。如果主、副拇指区别明显，且主拇指与健侧拇指形态、功能均接近，仅仅体积稍小，则可忽略副拇指。如果主、副拇指有区别，但主拇指与健侧指相比，不仅体积偏小，还存在形态、功能上的缺陷，此时仍需要对副拇指进行评价，以评估能否利用副拇指的结构对主拇指进行补充。一些特殊类型的拇指多指，两个拇指差异不大，或者每个指头各有优势，此时就不能简单地区分主、副拇指，而要对每一个指头进行详细评估。指甲的大小、形态有无歪斜、甲缘是否对称是手指发育程度的判断依据，指甲发育较好的则末节相对发育较好。

（二）手术时机

手术时机依据多拇指的类型不同而不同，但建议 3 岁前应完成手术。

1. 只有一条细长皮蒂相连的肉赘型多指，新生儿期就可手术切除，亦可蒂部结扎，防止扭转后坏死感染。蒂部较宽不易扭转的肉赘型多指，可在 3 个月龄时于基础麻醉加局麻下实施手术切除。

2. 对于与主拇指有骨关节相连的多指，如果主拇指发育好，指间关节无侧弯畸形，最早可以在半岁左右实施手术。

3. 对于与主拇指有骨关节相连的多指，如果主拇指发育不好，指间关节有侧弯畸形；或多指无主次之分，单纯切除多指后外观、功能不佳需要做两指融合或是顶端移位手术者，宜在 1 岁后实施手术。

（三）治疗原则

多拇指畸形手术的目的是获得一个关节稳定的、可活动的、有足够大小和良好外观的拇指。腕掌关节、掌指关节的活动度尤为重要，尤其是腕掌关节。指间关节的活动性虽然是正常拇指应有的，但指间关节不活动只影响指尖的对捏，加之儿童可以有较好的代偿，因此指间关节不活动对日常生活的影响不大。当关节稳定性和活动度两者不能兼得时，付出牺牲指间关节活动的代价去获得关节的稳定，使拇指矫直是合理的。另外，拇指掌指关节尺侧的稳定也很重要，是保证握持较重物体的保障。手术需要尽可能维持掌指关节、指间关节的稳定性，以及保证腕掌关节的活动度。

（四）手术方法

麻醉方式：单侧拇指多指一般为基础麻醉＋臂丛阻滞麻醉，双侧拇指多指则为气管插管全身麻醉。

除了肉赘型多拇指可单纯切除外，多拇指畸形的治疗方法基本上归为两类：副拇指切除＋主拇指重建以及两个重复拇指的组合。

1. 副拇指切除＋主拇指重建　该方法适用于存在一个外观、功能明显更好的主拇指。

（1）副拇指切除：切口线尽量隐蔽在手指侧方的掌、背侧皮肤交界处。显露副拇指神经血管束，结扎血管，切断支配副拇指的神经，神经断端需退缩至正常软组织内以防止形成神经瘤；显露副拇指屈、伸肌腱，在接近止点处切断副拇指的肌腱，并

向近端游离备用；对于 Wassel Ⅳ型多拇指，需将附着于副拇指上的大鱼际肌肌腱止点、关节囊韧带复合体剥离下来备用，Ⅴ型则是单纯的大鱼际肌止点剥离备用；对于关节连接的副拇指，掀起关节侧方的韧带骨膜瓣（掌指关节处是拇大鱼际肌瓣），切除副拇指及其对应的近端关节软骨（也可能包括少部分骨骼组织）纵向多余成分。对于骨干连接的副拇指，切除副拇指及其对应的骨干纵向多余骨骼。

（2）主拇指重建：包括骨关节重建、肌腱重建以及软组织重建。

1）骨关节重建：

两指共用关节囊时，需修整主拇指近端关节面以及切除多拇指对应的多余骨骼，使之与远端关节面匹配，并把主拇的指骨往对侧拖移后对合关节，重建关节囊侧副韧带。对于 Wassel Ⅳ型多指，重建掌指关节的关节囊、侧副韧带和大鱼际止点是同时进行的，即将前述从副拇指上剥离下来的肌腱止点关节囊韧带复合体重新固定于近节指骨桡侧。如果术前关节力线成角 >20°，仅仅肌腱止点重建不能完全矫正力线，需要在关节囊起点以近做楔形截骨才能完全矫正（图 4-4-5）。

两指不共用关节囊时，无法通过修整关节面软骨、指体拖移以及紧缩关节囊来矫正力线成角，此时，只要力线成角 >15°，也就是外观上成角较明显的就需要截骨矫形。

骨关节重建时，还需要观察是否存在主拇指的旋转畸形，常见的是拇指旋前不足，可通过在截骨处调整旋转角度，以实现拇指和其他手指指腹对捏。如果存在近端关节面的骨骼增粗，需切除增粗的邻关节部分骨骼。婴幼儿因软骨成分多，在 X 线片上可能观察不到，需结合外观、体格检查来判断，必要时切开关节囊探查，有增粗则削去多余的关节面软骨，否则遗留增粗的关节面会导致关节处粗大、局部凸起。

如果关节存在偏斜，如 Wassel Ⅳ型汇聚型（俗称蟹钳样多指），主拇指的指间关节、Wassel Ⅳ型尺偏型主拇指的掌指关节通常有严重的偏斜。这类关节偏斜通常由关节面倾斜、肌腱止点附着偏斜或者关节脱位造成，有时 3 个因素都存在，有的则只有 1 个因素，需根据每个病例的实际情况来处理。如蟹钳样多指指间关节的偏斜通常由 3 个因素造成，需要截骨矫正关节面倾斜、利用多指肌腱止点缝合到对侧平衡肌腱力线以及同时紧缩矫正后变得松弛的关节囊（图 4-4-6）。

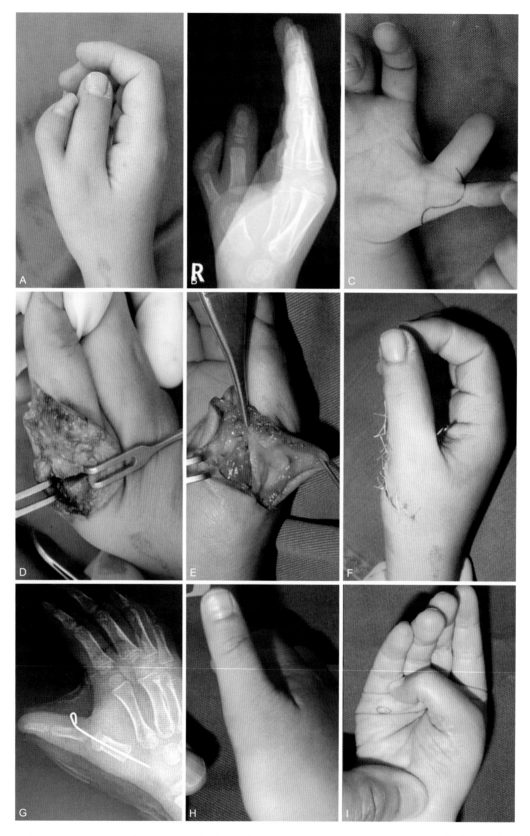

图 4-4-5　Wassel Ⅳ型多拇指畸形的主拇指重建。A、B. 术前多拇指畸形外观及拇指正位 X 线片，显示尺侧指为主拇指，伴拇指掌指关节尺偏；C. 环绕多指基底的弧形切口；D. 切除多指、剥离鱼际肌止点及关节囊后，掌骨远端桡侧楔形截骨，克氏针斜行固定；E. 鱼际肌止点及关节囊复位缝合固定；F、G. 术后即刻外观及 X 线片显示掌指关节尺偏矫正；H、I. 术后 1 年，拇指外观及功能正常

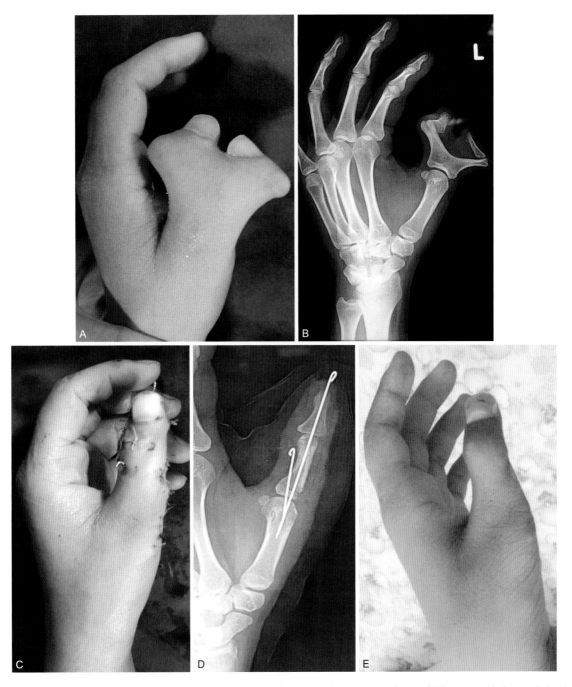

图 4-4-6　蟹钳样多指畸形主拇指重建。A、B.术前拇指正位外观及 X 线片；C、D.术后即刻外观及 X 线片，近节指骨近端桡侧、远端尺侧均楔形截骨，克氏针固定；E.术后半年，拇指轴向较好

一类特殊的 Wassel Ⅵ型多拇指畸形，多指从掌骨基底发出，主拇指为尺侧指，但其腕掌关节严重尺偏，导致拇指掌骨几乎与示指掌骨平行，虎口实际很狭窄，但掌指关节的桡侧偏斜可能造成虎口过大的假象，这类多拇指畸形还常伴有主拇指掌指关节屈曲，类似扣拇畸形的表现。手术需要首先在掌骨基底桡侧楔形截骨（婴幼儿也可以做掌骨近端的关节面成形），使拇指掌骨充分外展，虎口开大，再行掌骨远端尺侧楔形截骨矫正和（或）尺侧关节囊紧缩，才能使拇指轴向得以矫正。同时，虎口处皮肤的松解也常是需要的，常用背侧 M 形皮瓣或者 Z 字成形开大虎口，笔者更推荐后者，因其瘢痕不明显（图 4-4-7）。

当多拇指畸形的主拇指为三指节拇指时，需要

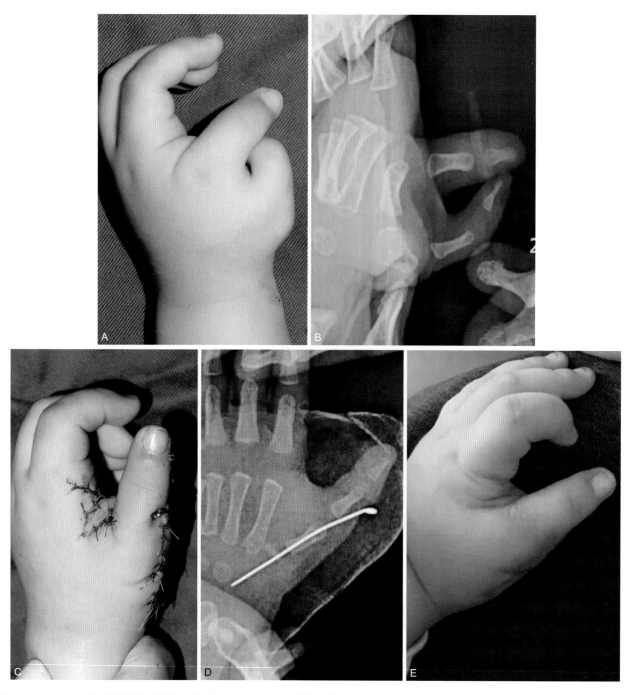

图 4-4-7　Wassel Ⅵ型多拇指畸形主拇指重建。A、B.术前拇指正位外观及 X 线片显示主拇指掌骨与第二掌骨平行；C、D.术后即刻外观及 X 线片显示掌骨近端桡侧截骨后恢复外展位，虎口正常；E.术后半年，拇指轴向正常，虎口正常

评估三指节拇指的长度，如果发育较示指差，拇指尚处在对掌位，可以分别短缩掌骨及融合远指间关节，达到短缩拇指的效果（图 4-4-8）。如果三指节拇指发育完全同示指，且失去对掌位，即平板手畸形，则需要把三指节拇指行拇化术（4-4-9）。

2）肌腱重建：

如果主拇指肌腱系统完善，行程、止点均正常，副拇指的肌腱发育很差，可单纯保留主拇指的肌腱系统。否则，需将副拇指的肌腱利用起来，补充加强主拇指肌腱系统的不足，或者做肌力平衡。对于 Wassel Ⅳ、Ⅴ型的多拇指畸形，在重建大鱼际肌止点后，要将 EPL（拇长伸肌）肌腱缝合于近节指骨桡侧、背侧重建或加强拇短伸肌腱的功能。如果主拇指指间关节偏斜，则存在 FPL（拇长屈肌）肌腱

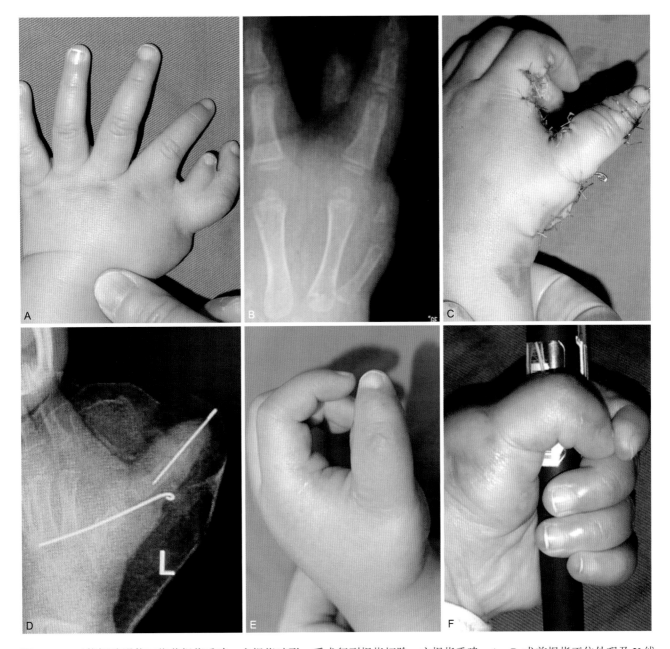

图 4-4-8　三倍拇畸形伴三指节拇指重建。主拇指畸形，手术行副拇指切除 + 主拇指重建。A、B. 术前拇指正位外观及 X 线片显示主拇指为三指节拇指，其桡侧有多余指列，尺侧也有多指；C、D. 术后即刻外观及 X 线片显示拇指长度及轴向正常；E、F. 术后半年，外观及功能基本正常

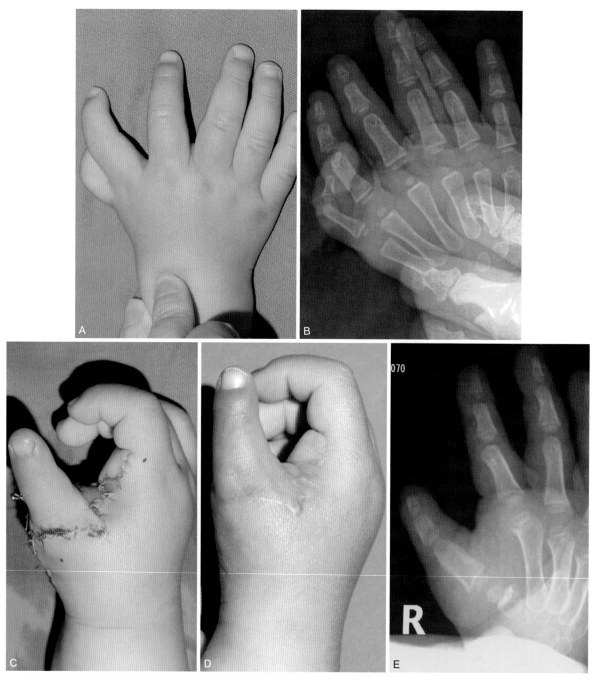

图 4-4-9　Wassel Ⅵ型伴三指节拇指重建。A、B.术前拇指正位外观及 X 线片显示主拇指为三指节拇指，发育较好同示指；C.术后即刻外观显示拇指长度及轴向正常；D.术后半年，外观正常；E. X 线片显示骨关节符合拇化术后正常表现

和（或）EPL 止点偏斜，可将副拇指的 FPL 和（或）EPL 肌腱止点缝合于末节基底对侧以平衡主拇指的肌腱力线（图 4-4-10）。如果副拇指的肌腱发育不良不能利用，可行自身肌腱止点中央化手术（图 4-4-11）。

3）软组织重建：

切除副拇指后，需要修剪多余的皮肤软组织，重塑主拇指正常的轮廓。否则，即使肉赘型多指，遗留皮肤软组织局部凸起，也影响外观。

有些类型的多拇指畸形，主拇指末节体积不足，指甲小且甲缘组织不足。此时，可利用切除的副拇指的复合组织对其进行补充。具体需根据指甲的发育情况选择行副拇指带指甲瓣或不带指甲的软组织瓣进行补充。对于指甲相连的 Wassel Ⅰ、Ⅱ型多拇指畸形，切除多指后甲缘缺损需要做甲缘重建（图 4-4-12）。对于指甲完整，但甲缘组织不足者可以保留多指皮瓣进行补充（图 4-4-13）。

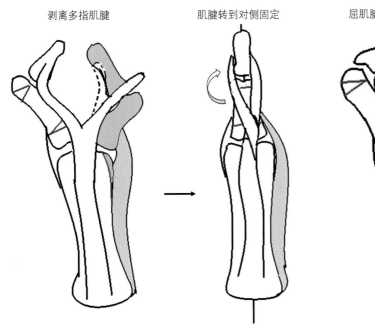

图 4-4-10　Wassel Ⅳ 汇聚型多拇指畸形主拇指屈肌腱重建

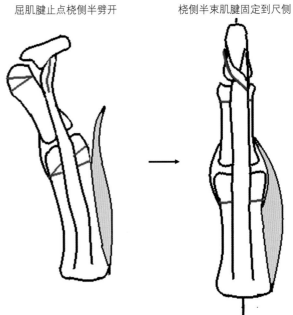

图 4-4-11　主拇指屈肌腱止点中央化

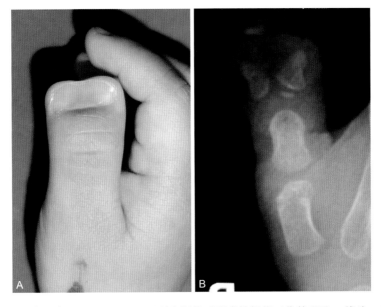

图 4-4-12　甲缘重建。A、B.Wassel Ⅱ型多拇指畸形术前拇指正位外观及 X 线片，指甲相连

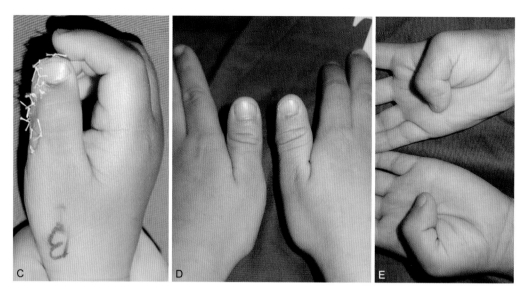

图 4-4-12（续） C. 利用多指皮瓣行甲缘重建，术后即刻甲缘饱满；D、E. 术后 10 个月，甲缘外形接近正常，功能正常

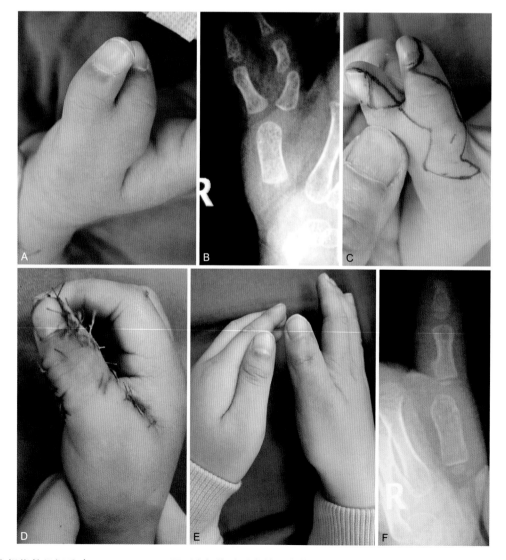

图 4-4-13　主拇指软组织重建。A、B. Wassel Ⅶ型多拇指畸形术前正位外观及 X 线片显示桡侧指骨关节对应较好为主拇指；C、D. 术中保留尺侧多指皮瓣补充主拇软组织；E. 术后 1 年，拇指形态饱满、甲缘软组织对称；F. 复查 X 线片见骨关节基本正常

2.重复拇指的组合

（1）横向组合（BC 融合术）：又分为传统 BC 融合术和改良 BC 融合术。如果每个拇指的指甲宽度均小于正常拇指指甲宽度的 70%，也有建议为 80%，或比示指指甲还要小，或指甲形态都明显歪斜，需行两指融合术。

1）传统 BC 融合术：1889 年 Bilhaut 首先报道了横向组合的方式，即切除中央部分的骨和软组织，把两侧部分拼接到一起，称为 Bilhaut-Cloquet 术式（BC 融合术），见图 4-4-14。适用于重复的两个拇指基本等长，指甲弧度基本相同的情况。切除两指中间部分的复合组织后拼齐主要结构，包括骨关节，特别是骨骺线，关节面也需要尽可能对齐，如稍有

差异，可略修整一侧的关节面软骨。甲半月、甲基质、甲皱襞需用显微缝线缝合。传统 BC 融合术术后常发生指甲畸形、指腹瘢痕、手指偏斜、关节僵硬、手指粗大以及骨骺早闭等并发症，现在已经较少采用，笔者推荐仅适用于特别对称的 Wassel Ⅰ 型、Ⅱ 型或者很对称的Ⅲ型多拇指畸形（图 4-4-15）。

2）改良 BC 融合术：2008 年 Baek 对 BC 融合术进行了改良，不拼接关节，保留发育相对更好的主拇指的骨关节，仅融合末节指甲及甲床附着的末节指骨（图 4-4-16）。适用于多数类型的需要融合的多拇指畸形，要求其中一个拇指的骨关节体量接近正常，指甲弧度接近。手术中的末节骨骼以及甲床拼接均需尽可能对齐，为避免损伤骨骺线，多指

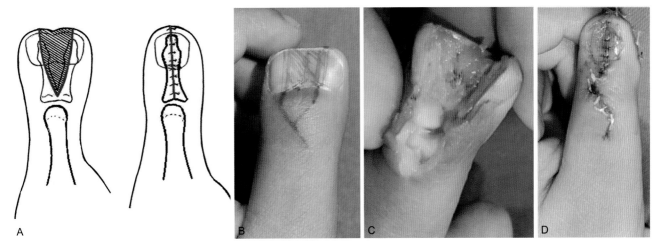

图 4-4-14　Bilhaut-Cloquet 术式（BC 融合）。A.手术示意图；B. Wassel Ⅱ 型多拇指畸形，指甲相连，切口显示拟切除中央部分；C.末节指骨各切除一小半；D.两侧指骨对合，关闭切口

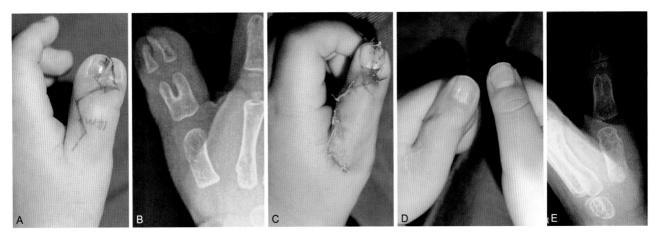

图 4-4-15　Wassel Ⅲ 型多拇指畸形 BC 融合术。A、B.术前拇指正位外观及 X 线片显示两指发育均差；C.融合术后即刻外观轴向、体积正常；D.术后 1 年，外观基本正常；E.X 线片显示指骨融合较好

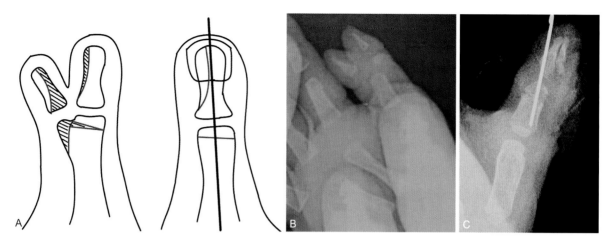

图 4-4-16　改良 BC 融合术。A. 手术示意图；B. Wassel Ⅱ型多拇指畸形术前正位 X 线片；C.桡侧指的月牙形指骨与主拇指末节指骨融合

的指甲瓣仅带一小块月牙形指骨。两块指骨的固定需用最细的克氏针（0.6 mm）横向固定，小婴儿末节骨骺的对合也可采用慢吸收线骨膜缝合固定；两指不等长时，可将副拇指做成带血管神经束的末节带指甲的岛状皮瓣往远端推进后和主拇指融合（图4-4-17）。改良融合法可减少传统 BC 术后关节僵硬的发生率，但可能发生带蒂复合组织瓣的血供不良，指甲拼接仍可能不平整。

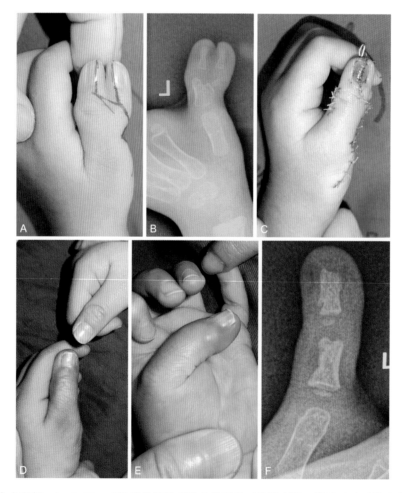

图4-4-17　改良 BC 融合术实例。A、B. Wassel Ⅲ型多拇指畸形术前拇指正位外观及 X 线片显示两指发育均差，指甲小而歪斜；C.融合术后即刻外观轴向、体积正常；D、E.术后 8 个月外观基本正常，掌指关节屈伸正常，指间关节屈曲受限；F. X 线片显示骨关节对位可，末节融合指骨已愈合

（2）纵向组合：又称为顶端移位术（on-top plasty）。适用于尺侧呈漂浮拇指样，但远端发育较好，而桡侧指远端发育不良、近端发育较好的多拇指特殊类型。也有文献称为非典型 Wassel Ⅵ 型，按鹿特丹分型则为Ⅳ Hu 型（H 代表发育不良，u 代表尺侧指）。顶端移位术的截骨平面需根据术前对两个拇指的掌指关节的骨骼体量、轴向、稳定性、功能等进行评价而定。多数情况下，桡侧指的掌指关节体积相对更粗大，屈伸功能较好，关节更稳定（但可能有关节囊尺侧不稳定）。因此，在近节指骨水平截骨拼接可保证术后掌指关节的功能（图4-4-18）。如果存在掌指关节尺偏或者尺侧关节囊不稳定，可以视情况同期或者二期矫正。尺侧指多数情况下只有一套指固有血管神经支配，手术中需小心分离保护，同时尽可能保留指背静脉以利回流。顶端移位术术后常见的问题有虎口瘢痕、指间关节功能欠佳等。

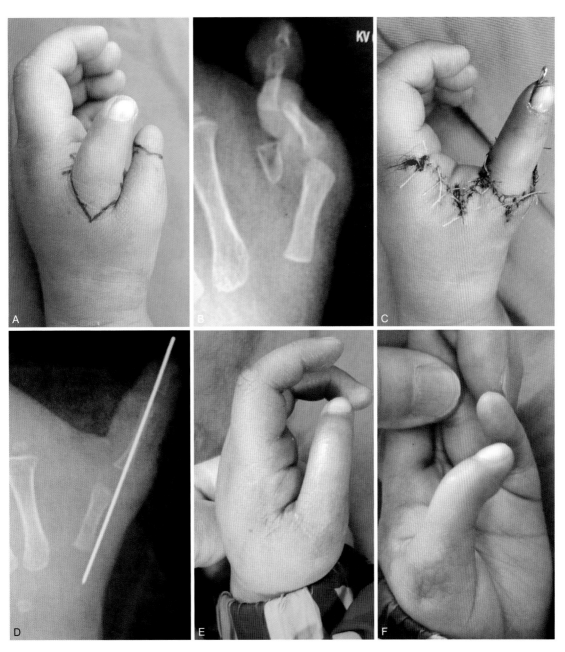

图 4-4-18　顶端移位术实例。A、B. 鹿特丹分型Ⅳ Hu 型多拇指畸形术前拇指正位外观及 X 线片显示尺侧指远端较好，近端掌骨发育不全，无活动。桡侧指近端发育较好，远端发育较差无指甲；C、D. 顶端移位术后即刻轴向正常，X 线片显示近节指骨水平截骨断端对合好；E、F. 术后 1 年，外观接近正常，功能较好

单纯的顶端移位技术只适用于尺侧指远端体量足够，指甲形态正常且甲缘对称的情况。有些类型不仅桡侧指远端发育差，指间关节尺偏、屈曲、末节指甲发育差甚至缺如，尺侧指远端也发育不好，指甲小而歪斜，但大都存在指甲。这种情况不能单纯切除任一指头，也不能单纯将尺侧指顶端移位，否则重建后的拇指远端形态也比较差。此时，推荐采用类似横向和纵向双重组合的方式，即将尺侧指顶端移位的同时，保留桡侧指指甲瓣做改良 BC 融合术，才能获得外观接近正常的指体（图 4-4-19）。

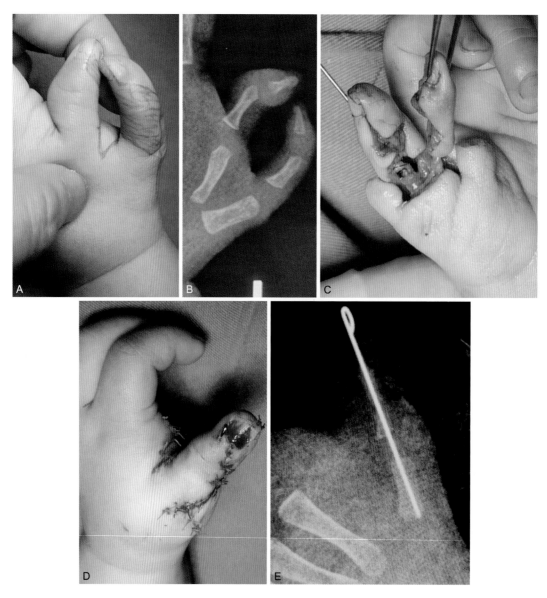

图 4-4-19　顶端移位 + 改良 BC 融合术。A、B.鹿特丹分型Ⅳ Hu 型多拇指畸形术前拇指正位外观及 X 线片显示两指发育均差，尺侧指掌骨近端发育不良，无活动，远端指甲歪斜。桡侧指掌骨发育好，远端发育也差，指甲歪斜；C.尺侧指近节指骨水平移位后与桡侧指指甲瓣同时行改良融合术；D.术后即刻外观轴向、体积正常；E.X 线片显示指骨轴向好

笔者将多拇指畸形的治疗方案选择流程总结如图 4-4-20，可适用于大多数的多拇指畸形。多拇指畸形的治疗，需把握的总体原则是把重复拇指最好的部分组合在一起，获得外观、功能都接近正常或是可以接受的结果。拇指有足够大小的体积、直的外形是美观的基本需求，在关节活动和稳定性不能兼顾的情况下，可以牺牲指间关节，甚至掌指关节的活动度以维持拇指关节的稳定性及直的外形，但要确保腕掌关节的活动良好。

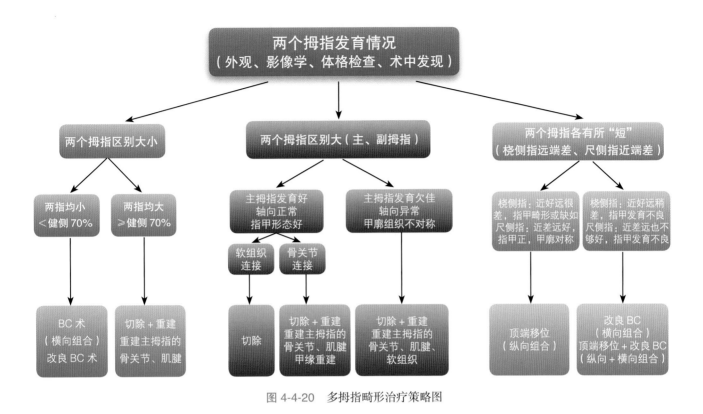

图 4-4-20　多拇指畸形治疗策略图

（田晓菲）

第五节　中央型多指

一、概述

中央型多指（central polydactyly）是一种罕见的疾病，比起轴前型（拇指）或轴后型（小指）多指畸形要少得多，除上述两种边缘性多指外，其他手指的多指为中央型多指。发生率从高到低依次为环指、中指、示指。可单独发生，也可以作为某种综合征的临床表现。六个对齐的活动良好的手指，无论独立还是并指，均不会对功能产生影响。然而中央型多指或并指可能会给患者带来心理社会影响。

二、病因与发病机制

中央型多指畸形被国际手外科学会联合会分类为Ⅲ型多指畸形。日本手外科学会建议将此畸形与裂手畸形和骨性并指畸形归为一个新类别。这是基于用化疗药物（白消安）治疗的胚胎大鼠的实验。在这些实验中，导致裂手、中央型多指和骨性并指的致畸效应都是由于诱导失败而导致的中央手板的缺陷，实验结果表明中央外胚层和中胚层存在弥漫性细胞死亡，顶端外胚层成纤维细胞生长因子表达降低，中胚层骨形态发生蛋白-4 和音猬因子表达减弱。相似的指间细胞凋亡和软骨凝结模式导致整个指列在裂手、中央型多指畸形和骨性并指畸形中的异常诱导。

中央并指畸形是最近发现的由同源盒（HOX）基因突变引起的肢体畸形之一，具体地说，是 2 号染色体（2q31）上 Hoxd13 的缺失导致了这种畸形。这是一种常染色体显性遗传模式。每个家系都有不同的表现，但通常伴有明显的骨性畸形（图 4-5-1）。

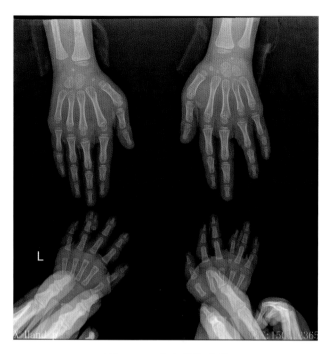

图 4-5-1　中央并指畸形

三、临床表现与分型

中央型多指畸形常表现为环指、中指和（或）示指的重复畸形，伴或不伴并指畸形。好发的顺序为环指＞中指＞示指。一般典型的是双侧受累，与之相关的足部畸形也很常见。临床检查和放射学检查均显示可能发生部分重复畸形，并与拇指和小指的部分多指畸形相似。独立的、活动的完全性多指也会发生，并且无法分辨哪个中央指是重复的。在并指存在的情况下，通过临床检查很难评估骨骼的数量和排列方式。要确定是否有括弧型骨骺、交叉骨、重复骨、骨连接、关节排列不良和骨骺的生长潜力，且有时骨性异常可能延伸到手掌，所以在决定手术干预前必须拍摄 X 线片。

中央型多指与 Grebe 软骨发育不良和 C 综合征（三角头畸形）有关。中央并指畸形是 2 号染色体上 Hoxd13 基因的常染色体显性遗传突变。近亲婚配妊娠的孩子有一种更严重的骨性疾病，这种疾病延伸到掌骨和腕骨、跖骨和跗骨。

分型：L. B. Wall 等根据 X 线表现分型如下（图 4-5-2）。

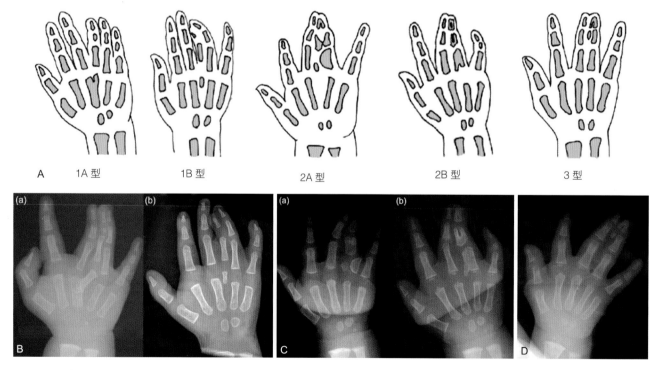

A　1A 型　　1B 型　　2A 型　　2B 型　　3 型

图 4-5-2　中央型多指 X 线分型。A. 示意图；B.1 型并指畸形累及掌骨水平。有两种亚型：1A 型的特征为中指掌骨远端分叉。拇指、示指和小指未受影响，并指介于中指和环指之间。1B 型的特点是中指和环指之间有一个小的 3 指或 4 指的中央指，从近端开始至掌指关节水平。这个额外的手指连接在环指或中环指并指的皮肤内。中指掌骨是正常的，未累及；C.2 型并指是指累及近节指骨。有两种不同的亚型：2A 型包括环指多指并和中指并指。环指近节指骨为 delta 指骨。2B 型包括平行或交叉的中指和环指近节指骨多指畸形。在 2B 型手部没有观察到 delta 指骨；D. 在 3 型并指畸形中，受累水平是中节或远节指骨，通常累及中指和环指，拇指、示指和小指未受影响

四、重建方案

如果中央型多并指不进行干预，任其生长发育的功能可能会优于手术干预，因此选择是否手术是比较困难的。手术分离的最大风险是可能将功能较好的并多指变成功能较差的独立的 5 个手指。手术同时有可能导致手指关节僵硬、畸形和旋转不良，从而影响手的功能。

（一）简单中央型多指

有独立、对齐、相邻的中央手指重复畸形是外科重建的最佳指征，表现为无指骨融合或关节融合，有活动的掌指关节和指间关节。X 线片通常表现为分裂或重复的掌骨。当多余指的肌腱、神经相对独立时采用指列切除术有良好的远期效果。

采用掌背侧联合切口，注意指蹼的保留及重建，选择发育、功能较差的手指，在选定切除的多余指指蹼处设计一个椭圆形切口。Barsky 皮瓣切口位于保留指的中央，用于指列切除后的蹼重建。广泛暴露用于识别神经血管解剖、肌腱连接以及潜在的骨和关节构造（图 4-5-3 ）。

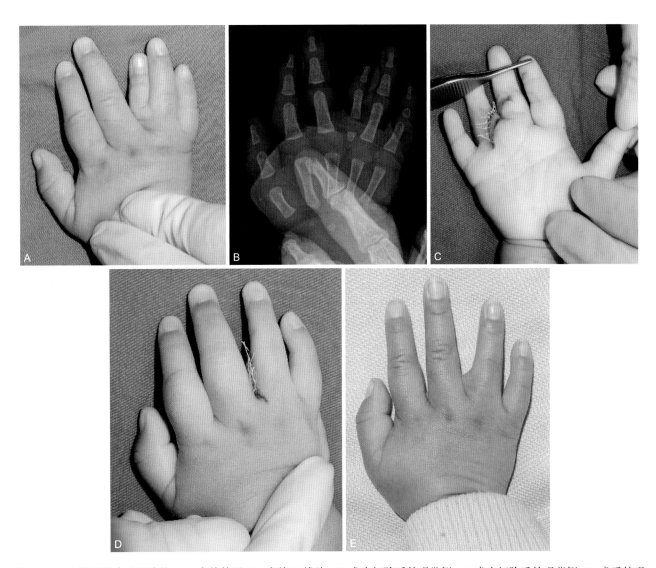

图 4-5-3　右手环指中央型多指。A. 术前外观；B. 术前 X 线片；C. 术中切除后外观掌侧；D. 术中切除后外观背侧；E. 术后外观

在术前必须确定每例病例的解剖结构，以制定最终的手术方案进行指列切除术。在保护保留手指的神经血管束的同时切断掌骨横韧带，通过韧带的切口进入切除的掌骨，尽可能保留掌横韧带长度，以利于后面的韧带重建。结扎切除指列的指动脉，并且每条指神经均准确地追踪到指总神经并锐性切断。游离残留的屈肌和伸肌肌腱，它们可被用于肌肉再平衡或韧带重建，必要时进行内在肌再平衡。

骨切除术主要是切除整个指列或分裂的掌骨。若保留指同时伴有偏斜，根据手指的长短，应进行闭合性楔形截骨术或者撑开式截骨以纠正轴向力线，切除的指骨可以用作植骨。重建和闭合指列间指蹼遵循裂手原则，Barsky 皮瓣用于结合处的修复。多余的皮肤用掌侧和背侧曲线闭合。在整个重建和闭合过程中都使用肌腱固定术，以确保指列对线正常，手指屈曲无重叠。为了重建满意，两根 0.28~0.45 英寸的 C 形钢丝进行横向平滑固定，以保持轴向和旋转对齐。长臂石膏固定维持 4 周后取内固定，再继续进行 2~4 周的夹板保护。

（二）复杂中央型多指

如前所述，此种类型以 3~4 指并指伴中央型多指为主要表现，目前外科干预在此畸形方面有其局限性。

多指中心骨的关节通常排列不齐，自胚胎形成以来相对不活动。骨骼经常扭曲，出现骨性融合、三角形指骨、交叉骨和从远节指骨至掌骨的双叉骨。指甲连结，皮肤紧绷，活动受限。肌腱很少独立，甚至可以交叉或缺如。X 线片在术前计划中有很大帮助，部分病例需要 CT 扫描确定骨连接，但是仍需术中判断具体的畸形情况。

一般中指的排列和发育要好于环指多指的复杂骨畸形；远节指骨关节融合通常包括三部分发育不全的指骨和指甲。手术治疗的第一个目标是重建一个直的活动良好的中指。第二个目标更现实：重建一个直的、僵硬的、更短的环指，但不会妨碍手部功能。

使用背侧十字形皮瓣作为指蹼重建皮瓣，向远端设计 Z 字形切口。设计侧甲襞，重建甲缘，掌侧作镜像设计。中央骨的切除是从远端到近端。重建的近端范围取决于：①血管蒂；②骨分离和重建；③有更多近端分离的错位和旋转不良的风险。如有必要，切除的骨可用于开放性截骨的植骨以矫正骨和（或）关节对齐。骨和关节矫正的程度同样取决于皮瓣、小骨块和整个手指的血管问题。

通常情况下，边缘（中指为桡侧，环指为尺侧）神经血管蒂是正常的，如果中央血管缺失或手术受损，则其可作为手指存活的来源。在结扎血管或深入重建之前，放开止血带并检查其血运。有时需要保留部分骨性结合或骨块，以维持关节稳定性或骨性对线。伸屈肌腱往往需要再平衡，屈肌腱存在共用，需要劈开屈肌腱。在皮瓣旋转和闭合前进行克氏针固定，皮肤缺损处常常需要全层皮肤移植（图 4-5-4）。

石膏及钢针固定 1 个月后去除，继续持续支具佩戴和祛瘢治疗 6 个月，术后定期门诊随访指导康复锻炼，调整支具。

五、技术要点与并发症

最好的结果是完全的指列切除。这可能只需对 4 个手指进行外科重建，而不是全部重建 5 个功能完好的手指。中央型并多指重建的积极结果将是中指更加灵活、对齐，环指相对笔直、僵硬、较短。

最常见的手术并发症是畸形和旋转不良，这会影响手的功能。最糟糕的情况是，重建的手指阻碍了相邻手指和拇指的使用。如果没有功能的手指位于手掌的背侧，并且不妨碍其他手指，则手功能略有优势。

复杂型中央型并多指，重建为五个手指时，往往需要多次手术且手术效果较差，应该谨慎选择该手术方式。

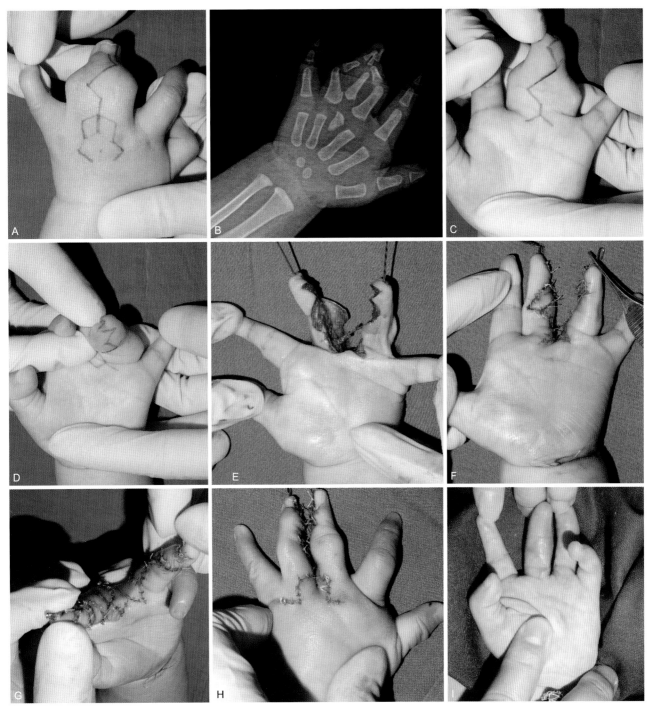

图 4-5-4 复杂中央型多指。A. 术前背侧外观；B. 术前 X 线片；C. 术前掌侧外观；D. 术前指尖外观；E. 术中分指；F. 创面植皮后掌侧外观；G. 指间外观；H. 背侧外观；I. 伤口愈合后外观

（印春花　沈小芳）

第六节　尺侧多指

一、概述

尺侧多指是最常见的手部先天畸形之一，也称为轴后多指畸形，是指手部尺侧手指全部或部分重复的一系列疾病，是由于上肢胚胎形成过程中手板的轴前 - 轴后分化失败所导致。根据国际手外科学会联合会（International Federation for Societies of Surgery of the Hand，IFSSH）分类，尺侧多指畸形被归为 Ⅲ 类 / 重复指畸形。根据改良的 Oberg-Manske-Tonkin（OMT）分类，该疾病被归为 IB 2 类畸形 / 手板轴前 - 轴后形成失败。

二、病因与发病机制

尽管尺侧多指与发育中的肢芽轴前 - 轴后分化失败有关，但确切的机制尚不清楚。胚胎的肢体发育沿着三个空间轴以协调的方式发生，其一系列复杂的步骤开始于肢芽的形成。随着肢芽的发育并沿着近端 - 远端轴延长，在后中胚层中建立了极化活性区（ZPA）。音猬因子（SHH）基因表达于 ZPA 中，沿轴前 - 轴后方向影响手指的发育和特性。SHH 有助于独特地形成前臂、腕部和手的尺侧结构，包括尺骨、腕骨的两个尺侧柱以及小指、环指和中指的尺侧半。SHH 缺乏会导致尺侧列缺陷，SHH 的过度表达会导致桡侧多指畸形。

单纯的尺侧多指畸形往往与遗传密切相关。已经报道的有常染色体显性和常染色体隐性遗传两种模式。最常见的与尺侧多指相关的有 7 号、13 号和 19 号染色体的异常。但其确切遗传模式尚不确定，环境暴露已经被认为是患尺侧多指畸形的危险因素。与尺侧多指相关的综合征见表 4-6-1。

表 4-6-1　与尺侧多指相关的综合征

名称	相关异常	遗传
Ellis–van Crevald 综合征	侏儒症，四肢短小，胸部小，牙齿异常，心脏缺陷	常染色体隐性
Smith–Lemli–Opitz 综合征	相貌异常，小头畸形，智力障碍，心脏、肾脏、胃肠道和生殖器畸形，肌张力低下	常染色体隐性
McKusick-Kaufman 综合征	生殖器畸形（子宫阴道积水），心脏缺陷	常染色体隐性
巴陶氏综合征	智力障碍，心脏缺陷，脑 / 脊髓异常，小眼畸形，唇腭裂，肌张力低下	散发
短肋 - 多指综合征 Ⅰ～Ⅲ	胸廓狭小，四肢短小，心脏缺陷，多囊肾，心脏、胃肠道和生殖器异常	常染色体隐性
口 - 面 - 指综合征	相貌异常，口腔和牙齿异常，唇腭裂，多囊肾（仅Ⅰ型）	Ⅰ型：X 连锁显性 其他：常染色体隐性
Bardet–Biedel 综合征	视力减退，肥胖，智力障碍，性腺功能低下，相貌异常，心脏、肝脏和胃肠道异常	常染色体隐性
Meckel 综合征	枕部脑膨出，其他神经管缺损，多囊肾，肝硬化	常染色体隐性
Greig 头多并指综合征	相貌异常，巨头畸形，智力障碍，踇趾 / 拇指	常染色体显性
Pallister–Hall 综合征	脑部异常（下丘脑错构瘤），会厌纵裂，肛门闭锁，肾脏异常	常染色体显性
Weyers 面骨发育不全	牙齿异常，指甲畸形，四肢短小	常染色体显性
Joubert 综合征	脑部异常（磨牙征象），肌张力低下，共济失调，智力障碍，相貌异常，视网膜营养不良，肾、肝和内分泌异常	常染色体隐性，罕见 X 连锁隐性

（续）

名称	相关异常	遗传
Simpson-Galabi-Behmel 综合征	相貌异常，多乳头，膈疝，脐疝，肾脏异常，肝脾肿大，智力障碍，实体器官恶性肿瘤	X 连锁显性
Hydrolethalus 综合征	相貌异常，唇腭裂，脑积水，脑部异常，心脏畸形，气道狭窄，脐疝	常染色体隐性
肢端 - 胼胝体综合征	巨头畸形，胼胝体体发育不全，相貌异常，唇腭裂，心脏异常	常染色体隐性
窒息性胸骨发育不良 /Jeune 综合征	小胸部，短肋骨，短肢，骨盆异常，呼吸衰竭	常染色体隐性
局灶性真皮发育不良 / Goltz-Gorlin 综合征	多发性皮肤异常，皮肤乳头状瘤，眼部异常，牙齿异常，唇腭裂	X 连锁显性

三、临床表现与检查要点

尺侧多指大多是 Temtamy 和 McKusiak 所描述的 A 型或 B 型中的一种。A 型尺侧多指是位于小指尺侧发育良好的多余指，通常与主干指有骨性连接（图 4-6-1A）。而 B 型多余指是发育不良，带蒂或肉赘型多指，以软组织连于尺侧指（图 4-6-1B）。Tamir Pritsch 等根据影像学表现进一步将 A 型多指分为 5 个亚型，分别为：1 型：发育完全的第六掌骨在 CMC 关节处相连称为"掌骨型"（图 4-6-1C）；2 型：多指指骨在第五指的侧方插入掌骨远端，称为"掌指骨型"（图 4-6-1D）；3 型：手指位于第五指的侧方插入掌骨远端的残留"掌指骨型"（图 4-6-1E）；4 型：手指发自掌指关节处"插入型"（图 4-6-1F）；5 型：手指发自分叉的近节指骨"完全发育型"（图 4-6-1G）。尺侧多指尚有其他分类方式（表 4-6-2）。

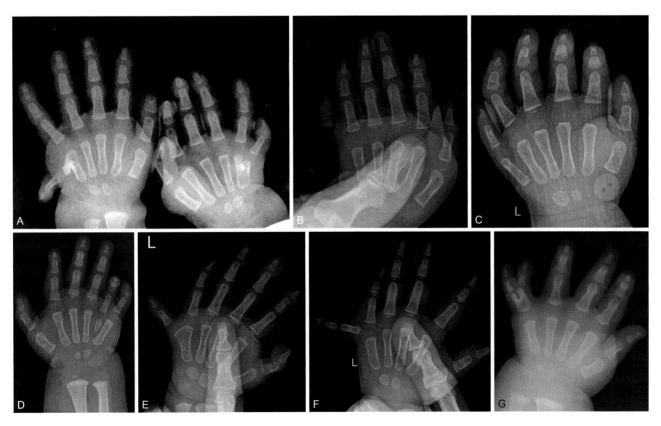

图 4-6-1 尺侧多指分型 .A. A 型尺侧多指；B. B 型尺侧多指；C. A1 型尺侧多指；D. A2 型尺侧多指；E. A3 型尺侧多指；F. A4 型尺侧多指；G. A5 型尺侧多指

表 4-6-2　尺侧多指畸形的分类

Tamtamy 分类	A 型：小指尺侧结构良好且功能正常的手指
	B 型：手指为小的无功能的带蒂或小的指块
Stelling 分类	1 型：手指仅具有软组织
	2 型：手指具有指骨组织
	3 型：手指具有指骨和掌骨组织
Buck-Gramko 分类	V 型残留型：手指仅具有软组织
	V 型远端指骨：手指的远节指骨分叉
	V 型远指间（DIP）关节：手指在 DIP 关节处有两个远节指骨相连
	V 型中节指骨：手指的中节指骨分叉
	V 型近指间（PIP）关节：手指在 PIP 关节处有两个中节指骨相连
Brussels 分类	V 型近节指骨：手指的近节指骨分叉
	V 型掌指（MCP）关节：手指在 MCP 关节处有两个近节指骨相连
	V 型掌骨：手指的掌骨分叉
	V 型腕掌（CMC）关节：手指 CMC 关节处有两个掌骨相连
	I 型：无指甲或骨头的"疣状"小皮肤瘤
	II 型：手指有小指甲和小骨头，有或没有无肌腱且无功能的关节
Rayan 分类	III 型：手指比 II 型发育更好，PIP 关节发育不全或缺失，MCP 关节相连或第五掌骨分叉
	IV 型：完全发育的第六手指并且具有第六掌骨
	V 型：其他；包括尺侧多指合并并指及其他骨异常
Al-Qattan 分类	I 型：没有骨头或指甲的小皮肤瘤
	II A 型：带蒂的无功能手指，狭窄的蒂（<3 mm）
	II B 型：带蒂的无功能手指，蒂较宽（>3 mm）
"改良的 Rayan"	III A 型：形态功能良好的手指于掌骨分叉处或部分重复的第五掌骨处相连
	III B 型：形态功能良好的手指近节指骨融合至第五掌骨
	IV 型：手指具有独立分开的第六掌骨
	V 型：其他；包括多并指和三节指的小指

四、治疗

（一）B 型尺侧多指的治疗

B 型尺侧多指畸形的新生儿可采用直接结扎进行治疗，手指会在几天到几周内缺血脱落。但局部结扎可能导致蒂部神经瘤形成，笔者建议局麻下手术切除，并处理好残端神经，尽量分离后埋入近端软组织

对于蒂部发育较粗大的 B 型尺侧多指，则行手术切除。可用安抚奶嘴安抚患者，多指根部进行局麻，多指侧方切口做 Z 字形切口，避免线性瘢痕挛缩。神经需高位结扎，血管使用电凝或结扎，可使用可吸收缝合线缝合伤口。局部抗生素药膏涂抹后包扎，2 周后打开敷料。很少出现感染，愈合后切口处留下小的瘢痕（图 4-6-2）。

（二）A 型尺侧多指的治疗

由于 A 型多指畸形通常需要在全身麻醉下治疗，因此手术应推迟到患儿 6 个月大时进行。手术的目的是在保留小指功能的同时切除异常的骨和软组织成分。在多指的周围设计锯齿状切口，切口可以沿着手指的侧正中线及手掌手背的交界处向近端延伸。切开皮肤，使用锐性和钝性分离来暴露手指的骨性成分。将骨骼从周围的皮下组织中分离出来。锐性分离异常的屈肌腱和伸肌腱并切断，使其回缩到手中。呈露多余手指的神经血管束，将指神经牵拉出后切断，使用双极电凝对动脉进行烧灼处理。修剪皮瓣让切口锯齿状闭合。切除切口两端的

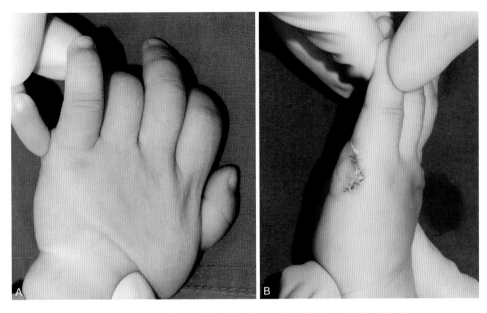

图 4-6-2　B 型尺侧多指畸形切除。A.术前外观；B.切除后外观

皮肤"猫耳"畸形，将切口纵向或沿屈曲皱痕进行延伸。

　　将尺侧多指畸形切口延伸至第五掌指关节时要特别注意。小鱼际肌，包括小指对掌肌、浅层小指展肌和小指短屈肌的附着点。应被保留并从骨膜下平面从掌骨外仔细解剖分离。对于多指延伸至掌指关节近端的病例，在保留小指展肌在多指近节指骨的附着部分时应保留一个骨膜袖。

　　小指展肌的附着点被转移到桡侧小指近端指骨的基底部，以确保小指的外展功能。在掌指关节处

如果多指包含两个近节指骨与小掌骨相连，那么在多指近节指骨基底附着的尺侧副韧带也应保留一个骨膜袖。尺侧多指切除后，尺侧副韧带应转移至保留的近节指骨基底部。当掌骨分叉时，掌骨截骨术可使残留的小指掌骨外形更正常。掌骨成角应通过闭合楔形截骨和克氏针固定来矫正。应检查重建后小指掌指关节尺侧附属结构的稳定性。如果稳定性仍不够，则应考虑用克氏针固定掌指关节并加强缝合关节囊。如果活动时侧偏，则应将多指的屈肌腱和伸肌腱中心化（图 4-6-3）。

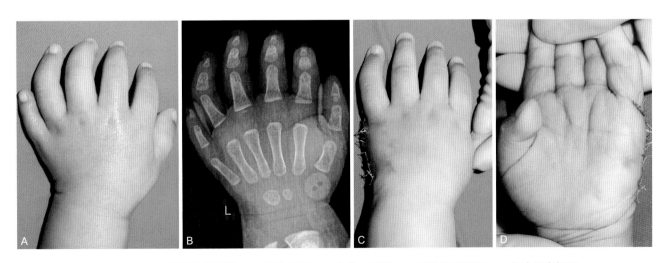

图 4-6-3　A 型尺侧多指切除。A.术前外观；B.术前 X 线片；C.切除后背面观；D.切除后掌侧观

（刘　威　沈小芳）

第七节 手指偏斜畸形

一、概述

先天性手指偏斜畸形也称先天性指侧弯畸形，常简称斜指症，是指手指发生在掌指关节以远的、在桡-尺平面的先天性成角畸形。大多发生在小指，其次是示指、拇指等。发生率报道的差异很大，为1%~19%。小指以及示指的斜指症大都表现为向桡侧方向的偏斜，常双侧发生，有明显的遗传性。拇指斜指症常见尺侧方向的偏斜，多数散发。

斜指症具体病因及发病机制尚不明确，目前被认为遗传和环境因素都有可能。对称的小指桡侧偏斜常为常染色体显性遗传，具有不同的表型。斜指症除了单独发生，也常伴发其他畸形，如并指、多指、裂手畸形等。斜指症还常见于一些综合征的患者中，如Down综合征、Russell-Silver综合征等。

二、临床表现及分型

（一）外观表现

典型临床表现为出生即有的手指向一侧偏斜，多数向桡侧偏斜，极少数可向尺侧偏斜。发生在小指、示指的桡侧偏斜被认为是最典型的斜指症，表现为中节的异常、中节短且向桡侧偏斜，多数双侧较对称（图4-7-1、图4-7-2）。而发生在拇指的斜指症则更多表现为单侧发病，通常向尺侧偏斜（图4-7-3）。

（二）影像学表现

影像学检查对于诊断尤为重要，X线片上最常见的表现是中节指骨（拇指则是近节指骨）在桡、尺平面呈三角形或一侧较短的四边形。

需注意的是，在不同年龄段，X线片的骨关节表现可有不同。对于较小的婴幼儿，指骨骨骺的次级骨化中心没有显影，仅表现为指骨呈三角形或者一侧边长较短的四边形，成人患者也是类似的指骨形态，只是完全骨化了。待婴幼儿骨骺的次级骨化中心出现以后，多数斜指症表现出C形骨骺的异常。C形骨骺是指骨骨骺的生长板由近端关节面向侧方及远端的异常延伸，在X线片上形成像字母"C"形的透亮影，严重者呈纵向括弧形，也称为"纵向括弧形"骨骺（图4-7-4、图4-7-5）。但也有一部分斜指症的指骨不表现为典型的C形骨骺征象，骨骺生长板仅仅稍向一侧延伸，或者只延伸到侧方未到远

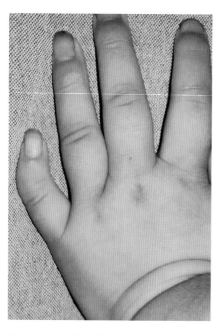

图4-7-1　小指斜指症：中节向桡侧偏斜

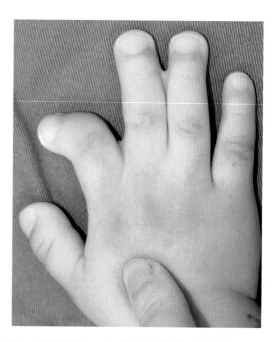

图4-7-2　示指斜指症：中节向桡侧偏斜，同时伴中环指并指

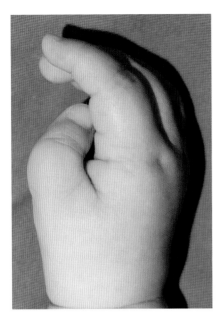

图 4-7-3　拇指斜指症：拇指向桡侧偏斜

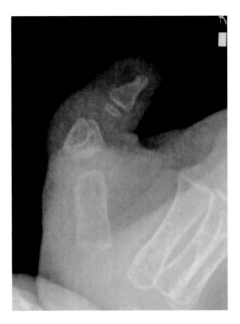

图 4-7-5　拇指斜指症的 X 线片显示近节指骨呈 "C" 形骨骺征象，指间关节向尺侧偏斜

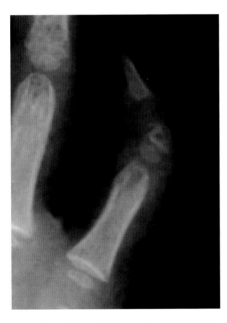

图 4-7-4　小指斜指症的 X 线片显示中节指骨呈 "C" 形骨骺征象，远指间关节向桡侧偏斜

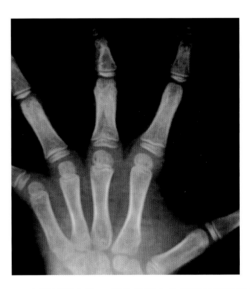

图 4-7-6　中指斜指症的 X 线片显示中节指骨尺侧边长较短，远指间关节向尺侧偏斜

端，还有少部分斜指症患者只表现为指骨一侧边长较短，不伴有明显的骨骺异常（图 4-7-6）。

（三）诊断及鉴别诊断

通常情况，手指偏斜小于 10° 视为正常。因此，只有大于 10° 的、发生在掌指关节以远的、桡尺平面的手指偏斜才可诊断斜指症。但斜指症的诊断并没有更具体的定义，有文献将所有手指发生在桡尺平面的偏斜畸形都包括在内，也有文献认为只有指

骨出现 "C" 形骨骺这一类的手指偏斜才称为斜指症。但普遍认为，发生在小指、示指中节的指骨一侧生长不足或受限导致的手指偏斜是最典型的斜指症。由上述典型斜指症的共有特征推论，斜指症应该是特指指骨一侧的生长受限制或不足导致的关节倾斜造成的手指偏斜。由其他畸形继发引起的手指偏斜，如环小指并指时环指向小指的偏斜、巨指畸形两侧病变程度不一致导致的手指偏斜、多指伴有的指间关节的侧偏等均不属于斜指症的范畴。拇指

末节骨骺肥厚畸形虽然也导致拇指末节偏斜，但原因相反，是指骨一侧生长的过度，而非生长受限或不足，故笔者认为也不属于斜指症的范畴。有学者认为 Apert 综合征等伴发的拇指的桡侧偏斜属于斜指症的范围，也表现为拇指近节指骨一侧的生长不足。

除外其他畸形导致手指偏斜，斜指症还需要和屈指症鉴别。屈指症是特指手指近指间关节向掌侧方向的屈曲，即手指伸不直。当然，有的病例可以手指同时存在桡、尺侧方向的偏斜以及向掌侧方向的屈曲。

另外，发生在小指的斜指症也需要和 Kirner 畸形鉴别，后者指小指末节发生的指骨细小、短缩、向掌侧屈曲为主，也常有轻度桡侧偏斜。

发生在拇指的斜指症还需要和三节指骨拇指鉴别，后者是指间关节出现多余骨块导致拇指偏斜。

（四）分型

Cooney 提出以偏斜 45° 为界以及不同伴发畸形的分类法（表 4-7-1），但其对临床治疗的指导意义也不大。

表 4-7-1　Cooney 分型

	畸形范围	成角度数	伴发畸形
单纯型	中节指骨	<45°	无
单纯复杂型	中节指骨	<45°	无
复合型	骨和软组织	>45°	并指
复合复杂型	骨和软组织	>45°	多指或巨指

三、治疗

（一）手术指征

手指偏斜畸形是否需要治疗根据偏斜的严重程度、患儿的年龄以及患儿或家长的愿望所决定。

轻度畸形，偏斜角度小于 20° 的斜指症不建议治疗。对于婴幼儿期的病例，如果夜间长期佩戴相关的矫正支具，可有一定好转，但实际较难以坚持。

偏斜角度大于 20° 的斜指症，如果发生在小指，可结合患儿或家长意愿考虑是否手术。严重的小指偏斜畸形，角度 45° 以上者可能影响弹奏乐器、敲击键盘等动作，手握拳时手指可能交叉重叠，可建议手术。或者伴有其他有手术指征的畸形，也可在其他手术的同时矫正斜指症。如是拇指或示指的偏斜超过 20°，对外观和功能的影响较为明显，可考虑手术矫正。

（二）手术方法

只有限定了斜指症是特指指骨一侧生长发育受限或不足导致的手指偏斜，才可以明确斜指症的治疗。有两种主要的手术方式：异常骨骺生长板松解术、指骨截骨矫正术。而这两种手术方式是目前所有文献较为公认的。

1. 异常骨骺生长板松解术

仅对小于 12 岁的儿童有效果，6 岁以下儿童效果较好。手术时在偏斜手指凹侧做短的纵行切口，避开远、近指间关节及韧带起止点，暴露骨干。剥离骨膜后，用 15 号圆刀片切除该段小部分骨质（根据患者年龄的不同，约 2~3 mm 长的骨块）并确保切除包含了侧方的生长板，再取切口周围的皮下脂肪颗粒填充在该骨骺缺损处（图 4-7-7）。最后，可吸收线关闭切口，支具固定术指及术手 1~2 周。

术后手指随生长发育逐渐出现偏斜角度的改善，通常术后 1~2 年可获得明显的效果。有文献报道，术前大于 40° 的偏斜畸形，采取骨骺生长板松解术，术后可获得平均 20° 的改善。而术前成角小于 40° 的畸形，术后仅有平均 7.6° 的改善。

2. 截骨矫正术

又分为闭合截骨、开放式截骨以及翻转截骨三种方式。适用于年龄较大的，不能通过骨骺生长板的松解得到生长过程改善的患者，或者发生在拇指、示指的较严重的斜指症，需要尽早较大程度地矫正畸形。

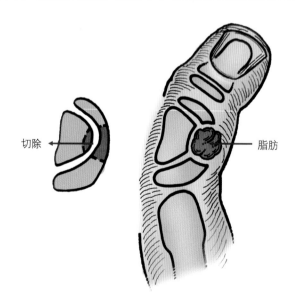

图 4-7-7　异常骨骺生长板松解术示意图：左侧虚线表示需切除的骨质，包括侧方的一部分生长板。右侧显示脂肪颗粒填充缺损

（1）闭合截骨：在偏斜手指的凸侧入路，楔形切除足够角度的骨块后，即可矫正手指偏斜。该方法简单、有效、并发症少。但会造成手指进一步短缩，而斜指症多数本身存在手指较短的问题，故对大多数斜指症不适合，尤其是三角形指骨，仅适用于少数病变指骨总体长度较长的梯形指骨。

（2）开放式截骨：在偏斜手指的凹侧入路，笔者推荐采用Z形切口，以利皮肤软组织的延长。在病变指骨中段凹侧横向截骨，保持对侧部分骨皮质连续、撑开远端指骨达足够的角度，刚好使远端关节处于伸直位，再逆行穿针固定截骨两端的骨干。此时，如果骨质缺损长度不多可旷置，固定4~6周后，局部出血机化后骨干可愈合。如果骨骼缺损较多，推荐松质骨植骨以确保骨骼的愈合，可在同侧手的桡骨茎突或肘后尺骨鹰嘴稍远处取骨，也可利用伴发畸形矫正后的多余骨块。典型病例见图4-7-8。

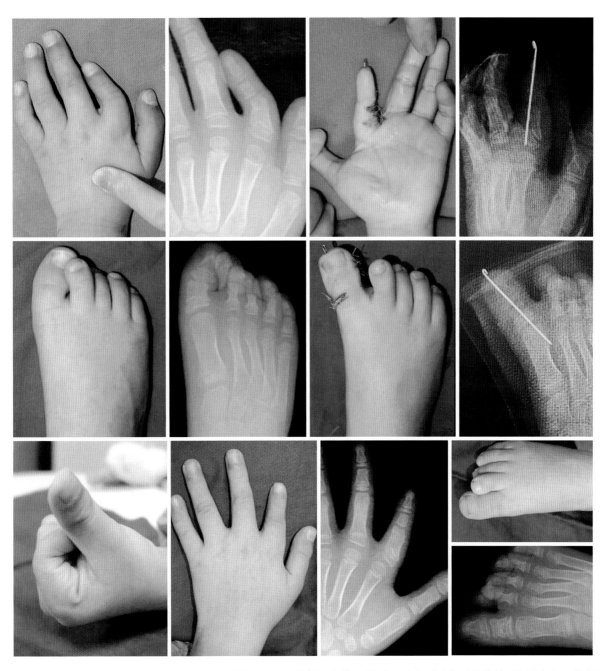

图4-7-8　5岁4个月女性患儿，双手示指、双足第一、二趾偏斜。术前X线片显示左手示指近节指骨尺侧边长短于桡侧，近指间关节面向尺侧倾斜，骨骺在尺侧略向远端延伸但未形成典型的"C"形骨骺；右足蹞趾同样外侧边长较短，关节面向外侧倾斜，也未形成典型的"C"形骨骺。行右足蹞趾外侧闭合式截骨，左手示指尺侧开放式截骨、植骨（右足蹞趾截骨后的楔形骨块）。术后9个月，左示指、右足蹞趾的偏斜基本矫正，关节功能正常。X线片显示左示指、右蹞趾关节偏斜基本矫正

开放式截骨术中需要注意的是，需除外克氏针穿针时关节腔两侧的张力不等造成偏斜矫正的假象，拔去克氏针后则可能出现矫正不足或矫枉过正。有文献报道可以分别用两根克氏针事先斜行固定远、近指间关节后再行截骨。笔者的经验是，截骨后撑开的角度可根据术前 X 线片计算的倾斜角度而定，或者植入骨块时，切取骨块略大于术前计算的角度，植入后观察手指轴向矫正的程度，再裁剪骨块至手指刚好偏斜矫正完全。最后，透视证实远指间关节和近端关节平行即可。

开放式截骨术后即刻可达到完全的矫正，效果显著，适用于任何类型的斜指症，尤其是严重的呈三角形的指骨。但对于术前存在"C"形骨骺的指骨，截骨后可能在该处形成骨骺骨桥，限制该侧的

指骨纵向生长，随年龄生长偏斜复发。即使如此，对于拇指、示指的严重偏斜，仍然推荐该术式，初期手术后可立刻获得明显的偏斜改善（图 4-7-9）。即使随年龄生长偏斜复发，也可通过再次开放式截骨、植骨，最终获得力线的良好矫正。此方法也可作为婴幼儿期采用骨骺生长板松解术后的残余偏斜畸形的后期矫正。

（3）翻转截骨：在偏斜指骨的两侧均需要做切口，在凸侧切除偏斜角度一半角度的楔形骨块，然后将凹侧骨膜撑开，骨块翻转 180° 植入后再固定，这样既可以矫正偏斜、又不会像闭合截骨那样短缩指骨很多。但因手指两侧都需要切开，且骨块翻转固定有难度，很少采用。

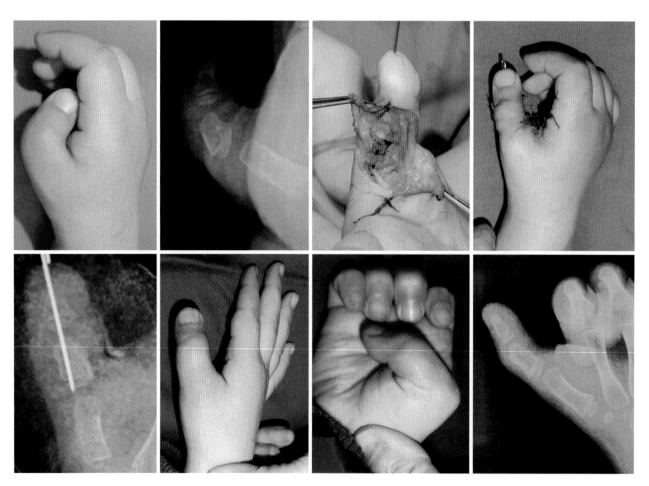

图 4-7-9　1 岁 10 个月女性患儿，右手拇指尺侧偏斜。术前 X 线片显示右手拇指近节指骨尺侧边长短于桡侧，近指间关节面向尺侧倾斜，骨骺生长板向尺侧延伸到中段，但未达远端，形成半"C"形骨骺。行右手拇指尺侧开放式截骨、植骨，尺骨鹰嘴处取骨。术后 2 年 5 个月，右拇指偏斜基本矫正，关节功能正常

（田晓菲）

第八节　桡侧列发育不良

一、概述

桡侧拐棒手或前臂桡侧纵向发育不良（radial longitudinal deficiency，RLD）是一种复杂的上肢先天畸形，因患者的患侧手桡偏、与前臂一起看起来像高尔夫球杆而得名（图4-8-1）。1733年Petit首次记录了第一例男性婴儿因双侧桡骨缺如的先天性桡拐棒手。1924年Kato记录了截至1923年的250例病例以及他的3例病例，这篇253例病例的综述被认为是对桡侧列发育不良首次从解剖、病理、发病率、临床表现、诊断和预后方面进行了诠释。

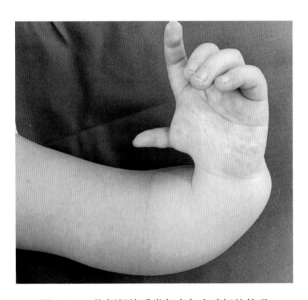

图4-8-1　桡侧拐棒手类似高尔夫球杆的外观

桡侧列发育不良是影响前臂桡侧结构的一系列畸形，包括骨与关节、肌肉及附属韧带、神经与血管的发育不全。在Oberg的先天性手部畸形分类中，RLD被归类为桡-尺轴的畸形。虽然RLD是先天性纵列缺陷最常见的类型，但总体上发病率并不高，确切的发病率未知，有文献报道该畸形的发生率约为1/5万~1/10万，如果再加上仅拇指发育不良的患者，则约为1/3万。男孩患病率略高，男女比为3:2。

桡侧列发育不良确切的病因尚不清楚，除桡侧列的畸形外，还可合并其他上肢畸形，包括肱骨发育不良、上尺桡融合、先天性桡骨头脱位和手指僵硬，少数情况下也可合并掌骨融合及并指。更罕见的情况可合并对侧桡侧多指畸形及海豹肢。除肢体畸形外，患者还常伴有其他方面的畸形，形成多种综合征，例如VACTERL综合征（椎体、肛门、心肺、气管食管、肾和四肢中至少有三个系统的畸形）、Holt-Oram综合征（心脏-手综合征）、TAR综合征（血小板减少-桡侧列缺如）、Fanconi贫血等（表4-8-1）。

表4-8-1　桡侧列发育不良合并其他畸形

综合征	其他异常	遗传性
VACTERL	脊柱，肾，胃肠，心脏	散发
Holt-Oram	心脏（心间隔缺损）；其他上肢畸形	常染色体显性
TAR	血小板减少症，贫血；桡骨缺损但拇指存在	常染色体隐性
Fanconi 贫血	各类血细胞减少症	常染色体隐性
染色体畸变（13或18三体）	多发	散发

二、临床表现与分型

桡侧列发育不良可表现为单纯拇指发育不良直至前臂桡侧列完全缺如的广泛表型。Bayne等根据放射学严重程度将其分为四种类型：

Ⅰ型：桡骨远端略短于尺骨，远端可见骨骺（图4-8-2A）；

Ⅱ型：桡骨比尺骨短小，远端无骨骺（图4-8-2B）；

Ⅲ型：桡骨大部分缺失，仅在近端存在一小段（图4-8-2C）；

Ⅳ型：桡骨完全缺如（图4-8-2D）。

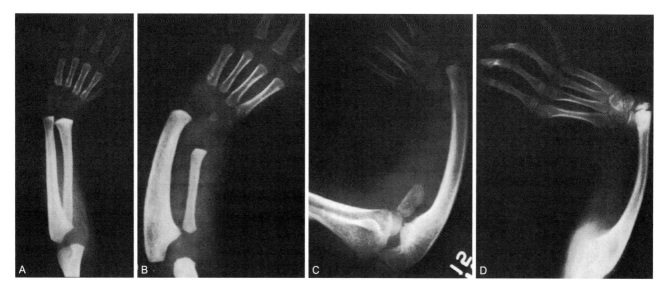

图 4-8-2　桡侧列发育不良。A. Ⅰ型；B. Ⅱ型；C. Ⅲ型；D. Ⅳ型

三、先天性桡侧列发育不良的重建

桡侧拐棒手的治疗目标是矫正腕关节桡偏畸形，保持矫正后的体位，恢复腕关节的活动度，保持前臂桡尺侧同步纵向生长能力，以及获得可接受的外观。Ⅰ型患者桡骨远端有骨骺，有纵向生长能力，没有手术指征，但桡侧生长速度低于尺骨，需长期佩戴支具及辅助康复治疗，防止桡侧软组织挛缩。Ⅱ型及Ⅲ型患者在生长发育过程中由于桡侧没有支撑，会逐渐出现腕关节桡偏畸形，继而软组织挛缩，需要手术治疗。目前常用的术式有两种，尺骨中央化及腓骨头骨骺瓣游离移植。Ⅳ型患者由于桡骨完全缺如，只能选择尺骨中央化。在早期畸形尚不严重时通过一系列的支具、牵引装置或二者结合使用，牵拉桡侧较紧张的软组织，以减少中央化时的软组织张力和需要进行骨质切除的概率。在出生后不久就开始进行牵拉软组织以及进行活动度训练。指导家长每天定时进行牵拉训练。通常在 3 月龄左右，患儿的上肢发育到能应用矫形支具的程度，即可佩戴个体化定制的夜间长臂支具，控制腕部桡偏挛缩，1 岁后能安全耐受全身麻醉即可手术矫正。如果腕关节在术前能被动复位，可进行标准的尺骨中央化手术，否则需进行预先牵引矫正软组织挛缩。

我们的治疗策略是在进行骨性手术前，需充分纠正桡侧软组织的挛缩，因此分两期进行治疗。

（一）一期植入环形外固定装置

采用 Ilizanov 技术，前臂打入两枚交叉骨针，第二、三掌骨及第四、五掌骨各打入一枚骨针，植入外固定装置，逐渐调整螺栓，向尺侧牵引腕关节，达到逐渐纠正桡侧软组织挛缩的目的，在腕关节达到中立位或轻度尺偏后再维持外固定装置 6 周，使软组织充分牵张（图 4-8-3）。

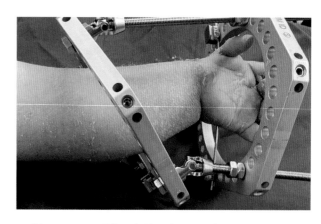

图 4-8-3　环形外固定装置牵引矫正软组织挛缩畸形

（二）骨性手术重建桡侧支撑

1. 尺骨中央化

设计以腕背桡侧为蒂的双叶形切口，以将冗余的皮肤从尺侧旋转到桡侧（图 4-8-4A）。保留尺神

经背侧感觉支，显露伸肌支持带。将尺侧腕伸肌腱从位于第五掌骨基底部的止点处切断。将伸肌支持带以桡侧为蒂掀起，并将指伸肌腱牵向桡侧。桡侧腕伸肌腱常缺如，或呈纤细的腱索与背侧关节囊粘连，需将肌腱与部分背侧关节囊一同掀起，松解桡侧挛缩的组织。在尺腕关节横向切开尺腕关节囊，显露尺骨远端。切断尺骨骺板远侧的软组织附着以游离尺骨，松解腕骨与掌侧关节囊的粘连，将腕骨复位至尺骨远端。

从腕骨和第三掌骨向尺骨干打入克氏针以维持复位（图 4-8-4B）。如果尺骨成角大于 30°，需在畸形尖端部位进行闭合楔形截骨，并用克氏针进行固定。将尺侧腕关节囊进行重叠缝合，以增加尺侧的紧张度。将尺侧腕伸肌腱重新缝合至其止点，必要时重叠缝合以增加尺侧的软组织张力。将伸肌支持带重新缝合。将双叶皮瓣向桡侧旋转，以补充桡侧的皮肤缺损，同时解决尺侧软组织冗余的问题（图 4-8-4C）。术后长臂管型石膏制动 6 周。

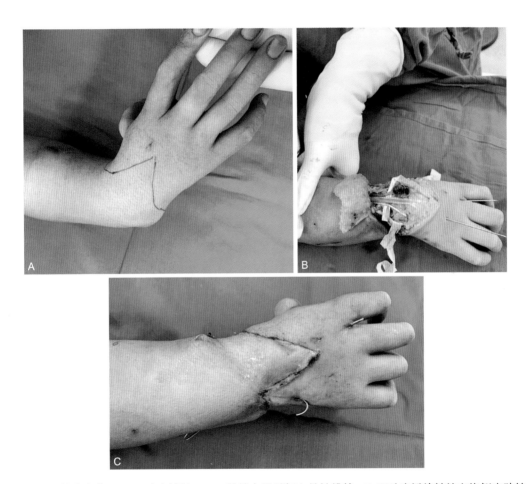

图 4-8-4　尺骨中央化。A.双叶皮瓣切口；B.尺骨中置后打入骨针维持；C.双叶皮瓣旋转补充桡侧皮肤缺损

2.游离腓骨头骨骺瓣移植

前臂桡侧列发育不良（RLD）患者所有前臂桡侧结构都出现不同程度的异常，桡侧腕伸肌腱和拇指的外在肌缺如或异常最多见，桡神经肘下部分通常缺如。正中神经一般存在，桡动脉通常缺如，

手术方法：腕背切口向前臂桡掌侧近端延长（图 4-8-5A），显露前臂桡侧肌腱及正中神经，此类患者桡动脉往往缺如，但伴行正中神经有一条动脉，可用于受区血运重建。切除桡骨远端的软骨样结构，显露骨性桡骨断面。对侧腓骨头弧形切口（图 4-8-5B），显露腓总神经，游离神经及其分支，在腓骨长肌外侧间隙入路，切断腓骨近端附着的肌肉起点，保留肌袖，纵向劈开股二头肌腱，保留其外侧半与腓骨头的附着，将内侧半自止点处切断，将外侧半

在肌腱近端切断备用。骨骺瓣可以膝下外侧血管或胫前动脉返支为蒂，显露相应血管束，截断腓骨近端，将其带血管蒂完全游离（图4-8-5C）。

　　将腓骨头骨骺瓣移植于前臂，腓骨断端与桡骨断端对合，用钢板螺钉固定，腓骨头与腕骨对合形成桡腕关节，用克氏针固定腓骨头与腕骨，将股二头肌肌腱重建桡尺远侧关节韧带，骨骺瓣血管蒂与前臂血管吻合重建血运（图4-8-5D）。

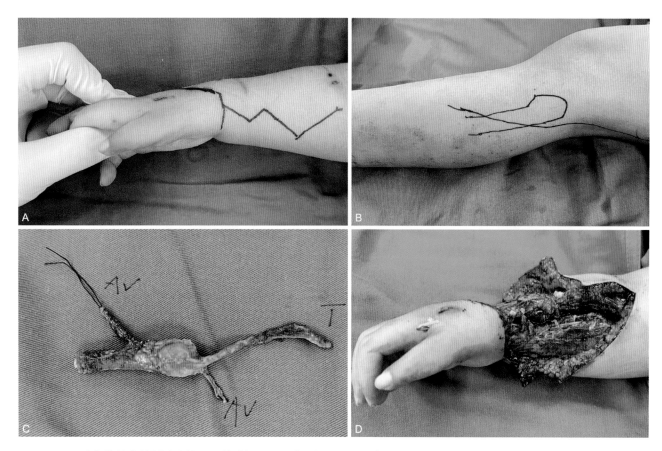

图4-8-5　游离腓骨头骨骺瓣移植。A.前臂切口；B.腓骨切口；C.游离腓骨瓣；D.骨骺瓣血管蒂与前臂血管吻合重建血运

四、典型病例

　　男性患儿，3岁，Ⅱ型先天性桡侧列发育不良。一期先行环形外固定架植入，矫正软组织挛缩畸形。二期行游离腓骨头骨骺移植重建桡骨远端，术后外观改善明显，桡骨恢复纵向生长能力（图4-8-6）。

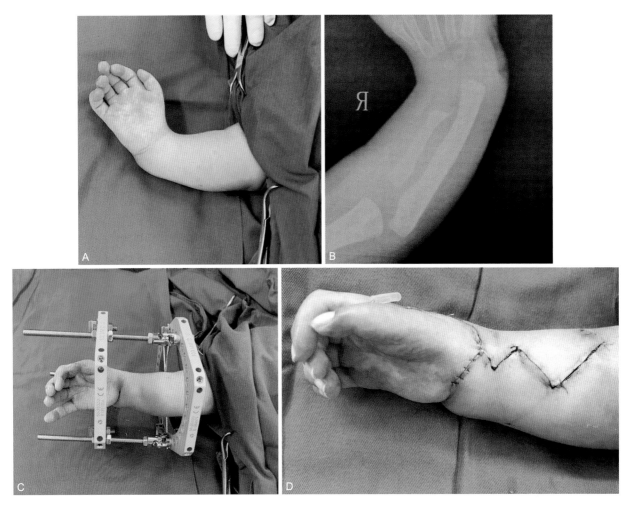

图 4-8-6　男，3 岁，Ⅱ型先天性桡侧列发育不良。A. 右侧桡侧列发育不良Ⅱ型外观；B. X 线片；C. 环形外固定装置矫正软组织挛缩；D. 游离腓骨头骨瓣移植重建桡侧支撑及纵向生长能力

（陈山林　薛云皓）

第九节　尺侧列发育不良

一、概述

尺侧列发育不良（ulnar ray dysplasia）是一种比较罕见的先天性上肢畸形，最早由 Goller 于 1698 年报道。文献中对这种先天畸形的称谓比较混乱，使用的名称包括尺侧纵向发育不良（ulnar longitudinal dysplasia）、尺侧拐棒手（ulnar club hand）、尺侧列缺陷（ulnar ray deficiency）、尺骨纵向缺陷（longitudinal deficiencies of the ulna）以及尺侧轴旁半肢（paraxial ulnar hemimelia）等。该畸形的发病

率约 1/10 万。与桡侧列发育不良可能合并全身多系统畸形不同，尺侧列发育不良的畸形基本上局限于骨骼肌肉系统。该病多为散发病例，一般累及单侧肢体。文献中多为个案报道或小宗病例报告，目前为止最大宗的病例报告（72 例）由 Al-Qattan 等于 2010 年发表。但也有越来越多的综合征病例被报道，如尺乳综合征（ulnar mammary syndrome）、Cornelia de Lange 综合征以及股骨 - 腓骨 - 尺骨综合征（femur-fibula-ulna syndrome）等。

尺乳综合征是一种 *TBX3* 基因缺陷导致的常染色

体显性遗传病，表现为尺骨发育不良、乳腺发育不良、牙齿异常、脑垂体功能紊乱和生殖器发育不良。Cornelia de Lange 综合征是一种累及多器官的遗传性疾病，主要临床表现包括特征性面容、生长发育滞后、肢体缺陷、先天性心脏病及胃肠道功能障碍，这种罕见的综合征由荷兰儿科医生 Cornelia de Lange 于 1933 年首次进行了相关报道。股骨 - 腓骨 - 尺骨综合征表现为不同组合形式和不同程度的股骨、腓骨和尺骨缺陷。综合征病例多有家族遗传史，尺侧列发育不良一般仅是其临床特征的一部分，这些病例是否可以作为尺侧列发育不良进行讨论还有一定的争议。

二、临床表现与分型

尺侧列发育不良的临床表现比较复杂，以肘关节、前臂和手部的畸形为主。肩部畸形罕见，Abdel-Ghani 报道了一例合并肩胛骨裂（cleft scapula）或重复肩胛骨（scapular duplication）的尺侧列发育不良，这也是目前文献中仅见的一例合并肩部畸形的病例。尺骨发育不良的程度导致肘关节和前臂外形及功能存在较大差异，手部畸形则更为多样化，因此，尽管尺侧列发育不良的临床病例数较少，但分型系统却很多。

最早对尺侧列发育不良进行分型的是 Kummel（1895），其分型系统主要基于肘关节，肱桡关节没有异常为Ⅰ型；肱桡关节融合为Ⅱ型；桡骨头存在脱位为Ⅲ型。Ogden 等（1976）根据尺骨的发育状况进行了分型，0 到Ⅲ型分别为尺骨正常、尺骨发育不良、尺骨部分缺如和尺骨完全缺如。Riordan（1978）、Bayne（1982）和 Swanson 等（1984）则结合了两种分型系统的优点，并各自提出新的分型。Riordan 分型中尺骨缺如为Ⅰ型，尺骨发育不良为Ⅱ型，肱桡关节融合为Ⅲ型。Swanson 分型中尺骨发育不良或部分缺如为Ⅰ型，尺骨缺如为Ⅱ型，肱桡关节融合为Ⅲ型，先天性腕关节水平截肢为Ⅳ型。Bayne 分型是目前临床使用较多的分型，尺骨发育不良为Ⅰ型，尺骨部分缺如为Ⅱ型，尺骨完全缺如为Ⅲ型，肱桡关节融合为Ⅳ型（图 4-9-1）。Goldfarb 等认为有些曾被诊断为短肢畸形（或海豹肢畸形）的病例其实是肱桡关节融合的尺侧列发育不良，由于尺骨缺如，发育不良的肱骨和桡骨因融合而被误认为是单一骨，他们将这种畸形归为 Bayne Ⅴ型尺侧列发育不良。

这些分型均基于肘关节和前臂的形态，并未考虑上肢的功能状况，因此 Miller 等于 1986 年提出自己的分型系统。A 型为桡骨头脱位伴尺骨发育不良，肢体功能佳；B 型为桡骨头脱位伴尺骨缺如，肢体功能差；C 型为肱桡关节融合，因手偏斜畸形而存在肢体功能障碍；D 型为肱桡关节融合，但无手部

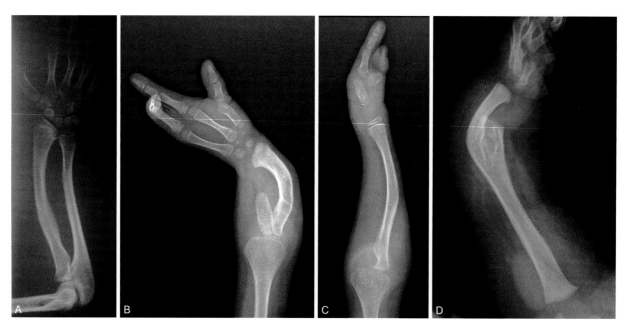

图 4-9-1 尺侧列发育不良的 Bayne 分型。A. Ⅰ型，尺骨发育不良；B. Ⅱ型，尺骨远端部分缺如；C. Ⅲ型，尺骨完全缺如；D. Ⅳ型，尺骨发育不良，肱桡关节融合

偏斜畸形，肢体功能尚可。

由于桡骨远端发育相对较好，腕关节畸形多不明显，但腕关节主动桡偏功能多受限。因尺骨远端发育不良，部分患者可能存在腕关节尺偏畸形。

手部畸形表现形式多样，主要包括尺侧手指缺陷、拇指发育不良和并指畸形三大类。Ogino 和 Kato（1988）根据尺侧手指的发育不良情况将这种畸形分为 5 型，分别为小指发育不良（A 型）、小指缺如（B 型）、尺侧两指缺如（C 型）、尺侧三指缺如（D 型）和四个手指全部缺如（E 型）。其中以尺侧两指或三指缺如最常见。由于尺侧手指缺如与尺骨发育不良的相关性较高，Havenhill 等甚至建议将尺侧手指缺如而尺骨发育正常的患者归为 0 型尺侧列发育不良。

尽管罕见，拇指缺如也可见于尺侧列发育不良，但更常见的是拇指或虎口发育不良。Cole 和 Manske（1997）据此将尺侧列发育不良分为四型：A 型为拇指和虎口正常；B 型为虎口轻度狭窄，拇指轻度发育不良，外在肌功能正常，拇指对掌功能存在；C 型为拇指不同程度的发育不良，虎口中到重度狭窄或拇、示指并指畸形，拇对掌功能障碍，外在肌功能障碍；D 型为拇指缺如。

并指畸形在尺侧列发育不良患者中常见，其中示、中指并指和拇、示指并指畸形在多个文献中显示发病率较高，这与正常人群中并指畸形的高发部位有差异，可能与尺侧手指缺如也是常见的合并畸形有关。在并指畸形中，单纯并指和复杂并指发生率相当。

Lorea 等于 2004 年提出可根据上肢的畸形情况分为五个亚型，分别对肩、肘、前臂、腕和手的畸形进行描述。虽然这种分型可能包含的信息更为全面，但实际使用时因过于复杂而难以推广。

三、治疗方案

（一）肘关节畸形的治疗

Miller 分型对肘关节畸形的治疗有较好的指导价值。桡骨头脱位伴尺骨发育不良而功能佳者，可以保守治疗。如果尺骨远端缺如程度较重、桡骨头脱位明显、对肘关节屈曲功能影响较大，单骨前臂术（One-Bone Forearm）或是一种较好的选择。这种手术方法由 Groves 于 1922 年首先报道，早期仅用于成人创伤、感染或肿瘤性疾病切除尺骨远端出现的桡骨头脱位。其技术包括切除桡骨头，将桡骨远端固定于尺骨近端，把前臂的桡、尺双骨变为单骨。1952 年 Vitale 首先将这种术式用于儿童来治疗尺骨干缺损。1965 年 Straub 首先描述了使用这种方法来治疗尺侧拐棒手。

使用前臂近端背侧入路进行显露，注意保护骨间背侧神经，根据残留的尺骨残端水平和软组织的情况确定桡骨截骨平面，切除桡骨近端，将尺骨近端与桡骨远端固定。为了最大程度保留前臂的长度，可以在实施单骨前臂术前用外固定架进行牵引，以减小需要切除的桡骨近端骨质。

肱桡关节融合患者如果肘关节正好处于功能位，则无需治疗。如果处于非功能位，则需要通过截骨矫形，将肘关节置于功能位。尺骨完全缺如患者的肘关节处于极度不稳定状态，肘关节功能与正常相比虽有差距，但我们发现患者或家长对改善肘关节功能并无过多要求。如果患者对肘关节稳定性确有要求，将肱桡关节融合可能是一种较为合理的选择，但在临床实践中，多数患者或家长宁愿选择有活动度而不稳定的肘关节。

（二）前臂畸形的治疗

前臂畸形主要表现为桡骨弓形弯曲，尺骨部分缺如时由于尺骨远端胚基（anlage）的牵拉而最为明显，尺骨完全缺如时反而可能并不明显（图 4-9-2）。

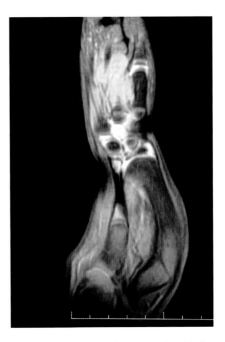

图 4-9-2　Bayne Ⅱ型尺侧列发育不良患者的前臂 MRI 影像，可见尺骨远端胚基（anlage），在该结构的牵拉下桡骨发生弯曲

尺骨远端胚基由近端的透明软骨和远端的纤维软骨构成，因其生长潜能差而在前臂尺侧形成一限制结构，应尽早切除以避免桡骨出现严重的弓形畸形。

　　治疗桡骨的弓形弯曲有两种术式可供选择：桡骨楔形截骨或单骨前臂术。肘关节稳定时两种术式可以自由选择，如果肘关节存在桡骨头脱位时，单

骨前臂术或是更佳的选择。桡骨楔形截骨选择桡侧入路，在弓形弯曲的顶点进行截骨（图 4-9-3）；单骨前臂术的方法与前述相似。需要注意的是无论选择哪种术式，都需要先切除尺骨胚基，一般在前臂尺侧单独做切口来进行显露和切除。为了获得更长的肢体，Schachinger 等建议实施单骨前臂术前用

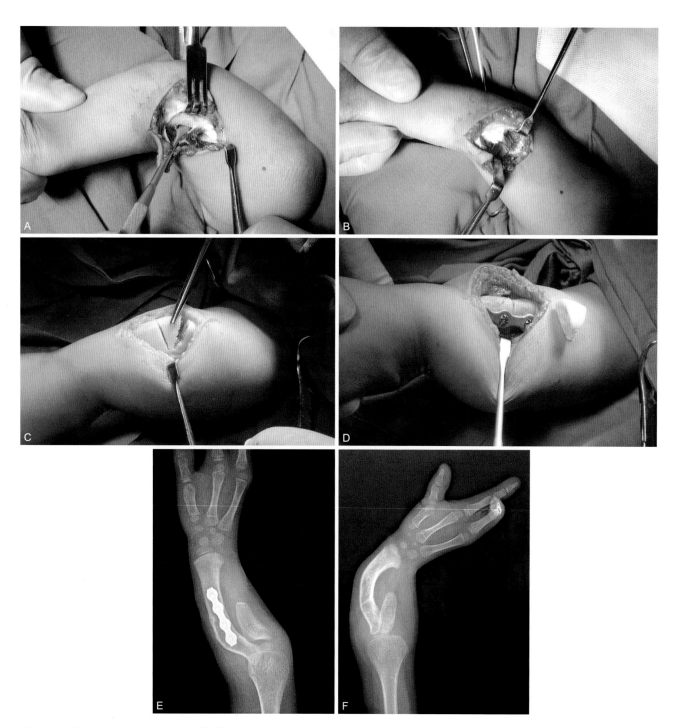

图 4-9-3　男性患儿，8 岁，左侧 II 型拐棒手。A. 显露尺骨胚基；B. 切除尺骨胚基；C. 在桡骨弓形弯曲的顶点处楔形截骨；D. 桡骨楔形截骨后使用钢板和螺钉进行固定；E. 术前 X 线片；F. 术后 1 年的 X 线片

Ilizarov 外固定架对软组织进行牵引。

Farr 和 Schachinger 发现在部分轻型尺侧列发育不良患者中短缩的尺骨可能会与桡骨发生撞击，因此他们对尺骨进行了 Z 字形延长并取得了良好疗效。但我们未发现类似的病例，在其他文献中也未见报道。

（三）手部畸形的治疗

尺侧列发育不良合并的手部畸形与单纯手部畸形的治疗并无明显区别，具体治疗方法可参考相应章节。

（郜永斌　陈山林）

第十节　先天性并指（趾）畸形

一、概述

先天性并指（趾）畸形（syndactyly）是指相邻手指或者足趾间的异常连接畸形，是儿童最常见的手部先天性畸形之一，发病率仅次于多指（趾）畸形，为 1/2000~1/2500。可以累及单个或者多个指（趾）体。可以单独发生，也可作为其他复杂畸形或者综合征的一种表现形式。其中，手部以中、环指并连最为常见，拇、示指并连最少见。足部并趾以第四、五趾并连最常见，常合并多趾畸形。

双侧较对称发病的并指（趾）畸形常见家族遗传史，多数单侧发病患者没有家族史。并指（趾）畸形的发生具体原因不清，仍是遗传和环境因素共同作用的结果。肢体的胚胎发育始于第 3 周的肢芽形成，到第 8 周基本完成。外胚层顶嵴（AER）、极化活性区（ZPA）和 Wnt 信号中心共同调控肢体发育的整个过程，基因控制的由远到近的细胞凋亡过程则对蹼状手指过渡到独立的指体起着重要作用，其中 *Hox* 基因突变已被证实为并指发生原因之一。在肢体发育的时间周期内，基因、胚胎的信号中心及环境中的有害物质的相互作用共同决定了并连畸形的类型。

二、临床表现与分类

出生后根据相邻手指、足趾的异常连接表现即可诊断先天性并指（趾）畸形。对患者进行全身体检是必要的，其局部症状可能仅是全身多发畸形的一个局部表现。

先天型并指（趾）畸形的临床表现主要取决于并指（趾）畸形的分类。以手为例，根据并连的程度的不同，可分为并连达指端的完全性并指和部分并连的不完全性并指（图 4-10-1）。根据并连组

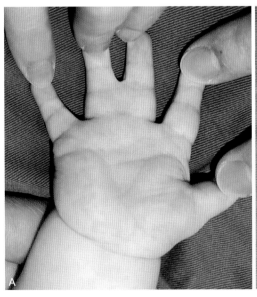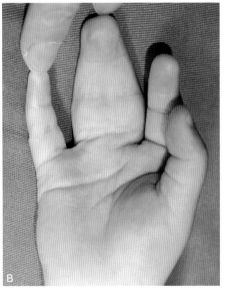

图 4-10-1　根据并连程度可分为不完全性并指（A）、完全性并指（B）

织的成分，可分为仅有软组织并连的单纯性并指（simple syndactyly）和有骨、关节连接的复合性并指（complex syndactyly）。复合性并指又称为骨性并指，可进一步分为骨桥型及骨融合型（图4-10-2）。有的单纯性并指虽然没有骨关节相连，但并连手指伴有其他软组织、骨关节、肌腱等的异常，畸形表现复杂，称为复杂性并指（complicated syndactyly），见图4-10-3。大多数复合性并指因为畸形严重也属于复杂性并指。有的复合性并指，如仅末节骨并连者本身手指的畸形不重，则算不上复杂性并指。并

趾分类与手部相同。

伴有并指畸形的综合征常见的有 Apert 综合征、Poland 综合征、束带综合征、分裂手、足畸形等。Apert 综合征常表现为指（趾）的完全并连，手呈小铲状，并连手指尖端多为骨性并连，伴拇指严重内翻；足趾完全并连也伴跶趾内翻以及足弓异常；同时伴有头颅冠状缝早闭导致的扁头畸形以及智力偏低等异常（图4-10-4）。Poland 综合征的并指则表现为短指并指，没有足的问题，往往累及多个手指，中节指骨发育不良甚至缺如，但多为不全性单纯性

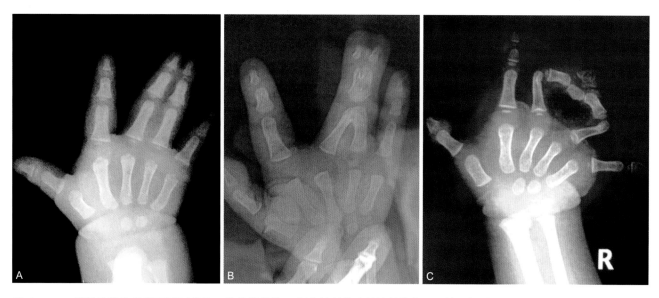

图 4-10-2　根据连接的组织不同可分为：单纯性并指、复合性并指（骨性并指）。A. 单纯性并指；B. 复合性并指（骨性并指）骨融合型；C. 复合性并指（骨性并指）骨桥型

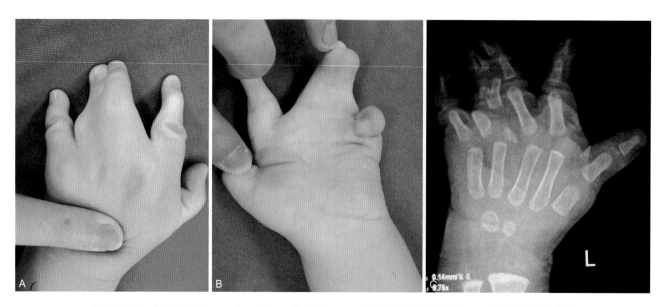

图 4-10-3　复杂性并指。A. 背侧观；B. 掌侧观；C. X 线片显示环指有多指、"C" 形骨骺等异常

并指，同时合并同侧胸大肌发育不良（图4-10-5）。束带综合征为胚胎期异常羊膜束带缠绕导致的机械性损伤，可合并宫内截指，畸形多发；并指（趾）常伴手指、足趾部分缺如，并连的特点是远端为主，形成近端有缝隙的有隙并指，以及两个不相邻手指、足趾并连的交叉并指（趾）畸形（图4-10-6）。分裂手、足畸形的并指（趾）表现尤为复杂，拇、示指并连多见，并连关系多紧密，常见长段的、靠近端的骨性并连，有时表现为两个手指近乎融合成一个手指。并连手指、足趾的相邻指（趾）蹼则异常地加深，呈分裂手、足畸形（图4-10-7）。

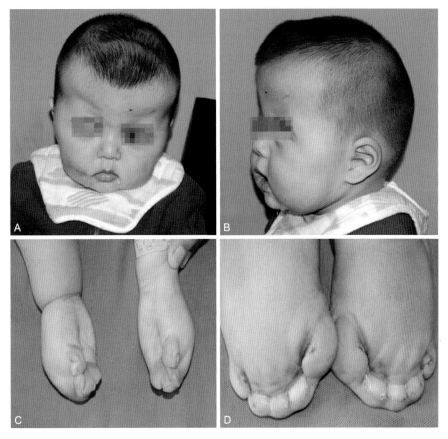

图4-10-4 Apert综合征患儿。A、B.头颅冠状缝早闭导致扁头畸形、面中部凹陷；C.完全性并指（铲形手畸形）；D.完全性并趾伴平足、踇内翻等足部畸形

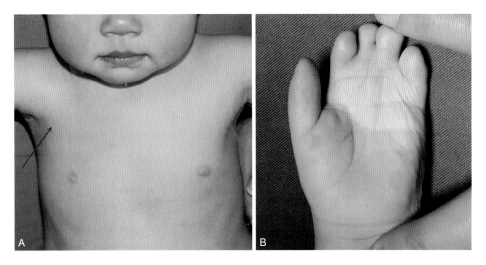

图4-10-5 Poland综合征患儿。A.右侧胸壁腋下凹陷（胸大肌发育不良）；B.右侧手指短指并指畸形

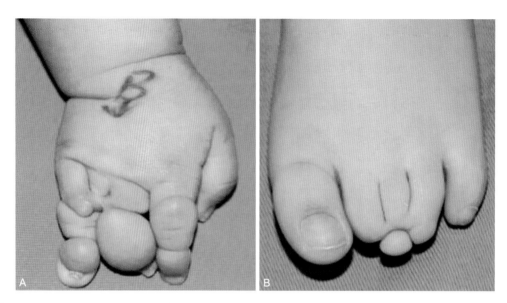

图 4-10-6　束带综合征患儿。A. 手指多发环束带导致宫内截指、指体环束带及有隙、交叉并指；B. 足趾环束带及有隙、交叉并趾畸形

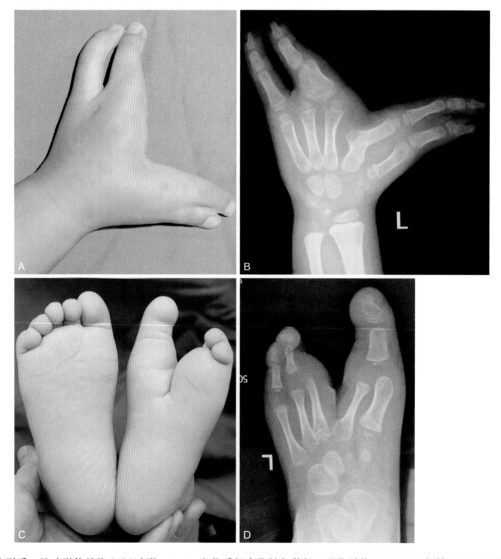

图 4-10-7　分裂手、足畸形伴并指（趾）畸形。A、B. 患儿手部中指缺如伴拇、示指并指；C、D. 足部第二、三足趾缺如伴第四、五趾并趾

三、治疗

术前需评估并连指（趾）体的情况并制订相应的手术方案。术前 X 线片对指（趾）骨发育情况及对应关系提供了参考。三维 CT 可提供更加立体的骨性结构资料。但基于 X 线成像的影像学检查对于低年龄儿童的尚未骨化的软骨结构的判断是有限的。而磁共振则对肌腱及关节面的判断更有优势。对于畸形严重的病例，血管造影技术可动态显示动脉灌注情况，为手术方案提供更安全的指导。

（一）手术时机

随着婴幼儿麻醉技术的发展以及显微外科技术的广泛应用，既往主张 2~3 岁以后才能手术的观点已很难被医患双方所接受，早期进行并指分离手术有利于手指的发育已是共识，只要掌握正确的并指手术原则，半岁左右手术完全可以获得良好的、稳定的手术效果。因此，越来越多的医生选择在半岁左右进行并指（趾）分离，尤其是边缘手指并连即拇、示指及环、小指并指的分离手术甚至可在半岁前进行，尽早手术可以减轻骨关节的继发性畸形并有利于手指功能的重塑。即使复杂性并指需要分期手术，也推荐不超过 3 岁即上幼儿园前完成所有手术。

对于多个相邻手指（足趾）并连的情况，原则上需要分期手术，避免一个手指（足趾）两侧同时分离时损伤血管造成手指（足趾）缺血坏死。但近十年来，笔者单位对于 3 个以上的并指（趾）畸形、并连皮肤较为宽松、尤其是短指并指的类型，一次性分离所有手指、足趾，病例累计近 200 例，均获得成功。近年来也有更多的医生尝试对一些并连松弛的多个手指并指同期分离，尚无发生手指坏死的报道。术中从边缘手指开始逐一分离每个指蹼，注意保护血管，安全性可以保障。当然，是否打破同一手指两侧不做同时分离的常规还取决于术者的经验，并指分离技术掌握不够熟悉的最好分期手术。对于并连较紧的多个手指并指，尤其是骨性并连，仍需要分期手术。但建议同时对所有并连的指甲和末节的骨性融合进行分离，这样可减轻骨性融合产生的继发畸形，将完全性并指变为不完全性并指能使并连皮肤变得更松弛，有利于后期的手术分离。

（二）手术方法

并指（趾）畸形手术的目标是获得功能与外观兼顾的独立指（趾）体，包括匀称的指（趾）体、稳定而灵活的关节、完整且美观的甲单位、线状且隐蔽的瘢痕。其中，重建一个深度适宜、宽度足够、坡度自然的指（趾）蹼是手术效果的基本保证。手术步骤主要包括三项：指（趾）蹼重建、并指（趾）分离及创面覆盖，必要时还需对伴发畸形同期进行校正。以下均以手指并指为例阐述，足的并趾手术方法相同。足趾较短，相对更简单。

1. 指蹼重建

指蹼重建的方法众多，达数十种。很多早期应用的指蹼成形皮瓣，因皮瓣远端呈直线状且宽度不够，成形后的指蹼狭窄，已被淘汰。保留下来仍然被临床医生采纳的、传统的指蹼成形方法有改良背侧矩形瓣法和掌、背侧双三角瓣法等。这类皮瓣设计简单、安全可靠、容易掌握，但均需在指蹼两侧的指根部植皮。改良背侧矩形瓣远端为凸 V 形，避免了原来的直线瘢痕，虽然在指根部需要植皮，但仍可获得满意的指蹼形态（图 4-10-8）。掌、背侧双三角瓣在指蹼处瘢痕较多，应用较少，更适合用在虎口成形上。近十年来，应用更多的是充分利用并连手指根部背侧的皮肤转移到指蹼区域来重建指蹼，还能同时关闭指蹼两侧的创面，实现在指根部不需要植皮的一类方法。常见的有双翼皮瓣、五边形皮瓣、沙漏形皮瓣及以掌背动脉穿支为蒂的岛状皮瓣等。所有指蹼的分离，均应剪断掌侧的指蹼横韧带，才能获得足够宽大的指蹼，推荐术中即刻成形的指蹼比正常指蹼略宽、略深 1~2 mm。

在指蹼成形的皮瓣中，双翼皮瓣因其成形指蹼形态自然、设计可量化、易于掌握，在指根部不需

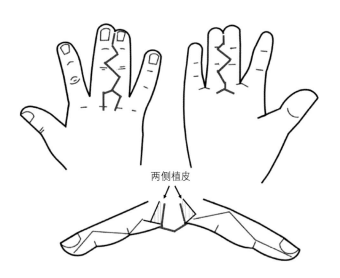

两侧植皮

图 4-10-8 改良背侧矩形瓣法切口示意图

要植皮，应用较为广泛，切口示意见图 4-10-9。皮瓣背侧起始点在掌骨头中点（婴幼儿手背掌骨头表面浅凹的中点）以近 2~3 mm，婴幼儿取 2 mm，较大儿童取 3 mm。皮瓣蒂部宽度和各边长基本相等，约为健侧正常指蹼的宽度。双翼皮瓣的两个翼早期设计是双侧对称的等边三角形，后来一侧翼为适应分指的锯齿状皮瓣转到手指掌侧后的皮肤缺损变异而变化为略前倾的四边形。双翼皮瓣的远端，早期为凸 V 形，后来改为凹 V 形以尽可能把掌、背侧切口的交界处隐藏在指蹼中间。双翼皮瓣掌侧的切口也相应由原来凸 V 对应的锚形变为现在凹 V 对应的奔驰标志形。

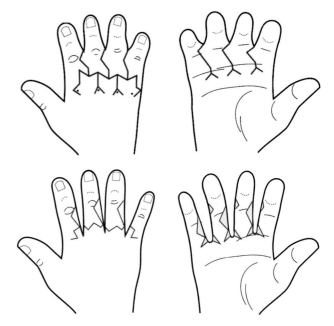

图 4-10-10　连续双翼皮瓣切口示意图

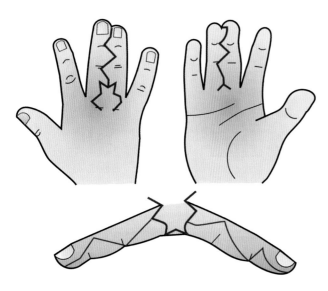

图 4-10-9　双翼皮瓣切口示意图

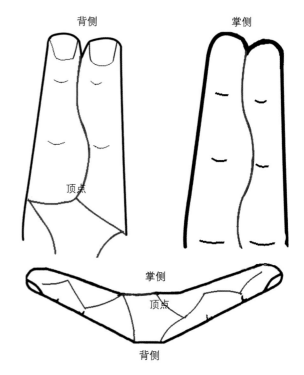

图 4-10-11　改良五边形皮瓣切口示意图

当需要同时分离 3 个以上手指的并连时，将 2 个或者 3 个双翼皮瓣连在一起，设计成连续双翼皮瓣，可同时分离 3 个以上的并连手指。成形指蹼的同时可关闭指蹼区域的创面，减少植皮甚至不需要植皮。切口示意见图 4-10-10。

另一种较常应用的指蹼重建方式是五边形皮瓣，切口示意见图 4-1-11。其机制也是充分利用并连手指根部背侧的皮肤转到指蹼区域。重建指蹼有较好的宽度和深度，同时在指蹼及指根部不需要植皮。

第一指蹼即虎口的重建有别于其他三个指蹼，除了遵循其他并指分离的一般原则，术者还需考虑如何获得一个足够宽度和深度的虎口以及合理的拇指的轴线。常用的虎口开大的方法有单纯 Z 字成形、四瓣 Z 字成形（四瓣法）和双互换 Z 字成形（五瓣法）等，均适用于虎口深部、宽度不够的情况。笔者更推荐四瓣法，开大虎口更宽、更深（图 4-10-12）。但对于接近完全并连的虎口，也就是拇、示指的并指，上述局部皮瓣的方法均有其局限性，达不到足够的虎口宽度及深度，可考虑应用传统的掌、背侧双三角形皮瓣法结合游离植皮以形成足够宽大的虎口。笔者单位也采用设计时相应增宽的双翼皮瓣来重建虎口，取得较好的手术效果（图 4-10-13）。

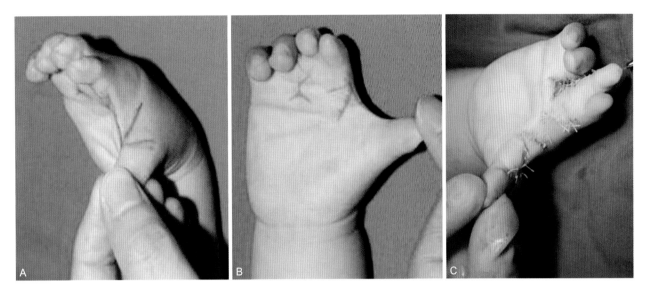

图 4-10-12　四瓣法开大虎口。A.四瓣法切口背侧观；B.四瓣法切口掌侧观；C.术后即刻虎口外观

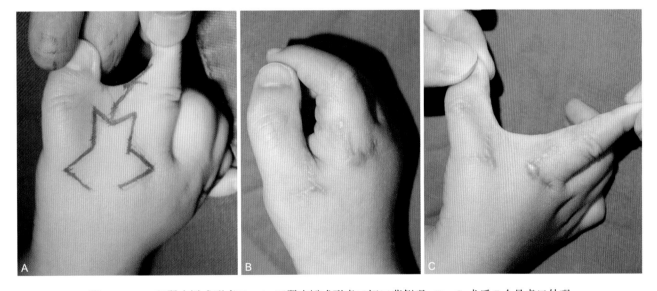

图 4-10-13　双翼皮瓣成形虎口。A.双翼皮瓣成形虎口切口背侧观；B、C.术后 7 个月虎口外观

2.并指分离

并连指体的分离，常规设计掌、背侧对应的锯齿状切口分离指体已是共识。只有一种情况可以例外，即 Apert 综合征并指分离时，即使跨关节的直线切口和植皮边缘也不容易产生瘢痕挛缩。其他类型的并指畸形分离时均应该避免跨关节的直线切口或者弧度不够的弧形切口（类似直线）。

设计分指的锯齿状切口前，需评价并连皮肤的紧张度，如果并连皮肤松弛符合并指分离后不需要植皮的条件（并连两指的中轴线间距 – 两指的半径

之和≥3 mm，图 4-10-14），则设计掌、背侧锯齿状皮瓣切口完全对偶，这样分离后的掌、背侧的锯齿状皮瓣才能对应缝合关闭指体创面（图 4-10-15）。如果并连皮肤较紧（并连两指的中轴线间距 – 两指的半径之和<3 mm），尤其在中、末节时，则设计锯齿状皮瓣切口多保全在一侧手指以保障该手指不用植皮，另一侧手指皮肤不足留待植皮（图 4-10-16）。对于完全性并指，设计分指的锯齿状皮瓣一般不超过 3 个，否则增加掌、背侧皮瓣匹配的难度；一般也不低于 2 个，才能避免皮瓣角度不够大形成

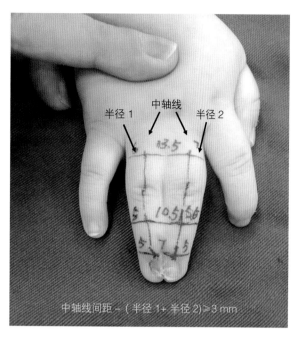

图 4-10-14 并连皮肤紧张度分段评估法示意图

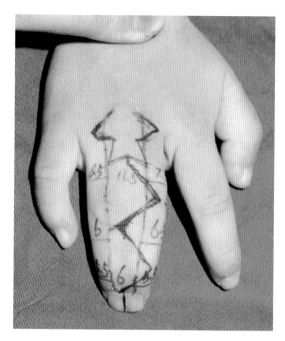

图 4-10-16 并连皮肤较紧张，设计锯齿状皮瓣切口多保全在环指，中指皮肤不足留待植皮

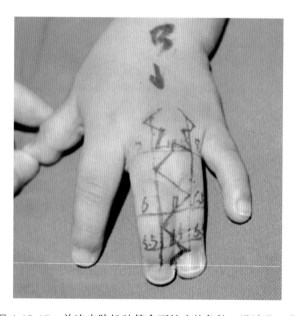

图 4-10-15 并连皮肤松弛符合不植皮的条件，设计掌、背侧锯齿状皮瓣切口完全对偶

类似直线的瘢痕挛缩；锯齿状皮瓣的尖端不超过指体的中轴线以避免掌、背侧质地不同的皮肤过多交错影响手指美观。

术者在进行掌、背侧分指切口的设计时还需要考虑每位患者的皮肤弹性、指体粗细、骨性连接部位分离后的覆盖等，避免分离后骨创面的裸露。对于较长段的骨性并连，可设计掌、背侧大的皮瓣以

分别覆盖分离后的骨创面，皮瓣转移后暴露的创面上只要有骨膜或腱膜覆盖都可以植皮，此方法简单易行（图 4-10-17）。也可以采用分期手术，第一期埋置长条形皮肤扩张器或是应用指骨牵拉器牵拉使并连皮肤横向扩张，达到足够覆盖两侧手指的皮肤量时再行并指分离。但婴幼儿不配合分期手术的相应处理，可能出现扩张器外露、注射壶感染或者牵引器针道感染等并发症，应用较少。

长段的骨性并指还可能同时存在肌腱并连、共用腱鞘的情况（图 4-10-18），肌腱分离时可采用 Z 字形切开共用腱鞘，再分别用腱鞘的瓣重建滑车（图 4-10-19）。中央处也可能共用一条血管，手指分离时共用的血管建议保留在本身走行偏向的一侧（图 4-10-20）。

指体并连时均存在多余的脂肪组织填充在两指间隙，分离后需要适当进行减脂才能使指体均匀。减脂首先从指根部开始，去除指蹼区域的多余脂肪，形成应有的指蹼斜坡状的凹陷空间。并同时暴露指固有血管分叉处，予以保护后开始指体减脂。指体减脂范围不超过手指中轴线，减脂后皮瓣的厚度不能薄于带真皮下血管网皮瓣，最好有薄层的脂肪颗粒附着（图 4-1-21）。需防止过度减脂导致远期手指皮下脂肪缺失变细。

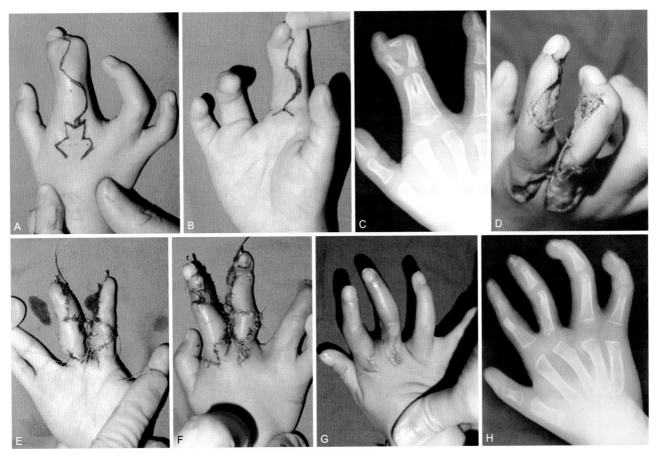

图 4-10-17 长段骨并连时掌、背侧对应的大皮瓣设计。A、B. 近节设计掌、背侧大皮瓣；C. X 线片显示近节骨融合型骨性并指；D、E、F. 分离后掌、背侧大皮瓣可覆盖两指近节的骨创面，示指掌侧大块植皮，中指背侧大块植皮；G. 术后 5 个月，手指稍屈曲，指蹼宽度、深度正常；H. X 线片显示骨关节对位基本正常

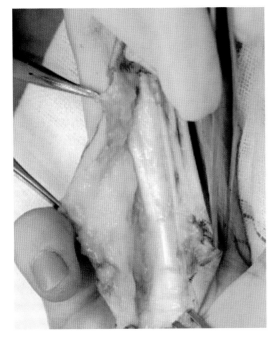

图 4-10-18 屈肌腱并连，共用腱鞘

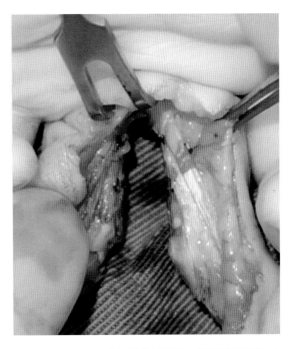

图 4-10-19 Z 字形切开共用腱鞘，腱鞘瓣重建滑车

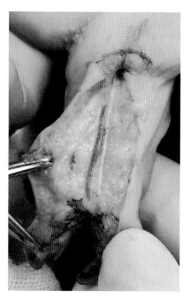

图 4-10-20 两指中央共用一条血管，神经仍然两条

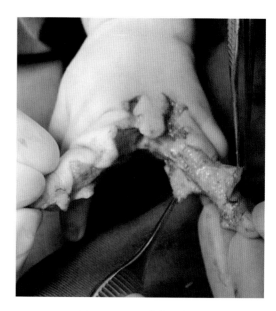

图 4-10-21 减脂后创面

3. 创面覆盖

指体分离后掌、背侧锯齿形皮瓣对应缝合可关闭大部分指体创面，在并连皮肤较为宽松的病例，采用双翼皮瓣、五边形皮瓣等改良的指蹼成形的方法均可以关闭指蹼区域的创面，则整个并指分离手术不需要植皮（图 4-10-22）。对于并连皮肤较为紧张的病例，尤其是中、末节皮肤的不足，是任何形式的指蹼成形术式均不能解决的。这时，皮肤不能覆盖的区域仍需采用全厚皮片移植进行覆盖，为了追求不植皮而强行高张力闭合伤口是不合理的，势必造成术后手指瘢痕挛缩屈曲、指甲歪斜等严重并发症。全厚皮片供区的选择，尽可能选择质地相同或者接近的区域才能避免色差。手指掌侧植皮推荐小鱼际区、手腕尺侧偏掌侧部分或者足底内侧供皮，手背侧植皮推荐手腕尺侧偏手背部分，面积较大才考虑上臂或腹部供皮。

末节完全并连者表现为指甲紧贴或者指甲并连，分离后相邻缘的甲缘缺损需要进行甲缘重建。既往有文献描述了指腹顶端长条形双舌形瓣分别重建两侧的甲缘。但过于狭长的舌形瓣可能发生尖端坏死。笔者更推荐指腹末端保留单个舌形瓣于一侧的甲缘，另一侧则以掌侧皮瓣直接缝合成形甲缘（图 4-10-23）。该方法操作简单、血供更可靠。同时强调，在指端并连皮肤紧张的病例，指腹皮肤不

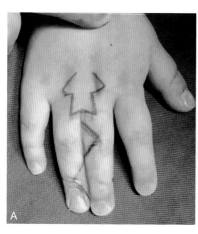
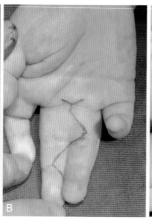
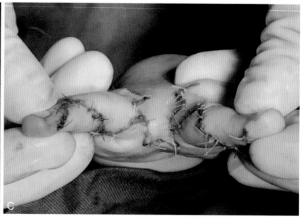

图 4-10-22 双翼皮瓣成形指蹼分离中环指并指、未植皮。A、B. 双翼皮瓣掌、背侧切口及锯齿状皮瓣分指切口；C. 术后所有创面关闭，无须植皮

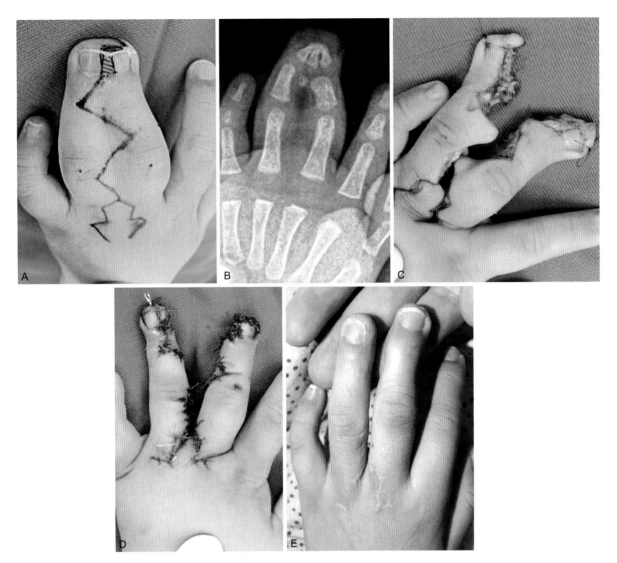

图 4-10-23　舌形瓣重建一侧甲缘，掌侧皮瓣成形另一侧甲缘。A.环指顶端舌形瓣；B.X线片显示末节骨桥型骨性并指，中间多余指骨；C.分离后环指顶端舌形瓣，同时伴末节关节侧偏；D.切除多余指骨、矫正关节侧偏后皮瓣均能覆盖骨创面，未植皮；E.术后 2 年半，手指形态好、甲缘饱满对称

足时，甲缘的全厚植皮也是可行的方案，避免强行缝合后造成末节指腹尤其是甲缘组织的萎瘪。

骨性并指发生在末节较容易处理，用上述甲缘舌形瓣可以覆盖一侧的末节骨创面，另一侧骨创面皮下筋膜瓣覆盖后也可以植皮。较大的骨性创面，则可采用前述的掌、背侧大皮瓣分别覆盖骨性创面结合全厚植皮关闭创面，或者分期手术，采用扩张皮瓣、牵张后皮瓣覆盖创面。

4.伴发畸形的矫正

部分并指畸形同时伴有手指的侧偏、屈曲、多指等其他畸形。在并指分离时可根据具体情况进行伴发畸形的矫正，在需要进行多余指骨切除、截骨矫形的区域事先设计可以覆盖的皮瓣，防止骨骼、肌腱的裸露不能植皮。并指间的多余指骨切除以及关节的侧偏同期矫正后可提供更好的皮肤覆盖。对于特别复杂的并指畸形，尤其是伴有肌腱的异常，可考虑先行并指分离，后期再行矫正。

5.术后包扎及处理

传统的游离植皮后需要打包固定，但植皮打包的方法应用在圆柱形指体时不仅费时，还会导致加压不均反而增加植皮坏死的概率。指体植皮时利用快吸收免拆缝线缝合，伤口覆盖防粘连的敷料，指体间予大量棉垫及纱布堆砌，无菌绷带包扎，再辅以黏性胶带或者小夹板的加强固定（图 4-10-24）。

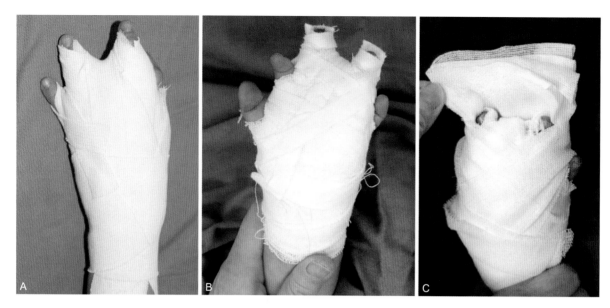

图 4-10-24　婴幼儿手足畸形术后敷料包扎塑形法。A.中、环指不全性并指术后，采用无菌棉垫、纱布隔离手指，无菌绷带加黏性胶带包扎固定手指于指蹼张开、手指伸直位，指端外露；B.中、环指不全性并指术后，同样棉垫、纱布、绷带隔离加压，同时中、环指背侧予小夹板及布胶布固定于指蹼张开、伸直位，指端外露，适用于有骨关节处理的不全性并指术后；C.中、环指完全性并指术后，上述同样方法隔离手指及敷料加压至指端，因指端有创面，另予无菌纱布做可以掀开的观察窗，术后观察指端血供 48 小时无异常再黏性胶带完全封闭包扎

这种敷料包扎塑形法使皮片更加均匀地贴合于指体创面，压力适中，制动良好，更易于植皮成活。对于婴幼儿不再需要石膏加强制动，术后也无需拆线，舒适度高。当然，对于手指末节的面积较大的植皮，因担心影响指端的血供，不易达到足够的加压，仍然建议打包，推荐用快吸收线缝合打包，换药时仅需拆包，不需要拆线。采用敷料包扎塑形法后，从术后第 3 天开始观察敷料有无臭味，如无臭味，通常并指术后 3 周才首次换药，可保障创面的完全愈合并有利于骨关节的塑形。如深吸气闻到包扎的敷料有粪臭味，只要及时更换，通常只是轻微的感染，通过清洗换药后可很快控制。

四、典型病例

（一）左手中、环指并指分离（植皮）

见图 4-10-25。

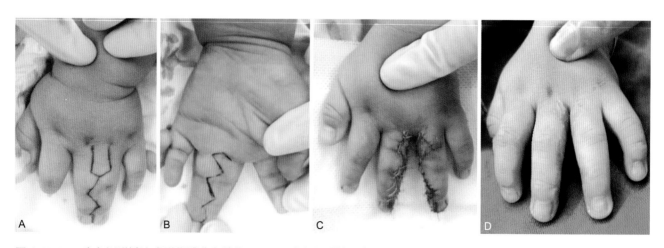

图 4-10-25　改良矩形瓣法成形指蹼分离并指。A、B.改良矩形瓣法掌、背侧切口设计；C.术后即刻，指根部两侧需要植皮；D.术后半年，指蹼形态正常，植皮处皮片稍有色差

（二）左中、环指不全性并指分离（不植皮）

见图 4-10-26。

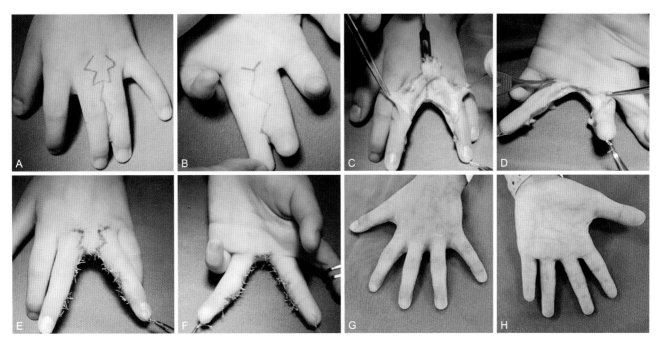

图 4-10-26 双翼皮瓣成形指蹼分离并指。A、B.采用双翼皮瓣成形指蹼，锯齿状皮瓣分离指体的掌、背侧切口；C、D.减脂后掌、背侧观；E、F.完全关闭创面未植皮；G、H.术后 1 年，手指、指蹼正常

（三）左中、环、小指并指同期分离（中、环指完全性并指，环、小指不全性并指）

见图 4-10-27。

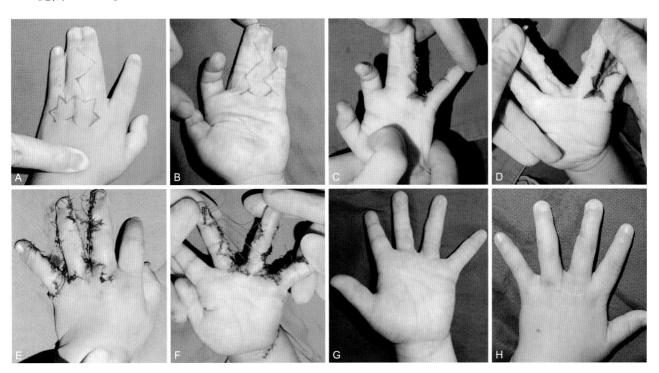

图 4-10-27 连续双翼皮瓣成形指蹼同期分离三指并指畸形。A、B.连续双翼皮瓣成形指蹼掌、背侧设计；C.先分离环、小指并确定两侧指固有血管正常；D.再分离中、环指，术中暴露指固有动脉及神经并予保护后减脂；E、F.术后掌、背侧观，中指部分植皮，手腕尺侧供皮；G、H.术后 8 个月，手指、指蹼形态正常

（四）右足二、三趾并趾分离

见图4-10-28。

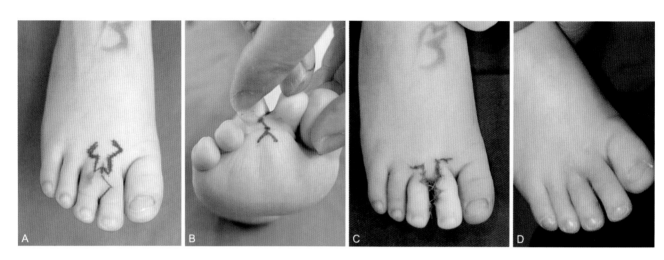

图4-10-28 双翼皮瓣成形趾蹼分离并趾畸形。A、B.双翼皮瓣成形趾蹼的掌、背侧切口设计；C.术后即刻，未植皮；D.术后半年，趾蹼正常

（田晓菲　肖　军）

第十一节　先天性尺桡骨融合

一、概述

先天性尺桡骨融合（congenital radioulnar synostosis, CRUS）是先天性的尺桡骨间骨性或纤维性融合，导致患肢前臂旋转功能受限的一种先天性上肢畸形。该病最早由 Sandifort 于 1793 年报道，是肘关节先天畸形中最常见的一种。其中除少量下尺桡关节融合或尺桡骨干间融合外，上尺桡关节融合者占绝大多数，因此在日常临床工作中，先天性尺桡骨融合往往即指先天性上尺桡关节融合（congenital proximal radioulnar synostosis）。

二、流行病及病因

该病发病率约为 0.2‰，多为散发病例，存在家族遗传疾病史者多表现为常染色体显性遗传，且往往双侧患病，功能受限表现更为严重。男女间患病比例无明显区别。

目前 CRUS 病因仍未完全明确，现有的与

CRUS 相关的突变基因位点包括 *IBMFS*、*HOXA11*、*TBX5*、*SMAD6*、*ZMAT2*、*MECOM*、*EFTUD2* 等，此外，性染色体异常者（XXXXX、XXXXY 等）也表现为包含 CRUS 在内的系统性发育异常。对于存在相应致病基因的患者，其胚胎于第 7~8 周出现前臂骨组织的分化受限。在 7~8 周前，尺、桡骨表面由同一软骨衍生物所覆盖，在随后的分化过程中随时间推移逐渐由远及近分离，最终形成独立的尺骨及桡骨。而分化受限则可导致骨间的软骨衍生物无法及时分离，形成骨性融合。因此分化出现异常的时间越早，融合范围越大，且越接近前臂远端，这也间接解释了为何先天性尺桡骨融合以先天性上尺桡融合为主。

三、临床表现

该病患肢往往表现为不同程度的前臂固定旋前畸形。患者常于学龄前由家长或老师发现患肢日常活动不协调前来就诊。体格检查可嘱患者患肢做

"手心朝上"动作，此时患肢呈肩关节内收外旋，肘关节屈曲，腕关节背伸桡偏，腕掌关节由桡侧到尺侧屈曲角度逐渐增大等一系列姿势，以此代偿受限的前臂旋后功能（图4-11-1）。固定旋前严重者即使通过肩关节过度外展内旋等姿势仍无法完全代偿。少部分患者可伴轻度肘关节屈曲挛缩畸形。该病患者可伴有同侧桡侧列发育不良等上肢先天畸形。

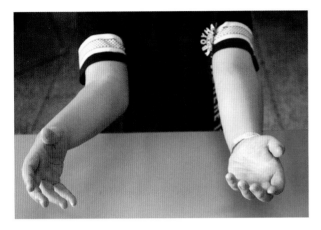

图 4-11-1　前臂旋后受限

四、诊断及鉴别诊断

该疾病往往通过影像学资料来明确诊断。患肢X线片可显示尺桡骨间有骨桥形成（图4-11-2）。若患者临床表现为前臂旋转功能受限且X线片未见尺桡骨间骨性连接，可进一步行MRI检查，此时可发现尺桡骨间存在纤维性连接甚至软骨桥。该病需和创伤性的尺桡骨融合进行鉴别，通过询问患者外伤史情况，鉴别诊断往往不难。

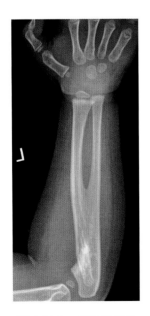

图 4-11-2　前臂 X 线片

五、分型

目前CRUS最常使用的分型为Cleary & Omer分型，该分型根据影像学中尺桡骨间融合性质及桡骨头脱位方向，将CRUS分为4型（图4-11-3）：①尺桡骨间存在纤维性融合，桡骨头无脱位；②尺桡骨间存在骨性融合，桡骨头无脱位；③尺桡骨间存在骨性融合，桡骨头向后方脱位；④尺桡骨间存在骨性融合，桡骨头向前方脱位。其中，3型患者占所有就诊患者中的绝大多数，也被称为"真正的先天性尺桡骨融合"。4型患者由于桡骨头向前方脱位膨出，屈肘时可卡入环状韧带，可出现肘关节弹响及绞锁，甚至急性肘关节伸直受限。

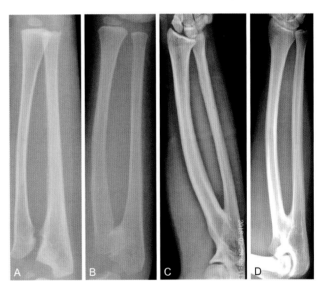

图 4-11-3　Cleary & Omer 分型。A.尺桡骨间存在纤维性融合，桡骨头无脱位；B.尺桡骨间存在骨性融合，桡骨头无脱位；C.尺桡骨间存在骨性融合，桡骨头向后方脱位；D.尺桡骨间存在骨性融合，桡骨头向前方脱位

六、治疗

该病患者由于前臂固定旋前畸形，可根据固定旋前程度进行评判是否需要治疗。若患者前臂固定于接近前臂中立位水平，可通过肩关节内收、外展动作代偿，从而完成绝大多数的日常生活动作。若患者①患病前臂固定旋前超过60°，或②双侧患病，则是手术治疗的适应证。

（一）旋转截骨术

旋转截骨术（rotational osteotomy）是目前最常用的手术方式，其原理在于将尺桡骨固定位置由影响正常功能的前臂旋前位调整至可较好发挥上肢功能的前臂中立位。目前截骨方案较多，可有单平面截骨，尺骨近端联合桡骨远端截骨等。此处介绍于尺桡骨骨性融合处进行单平面截骨。

患者仰卧位，患肢臂丛麻醉后外展平放于手术桌上，手术前上气囊止血带，压力 260 mmHg。选择肘后外侧入路，显露尺桡骨融合部，在融合部中段使用骨锯行横行截骨，截骨后旋转远端尺桡骨直至前臂中立位。使用 2 枚克氏针交叉固定（可选择使用接骨板），冲洗，止血，缝合伤口。术后前臂后托石膏固定 2~4 周后可在保护下行肘关节屈伸功能锻炼。

该手术优点：手术简单，效果较可靠，能极大改善患者前臂功能。缺点：未重建前臂旋转功能，进行某些精细活动时（如各种文体活动）仍存在功能受限，术后旋转角度丢失，易出现骨筋膜室综合征等。

（二）分离截骨重建术

重建前臂旋转功能的手术方式虽然能基本恢复前臂骨性结构，但由于术后再融合、术后旋转功能改善不佳等原因，临床效果仍在进一步探索。目前多采用 Kanaya 于 1998 年提出的融合分离截骨、筋膜瓣填塞重建术。此处介绍使用骨间背血管蒂筋膜瓣作为间置物的重建术式。

患者仰卧位，患肢臂丛麻醉后外展平放于手术桌上，手术前上气囊止血带，压力 260 mmHg。首先于患侧前臂背侧设计切口。近端始自尺骨鹰嘴，远端位于前臂中远 1/3 尺桡骨中央处。设计切取以骨间背侧血管为蒂的穿支筋膜脂肪瓣，大小 8 cm×5 cm（图 4-11-4）。自桡侧向尺侧掀起。于尺侧腕伸肌和小指固有伸肌之间寻找骨间背侧血管和其皮肤穿支，注意伴行的桡神经深支及其分支。将血管和神经钝性分离，向近端探查至骨间背侧血管起点，该血管在融合处近端由尺动脉发出并穿出至背侧，将脂肪筋膜瓣完整掀起（图 4-11-5）。如果骨间后动脉细小或缺如，则可设计近端筋膜蒂逆行组织瓣移植。

在尺骨鹰嘴和尺骨近端尺侧处显露肘肌，将其

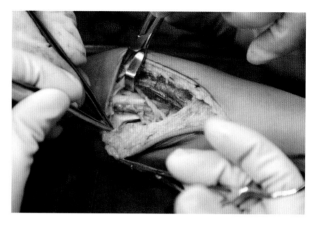

图 4-11-4　切取以骨间背侧血管为蒂的穿支筋膜脂肪瓣

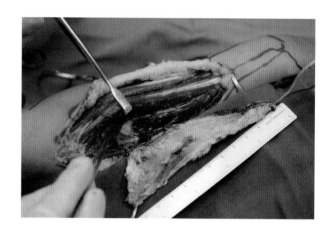

图 4-11-5　将脂肪筋膜瓣完整掀起

逆行掀起。如果肌肉起点处有滋养血管，应予以保护。剥离显露融合处，20 号注射器针头标定融合处远、近端。术中透视下确认融合范围，完全显露桡骨颈、桡骨头、旋前圆肌和旋后肌止点。

于患侧前臂桡掌侧做改良 Henry 切口。显露肱二头肌腱膜并切开腱膜，显露下方肱二头肌腱。牵开肌腱，显露下方神经血管结构，游离正中神经、肱动脉以及桡动脉、尺动脉、骨间后动脉起点。游离桡神经及其分支，肱二头肌腱止点止于融合处掌侧，保护神经血管束（图 4-11-6）。将肌腱止点掀起，并向近端进一步游离，直至向远端牵拉肌腱有一定弹性为止，不需掀起肱肌止点。

在充分显露融合处掌背侧及周围解剖结构之后，用微型磨钻或电锯由背侧切口内去除融合处骨质，直至尺桡骨近端完全分开（图 4-11-7）。显露桡骨头，如有变形，要修整软骨，但不要露出下方骨质。根据桡骨头倾斜方向及脱位情况，于桡骨结节

近端做梯形截骨，并使用接骨板进行固定。桡骨畸形严重时，需要将截骨部位下移至"弓形"顶点处（图 4-11-8）。

术中透视确定桡骨内固定牢靠满意后，试行旋转前臂。确定是否可充分被动旋转前臂，如果不能，需要向远端进一步松解骨间膜、旋前圆肌/方肌止点，甚至行尺骨旋转截骨术，直至前臂旋前、旋后角度满意为止。将肱二头肌腱性止点引导至背侧，缝合固定在桡骨结节处。将筋膜脂肪瓣移位至掌侧，充分展开以覆盖全部截骨部，然后将其缝合固定在掌侧深筋膜上（图 4-11-9）。

仔细止血，冲洗伤口，逐层缝合，石膏制动于屈肘 90°、前臂最大旋后位。

术后 3 天将石膏更换为 2 个可拆卸的长臂支具交替固定。支具应将肘关节固定于屈曲位，1 个固定前臂于最大旋后位，另 1 个固定前臂于最大旋前位，隔日交替佩戴，每次佩戴 24 小时。4 周后开始主、被动锻炼前臂旋转功能和肘关节屈伸活动。于夜间隔日交替佩戴旋前、旋后支具至术后半年。术后应监测桡骨及尺骨（若存在尺骨截骨）的截骨处愈合情况。一般于术后半年至 1 年时取出内固定装置。

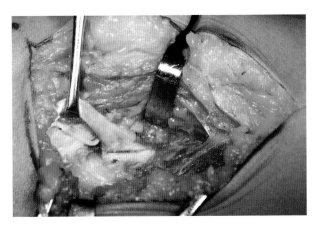

图 4-11-6 游离桡神经及其分支，肱二头肌腱止点止于融合处掌侧，保护神经血管束

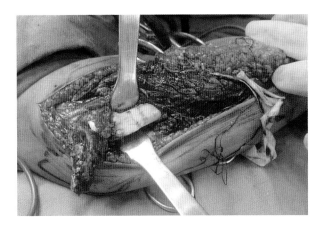

图 4-11-8 桡骨畸形严重时，需要将截骨部位下移至"弓形"顶点处

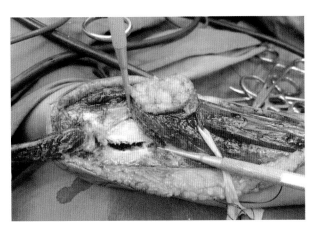

图 4-11-7 锯开尺桡骨近端

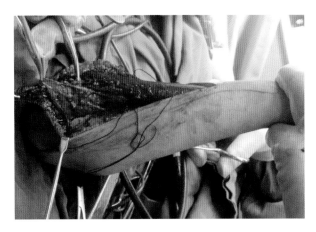

图 4-11-9 将筋膜脂肪瓣移位至掌侧，充分展开以覆盖全部截骨部，然后将其缝合固定在掌侧深筋膜上

（刘 路 陈山林）

第十二节　镜影手

一、概述

镜影手为尺侧复肢的手部表现，常见尺侧复肢的特征是尺骨重复、桡骨缺如，拇指缺如，7~8 个手指围绕中线对称。也有前臂解剖结构正常而仅仅表现为手部重复手指。尺侧复肢畸形被归入 IFSSH Ⅲ类 / 重复类别，临床病例罕见。

二、病因与发病机制

导致尺侧复肢畸形的确切机制尚不清楚，极化活动区（ZPA）分化的错误可能是尺侧复肢畸形很重要的发病原因。已经鉴定出几种导致动物非典型镜影手的基因，包括 *TWIST1*、*ALX4* 和 *GLI-3*。这些基因可能与肢体骨轴前区域的 SHH 活性异常增加有关，从而导致桡骨发育不良。

三、临床表现与分型

镜影手根据尺侧复肢分型而分类（表 4-12-1）。手部表现为宽大而平坦，缺少大鱼际和小鱼际的轮廓。7 个或 8 个手指在手的内侧和外侧以独立的簇排列。前臂包含两根平行的尺骨，肘关节活动受限制，缺少近端或远端尺桡关节导致前臂两骨之间几乎没有旋前或旋后运动。

四、重建方案

镜影手非常罕见，因此外科治疗应首先认识到尺侧复肢畸形的解剖特征，术前遗传病史的询问，全面的体格检查，从肩关节到指尖的详细主被动关节活动度评估。拍摄肩关节、肘关节、腕关节、肱骨、前臂及手部标准 X 线片。手部的重复手指，于内侧 3~4 个手指选择一个发育较好的手指作为拇指，切除多余的手指。术前可以通过 B 超探查指动脉的解剖，预防术中由于血管变异导致血供障碍。拇化设计类同于拇指发育不良的示指拇化手术方案，利用多余的皮肤成形虎口。由于有多余的手指切除，因此多余的屈 / 伸肌腱可用于重建拇指的固有肌肉。拇化的时候同时考虑拇指对掌成形术。

五、技术要点

镜影手拇化术前血管检查有助于避免手术中变异血管损伤。挑选功能良好的内侧手指作为拇化手指，重建虎口并置拇指对掌位。

六、典型病例

患儿女，22 个月，右手镜影手临床表现及治疗见图 4-12-1。

表 4-12-1　尺侧复肢分型

类型	名称	临床特点
1A	尺侧复肢畸形	多指合并两个发育良好的尺骨
1B	尺侧复肢畸形	多指合并轴后（尺侧）尺骨发育良好，轴前（桡侧）尺骨发育不良
2	中间型	多指合并双尺骨和单桡骨。中间尺骨发育不良
3A	中间型	多指合并单尺骨和发育良好的单桡骨
3B	中间型	多指合并单尺骨和发育不良的单桡骨
4A	Laurin–Sandrow 综合征	双侧多指合并双尺骨，复杂并指，多趾，鼻缺损
4B	Martin 综合征	双侧多指合并单桡骨和单尺骨，复杂并指，多趾，鼻缺损
5	多手畸形	包括拇指的完全重复手畸形，前臂解剖正常

J Hand Surg (Edinburgh, Scotland), 23/4, Al-Qattan MM, Al-Thunayan A, De Cordier M, Nandagopal N, Pitkanen J, Classification of the mirror hand-multiple hand spectrum, 534-6, Copyright 1998.

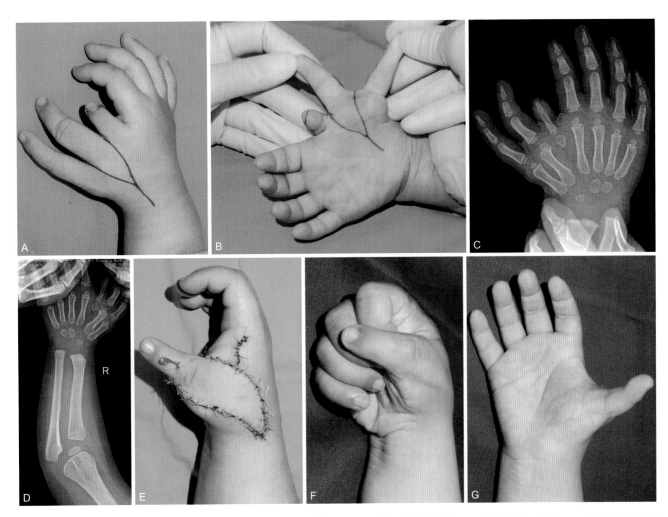

图4-12-1　患儿女，22个月，右手镜影手。A.术前右手背侧观；B.术前右手掌侧观；C.术前右手X线片；D.术前右前臂X线片；E.手术结束右手外观；F.伤口愈合后手功能照；G.掌侧观

（沈小芳）

第十三节　羊膜束带综合征

一、概述

羊膜束带综合征（amniotic band syndrome, ABS）是一种罕见的以累及四肢或指体（趾体）部分或完全缩窄为特征的先天性疾病。导致四肢畸形甚至截肢（截指）。相关表现可能包括颅颌面、躯干、内脏器官异常。美国报告的患病率为1.16/10 000名活产婴儿。无常染色体遗传或性别差异。由于产生的畸形和残疾通常涉及身体的多个肢体及组织，部分文献使用各种术语描述这类复杂的先天畸形，包括环状缩窄综合征（constriction band syndrome）。羊膜束带综合征引起的手部、四肢肢体的畸形及功能障碍需要外科分期矫正。

二、病因与发病机制

历史上羊膜束带综合征的病因一直存在争议，包括外部压迫到内源性异常。Montgomery（1832）、Simpson（1836）等报道该疾病为胎儿的宫内肢体自截，这些作者认为胎儿的肢体被破裂的环形束带缠绕卡压造成肢体的截肢。然后 Streeter（1930）、Patterson（1961）等提出内源性发育异常学说。认为是胚胎发育过程中血液循环障碍为引起束带综合征的病因。在一项涉及大鼠模型的实验研究中，Kino（1975）在受孕后 15 天进行羊膜穿刺术从而导致羊水过少的状态。他得出的结论是产前环境因素，如宫腔压迫羊水减少期间胎儿可以诱发 ABS 的多种表现。羊膜破裂的时间也被认为是决定范围的主要因素，早期羊膜破裂可能导致多胎畸形和内脏缺陷，而后期的破裂主要影响四肢。

三、临床表现与检查要点

临床表现：经典的表现可见缩窄环，可发生于身体的任何部位，但肢体最多见（图 4-13-1）。轻度的缩窄环类似皮肤皱褶，严重的缩窄环可能导致神经、血管受压和淋巴回流障碍（图 4-13-2）。收缩带

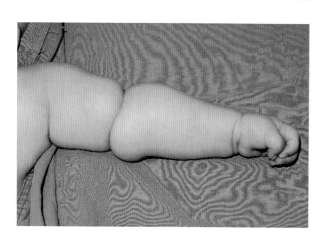

图 4-13-1　患儿左侧上肢的环形缩窄环

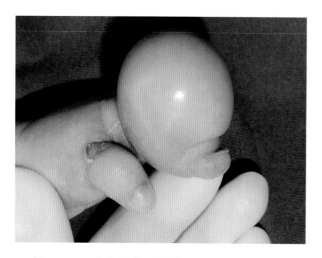

图 4-13-2　患儿左手示指缩窄环导致淋巴回流障碍

可能存在多个层面上，随着患儿发育，这些缩窄环可能加深并引起更多的压迫症状。新生婴儿存在肢体严重循环障碍、淋巴水肿往往需要紧急手术松解。缩窄环可导致手指并指或融合，形成严重的短指并指（区别于先天短指并指畸形）及缺指（图 4-13-3）。并连手指指蹼可能存在窦管。由于神经受压，神经轴索断裂导致神经功能缺失。

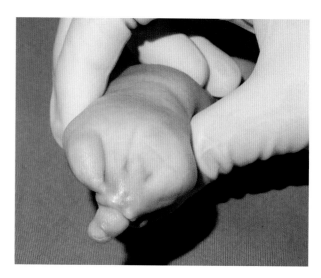

图 4-13-3　缩窄环导致手指融合，形成严重的短指并指

四、分类

Hall（1982）根据缩窄环是否引起淋巴水肿及截肢将其分为轻、中、重三类。轻度为缩窄环不至于引起淋巴水肿；中度为引起淋巴水肿不至于截肢，重度为截肢（截指）。Weinzweig（1995）根据 Hall 分型进一步增加两个分型：中度的环形缩窄伴有肢体的畸形、并指或不伴有血液循环障碍的肌肉肌腱结果异常。尽管如此，最公认的分类还是 Patterson 分类（1961），有以下四类：

（1）单纯环状缩窄带

（2）环状缩窄带伴远侧手指畸形，伴或不伴淋巴水肿

（3）环状缩窄带伴其远侧手指融合：指端交叉并指

　　Ⅰ型：单纯指端融合

　　Ⅱ型：指端融合，指蹼向远端过度延伸

　　Ⅲ型：指端融合，指蹼缺损，复杂并指短指、缺指

（4）宫内截指

五、治疗目标与手术方法

羊膜束带的治疗分别针对其出生时的肢体循环障碍、淋巴水肿、缩窄环的松解、并指及手指功能障碍、缺指进行。术前仔细评估并判断手术时机，尽量减少麻醉风险，个体化设计方案。

（一）出生时肢体循环障碍的治疗

少数情况下缩窄环引起肢体（指体）远端的发绀、明显的缺血需通过紧急手术松解。胎儿镜手术已成功应用于宫内缩窄环的松解。产前超声检查发现肢体近端存在严重的缩窄环，远端水肿可能发生肢体坏死可以考虑该方法。但是胎儿镜手术的自然流产率为 6%~10%，必须跟家长沟通发生自然流产的可能。

（二）缩窄环的治疗

缩窄环的治疗标准是切除收缩环和皮下纤维组织的松解，通过"Z"字成形或"W"皮瓣成形。对于肢体的松解笔者倾向于松解深部筋膜后将皮下组织做多个宽"Z"字成行，皮肤做小"Z"字皮瓣。松解的同时注意皮下静脉的保留，特别是知名静脉如头静脉、贵要静脉、大隐静脉的保护。部分下肢缩窄伴有马蹄内翻足，术后需要石膏矫形治疗，因此注重循环回流非常重要。完全的环形缩窄可以一期松解半圈，也可以整圈松解，这取决于外科医生掌握的显微外科技术。当两个缩窄环相邻的距离太近时只能分期松解。松解缩窄环同时松解区域的神经卡压，严重的卡压可以导致神经连续性中断，手术后功能恢复差。

（三）手指并指、缺指的治疗

手术时机的选择非常重要，一般在患儿 6~12 个月时进行。术前仔细评估判断哪个指尖对应哪个手指，尽量保存每个手指的指尖。通常情况指蹼存在窦道，需要皮瓣重建指蹼并切除窦道。

（四）手指缺损的治疗

束带手指缺损一般近端存在发育正常的肌腱及神经，可以考虑行足趾移植再造手术，但同时存在足趾束带缺损或缩窄不适宜该手术。

六、技术要点与手术风险规避

束带远端肢体的血液循环需要正确的评估，同时评估麻醉风险。跟患儿家长进行全面的沟通，可能出现手术前部分血液循环保留的手指而术后出现坏死。术中可以在头戴式额镜下逐层解剖，保护好静脉、动脉、神经，松解深筋膜。筋膜瓣成形优于皮瓣成形。

七、典型病例

病例1

患儿女，3 月龄，左上肢羊膜束带综合征，束带环形卡压，全身麻醉下行束带松解（图 4-13-4）。

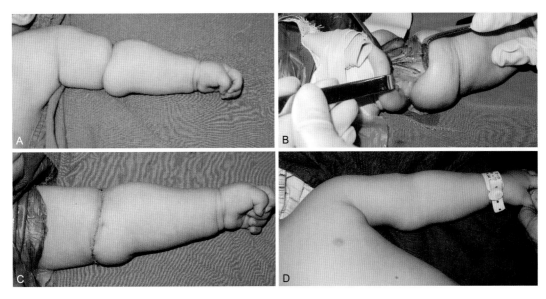

图 4-13-4　患儿女，3 月龄，左上肢羊膜束带综合征。A.术前外观；B.术中松解；C.术后外观；D.术后 8 个月随访情况

病例2

　　患儿女，9月龄，右手束带并指短指，行十字形皮瓣一次性分离第3~5指，加深指蹼（图4-13-5）。

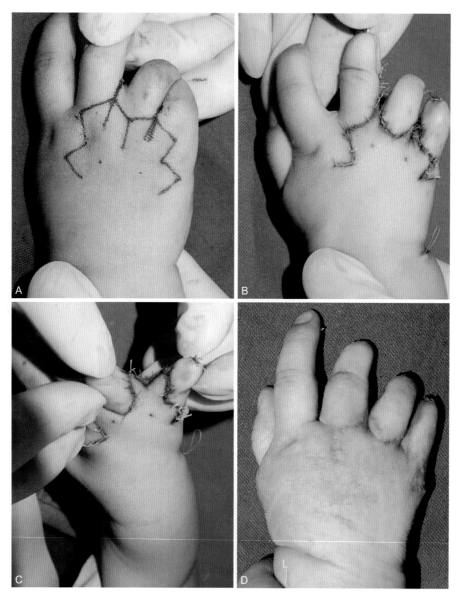

图4-13-5　患儿女，9月龄，右手束带并指短指，行十字形皮瓣一次性分离第3~5指，加深指蹼。A.术前外观及手术切口设计；B.手术结束外观；C.指蹼加深情况；D.术后3个月外观

（陈山林　沈小芳）

第十四节　马德隆畸形

一、概述

马德隆畸形（Madelung deformity）最早由德国医生 Otto Wilhelm Madelung 于 1878 年在德国外科学会年会上进行了系统报道，是由桡骨远端掌侧和尺侧骨骺发育障碍导致的桡骨远端向桡侧和掌侧的过度成角畸形。导致这种畸形的真正原因仍然未知，有学者认为该畸形由桡骨远端掌、尺侧骨骺异常生长阻滞所致，也可能是由于桡骨远端骨骺尺侧部分的骨性病变，由连接在月骨和桡骨骺板近侧的异常掌侧韧带（Vicker 韧带）所致。该韧带远端附着于月骨近侧，近端附着于桡骨远端掌、尺侧的骨骺和干骺部。潜在病因还有 Leri-Weill 骨软骨生成障碍，这是一种由矮小同源盒（SHOX）基因突变引起的显性遗传疾患，外显率为 50%。如果发现马德隆畸形患者为双侧发病且身材短小，则要考虑 Leri-Weill 骨软骨生成障碍。创伤、感染、生长发育中的儿童腕关节反复受到应力导致部分骺阻滞等原因也可导致桡骨远端骨骺生长障碍，形成马德隆样畸形。是否存在异常的 Vickers 韧带，被认为是鉴别马德隆畸形与马德隆样畸形的主要指标。

二、临床表现及分型

由于马德隆畸形多为幼儿期发病，早期临床表现多不典型，随着疾病的继续进展，畸形常于青少年期（尤其是 8~14 岁间）变得明显。后期可表现为腕关节宽大，桡偏、掌屈，尺骨头向背侧明显突出，表现为刺刀样畸形（图 4-14-1）。前臂变短、腕关节活动受限、前臂旋转活动受限等。走行于畸形部位的尺神经背支受长期摩擦，可出现神经支配区域感觉异常；尺骨茎突突起严重者亦可磨损环小指指伸肌腱，甚至致其断裂，继而出现环小指伸指障碍等临床表现。

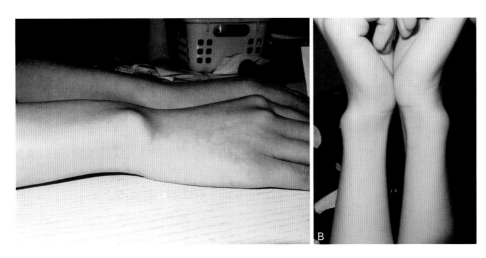

图 4-14-1　马德隆畸形：A. 右腕尺侧外观；B. 双腕尺侧外观

特征性 X 线表现包括：①桡骨远端尺偏角及掌倾角增大；②尺骨头背侧半脱位 / 脱位；③近排腕骨近侧失去正常弧形外观，成为三角形外观，月骨向掌、近侧滑移下沉；④严重者可合并整个前臂缩短，桡骨弧度异常增大和肘关节异常（图 4-14-2）。多数马德隆畸形可在 X 线片上发现 Vickers 韧带的间接影像，即在桡骨远端尺侧的干骺端部位存在火焰状透亮骨切迹。MRI 可直接显示异常的 Vickers 韧带（图 4-14-3）。Farr 等按腕关节 X 线片桡骨远端尺倾角、掌倾角的大小结合临床症状与局部畸形程度将其分为 3 型（表 4-14-1）。

表 4-14-1　Farr 分型

分型	临床表现	X 线表现	
		尺偏角	掌倾角
Ⅰ型	症状较轻，腕部畸形不明显	<30°	<20°
Ⅱ型	症状较重，腕部畸形较明显	30°~45°	20°~30°
Ⅲ型	症状严重，腕部畸形明显	>45°	>30°

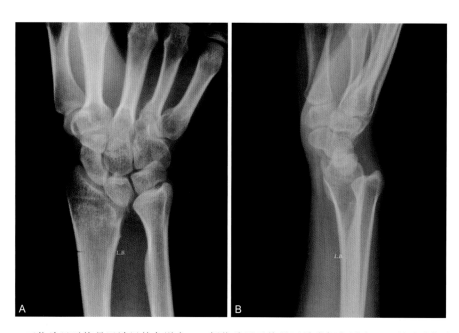

图 4-14-2　A. 正位片显示桡骨远端尺偏角增大；B. 侧位片显示桡骨远端掌倾角增大、尺骨头背侧半脱位 / 脱位

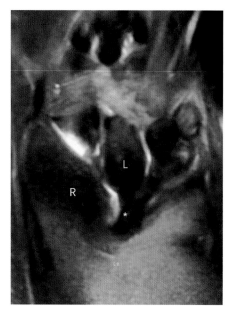

图 4-14-3　MRI 显示 Vickers 韧带

三、畸形矫正

马德隆畸形治疗方法的选择取决于患者的年龄、畸形的严重程度及症状的严重程度。无症状的轻度畸形无需手术治疗，但需定期复查 X 线片，复查中如果发现畸形进行性加重，则需进行手术干预，防止畸形进行性加重。常用的术式为切除 Vickers 韧带在内的骺松解术。多数无症状的患者往往在接近骨骼成熟期才因畸形变得明显而前来就诊，只要畸形外观尚可接受，也不需要手术纠正畸形，但如果外观畸形难以接受，则可手术改善畸形。

马德隆畸形可导致腕关节疼痛，需确定疼痛的部位及其产生的原因，采取相应的治疗方式。早期可尝试保守治疗（包括休息、佩戴支具及调整使用及用力方式）。大多数患者往往在接近骨骼成熟期才开始出现疼痛，可在进行骺松解术的同时行桡骨截骨术。如果疼痛主要局限于腕尺侧，主要因畸形导致的尺骨正向变异及尺腕撞击引起，可以行尺侧减压手术（根据患者年龄和畸形严重程度以及是否存在关节炎表现，可选择尺骨短缩术、尺骨远端骺阻滞术和 Sauvé-Kapandji 术等）。如果疼痛不局限于腕尺侧，则需要考虑行桡骨截骨术以减轻疼痛和纠正畸形。对于某些病例，可能需要同时行桡骨截骨术与尺侧减压术。

（一）骺松解术（physiolysis）

前臂远端桡掌侧纵行切口，经掌长肌腱和桡侧腕屈肌腱的间隙入路，保护桡动脉和正中神经，显露旋前方肌远侧缘。将旋前方肌远侧缘向近端牵开，

可显露 Vickers 韧带（图 4-14-4A）。以从近至远的方向掀起包括 Vickers 韧带在内的桡骨远端骨膜瓣，在骨膜瓣下找到骺板，异常的骺板相对较窄且呈波纹状。切断 Vickers 韧带及任何束缚骺板的纤维和骨性组织（图 4-14-4B），开放桡骨远端掌、尺侧骺板。可移植脂肪块置入骺开放后的空隙内以防止新的骨桥生成，并将移植的脂肪块固定在周围的软组织上。

（二）桡骨穹顶状截骨术（radial dome osteotomy）

在腕横纹稍近侧沿着桡侧腕屈肌腱桡侧缘做纵行切口（图 4-14-5A）。保护桡动脉，显露旋前方肌（图 4-14-5B）。自旋前方肌桡侧缘将其切开，注意

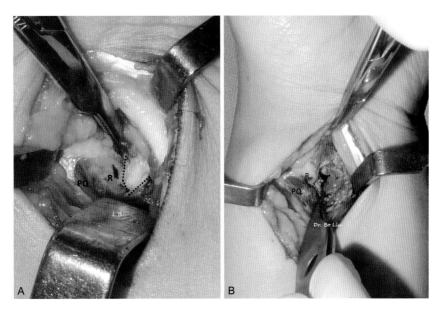

图 4-14-4 A. 显露 Vickers 韧带；B. 切断 Vickers 韧带及任何束缚骺板的纤维和骨性组织

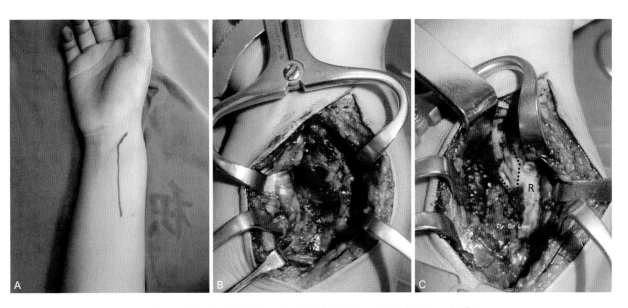

图 4-14-5 A. 切口标记；B. 显露旋前方肌；C. 显露 Vickers 韧带

保留部分组织袖以备缝合修复。将旋前方肌向尺侧反折即可显露 Vickers 韧带（图 4-14-5C）。将该韧带从桡骨干骺端切断，向远侧反折，此时桡骨远端的干骺端得以显露。

在桡骨远端标记弧形截骨线（图 4-14-6），用弧形骨刀进行双平面的穹顶状截骨。将远侧桡骨骨块从掌侧转移至背侧以减小异常增大的掌倾角；同时在冠状面旋转远侧骨块以减少桡骨远端关节面的尺偏角。可使用从桡骨茎突置入远侧骨块的斯氏针作为操纵杆对远侧骨块进行位置调整。调整远侧骨块至对月骨形成有效覆盖后，将钢针推进穿过截骨面至近侧骨块进行固定（图 4-14-7）。用咬骨钳去除近侧骨块掌侧形成的台阶，背侧的台阶在截骨愈合后会重新塑形，可不处理。对于骨骼成熟的大龄患者，为增加固定的稳定性，可采用钢板螺钉进行最终的截骨固定。用可吸收缝线修复旋前方肌，结合皮下组织和皮肤。佩戴长臂支具或管型石膏。术后 6 周去除钢针，继续用短臂管型石膏或支具保护截骨部位 4~6 周。

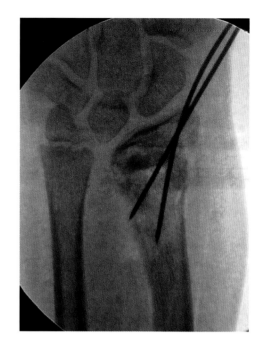

图 4-14-7　骨针固定截骨块

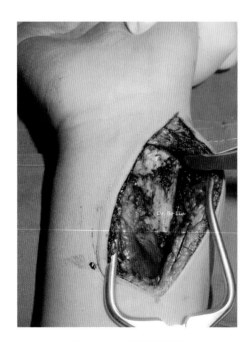

图 4-14-6　标记截骨线

四、预后

年纪较小的早期马德隆畸形患者，单纯进行骺松解术即可获得满意的畸形纠正。对有症状的轻、中度畸形不伴远侧尺桡关节退行性变者，推荐在骺松解术的基础上结合穹顶状截骨术进行治疗。与桡骨撑开式楔形截骨相比，穹顶状截骨术更利于对复杂的三维畸形进行纠正。桡骨远端背侧闭合式楔形截骨结合尺骨短缩术是另一种治疗选择。对于年龄较大、出现关节炎的患者，则可行桡骨截骨结合尺骨部分切除或 Sauvé-Kapandji 术。

大多数情况下，桡骨远端截骨可减轻腕背疼痛，尺骨短缩可减轻 DRUJ 疼痛，长期随访的研究显示结果良好。桡骨穹顶状截骨和闭合式楔形截骨术都可减轻马德隆畸形腕背凹陷的外观。尺骨短缩术则可改善尺骨远端向背侧突出的外观。

（陈山林　薛云皓）

参考文献

[1] 王炜. 整形外科学[M]. 杭州：浙江科学技术出版社，1999.

[2] Oberg KC, Feenstra JM, Manske PR, et al. Developmental biology and classification of congenital anomalies of the hand and upper extremity [J]. J Hand Surg, 2010, 35A:2066-2076.

[3] Lam WL, Oberg KC, Goldfarb CA. The 2020 Oberg-Manske-Tonkin classification of congenital upper limb differences: updates and challenges[J]. J Hand Surg Eur Vol. 2020 Dec; 45(10): 1117-1119.

[4] 田晓菲，邱林，傅跃先，等. 双翼皮瓣成形指蹼修复先天性并指畸形[J]. 中华整形外科杂志，2014, 30(2): 96-98.

[5] 杨光，田晓菲. 并指分指术中重建指蹼皮瓣的临床进展[J]. 中华整形外科杂志，2020, 36(12): 1405-1410.

[6] 张文莉, 田晓菲, 邱林, 等. 皮肤紧张度评估在并指分离不植皮技术中的应用[J]. 中华手外科杂志, 2017, 33(2):109-111.

[7] 田晓菲. 陈山林. 多拇指畸形——"简约而不简单"[J]. 中华整形外科杂志, 2020, 36(07): 707-720.

[8] Zuidam JM, Selles RW, Ananta M, et al. A Classification system of radial polydactyly: inclusion of triphalangeal thumb and triplication [J]. J Hand Surg, 2008, 33Am(3): 373-377.

[9] Baek GH, Gong HS, Chung MS, et al. Modified bilhaut-cloquet procedure for wassel type-ii and iii polydactyly of the thumb [J]. J Bone Joint Surg Am, 2008, 90(Suppl 2): 74-86.

[10] Al-Qattan MM, Al-Motairi MI. The pathogenesis of ulnar polydactyly in humans. J Hand Surg Eur, 2013, 38(9): 934–939.

[11] Man LX, ChangB. Maternal cigarette smoking during pregnancy increases the risk of having a child with a congenital digital anomaly. PlastReconstr Surg, 2006, 117(1): 301-308.

[12] Pritsch T, Ezaki M, Mills J, Oishi SN.Type-A ulnar polydactyly of the hand: a classification system and clinical series. J Hand Surg Am, 2013, 38(3): 453-458.

[13] De Smet L. Classification for congenital anomalies of the hand: the IFSSH classification and the JSSH modification. Genet Couns. 2002, 13: 331-338.

[14] Ogino T. Clinical features and teratogenic mechanisms of congenital absence of digits. Develop Growth Differen, 2007, 49: 523-531.

[15] Wall LB, Bae DS, Oishi SN, et al. Synpolydactyly of the hand: a radiographic classification. J Hand Surg Eur, 2016 Mar, 41(3): 301-307.

[16] Al-Qattan MM. Preaxial polydactyly of the upper limb viewed as a spectrum of severity of embryonic events.Ann Plast Surg, 2013, 71(1): 118-124.

[17] Goldfarb CA, Sathienkijkanchai A, Robin NH. Amniotic constriction band: a multidisciplinary assessment of etiology and clinical presentation. J Bone Joint Surg Am, 2009, 91 Suppl 4: 68-75.

[18] Yongkang J, Bin W, Single-stage resection of typeⅡ constriction rings in limbs on the basis of histologic and magnetic resonance imaging observations: a retrospective study of 21 consecutive patients. Plastic and Reconstructive Surgery, 2016, 138(1): 164-173.

[19] Goldfarb CA, Wall LB. Osteotomy for clinodactyly. J Hand Surg Am, 2015 Jun, 40(6): 1220-1224.

[20] Duran A, Dindar T, Bas S. Congenital familial clinodactyly of index finger with proximal delta phalanges and ulnar deviation. J Hand Microsurg, 2017 Apr, 9(1): 39-40.

[21] Medina JA, Lorea P, Elliot D, Foucher G. Correction of clinodactyly by early physiolysis: 6-Year results. J Hand Surg Am, 2016 Jun, 41(6): 123-127.

[22] 薛云皓, 陈山林. 重度先天性拇指发育不良的分型与治疗进展. 中华整形外科杂志, 2021, 37(9): 953-961.

[23] Hovius S E R, Potuijt J W P, van Nieuwenhoven C A. Triphalangeal thumb: clinical features and treatment[J]. Journal of Hand Surgery (European Volume), 2019, 44: 69-79.

[24] Potuijt J W P, Galjaard R H, van der Spek P J, et al. A multidisciplinary review of triphalangeal thumb[J]. Journal of Hand Surgery (European Volume), 2019, 44: 59-68.

[25] Tian X, Chan P, Li A, et al. Analysis of causes for congenital ulnar deviated thumbs at the distal phalanx level in 157 thumbs[J]. The Journal of Hand Surgery, 2019, 44: 860-867.

[26] Oberg KC, Feenstra JM, Manske PR, et al. Developmental biology and classification of congenital anomalies of the hand and upper extremity. J Hand Surg [Am], 2010, 35: 2066-2076.

[27] Koskimies E, Lindfors N, Gissler M, et al. Congenital upper limb deficiencies and associated malformations in Finland: a population-based study. J Hand Surg [Am], 2011, 36(6): 1058-1065.

[28] VanHeest A, Grierson Y. Dorsal rotation flap for centralization in radial longitudinal deficiency. J Hand Surg [Am], 2007, 32: 871-875.

[29] Sénès FM, Catena N. Correction of forearm deformities in congenital ulnar club hand: one-bone forearm. The Journal of Hand Surgery, 2012 Jan, 37(1): 159-164.

[30] Al-Qattan MM, Al-Sahabi A, Al-Arfaj N. Ulnar ray deficiency: a review of the classification systems, the clinical features in 72 cases, and related developmental biology. The Journal of Hsand Surgery, 2010 Nov, 35(9): 699-707.

[31] 郜永斌, 赵俊会, 陈山林. 尺侧拐棒手的临床表现和治疗策略. 中华医学杂志, 2021, 101(35): 2804-2808.

[32] Arora AS, Chung KC. Otto W. Madelung and the recognition of Madelung's deformity. J Hand Surg(Am), 2006, 31(2): 177-182.

[33] Kozin SH, Zlotolow DA. Madelung Deformity. J Hand Surg (Am), 2015, 40(10): 2090-2098.

[34] Saffar P, Badina A. Treatment of Madelung's deformity. Chir Main, 2015, 34(6): 279-285.

[35] Shin, Y.H., G.H. Baek, and H.J. Lee, Limitation of elbow flexion in a patient with congenital radioulnar synostosis. J Hand Surg Eur Vol, 2012. 37(6): 576-577.

[36] 陈山林. 骨间背侧血管为蒂穿支岛状筋膜脂肪瓣充填治疗先天性上尺桡关节融合. 中华整形外科杂志, 2019. 35(9): 881-886.

第五章　显微外科在上肢形态与功能重建中的应用

上肢形态异常可能是由创伤或脑部疾病导致的脑瘫，以及臂丛神经损伤导致的肌无力等造成。上肢畸形与功能障碍可以通过显微外科技术来修复，如皮瓣修复，脑瘫选择性周围神经切断术，以及神经转位、肌皮瓣动力重建。我们在穿支皮瓣修复四肢软组织缺损及四肢瘢痕挛缩方面做了一些工作。其中穿支皮瓣方面出色的工作受到英国利物浦 Nayagam 教授的肯定。2019 年我们受英国肢体修复重建学会 Nayagam 教授的邀请，参加英国利物浦第四届 ASAMI-BR 和 ILLRS 学会联合大会并作了专题报告。

第一节　选择性周围神经部分切断术治疗上肢痉挛性脑瘫

痉挛状态是由于上运动神经元损害导致的感觉、运动控制障碍。虽然其临床表现多种多样，但一般均有以下表现：关节僵硬导致肢体活动性下降、腱反射亢进、肌肉被动平伸时表现出强烈的阻力、屈肌反射过强等。痉挛常见于中枢神经系统疾病，根据病变部位的不同可分为以下 3 种类型：①脑源性痉挛：多见于卒中、颅脑外伤、颅脑肿瘤、脑性瘫痪（以下简称脑瘫）；②脊髓源性痉挛：多见于脊髓损伤、脊髓缺血性疾患、横贯性脊髓炎、脊髓肿瘤、颈椎病等；③混合型痉挛：多见于多发性硬化。本章就选择性周围神经部分切断术治疗痉挛性脑瘫作一介绍。

一、发展历史

第一例周围神经切断术（peripheral neurotomy）由 F. Lorenz 在 1887 年首先完成，随后 A. Stoffel 在 1912 年也做了一例周围神经切断术。该术式解除痉挛有一定的效果，但并发症很多。主要并发症是肌肉无力、肌肉萎缩、感觉障碍。主要的原因是他们完全切断了神经主干，而神经主干包含了感觉、运动及交感神经。直到 1976 年，Gross 引进了显微镜和术中电刺激进行选择性周围神经切断术（selective peripheral neurotomy，SPN），它主要选择性部分切断支配痉挛肌肉的运动神经。从那时起，SPN 在世界上被广泛接受。SPN 比周围神经切断术（peripheral neurotomy）更精准，它可以有效保留肌力，最大程度避免肌肉萎缩和感觉障碍。长期随访显示 SPN 是有效的。我们自 2010 年至 2020 年采用选择性周围神经部分切断术治疗痉挛性脑瘫 110 例，主要是做了选择性胫神经、坐骨神经、闭孔神经、正中神经、腋神经和肌皮神经部分切断术。经过 1~10 年的随访，也证实这种手术是有效的。需要说明的是，SPN 治疗痉挛性脑瘫是治标，只能改善症状，因为脑瘫根本的病变在脑，要想根治需要治疗脑部病变，但目前仍没有更好的方法。

二、手术原理

针对痉挛状态的发病机制而实施的 SPN 被认为是缓解痉挛状态的最有效方法。脊髓牵张反射属于单突触反射，该反射传入支包括：骨骼肌肌梭、相应脊神经后根内的传入纤维（Ⅰa、Ⅱ类传入纤维）；传出支包括：相应脊髓节段前角运动神经元、周围神经运动支（开始位于相应脊神经前根，后来位于相应的周围神经）、神经肌肉连接及肌单位。肌梭和腱器官内的牵张感受器将冲动通过Ⅰa、Ⅱ类传入纤维直接或间接地兴奋脊髓前角运动神经元，然后再通过反射传出支协调协同肌和拮抗肌的运动。牵张反射在机体内受高级神经中枢的调控，正常情况下存在抑制机制，以保证反射适度。当脑和脊髓疾患累及锥体束时，不同类型的抑制机制丧失（如Ⅰa、Ⅱ类传入抑制，突触前抑制，腱器官抑制，运动神经元抑制等）导致牵张反射过度、协同肌和拮抗肌的运动失衡，使姿势趋向于过度收缩，最终导致痉挛状态。外周术式中，SPN选择性部分切断支配痉挛靶肌肉的周围神经运动支，其内含有γ和运动纤维，前者支配梭内肌，属于γ环路，其过度兴奋导致牵张反射过强、肌张力增高；后者支配肌梭外横纹肌，其收缩产生随意运动；SPN的目标是部分切断γ运动纤维，而尽量保留运动纤维，可在解除痉挛的同时尽量保留原有的肌力。

三、术前评估

SPN术前的评估应包括：痉挛评估和其他评估，比如患者的一般状态，肌肉骨骼挛缩，大肌肉运动功能，认知能力和心理状态。最后一个取决于患者是否能接受治疗并坚持后面的康复治疗。

临床上，充分关注肢体姿势、步态外观、被动活动范围，以及痉挛程度，使用Ashworth和Tardieu量表进行评估。

通过详细的临床评估，我们可以制定理想的计划来确定切除程度，避免过度损失运动强度。

（一）肢体外观及步态观察

患者仰卧位时可以发现四肢的不对称性，这可能是由肌肉张力高或关节畸形所引起的。观察不仅提供有关步态的信息，肌肉力量减弱也会帮助我们识别干扰的痉挛肌群的运动。根据肌肉痉挛的情况确定目标肌肉和神经纤维进行治疗。三维步态分析（3DGA）是一种很好的治疗工具，因为它不只描述身体三维运动姿态，还提供动力学分析来测量身体肌肉产生的力量。各种各样的观测方法可用于辅助分析步态量表和步态视频记录，用于帮助判断痉挛肌肉。

（二）肌肉痉挛的量化评估

使用Ashworth和（或）Tardieu量表［有时使用全球通用的改良Ashworth量表（表5-1-1）或改良Tardieu量表（表5-1-2）］。与Tardieu量表相比，Ashworth量表因其使用方便成为全身痉挛评估更好的选择。然而，有时只使用Ashworth量表可能还不够，因为它没有评估被动活动关节的伸展速度，肌肉和关节挛缩可能会降低量表的信度。

（三）运动范围的评估

当关节变形时，其运动范围将减少。在这种情况下，只做选择性周围神经切断术减少肌肉痉挛的治疗是不够的。因此，矫形外科手术的应用逐渐受到重视，如延长挛缩的肌腱和转移肌腱。全身麻醉后，术者被动检查肢体关节，如果存在关节挛缩情况，一定要辅助延长挛缩的肌腱。

四、手术适应证和禁忌证

轻度甚至中度痉挛患者通常采用保守治疗。手术治疗主要是针对那些肌肉张力显著增加的患者。

手术适应证：①痉挛型脑瘫或部分以痉挛型为主的混合型脑瘫，肌张力3级（Ashworth 3分）或以上，痉挛较为严重，影响患者日常生活和康复训练；②身体随意运动功能尚好，无明显肌无力、固

表 5-1-1　改良 Ashworth 痉挛量表

等级	标准
0	肌张力不增加，被动活动患侧肢体在整个范围内均无阻力
1	肌张力稍增加，被动活动患侧肢体到终末端时有轻微的阻力
1⁺	肌张力稍增加，被动活动患侧肢体时在前 1/2 活动范围（ROM）中有轻微的"卡住"感觉，后 1/2 ROM 中有轻微的阻力
2	肌张力轻度增加，被动活动患侧肢体在大部分 ROM 内均有阻力，但仍可以活动
3	肌张力中度增加，被动活动患侧肢体在整个 ROM 内均有阻力，活动比较困难
4	肌张力高度增加，患侧肢体僵硬，阻力很大，被动活动十分困难

表 5-1-2　改良 Tardieu 量表

伸展速度：评定某一指定肌肉的伸展速度	
V1	用最慢的速度伸展（速度小于在重力作用下肢体自然落下的速度）
V2	在重力作用下肢体自然落下的速度
V3	用最快的速度伸展（速度大于重力作用下肢体自然落下的速度）
肌肉反应的情况：	
0	在整个被动运动过程中无阻力感
1	在整个被动运动过程中感到轻度阻力，但无确定的位置
2	在被动运动过程中的某一确定位置上突然感到阻力，然后阻力减小
3	在关节活动范围中的某一位置，给予肌肉持续性压力＜10 秒，肌肉出现疲劳性痉挛
4	在关节活动范围中的某一位置，给予肌肉持续性压力＞10 秒，肌肉出现非疲劳性痉挛
5	关节被动运动困难
出现肌肉反应的角度：	

用最小的力牵伸肌肉，测量出现肌肉反应的角度（相对于关节处于 0° 而言），髋关节除外，均应处于解剖位。
下肢：受试者仰卧位，评定开始时关节应处于上述规定的位置，并按规定的速度伸展。

髋关节	伸肌（膝关节伸展位，V3）
	内收肌（髋关节屈曲 / 膝关节屈曲位，V3）
	外旋肌（膝关节屈曲 90°，V3）
	内旋肌（膝关节屈曲 90°，V3）
膝关节	伸肌（髋关节屈曲 90°，V2）
	屈肌（髋关节屈曲 90°，V3）
踝关节	跖屈曲（膝关节屈曲 / 伸展 90°，V3）

定关节挛缩和不可逆性骨关节畸形；③痉挛状态已趋于稳定；④智力正常或接近正常，以利于术后康复训练。

手术禁忌证：①以强直表现为主；②肌力差，运动功能不良；③存在严重的固定挛缩、骨关节畸形；④智商严重低下，学习交流能力差。

五、手术方法

SPN 是选择性切断支配痉挛肌的部分神经纤维，该术式不应该在神经干的水平进行，因为神经干由感觉和运动神经纤维组成。为了保持肌肉的再平衡，屈伸之间的肌肉张力，应适当切断运动分支神经。

过度切断可引起肌肉无力；相反，切断不充分可能导致痉挛综合征复发。直到现在，虽然 SPN 在全世界都被接受，但在技术细节上还没有达成共识。大多数外科医生建议切除 50%~65% 的肌肉分支。应在显微镜下切断部分神经束，以确保准确性。切除 10 mm 长的纤维，以防止它们再生长。切断的比例可以通过比较肌肉对术中电刺激的反应来评估。如果近端刺激后的反应仍然强烈，应进一步切断。

术中肌电图波幅变化是帮助确定神经切除程度更客观的证据。SPN 是在全身麻醉的情况下进行，不使用长效肌肉松弛剂。持久的肌肉松弛剂会因为电刺激时肌肉不能收缩而影响 SPN 的准确性。

（一）选择性肌皮神经部分切断术

选择性肌皮神经部分切断术治疗肱二头肌痉挛引起的持续屈肘状态。

1.肌皮神经解剖　肌皮神经起自臂丛外侧束，走行于腋动脉外侧，穿过喙肱肌向下外侧走行于肱二头肌腱的外侧穿固有筋膜至前臂，沿途发出肌支。肱二头肌肌支以1支型和2支型为主，3支型少见。肱肌支以1支型为主，2支型少见。

2.手术方法　采用全身麻醉。自上臂前内侧作切口，自三角肌前下缘沿肱二头肌内侧沟向下，显露肱二头肌后，在肱二头肌内侧寻找肌皮神经的肱二头肌肌支。用NP-01手持神经肌探测器以1~60档次电流刺激强度刺激神经束，观察肌肉收缩情况、关节运动及手指运动以确认导致痉挛的神经束并记录阈值。根据阈值高低及不同肌肉痉挛的严重情况切断50%~65%的神经束。将切断的神经束再切除10 mm以防日后神经再生（图5-1-1）。

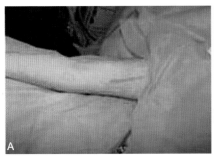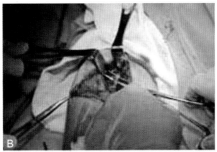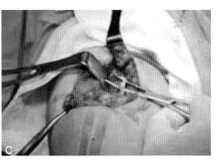

图5-1-1　选择性肌皮神经部分切断术。A.手术切口；B.术中显露肌皮神经分支；C.部分切断肌皮神经分支

（二）选择性正中神经部分切断术

选择性正中神经分支部分切断术治疗脑瘫手部屈曲痉挛。

1.神经解剖　正中神经发出9~10支肌肉分支，自上而下分别为：旋前圆肌2~3支，桡侧腕屈肌1支，指浅屈肌及指深屈肌4支，拇长屈肌1支，掌长肌1支。

2.手术方法　采用气管内插管全身麻醉，术中不用肌松剂。沿肱二头肌腱缘切口，长度依据情况而定。切开浅筋膜及肱二头肌腱膜。将肱二头肌向外侧牵开后，即可显露肱动脉与正中神经，肱动脉在外，正中神经在内。向下显露正中神经向不同肌肉发出的分支。用NP-01手持神经肌探测器以1~60档次电流刺激强度刺激神经束，观察肌肉收缩情况、关节运动以及手指运动以确认导致痉挛的神经束并记录阈值。根据阈值高低及不同肌肉痉挛的严重情况，切断50%~65%的神经束。将切断的神经束再切除10 mm以防日后神经再生（图5-1-2）。

（三）选择性腋神经部分切断术

选择性腋神经部分切断术是治疗由三角肌痉挛引起上臂外展，平时上肢因畸形不能放下。

1.神经解剖　腋神经发自臂丛的后束，常分为前、后两个分支，前支支配三角肌的前部和中部，后支主要支配三角肌的后部和小圆肌，管理臂上外侧部皮肤的感觉，并分布于肩关节。

2.手术方法　采用全身麻醉。自腋窝后壁作切口。关键在于显露四边孔，上为小圆肌，下为大圆肌，内为肱三头肌长头，外为肱三头肌外侧头。分离四边孔组织时，注意不要损伤旋肱后动脉。显露腋神经发现前、后两个分支，确认进入三角肌的分支。用NP-01手持神经肌探测器（北京智杰华隆技术发展有限公司制造）以1~60档次电流刺激强度刺激神经束，观察肌肉收缩情况及关节运动以确认导致痉挛的神经束并记录阈值。打开神经分支外膜显露神经束，根据阈值高低及痉挛情况切断50%~65%的神经束。将切断的神经束再切除10 mm以防日后神经再生（图5-1-3）。

选择性正中神经部分切断术

选择性腋神经及正中神经部分切断术

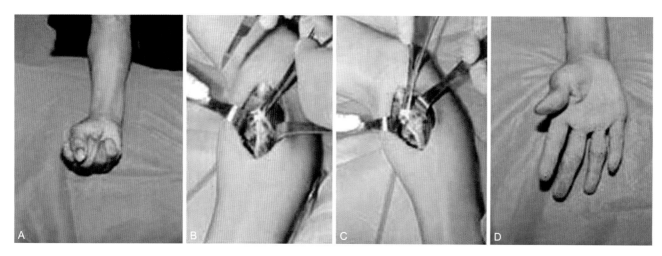

图 5-1-2　选择性正中神经部分切断术。A.术前前臂肌肉屈曲挛缩，手指不能伸直；B.术中显露正中神经及分支；C.部分切断正中神经支配屈肌的分支；D.术后 1 年患者手指可以伸直

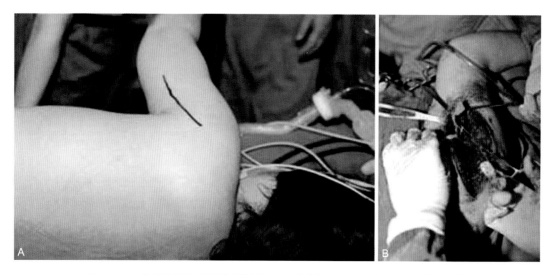

图 5-1-3　选择性腋神经部分切断术。A.手术切口；B.术中显露腋神经分支

六、并发症与复发

手术效果取决于术前评估、手术和康复。如果 SPN 术后有并发症，康复将被推迟，这可能会减少术后康复的效果。

（一）感觉障碍

SPN 术后有报道称患者感觉障碍，这可能与术中损伤感觉神经有关，一般随着时间延迟，可以恢复。

（二）切口感染

每个手术切口都有感染的风险，特别是在选择性闭孔神经部分切断术，主要原因是手术野在腹股沟区，靠近会阴，容易污染。

（三）肌力下降

手术的目标是切除多余的运动神经纤维。手术切除 50%~65% 的肌肉神经分支后，大部分患者没有问题。少数肌肉力量会有轻度下降，但大多数患者可以在短时间内康复。

（四）复发

复发被认为与神经再生有关，SPN后，神经末梢运动神经元发芽以补偿部分失去的神经。如果纤维被切除5~10 mm，切除末端采用凝固双极钳处理，就可以避免神经纤维再生。此外，形成其他神经纤维或脊髓中的其他回路可能是复发的原因。

七、结论

SPN对脑的局灶性或多灶性损伤、主要临床表现为痉挛的患者有效。在我们看来，SPN对该类患者是一个很好的选择，尤其是对老年人患者卒中后，因其具有相对较低的侵入性和良好的安全性。

（徐永清　崔　轶　张云峰）

第二节　皮瓣在上肢形态与功能重建中的应用

一、皮瓣修复腋窝瘢痕挛缩

肩关节是人体内活动范围最大的关节，分为锁骨区、肩前区、肩后区、肩上区、肩胛区和腋区。腋窝是一重要区域，皮肤松弛、较薄，汗腺、皮脂腺发达，无肌肉组织覆盖，深筋膜下有臂丛神经及腋动、静脉通过，是神经、血管进入上肢的必经之路。腋窝组织缺损既可影响肩关节的活动，也可累及深部重要的神经、血管，导致肢体的功能障碍。因此，对腋部组织缺损的修复既要考虑腋部的特殊位置和解剖特点，又要兼顾深部组织的修复。

（一）解剖、损伤机制及修复原则

1. 腋窝的解剖　腋窝为圆锥形间隙，有四壁、一顶、一底。前壁有胸大、小肌及其筋膜，后壁由上向下依次为肩胛下肌、大圆肌、背阔肌及其筋膜。前后两壁向内侧逐渐分开，向外侧逐渐靠近。内侧壁为覆盖上位肋骨的前锯肌，外侧壁为肱骨结节间沟及喙肱肌和肱二头肌长、短头。顶是由锁骨、肩胛骨上缘和第1肋外缘围成的三角形间隙，底是腋筋膜和皮肤。腋筋膜边缘较厚，与胸大肌、背阔肌的筋膜相延续，中部较薄，被一些血管、淋巴管和神经所贯穿。沿胸小肌下缘融合后的胸深筋膜向下与腋筋膜和皮肤相连，也有腋窝悬韧带与腋筋膜相连，可牵引腋筋膜和皮肤深陷。腋血管神经束在喙肱肌后方循腋窝外侧壁走行进入臂部，由胸壁穿出的肋间臂神经亦行向臂的内后面。内侧壁可见胸长神经和胸外侧动脉沿前锯肌表面下行。在后壁，肩胛下动脉沿肩胛下肌表面下行，平肩胛下肌下缘发

出旋肱后动脉、旋肩胛动脉和胸背动脉。由腋动脉发出的旋肱后动脉与神经伴行，绕肩胛下肌下缘入四边孔间隙；旋肩胛动脉绕肩胛骨外侧缘入三边孔间隙；胸背动脉与胸背神经伴行，沿肩胛下肌下缘走向背阔肌深面。

2. 腋部损伤机制　腋窝的解剖位置比较隐蔽，一般外伤很难累及腋窝组织，造成软组织的缺损。常见的腋窝软组织缺损多为病理性、医源性和各种原因造成的腋部大面积瘢痕切除术后形成的软组织缺损。瘢痕挛缩系腋部外伤或烧伤后引发，常因瘢痕挛缩而造成肩关节不同程度的功能障碍，严重者可使上臂与胸壁完全粘连，致使肩关节功能丧失。单凭牵引和锻炼仅能减轻畸形的程度，而不能根本解决瘢痕挛缩，故手术治疗是必不可少的方法。手术切除瘢痕后，随着肩关节运动幅度的增大，多伴有大面积的皮肤缺损，对此多应采用皮瓣转移修复。

3. 修复原则　考虑到腋部皮肤对肩关节大范围活动的适应性及所处的特殊解剖位置，腋窝软组织缺损的治疗应本着如下原则：①较大面积的皮肤缺损或合并有深部组织的损伤时应尽量用皮瓣进行修复；②腋窝皮肤缺损面积一般不大，应尽量选用周围带蒂皮瓣进行修复；③皮瓣的质地应尽量与腋窝皮肤相近似。

（二）显微外科常见的手术修复方法

1. 背阔肌肌皮瓣　背阔肌肌皮瓣（latissimus dorsi musculo cutaneous flap）是身体上可供游离移植或带蒂移植范围最广、功能最多的皮瓣之一。该

供区可制成移植的皮瓣、肌皮瓣、肌瓣、骨肌皮瓣、分叶肌皮瓣、复合肌皮瓣或复合骨肌皮瓣以及管状肌皮瓣等，是显微外科最常选用的移植皮瓣供区，必要时还可用于动力重建（图5-2-1、图5-2-2）。Baudet（1976）首先报道了背阔肌肌皮瓣游离移植成功的经验。背阔肌肌皮瓣移植后供区功能障碍虽不明显，但背阔肌是维持脊柱稳定平衡及臂内收内旋功能的肌肉，而且为呼吸的辅助肌肉，对某些功能不全的患者，背阔肌的存在是有意义的。因此，特别是在儿童时期，应用此肌皮瓣移植时应慎重考虑。

（1）应用解剖：背阔肌肌皮瓣即移植背阔肌及其表面的皮肤和皮下组织。胸背动、静脉是该皮瓣的供养血管，运动神经是与血管伴行的胸背神经。

1）肌肉解剖：背阔肌是背部一块扁平且范围宽阔的三角形肌肉，位于胸侧部及下半背部的皮下。

背阔肌起始部分的腱膜为腰背筋膜的后层，起于下部6个胸椎、全部腰椎、骶椎、棘上韧带，以及髂嵴的后部。其腱膜部分在季肋下部移行于肌腹部分，呈扇形向上，止于肱骨小结节及大圆肌前的结节间沟。背阔肌起于胸椎部分的腱膜被斜方肌所覆盖，背阔肌前缘下部与腹外斜肌及前锯肌交锁，中下部附着在前锯肌表面及下4根肋骨。背阔肌中部以上的前缘下方为疏松的结缔组织，易与前锯肌分开，并构成腋后线的隆起；肌肉前缘向上只有疏松结缔组织与胸壁相连，并构成腋窝后壁。肌腹继续向上呈一束肌肉及肌腱，止于肱骨。背部背阔肌的上缘部分肌束起于肩胛下角。肌肉长约30 cm，宽18~20 cm。

2）血管解剖：肩胛下动脉在腋动脉下方约3 cm处分出旋肩胛动脉及胸背动脉两个终末支。胸背动脉的外径为1.6~2.7 mm，有两条伴行静脉，外径

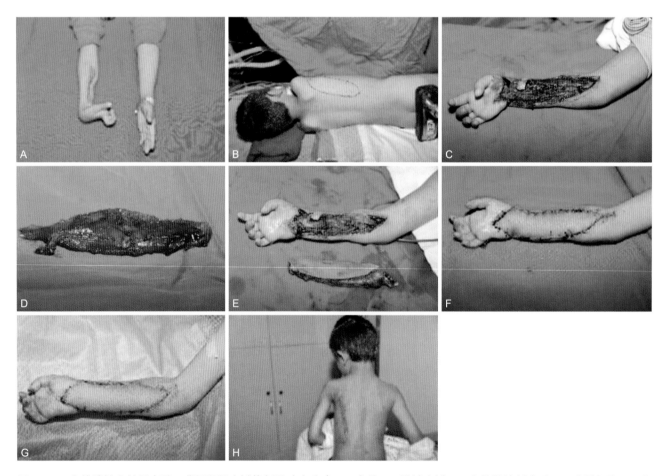

图5-2-1　右前臂缺血性肌挛缩，背阔肌肌皮瓣修复及动力重建。A.术前；B.设计皮瓣；C.右前臂清创术后；D.皮瓣切取；E.皮瓣与创面；F.皮瓣移植术后；G、H.术后2个月右前臂皮瓣及背阔肌皮瓣供区愈合满意

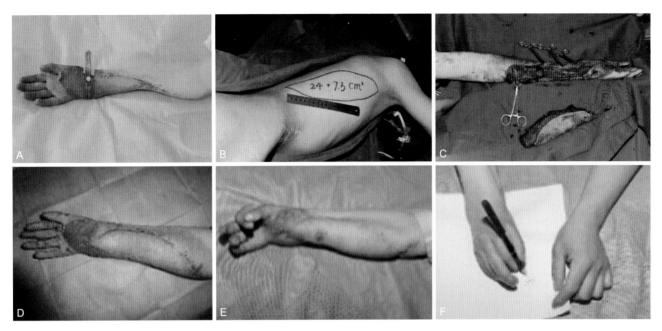

图 5-2-2 游离背阔肌重建屈腕屈指功能。A.术前；B.设计皮瓣；C.皮瓣切取；D~F.术后 2 年，患者屈腕、屈指功能部分恢复

3~4 mm。胸背动、静脉沿背阔肌的内表面肌膜下行进，于肌腹前缘后方 2~3 cm 处下降。胸背动脉通常情况下分为外侧支及内侧支两大分支，分布于背阔肌的内侧或外侧。内、外侧支外径有时相似，有时内侧支偏大，但外侧支偏大较为常见。内侧支及外侧支各有 2~3 个分支，在背阔肌肌腹中部内表面的肌腹下行进，该血管称为胸背动脉的节段动脉，与伴行的节段动、静脉构成背阔肌各独立又互相吻合的血供系统。胸背动、静脉及其内、外侧支在背阔肌内表面肌膜下有数十条可见的小分支进入肌腹，并穿过肌腹进入皮下，供养皮肤。这是制成背阔肌肌皮瓣的解剖基础：胸背动、静脉的直接皮支。胸背动、静脉有 2~3 支直接皮动脉，经过肌腹进入皮肤，可被制成没有肌肉的"肌皮瓣"，实际上应称之为胸背动脉皮瓣，可供移植。背阔肌的胸背动、静脉有分支与供养前锯肌、大圆肌、腹内斜肌、腹外斜肌、斜方肌、腹直肌的血管互相吻合。实质上就是胸背动脉与胸外侧动脉、旋肩胛动脉、胸肩峰动脉、颈横动脉的降支、肋间动脉、腰动脉、腹壁上及下动脉、旋髂浅及深动脉、腹壁浅动脉分布区所供养的皮肤、皮下组织、筋膜、腱膜组织，以及肌肉和骨组织之间有互相交叉的供养关系，这种血供结构使在应用背阔肌肌皮瓣移植时，可联合上述动脉供养的组织块一并移植，构成范围更为广阔、种

类更多的联合组织移植供区。背阔肌还直接接受来自肋间动脉及腰动脉的供养，特别是第 9、10、11 肋间后动脉的外侧支及肋下动脉，这是外径较粗的皮动脉，有时可达 1 mm 以上，可应用此动、静脉制成吻合血管的侧腹壁游离皮瓣供移植。因此，以肋间后动脉外侧支的穿出处为轴心，可制成逆行旋转的背阔肌肌皮瓣，修复胸腹壁或乳房的组织缺损。

3）胸背神经：背阔肌的支配神经来自臂丛后索的胸背神经，在肩胛下肌表面下降，在胸长神经的后方，位于胸背动脉的后外侧，在背阔肌的内表面肌膜下方，与动、静脉紧紧伴行下降。胸背神经也同样分出内侧支与外侧支，内、外侧支又分出 2~3 支背阔肌节段神经支配背阔肌各个部分。由于神经紧随动、静脉分布于肌肉内，因此，在手术过程中只要保护好动、静脉不受损害也可使神经受到保护，并制成带血管神经的节段肌瓣供移植。

4）血管神经蒂：胸背动、静脉及神经的起始部分构成移植背阔肌的血管神经蒂，在通常情况下蒂长为 5~8 cm，易于供游离移植。应用节段背阔肌肌瓣移植时，其血管神经蒂较长。血管神经蒂包括胸背动、静脉及神经主干，并包括其内侧支或外侧支和部分节段动静脉、神经在内，因此可制成 12~17.5 cm 长的血管神经蒂部用于晚期面神经瘫痪的面部肌肉动力重建。

（2）手术方法：背阔肌肌皮瓣的切取宜采用侧卧位或半侧卧位，臂外展，前屈90°，并屈肘将肘及前臂固定在支架上。

1）血管探查：背阔肌肌皮瓣设计完成后，在肌皮瓣设计线的前上部，即背阔肌前缘，做6~10 cm长的切口，切开皮肤、皮下组织，直达胸壁肌肉肌膜表面，暴露背阔肌前缘，用示指及中指在背阔肌前缘下方疏松结缔组织内做钝性分离。此间隙很疏松，当示指深入到背阔肌下2~3 cm处，即可扪及胸背动脉的搏动。探清动脉搏动情况，通过触诊，手术医师了解胸背动脉的直径及走向，然后切取皮瓣。

2）皮瓣切取方法及解剖层次：胸背动脉情况探明后，全层切开肌皮瓣设计线的前边缘，用电刀由远向近心端、由前向后在胸壁肌肉表面掀起背阔肌及其附着在表面的皮瓣。在季肋下方及腰筋膜区背阔肌移行到腱膜，并与腹外斜肌起点交错在一起，此处宜用电刀边切开边止血，减少术中出血。在第9~11肋间处有较为粗大的肋间后动脉外侧支，后方有腰动脉，宜予以结扎。当肌皮瓣远端解剖完成后，再解剖胸背动脉血管神经蒂。对瘦小的妇女或儿童，用手术放大镜解剖可使手术更为精确。结扎到大圆肌的血管以及旋肩胛动脉，使移植的肌皮瓣有较长的血管、神经蒂。待受区的血管、神经解剖完成后，即可切下肌皮瓣供移植。如果是背阔肌皮瓣带蒂移植，则对血管、神经蒂不做精细解剖，保留肌肉止点，或切断起点均可，根据需要而定。

2.后背阔肌肌皮瓣　以背腰部皮肤为主要供区的背阔肌肌皮瓣称为后背阔肌肌皮瓣，这是最常选用的背阔肌肌皮瓣术式。皮瓣主要部分位于背部。

1）血管和神经体表投影：于腋窝后壁下方扪及背阔肌前缘，在背阔肌前缘后2.5 cm处画一垂直于背阔肌前缘的垂线，该线即是胸背动静脉、神经及其外侧支的相对体表投影。

2）后背阔肌肌皮瓣的设计：在腋窝下方2.5 cm，与背阔肌前缘后方1.5~2.5 cm垂直线的交叉处设计点a，即胸背动静脉及神经蒂的体表投影点；于骶髂关节上缘设计点b，a、b两点之间的弧形连线构成肌皮瓣的纵轴，根据受区的需要决定皮瓣的大小及形态。皮瓣的宽度为6~8 cm，供区可拉拢缝合。皮瓣的设计宜略大于受区皮肤缺损范围，宽度及长度各增加1~2 cm，在皮瓣纵轴两侧，用亚甲蓝绘出要切取皮瓣的范围，切取范围可达15 cm×35 cm。

该皮瓣多用于游离移植，也可带蒂移植，用于修复胸腹壁组织缺损。

（三）腋部蹼状瘢痕挛缩

1.病因及临床表现　因颈部、胸部、腕部成片的深Ⅱ度或Ⅲ度烧伤后瘢痕愈合挛缩所致。早期瘢痕充血，上肢活动自如，数月后瘢痕挛缩，逐步使臂外展受限，上臂前方或后方与胸前壁或后壁的皮肤软组织缺损瘢痕愈合后，造成蹼状瘢痕挛缩。发生在腋前壁及腋前线区域的蹼状瘢痕挛缩称为腋前壁蹼状瘢痕挛缩；发生在腋后壁及腋后线区域的蹼状瘢痕挛缩称为腋后壁蹼状瘢痕挛缩。它们可单独存在，也可同时存在。腋部蹼状瘢痕常伴有胸部、颈部及背部皮肤软组织缺损和瘢痕挛缩。由于蹼状瘢痕牵拉，造成肩外展、前屈、后伸及旋转各方位活动受限。有时伴有颈部瘢痕牵拉和挛缩畸形，在女性可伴有乳房移位或乳房发育障碍等。

2.治疗目的　解除挛缩瘢痕，进行缺损组织的修复。肩关节是一个多轴的广泛活动的关节，故在软组织缺损的修复方法上需选择具有正常伸展功能的软组织修复缺损区，尽可能采用局部皮瓣转移修复缺损（图5-2-3）。

3.手术方法　单纯性腋部蹼状瘢痕挛缩患者肩关节活动障碍较轻，常在外展90°以上才受限，除了蹼状瘢痕及其邻近的皮肤损害外，周围皮肤的真皮下层均良好，选用单Z成形术或双Z、多Z成形术，可解除挛缩，矫正畸形。在双Z成形术中，可选用顺向双Z成形术或逆向双Z成形术，俗称四瓣成形术。对于肩关节活动外展60°以上受限的病例，Z成形术往往不能矫正畸形，可选择大的对偶三角瓣转移修复，有时也采用双Z成形术加V-Y成形，即五瓣成形术。在腋部蹼状瘢痕Z成形术中，由于设计的对偶三角皮瓣常伴有浅Ⅱ度或深Ⅲ度烧伤，即其真皮浅层或真皮深层也有烧伤，为防止转移的三角皮瓣部分坏死，在制成对偶三角皮瓣转移时应注意下列几点：将对偶三角皮瓣的尖端制成半圆形，避免锐角；转移的对偶三角皮瓣应包括深筋膜，使皮瓣有较丰富的血供；用低能量的电刀精细分离皮瓣，仔细止血，防止术后转移皮瓣下血肿，影响皮瓣的血供；转移的对偶三角皮瓣的形态避免锐角，宜在45°以上，使三角皮瓣的底边较宽，高与底边的比例为1或小于1。转移的三角皮瓣要足够大，进行无张力缝合，如果不能保证无张力缝合，其皮

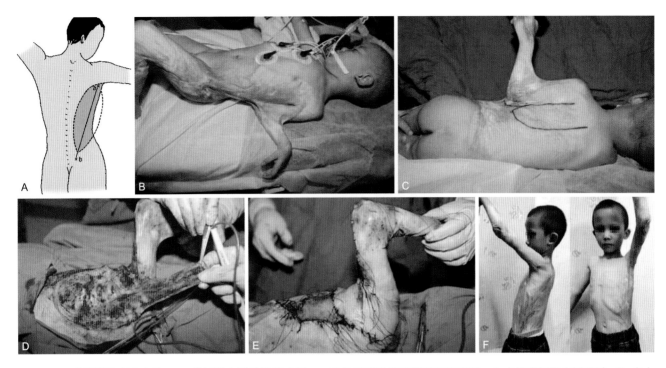

图 5-2-3　腋部蹼状瘢痕挛缩。A.背阔肌皮瓣设计模式图；B.烧伤后严重腋窝蹼状瘢痕挛缩；C.术前背阔肌皮瓣设计；D.术中背阔肌皮瓣掀起；E.背阔肌皮瓣修复腋窝瘢痕；F.术后 7 年，上臂上举、外展功能良好

肤缺损区域可行游离植皮；进行血供较差的三角皮瓣转移手术时，局部麻醉药中不加或少加肾上腺素。

　　腋前壁和腋后壁同时有蹼状瘢痕挛缩患者肩关节功能障碍较大，肩外展幅度可小于 60°，采用多 Z 成形术，由于组织缺损较多，不能彻底解除挛缩畸形，在治疗上往往需要游离植皮，或合并其他皮瓣移植，以解除挛缩畸形。麻醉应根据个体而定。健康的、精神状况较稳定的中青年患者可选用局部麻醉。用 0.5% 利多卡因（内含 1:20 万的肾上腺素）做切口的浸润麻醉。转移的三角皮瓣下可用 0.25%~0.3% 的利多卡因加 1:20 万的肾上腺素做浸润麻醉。如果估计手术时间较长，局部麻醉药中可加入布比卡因。对儿童及神经较为紧张的成年人，宜用基础麻醉加局部浸润麻醉，或全身麻醉及气管插管麻醉等（图 5-2-4）。

二、皮瓣修复肘关节瘢痕挛缩

（一）肘部解剖特点及修复原则

　　肘关节由肱骨下端和尺骨鹰嘴、桡骨小头构成，为一单轴运动关节，只能进行屈伸运动。但由于肘部是上臂肌肉的抵止点，又是前臂肌肉的起始点，因此没有丰富的肌肉组织覆盖。皮肤缺损后，多暴露或损伤深部的神经、血管及关节韧带等组织，需采用皮瓣进行修复。

　　肘部软组织修复的原则为：①肘部小面积单纯皮肤缺损可选用邻近的局部皮瓣进行修复；②肘部较大面积的皮肤缺损可选用带蒂的侧胸或髂腹部皮瓣予以修复；③伴有多种软组织的缺损应争取一期修复深部的韧带、肌腱、神经、血管及浅部的主要静脉。

（二）显微外科常见的修复方法

　　常用的皮瓣多选用臂部逆行皮瓣、前臂上部的顺行皮瓣或胸、腹部的远隔皮瓣。

　　1.臂外侧皮瓣　臂外侧皮瓣由 Dolmans（1979）、Song（1982）、Katsaros（1984）等描述，位于上臂外侧，位置较隐蔽，但皮瓣不及臂内侧皮瓣柔软。皮瓣主要血供来自桡侧副动脉。该血管解剖恒定，血管蒂长，易于分离，可带有皮肤感觉神经，还可携带多种组织（骨膜、肌肉、肱三头肌部分肌腱），形成复合皮瓣，做吻合血管的游离移植或复合组织瓣移植。局部带蒂移植时有远、近两个旋转点，逆向转移适用于下方的肘部创面；顺行转移还可修复肩、腋部创面。

　　（1）应用解剖：肱深动脉与桡神经伴行进入桡

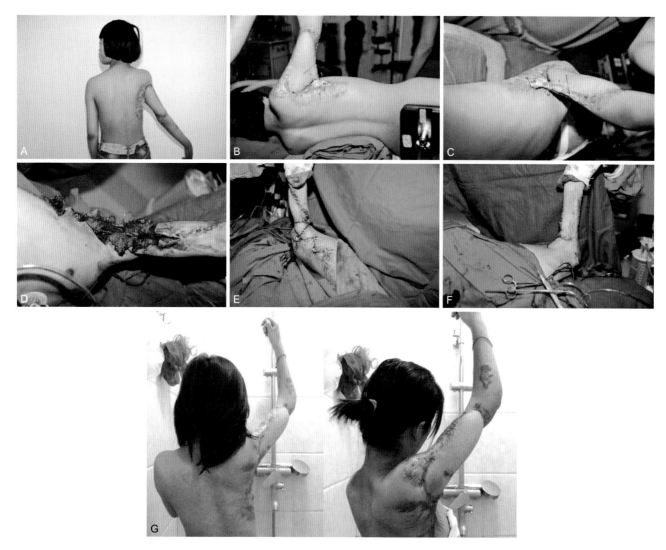

图 5-2-4　腋窝蹼状瘢痕 Z 成形术。A.患者腋窝蹼状瘢痕，前期采用股前外侧皮瓣修复；B.外展功能受限；C.上举功能受限；D.术中 Z 形切口；E.术后外观；F.术后外展功能改善；G.术后 8 年，患者外展和上举功能满意

神经沟，在三角肌止点平面（或其上方）分为桡侧副动脉和中副动脉 2 条终支。桡侧副动脉在三角肌止点下约 4 cm 处，分为前支和后支。前支与桡神经伴行，穿过臂外侧肌间隔，行于肱肌和肱桡肌之间，位置较深，与皮瓣血供关系不大。后支贴附臂外侧肌间隔后方，在肱桡肌与肱三头肌之间下行，位置逐渐浅出，至肘后外侧沟，与桡侧返动脉吻合，参与肘关节动脉网，沿途发出 1~6 支皮支，分布于臂下外侧皮肤。以三角肌止点为起点，桡侧副动脉及其后支在臂外侧肌间隔内的平均长度为 61 mm，动脉上段的外径为 1.3 mm。皮瓣静脉有深、浅 2 组，深组与动脉伴行；浅组为头静脉，位于浅筋膜深面，沿肱二头肌外侧沟、三角肌胸大肌之间沟内上行。

皮瓣的感觉神经为前臂后皮神经，与桡侧副动脉后支伴行。臂外侧皮瓣有 5（上 3 下 2）个旋转轴点，皮瓣切取后，可顺行或逆行转移修复肩部或肘部创面。当皮瓣逆行转移时，血流经肘关节网、桡侧返动脉逆行供养皮瓣。

（2）皮瓣设计：患者仰卧，前臂横置于胸前。从三角肌止点至肱骨外上髁画一连线，线为臂外侧肌间隔和桡侧副动脉后支的体表投影。该线为皮瓣的设计轴线，近端旋转轴点可在三角肌止点近侧，远端旋转轴点一般不超过肱骨外上髁上 2 cm。肱骨外上髁近侧 10 cm 左右筋膜皮支最大，应以其为皮瓣的中心点。皮瓣的宽度一般不超过掌背侧的中线。

（3）手术方法：以桡侧返动脉为蒂的上臂外侧

逆行岛状筋膜皮瓣修复肘部皮肤缺损，可根据皮瓣的设计线先做皮瓣后侧切口。在深筋膜下向前掀起皮瓣，即可从深面见到许多细小的筋膜血管在筋膜内走行，继续向前掀起至肱三头肌前缘的臂外侧肌间隔，可见从肌腱发出的筋膜血管。将肱三头肌向后拉开，向远、近端游离。做皮瓣的前切口，同样在深筋膜层向后掀起，也至外侧肌间隔，向远、近分离显露。此时，仅有外侧肌间隔及其内的血管神经束与皮瓣相连。从皮瓣的近端切断肌间隔，游离桡侧副动脉，并沿血管束向远侧解剖肌间隔，直至获得足够的血管蒂长度。将皮瓣逆向转移至肘部创面（图5-2-5）。

（4）皮瓣的优点：以桡侧副血管为蒂的前臂外侧皮瓣皮肤质地好，皮下组织少，形成皮瓣不臃肿，血管位置恒定，切取方便。桡侧副动脉为上肢非主要血管，切取后对上肢血供无影响。本皮瓣可做局部转位修复上臂或肘部的软组织缺损，亦可转位至颈部修复其软组织缺损，还可形成带血管蒂的游离皮瓣移植于受区。

（5）手术注意事项：

1）供应上臂外侧下部皮瓣的血管、神经均是从上臂外侧肌间隔发出的，因此，作为深筋膜向深部延续的臂外侧肌间隔，是术中确切定位的标志。在切取皮瓣时，应在肱三头肌（后侧）和肱肌、肱桡肌（前侧）的肌膜下进行，肌间隔皮肤穿支均应保留，以免影响皮瓣的血运；而肌间隔以外的肌支应予以电凝或结扎。

2）皮瓣向近端顺向转移时，为获得较长的血管蒂，可先将桡侧副动脉的前支切断结扎，利用桡侧副动脉主干为蒂，增加血管蒂的长度。如需更长的血管蒂，可继续延长皮肤切口，沿三角肌与肱三头肌外侧头之间深入，切断部分起自外侧肌间隔的肱三头肌纤维，显露更近端的肱深动脉。

3）皮瓣的蒂部一般宽约2.5 cm，应保留血管蒂周围的筋膜组织，不仅能保护血管蒂免受牵拉损伤，也可获得更丰富的筋膜血管丛，增加皮瓣的动脉血供和静脉回流，有利于皮瓣的成活。

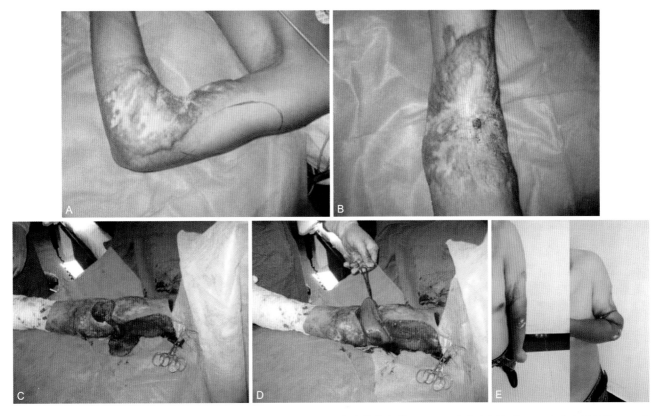

图5-2-5　臂外侧皮瓣修复肘部瘢痕。A.术前屈曲位外观照；B.术前伸直位外观照；C.术中皮瓣切取；D.术中皮瓣转位；E.术后10年，患者肘关节屈伸功能满意

4）桡神经在桡神经沟中与肱深动脉和桡侧副动脉伴行，在臂中下 1/3 处穿外侧肌间隔至臂前区，与桡侧副动脉前支伴行。当切开臂外侧肌间隔游离血管束时，应避免损伤桡神经。

5）臂后皮神经和前臂后皮神经均走行在臂外侧肌间隔内，多数位于血管束的浅面，往往需切断。如前臂后皮神经位于血管束的深面，则应予以保留，避免术后前臂后侧发生麻木不适。

6）臂外侧下部供区的筋膜皮肤厚薄不一，不仅因人而异，而且就是同一人，皮瓣的上部因皮下脂肪多往往较厚，而下部则很薄。该区皮肤的移动度虽较上部为大，但皮瓣宽度超过 5~7 cm 时往往需植皮，且暴露机会较多。

7）臂外侧下部皮瓣在以近端为蒂顺向转移时，皮瓣内和蒂部可包含头静脉，有利于皮瓣的静脉回流。但在以远端为蒂逆向转移时，蒂部则不应包含头静脉，以防将前臂的回流静脉导入皮瓣内，加重深组静脉的回流负担。依据 Del Pinal and Taylof（1993）的研究，在桡侧返动脉和尺侧返动脉的伴行静脉中，其静脉瓣膜的方向为远侧的肘关节，因此，即便掀起了以远端为蒂的岛状皮瓣，也并未改变其静脉回流的方向，无论动脉还是静脉均不存在逆向血流。因此，以桡侧返动脉为蒂的臂外侧筋膜皮瓣是一符合生理性血循环的远端蒂筋膜皮瓣。

8）术后肘关节固定 1~2 周，一方面保护血管蒂免受牵拉，另一方面有利供、受区愈合。

2.前臂筋膜皮瓣顺行转移　筋膜皮瓣是指皮瓣中包含深筋膜结构。深筋膜含有丰富的血管网，对皮瓣成活有重要作用，故深筋膜血管网的存在显著地增加了皮瓣切取的长宽比例，扩大了皮瓣的成活面积。因此，筋膜蒂皮瓣只能是将带有肌间隙血管蒂或筋膜蒂的皮瓣做局部或在一定范围内转移应用（图 5-2-6）。

三、皮瓣修复前臂掌侧及腕关节瘢痕挛缩

手是人类进化的产物，也是具有高度灵活运动的一个器官。特别是手掌部的皮肤为适应其精细而复杂的功能与其他部位皮肤的解剖结构有着明显的不同。当手的腕掌部皮肤结构因外伤受到破坏则导致手功能不同程度的功能障碍和丧失。随着显微外科技术的发展，应用显微外科技术将带有血管、神经蒂岛状皮瓣和吻合血管的游离皮瓣等各种组织瓣对腕掌部皮肤软组织损伤进行修复和重建，不仅可以覆盖腕掌部的皮肤缺损，还可以一期修复和重建手部深层的解剖结构，最大限度地恢复手的功能。

（一）前臂、腕、掌部皮肤的解剖特点

手掌侧皮肤较手背侧皮肤厚而坚韧，掌侧真皮层较厚，由致密结缔组织组成，掌侧皮肤一般厚度为 1~4 mm，皮肤向深面发出许多纤维束，穿过浅筋膜连于深筋膜、腱鞘等深部组织，皮下脂肪衬底能保护深面的血管、神经和肌腱等，并能增加手的

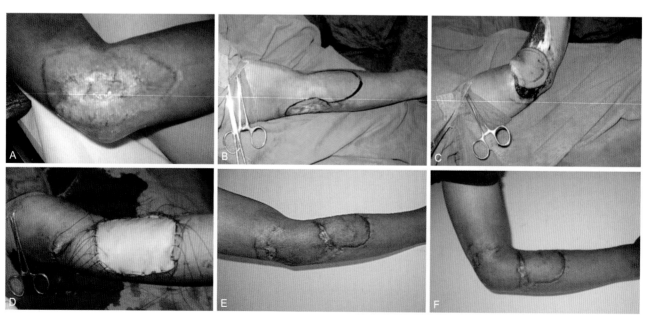

图 5-2-6　前臂外侧筋膜皮瓣修复肘部瘢痕。A. 术前肘部瘢痕外观照；B. 术中皮瓣设计；C. 术中皮瓣切取；D. 皮瓣移植后；E、F. 术后 2 年，患者肘部屈伸功能满意

抓握功能。手掌部皮下还有坚韧的掌腱膜结构，保护深部的血管、神经及手内的各种结构。手掌部皮肤无毛发及皮脂腺，但有丰富的汗腺，故手掌部出汗较多。手掌面皮肤移动性小、弹性差，掌侧皮肤厚而硬韧，一旦手掌侧皮肤缺损时，很难用局部皮瓣转移封闭创面。

前臂、腕部皮肤较薄，肌腱以及肌肉发达的人往往在腕掌侧皮下可见到肌腱的腱性部分明显绷起。因此，当手部屈肌用力收缩时，锐性物很容易刺破皮肤并伤及深层肌腱、血管和神经。当强大的暴力将手部皮肤撕脱时，也很容易将腕掌侧的皮肤和手掌皮肤一同撕脱，导致深部肌腱、血管、神经等组织外露或损伤。电击伤及腕掌侧时，往往连同腕掌侧皮肤和深部肌腱、神经等组织一起烧伤，甚至深达尺、桡骨。因此，在修复腕、掌侧肌腱和神经的同时，必须有良好的皮瓣覆盖方能进行肌腱、神经及其手功能的重建。因此，应用显微外科的各种皮瓣修复腕、掌部皮肤软组织缺损可以一期完成组织修复，缩短手术过程，有时还可以做成复合组织移植，在覆盖创面的同时，修复深层的组织结构。

（二）前臂、腕掌部皮肤软组织缺损的原因和机制

1. 手掌及腕部皮肤逆行撕脱是手掌部皮肤软组织缺损最常见的原因。通常是由机器、辗轴、交通事故等造成的手掌大部分的皮肤缺失，使手掌深层的血管、神经、肌腱等组织外露甚至同时损伤。严重的碾压伤除软组织损伤外还常伴有多发性的掌、指骨骨折。

2. 手掌部的爆炸伤及贯通伤由雷管、枪弹、鞭炮以及高速投射物如射钉枪等引起的手掌部皮肤以及深部结构的损伤或手掌皮肤缺损的同时造成手掌贯通伤。损伤的范围及程度取决于爆炸伤的强度和致伤物的体积，以及伤后是否出现软组织感染和骨髓炎等。

3. 前臂、腕掌部的烧伤、电击伤及单纯手掌部烧伤比较少见。但手掌部的化学烧伤、热压伤等常可造成手掌部皮肤缺损或严重的瘢痕挛缩。经手部的电击伤较为常见，常常造成腕部皮肤以及深部肌腱、神经的损伤。在治疗这类外伤时，不仅要选择良好的皮瓣覆盖，还要为修复深部组织结构的连续性、恢复手部的血供创造条件。

（三）适应证

无论是任何原因所造成的腕掌部皮肤、软组织的缺损而导致的腕掌部深部结构的外露或者损伤，都需要采用良好的皮瓣覆盖而应用各种皮瓣进行显微外科方法修复深部结构损伤及术后功能重建。

1. 由各种原因造成腕掌部位的皮肤、软组织缺损，同时伴有肌腱、神经、血管等组织外露或缺损，全身情况良好，无其他手术禁忌证者。

2. 局部皮肤有广泛性瘢痕，同时伴有深部肌腱、神经缺损，或需再次手术行修复或手部功能重建，无其他手术禁忌证者。

3. 腕掌部骨、关节感染及肿瘤等需进行病灶清除，术后造成皮肤软组织及深部结构破坏并缺损，同时后期需进行组织修复以及功能重建，无全身疾病等手术禁忌证者。

（四）常用移植皮瓣的选择

对造成腕掌部皮肤软组织缺损并深部结构外露或缺损的伤情在修复缺损的皮瓣选择中，应首先考虑由近及远、由局部到远位、由带蒂到游离的原则，同时要根据血供可靠、解剖恒定、对供区外形破坏小而且供区隐蔽的原则选择皮瓣。同时还应根据医生本身的技术、条件和患者的需求进行选择。

1. 带血管蒂的岛状皮瓣　以桡动脉营养血管为蒂的桡神经浅支皮瓣是近年来应用较多的皮瓣。该皮瓣由于桡动脉在发出皮肤穿支的同时还发出营养桡神经浅支的营养血管。因此，应用该营养血管可以携带神经表面的皮肤做成神经皮瓣逆行转移修复腕、掌部的皮肤软组织损伤。

2. 前臂筋膜皮瓣逆行转移（图 5-2-7）

（1）桡动脉远端穿支筋膜皮瓣：该皮瓣不需要牺牲主干血管，手术操作简单，筋膜蒂携带的皮瓣血供可靠。修复邻近组织缺损方便。缺点是皮瓣蒂部较宽，转移时蒂部需要宽大的隧道；前臂留有明显瘢痕也是该皮瓣的不足。

（2）前臂桡侧桡动脉筋膜瓣：前臂桡侧桡动脉筋膜瓣的血供及解剖与前臂桡侧桡动脉皮瓣相同。筋膜瓣与皮瓣最大的不同是筋膜瓣只是带有知名轴型血管的浅筋膜和深筋膜部分，不含前臂的皮肤。

1）应用解剖：筋膜瓣的旋转轴点在桡骨茎突平面的桡动脉搏动点。血管蒂的长度为皮瓣远端边缘到手部创面的距离。由于前臂各动脉在深筋膜层有广泛的交通支，因此，前臂桡动脉筋膜瓣切取的范围要比前臂皮瓣为大，可切取前臂整个桡侧半的浅筋膜。

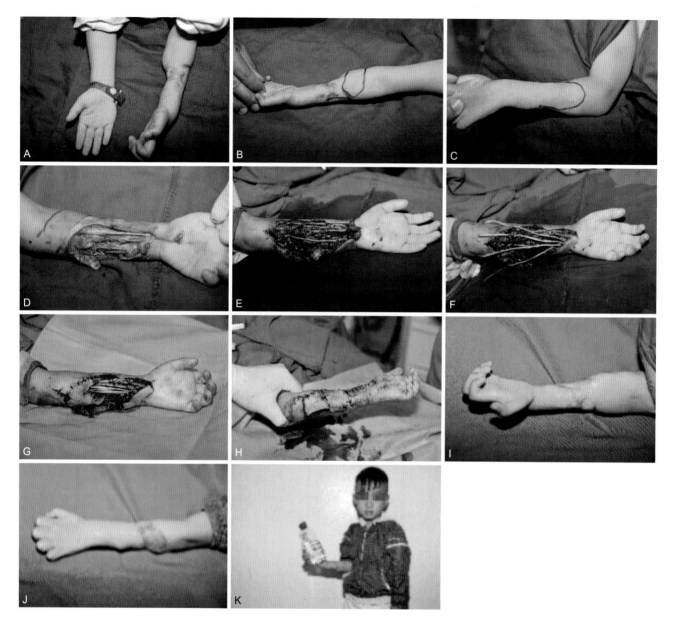

图 5-2-7　左前臂缺血性挛缩，手指及腕部屈曲挛缩。A.术前；B、C.设计前臂尺侧筋膜皮瓣（B）及前臂桡侧筋膜皮瓣（C）；D.创面清创后；E.游离神经；F.游离肌腱；G.神经、肌腱移植缝合；H.皮瓣移植术后；I、J 术后 2 年手指及腕部屈曲挛缩明显缓解；K.术后 2 年患者左手功能恢复满意

2）皮瓣设计：以肘横纹中点与腕横纹近侧桡动脉搏动点为连线设计筋膜瓣的轴线，在桡动脉两侧设计筋膜瓣的面积。

3）手术操作：在前臂掌侧做 S 形切口，向两侧在皮下（要保留皮肤的真皮下血管网层以免皮肤坏死）将皮肤分离，在所需筋膜瓣的范围近端结扎并切断桡动脉及其伴行静脉。在深筋膜层或肌膜下将筋膜向远端游离。在腕掌侧做皮下或切开隧道，将筋膜瓣转移至腕掌部。前臂切口直接拉拢缝合。转

移至腕掌部的筋膜瓣上植全厚或中厚皮片，纱包适当加压包扎。

4）手术注意：术前做 Allen 试验，检查尺桡动脉通畅情况。

5）筋膜瓣的优缺点：该筋膜瓣优点是在前臂仅留有一条切口瘢痕，供区可保存皮肤，无需大面积植皮；筋膜瓣转移后在筋膜上植中厚皮片，术后腕掌侧缺损区没有明显的臃肿，外形较好。缺点是牺牲主干血管；供区可能因筋膜切取范围大，由于前

臂掌侧皮肤缺乏皮下筋膜层而造成皮肤与深部肌腱或肌肉粘连。

（3）前臂尺侧筋膜瓣：

1）应用解剖：前臂尺侧筋膜瓣的轴心血管为尺动脉、尺静脉和前臂贵要静脉。该筋膜瓣也是主干带小分支血管血供类型。前臂尺侧筋膜瓣包含有前臂内侧皮神经。

2）皮瓣设计：尺动脉筋膜瓣以肱骨内上髁与腕横纹侧1cm尺动脉搏动点间的连线为轴线。筋膜瓣面积可根据腕掌侧皮肤缺损的面积决定。前臂尺侧筋膜瓣为动脉网状供血，因此切取的面积可较大。

3）手术操作：与前臂桡侧桡动脉筋膜瓣相同。不同之处在于带有尺动脉的筋膜瓣是以尺动脉远端为血管蒂的逆行筋膜瓣，切取范围为前臂尺侧半的浅、深筋膜。

4）手术注意事项和优缺点与桡动脉筋膜瓣相同。

3. 游离股前外侧皮瓣

（1）应用解剖：旋股外侧动脉降支是股前外侧皮瓣最常见的血管来源，其发出时在股直肌和股中间肌之间斜向外侧走行，到大腿中段时在股直肌和股外侧肌间隙几乎垂直走行，在膝关节区域总是与膝上外侧动脉或股深动脉相互交通。旋股外侧动脉降支的平均长度为22.5~37.1 cm，且降支血管口径减小缓慢。降支近端的口径为2.2~4.0 mm，经过长距离走行后，其远端的口径仍有0.9~1.8 mm。

（2）顺行切取方法术前设计：患者取平卧位，自髂前上棘与髌骨外上缘做第1条连线，此线为皮瓣的轴线，此线中1/3段多有穿支出现。自髂前上棘与髌骨上缘中点做第2条连线，此线为皮瓣内侧切口线。内侧切口线是股直肌和股外侧肌间隙的体表定位标志。皮瓣的设计应根据皮瓣轴线、内侧切口线和皮瓣轴线中点综合受区创面大小，初步设计合理形状的皮瓣。内侧切口线的设计能避开肌间隔穿支血管，有效防止误伤穿支。而当股前外侧皮瓣穿支血管缺如时，又有利于术中中转为股前内侧皮瓣。

（3）皮瓣切取：皮瓣的切取从内侧切口线开始，由远端向近端切取。切开皮肤、皮下组织和深筋膜，向两侧牵开深筋膜。在切口中远段可见到肌肉间有一条纵向走行的淡黄色脂肪线，此线即为股外侧肌和股直肌间隙。淡黄色脂肪线恒定出现在大腿前外侧中远段，是辨认股外侧肌和股直肌的关键所在。通过此种切口，既有利于清楚辨认肌间隙，又能有效防止肌间隔穿支的损伤。

（4）血管蒂的显露与分离：由远端向近端钝性分离股直肌和股外侧肌间隙，暴露旋股外动静脉远端血管。轻度屈曲髋关节，近端钝性分离股直肌和股中间肌间隙，向内、向前牵开股直肌，充分暴露近端旋股外动静脉系统。至此，皮瓣穿支发出的位置、数量和穿支血管的来源、不同穿支血管的类型均完全显露。根据穿支位置、数量、来源等，结合受区创面需要可适当调整皮瓣位置和形式，如分叶皮瓣、嵌合皮瓣、Flowthrough皮瓣等。这种先暴露穿支血管及皮瓣血管来源的方法，能有效规避血管变异带来的风险，并根据受区需要调整皮瓣切取位置和切取形式（图5-2-8）。

（5）皮瓣血管的保护除了轻柔操作外，还需要注意以下几点：血管蒂分离需要包含周围筋膜组织，不建议裸化血管；不向外牵拉股外侧肌和皮瓣，防止穿支牵拉损伤；不在动静脉血管束内分离；如果分离的穿支是肌皮穿支，需要保留血管周围少量肌肉组织，防止穿支痉挛；做外侧切口时，皮瓣远、近端保留少许皮肤，既能防止意外过度牵拉皮瓣，又能减轻术者负担；当皮瓣血管蒂与股外侧肌神经伴行紧密或缠绕时，血管近端断蒂后，再做血管、神经间的顺行分离。

四、手腕背缺损的显微外科修复

（一）手腕背皮肤的结构特点

手腕背皮肤具有薄、软、松动而富有弹性的特点。解剖学基础：①表皮的透明层和角质层较薄；②真皮内含有大量的弹性纤维；③浅筋膜较薄，脂肪组织少且伸展性强。这种结构特点有利于手的功能，当手在握拳时手背皮肤面积比伸直时增加约1/4。同时具有重要的临床意义，手背部外伤皮肤软组织缺损易导致深部组织如肌腱、骨组织的外露，常需要移植皮瓣修复，手背外伤后易形成瘢痕，使之失去弹性和移动能力，影响功能，做皮片移植时需加大面积，而皮瓣移植可较好地恢复其生理功能。④手指背侧指间关节处有许多横纹和环形隆起，有利于手指的伸屈活动，外伤后的瘢痕可使指间关节的活动受限。

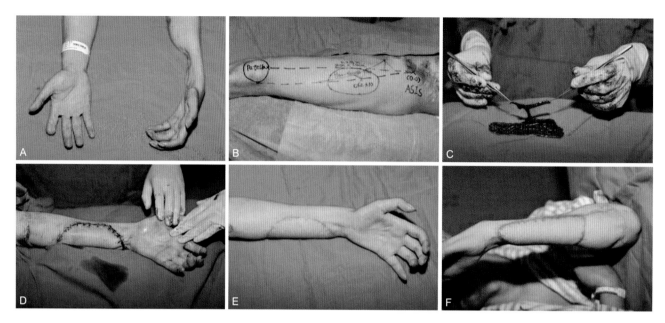

图 5-2-8　游离股前外侧皮瓣修复左前臂瘢痕挛缩及软组织缺损。A. 术前；B. 设计皮瓣；C. 皮瓣切取；D. 皮瓣移植术后；E、F. 术后 2 年患者左前臂外观满意

（二）手腕背皮肤软组织缺损的显微外科修复

手腕背外伤或瘢痕切除导致皮肤软组织缺损伴有肌腱、骨外露时，需要移植皮瓣修复。根据手腕背皮瓣的结构特点，应选用相对薄软的皮瓣，以最大限度恢复其生理功能。

1. 前臂背侧的带蒂皮瓣

（1）骨间背侧动脉岛状皮瓣：以前臂骨间背侧动脉为供养血管的前臂背侧皮瓣逆行转移修复手背及虎口创面（图 5-2-9）。优点是不损伤前臂主要血管，对手的血液供应无影响，该皮瓣质地柔软、较薄；缺点是在前臂背侧留有瘢痕，影响外观。

1）受区准备：彻底清创或切除瘢痕组织，注意保护伸肌腱腱周组织，先行修复肌腱、关节及骨组织，创面彻底止血。按照缺损区面积和形状制作布样，根据布样及皮瓣旋转蒂的长度在前臂背侧设计皮瓣。

2）注意事项：皮瓣设计准确；血管蒂分离时

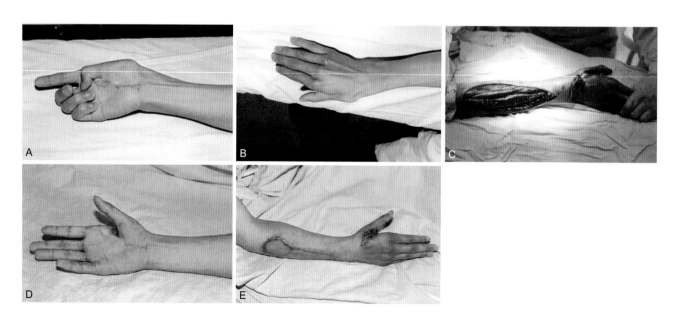

图 5-2-9　枪伤致虎口挛缩。A、B. 术前；C. 术中皮瓣切取；D、E. 术后 2 年，虎口区功能恢复满意

注意保护皮支血管，尤其是上述的 2 支主要皮支血管；分离血管蒂时，注意保护与其伴行的骨间背侧神经；皮瓣经皮下隧道逆行转移时，皮下隧道要足够宽松；若皮瓣蒂部紧张，术后可予腕背伸位外固定，以保证皮瓣血运。

（2）前臂背侧桡神经浅支营养血管皮瓣：该皮瓣为皮神经营养皮瓣，主要以桡神经营养动脉为皮瓣的供养血管，逆行转移修复手背部创面。优点是不损伤前臂主要动脉血管，对手的血液供应影响小，皮瓣质地柔软，较薄。缺点是前臂背部会留有瘢痕，影响外观；牺牲桡神经浅支及头静脉。

1）应用解剖：桡神经浅支于前臂中远 1/3 处穿肱桡肌浅出，在浅筋膜内行于桡骨外侧，沿前臂背桡侧下行至手背鼻烟窝处后分支，支配虎口区、拇指、示指背侧及手背桡侧部分区域。桡神经浅支营养血管位于神经两侧约 0.5 cm 距离，呈节段性伴行。

2）设计原则：该皮瓣以桡神经营养动脉为皮瓣的供养血管。①点：桡骨茎突以近约 3.0 cm 处为皮瓣的旋转点；②线：肘窝中点桡侧中外 1/3 处至桡骨茎突的连线为皮瓣的中轴线；③面：前臂背侧偏桡侧解剖面为深筋膜浅层；④弧：旋转弧大，可达手指近节指背，虎口区掌侧及手掌部大鱼际区。

3）手术方法：①受区准备：彻底清创或切除瘢痕组织，注意保护伸肌腱腱周组织，先行修复肌腱、关节及骨组织，创面彻底止血。按照缺损区面积和形状制作布样，根据布样及皮瓣旋转蒂的长度在前臂桡背侧设计皮瓣。②皮瓣切取：先行蒂部切口，切开皮肤，于浅筋膜层向两侧游离至轴线旁 1.5~2.0 cm。切开皮瓣四周，沿深筋膜下掀起皮瓣向远端逆行游离，蒂部保留 3.0~4.0 cm 的筋膜组织，确认皮瓣血运良好后，经开放隧道逆行转移至手背，覆盖创面。前臂供区创面可用全厚皮片游离植皮修复。

4）注意事项：皮瓣设计准确；血管蒂分离时注意保护桡神经浅支及头静脉两侧 1.0~1.5 cm 宽的组织，以保证皮瓣的血液供养及回流；皮瓣逆行转移前，需在蒂部结扎头静脉远端，以防止术后皮瓣肿胀；由于皮瓣的蒂部较为宽大，组织较多，行逆行转移时开放隧道为佳，以防术后影响皮瓣的静脉回流，若为体胖者或局部皮肤瘢痕，可在蒂部带0.5~1.0 cm 宽的皮条，以缓解蒂部张力；为防术后肿胀及腕关节活动，术后可予腕背伸位外固定，以保证皮瓣血运。

（3）应用游离皮瓣移植修复：根据手背部皮肤的解剖学特点，应用游离皮瓣修复手背部创面时要选用皮肤质地柔软、较薄的皮瓣以最大程度恢复手的生理功能。作为受区，可供吻合的动脉以鼻烟窝处的桡动脉深支为首选。若血管细小，亦可选用其分支吻合。若创面位于尺侧或桡动脉深支有损伤，可通过指蹼选择手指的非主侧指固有动脉吻合，还有指总动脉与掌背动脉间的交通支也可供选择。可供吻合的静脉较多，比较粗大的有头静脉和贵要静脉，还有多条口径相对细小的腕背静脉。必要时也可选择手指背侧的静脉吻合，逆向回流以保证皮瓣的血循环。可供吻合的皮神经分别有桡侧的桡神经浅支及其分支和尺侧的尺神经的腕背支，可自由选择，且对手部的感觉无明显影响。

（4）前臂后皮神经的营养血管皮瓣：

1）营养血管来源：①桡侧副动脉的皮支：桡侧副动脉为肱深动脉的延续，伴随桡神经外侧下行，至肱桡肌起点处分为前支和后支。前支伴随前臂后皮神经，在臂外侧肌间隔走行并浅出，穿臂外侧肌间隔，沿肱骨外上髁嵴下行，与桡侧返动脉升支吻合（图 5-2-10）。桡侧副动脉后支外径 1.1 ± 0.3 mm，沿途发 2~6 支外径 0.6 ± 0.3 mm 的皮支分布臂后外侧。②骨间后动脉的皮支：骨间后动脉穿骨间膜，经旋后肌下缘进入背侧，即分为骨间返动脉循尺骨骨间嵴上行，主干（降支）分出尺侧骨皮支和桡侧骨皮支。尺侧骨皮支沿尺侧腕伸肌和指伸肌间隙下行，桡侧骨皮支经拇长展肌表面行向桡侧。近腕部，两者分别与骨间前动脉腕背支的尺侧骨皮支和桡侧骨皮支吻合，并分出皮支分布前臂背侧。骨间前动脉腕背支的皮支：骨间前动脉距桡骨茎突上 6.0 ± 1.0 cm 穿骨间膜至背侧，称腕背支，外径 1.3 ± 0.2 mm。腕背支主干紧贴骨间膜背侧径直下行，在桡骨茎突上 2.6 ± 0.8 cm 处分内侧终支和外侧终支，外径分别为 0.7 ± 0.1 mm 和 0.9 ± 0.1 mm。两终支分别与尺动脉腕背支和桡动脉腕背支相吻合。在骨间前动脉腕背支近端两侧发尺侧骨皮支和桡侧骨皮支。桡侧骨皮支起点距桡骨茎突 4.5 ± 0.7 cm，外径 1.0 ± 0.2 mm，穿指伸肌与拇短伸肌间隙，其升支与骨间后动脉的桡侧骨皮支吻合，降支沿拇短伸肌尺侧缘斜行走向远侧，分布桡骨远段背侧皮肤和骨膜，并与桡动脉腕上皮支、桡骨茎突返支、桡动脉的腕背支的腱间皮穿支吻合，沿途发 2~3 支皮支穿出指伸肌与拇短伸肌间

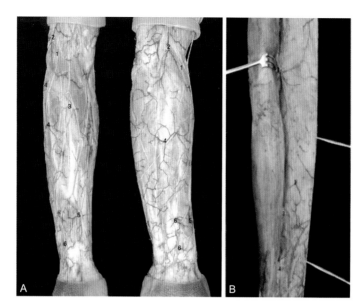

图 5-2-10　前臂后皮神经的走行、分布及营养血管。A.前臂后皮神经的走行侧面观、后面观；B.前臂后皮神经营养血管

隙至皮下，外径 0.8±0.1 mm。尺侧骨皮支起点距尺骨茎突 2.4±0.5 cm，外径 0.9±0.2 mm，向下斜行穿出尺侧腕伸肌和小指伸肌间隙，升支经尺侧腕伸肌桡侧上行与骨间后动脉的尺侧骨皮支吻合，降支沿尺骨头走行，分布尺骨远端骨膜和皮肤，并与尺动脉腕上皮支、尺动脉腕背支的腱间皮穿支相吻合，沿途发 1~2 支皮穿支穿出小指伸肌与尺侧伸腕肌间隙至皮下，外径 0.7±0.2 mm。④桡动脉腕背支及其皮支：桡动脉于桡骨茎突下 1.3±0.3 cm 处发出腕背支，外径 1.4±0.3 mm。尺动脉于尺骨茎突下 1.5±0.5 cm 处发出腕背支，外径 1.0±0.2 mm。尺、桡动脉腕背支在诸肌腱深面与腕骨背面之间相吻合，并与骨间前动脉腕背支共同构成腕背动脉网。尺、桡动脉腕背支沿途各发 1~3 支皮穿支经伸肌腱间隙穿出，外径 0.6±0.1 mm。

2）营养血管分布：前臂后皮神经为桡神经的分支，在臂外侧肌间隔下段与伴行血管桡侧副动脉一同穿出深筋膜，沿臂后外侧下行。近端营养血管来自桡侧副动脉、桡动脉肌间隙支、骨间后动脉皮支；中段营养血管来自桡动脉肌间隙支、肌皮穿支、桡侧骨皮支、骨间后动脉尺侧骨皮支；远端营养血管来自骨间前动脉腕背支的桡侧骨皮支和骨间前动脉腕背支的尺侧骨皮支。上述皮穿支在穿出深筋膜时，均发出皮支、筋膜支和皮神经营养血管。皮神经静脉营养血管支在神经旁发上行支和下行支进入神经干，多节段、多源性纵贯神经全程，自上而下形成一条明显相互吻合的皮神经营养血管链，与皮

支交通吻合丰富。

3）营养血管与骨、皮的血供关系：骨间后动脉沿途发出 6~8 支外径 0.3~1.0 mm 肌骨膜支，分布于尺骨中上段背侧骨膜。骨间后动脉桡侧骨皮支于桡骨茎突上 11.4±1.1 cm 处从指伸肌与桡侧腕屈肌间隙穿出，终支与桡动脉肌间隙支吻合并分布于桡骨中段裸区骨膜，皮支外径 0.8±0.2 mm，分布于前臂中段外侧缘皮肤。

4）切取方法：

①近端蒂皮瓣：

a.皮瓣设计包括：皮瓣轴线以前臂背侧中线为皮瓣中轴线；皮瓣范围远端达前臂后侧中、下 1/3 处，皮瓣面积为 12 cm×4 cm；皮瓣旋转点以桡侧副动脉为蒂。

b.切取皮瓣：切开皮瓣远端，确认前臂后皮神经位于皮瓣内。在深筋膜下将皮瓣自其远端向近端掀起达蒂部旋转点，沿途注意观察前臂后皮神经及皮神经营养血管的位置和走向，确保其位于皮瓣纵轴上。在蒂部，皮神经两旁保留 1~2 cm 宽的筋膜组织，将皮瓣移至受区。

②远端蒂皮瓣：

a.皮瓣设计包括：皮瓣轴线以前臂背侧中线为皮瓣中轴线；皮瓣旋转点在腕关节平面；皮瓣血供由骨间前动脉腕背支远端皮穿支为供血管。

b.切取皮瓣：在皮瓣近端切开皮肤显露前臂后皮神经并切断结扎。切开皮瓣周缘，在深筋膜下掀起皮瓣。连同皮瓣沿皮神经走向游离。切开蒂部皮

肤，真皮下游离蒂部直达旋转点，皮瓣经皮下隧道或切开受区与旋转点之间的皮肤，明道转移，可以达手背远端，此时远端蒂的基底部两侧可见骨间后动脉腕背支的皮穿支。

③远端蒂复合瓣：

a.复合瓣设计包括：皮瓣以前臂背侧中线为皮瓣中轴线；皮瓣位置：皮骨膜（尺骨）瓣中轴线在前臂背侧中线，皮骨膜（桡骨）瓣中轴线在偏桡侧缘2~3 cm；皮瓣旋转点设计在腕关节平面；皮瓣血供由骨间前动脉腕背支远端皮穿支为供血管。

b.复合瓣切取：在皮瓣近端切开皮肤显露前臂后皮神经并切断结扎。切开皮瓣周缘，在深筋膜下掀起皮瓣。若切取尺骨膜（骨）瓣，在靠近前臂中上段时，沿骨皮支经指伸肌与尺侧腕伸肌间隙，将二肌牵向两侧，显露旋后肌和拇短伸肌。在尺骨背面切开旋后肌，仅留下一薄层肌袖，将旋后肌拉向桡侧，显露骨间后动脉升支和降支及其骨膜支，并注意妥善保护骨膜支。然后切取条块尺骨瓣（或骨膜瓣），完成皮骨（骨膜）瓣的制备。连同皮瓣沿皮神经走向游离，切开蒂部皮肤，真皮下游离蒂部直达旋转点，皮瓣经皮下隧道或切开受区与旋转点之间的皮肤，明道转移，可以达手背远端，此时远端蒂

的基底部两侧可见骨间后动脉腕背支的皮穿支。若切取桡骨膜（骨）瓣，在近前臂中段时，沿皮支经桡侧腕屈肌与指伸肌间隙将二肌牵开，即可显露桡骨裸露区。然后依据肌间隙血管在骨面走行，切取骨膜瓣（或带条块骨瓣），大小约6.0 cm×2.0 cm。骨膜瓣血管蒂结扎切断，完成骨膜瓣皮瓣的制备。示例见图5-2-11。

（5）皮瓣移位修复虎口创面：

1）应用解剖：桡动脉在进入第1背侧骨间肌二头之间成为掌深弓以前发出第1掌背动脉，该动脉在第1背侧骨间肌浅面下行，其终末支进入示指近节桡背侧，与指动脉有交通支相互吻合，且有恒定较细的伴行静脉。头静脉的属支与之不紧密伴行也可以作为皮瓣的回流静脉。皮瓣的神经为桡神经浅支发出的第1掌背神经。

2）手术方法：仰卧位，上肢外展置于手术桌上；臂丛阻滞麻醉。

①皮瓣设计：以第1掌背动脉体表投影为轴，根据虎口区创面大小与位置在手背桡侧设计皮瓣，旋转轴点在第1、2掌骨间基底，亦可利用第1掌背动脉在掌指关节附近的分支与关节周围其他血管吻合成网的特点，以示指掌指关节桡侧为蒂，设计逆

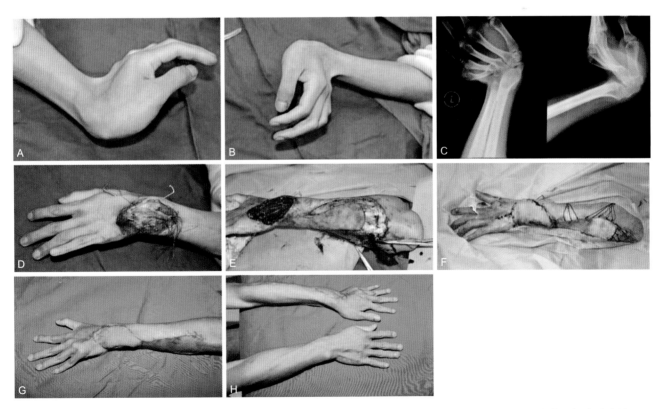

图 5-2-11　左腕背部瘢痕挛缩采用前臂后侧皮神经营养皮瓣修复。A、B.术前外观；C.术前 X 线片；D.术中松解瘢痕挛缩后；E.切取前臂后侧皮神经营养皮瓣；F.皮瓣移植后；G、H.术后 2 年患者左手腕关节外观及功能满意

行手背桡侧皮瓣修复虎口皮肤缺损。

②手术步骤：自皮瓣两侧、远端处切开皮肤直达深筋膜，皮瓣基底部皮肤无需切开，深筋膜下由远而近掀起皮瓣，保证第1掌背动脉及神经位于皮瓣内即可，无需解剖血管蒂，将皮瓣转移至虎口皮肤缺损区缝合，供区创面植皮。逆行手背桡侧皮瓣移位时，首先在皮瓣近侧切开皮肤，结扎浅静脉，将第1掌背动脉自起始处结扎切断，然后于皮瓣尺侧切开皮瓣，自深筋膜下向桡侧及远侧解剖游离皮瓣，皮瓣近端移位于虎口区创面，供区植皮。

2. 游离皮瓣修复虎口及手掌挛缩

（1）腓肠外侧浅动脉穿支皮瓣在手部创面修复中的临床应用：

1）术前准备：全身麻醉成功后，患者俯卧位，患肢和对侧下肢根部安放止血带。患肢外展，被动旋前、旋后不受限。在小腿近端后外侧区域，用手持多普勒探查穿支并标记. 同时在小腿近端后内侧区域探查穿支作为备用的修改方案。加压上肢气囊止血带，彻底清创，应用过氧化氢、生理盐水反复冲洗创面，新洁尔灭浸泡伤口5分钟。显露受区血管，放松止血带，确认受区血管搏动和出血，创面彻底止血，应用温生理盐水湿敷受区血管和创面，临时轻度加压包扎。

2）皮瓣设计与切取：标记小腿后正中线，切口从腘窝中点开始，向下做一纵行切口。依据术前穿支点定位，切口向外侧偏斜一定角度，保持和穿支点有1~2 cm距离。切开皮肤和皮下组织，在深筋膜表面钝性分离，显露并确认腓肠外侧浅动脉及穿支是否可用。由于血管口径变异较大，必要时在显微镜下确认血管口径。如果血管口径合适，根据穿支点位置和受区血管长度需要，向近端钝性分离血管。钝性分离腓肠外侧浅动、静脉和腓肠外侧神经。如遇到血管、神经紧密伴行时，为防止损伤血管，可同时切取部分神经。腓肠外侧浅动脉穿支血管分

离后放松止血带，确认血管搏动良好，完成皮瓣外侧部分的切取和蒂部的离断。当腓肠外侧浅动脉缺如或太细不能用时，修改为切取腓肠内侧浅动脉穿支皮瓣。将切口适当向内侧延长，在深筋膜表面钝性分离，显露腓肠内侧浅动脉及穿支，根据穿支点调整皮瓣切取位置。部分病例中腓肠内侧浅动脉与小隐静脉走行有交叉或部分伴行，术中需要仔细分离；如伴行紧密时，为防止损伤腓肠内侧浅动脉，可同时切取部分小隐静脉。腓肠内侧浅动脉支血管分离后，放松止血带，确认血管搏动良好，完成皮瓣内侧部分的切取和蒂部的离断。

3）皮瓣覆盖受区：再次加压上臂近端止血带，将皮瓣与创缘皮肤缝合数针。与之前已显露的受区血管吻合。示例见图5-2-12。

（2）腓浅动脉穿支皮瓣在手部创面修复中的临床应用：受区创面彻底清创后，解剖出相应的动脉、静脉及神经，分别予以标记备用。根据创面大小及血管神经蒂所需的长度、方向设计供区，根据术前血管多普勒超声血流仪探测血管浅出点，约在小腿中段腓骨小头和外踝前连线中点，按设计的皮瓣蒂部后侧切开，在深筋膜下向前分离，在小腿前外侧肌间隔，即腓骨短肌与趾长伸肌之间寻找腓浅动脉穿支，确认穿支进入皮瓣内后沿穿支血管方向向深部寻找和游离腓浅动脉，并注意保护进入皮瓣的腓浅动脉皮穿支和腓浅神经，结扎腓浅动脉肌支。根据创面需要决定游离血管蒂长度和是否携带腓浅神经，切开皮瓣其他部分至深筋膜下，注意保护皮瓣和深筋膜之间的联系，检查皮瓣边缘渗血活跃后，根据受区需要血管蒂长度切断结扎腓浅动脉和伴行静脉。供区直接缝合或植皮。受区根据血管情况行端-端或端-侧吻合动脉，端-端吻合静脉，调整皮瓣张力后进行缝合，皮瓣下放置引流条。术后给予常规抗炎、抗凝、抗痉挛治疗，见图5-2-13。

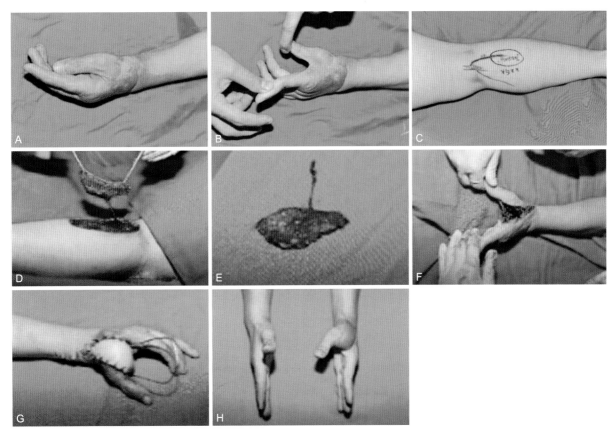

图 5-2-12　左手虎口挛缩采用游离腓肠外侧浅动脉皮瓣修复。A、B.术前左手虎口挛缩，功能受限；C.设计游离腓肠外侧浅动脉皮瓣；D、E.皮瓣切取；F.皮瓣移植；G.皮瓣移植术后；H.术后 2 年，左手虎口挛缩明显缓解，功能恢复满意

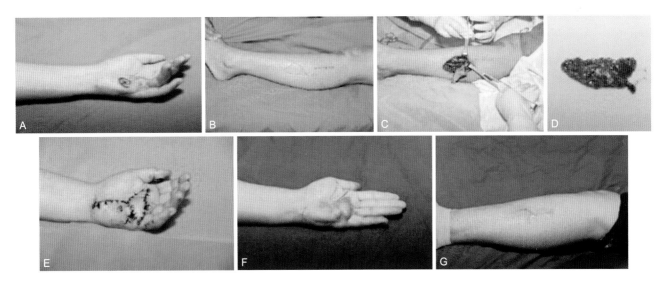

图 5-2-13　手掌部瘢痕屈曲挛缩，采用游离腓浅动脉皮瓣修复。A.术前外观；B.设计游离腓浅动脉皮瓣；C、D.皮瓣切取；E.皮瓣移植；F.术后 2 年，患者手掌部瘢痕挛缩明显缓解；G.术后 2 年供区恢复满意

（徐永清　李　霞　徐文漭）

第三节 臂丛损伤后功能性肌肉移植及神经转位功能重建

一、臂丛损伤后功能性肌肉移植重建概论

吻合血管神经的游离肌肉移植由上海市第六人民医院于 1976 年首先报道,最早、最常用的是重建前臂肌群功能,如缺血性挛缩(又称福克曼挛缩)、电烧伤或巨大肿瘤切除后指屈肌或指伸肌的功能重建,以后也用于臂丛神经损伤后的功能重建,如肱二头肌屈肘功能重建及屈指、伸腕功能重建。该术式可以在成人臂丛损伤后数年进行。Gilbert(1981,1991)、van Beek(1983,1998)、Manketelow(1989)、Akasaka(1990)等先后报道了吻合血管神经的肌肉移植重建屈肘功能术,疗效肯定。Chuang 等(1993)在报道臂丛损伤后肘功能重建术中,有 16 例行游离股薄肌移植,1 例行股直肌移植,其屈肘功能、提起重物力量等疗效同背阔肌移植术。1995 年 Doi 提出了游离肌肉移植(背阔肌、股直肌和股薄肌)重建全臂丛根性撕脱伤后上肢屈肘、伸指的新方法,其中以股薄肌移植为佳。1997 年 Doi 报道 15 例分别于术后 6~8 个月出现移植肌肉随意收缩,屈肘肌力术后 2 年达 M_3~M_5(Highet 法)。1999 年国内顾立强等报道了吻合血管、神经的双重股薄肌移植联合神经移位治疗全臂丛根性损伤的临床疗效。目前,吻合血管、神经的游离肌肉移植重建臂丛神经损伤后功能的手术技术,被称为功能性肌肉移植重建。

(一)运动功能障碍与臂丛损伤

造成运动功能障碍的病因主要可分骨关节源、肌肉源与神经源三大类。其中臂丛损伤是上肢运动功能障碍的主要神经源病因。

以屈肘功能丧失为例,C_5、C_6 根性损伤及上干损伤是屈肘功能丧失的主要病因,见于成人臂丛牵拉伤、刺伤、火器伤、臂丛肿瘤、产瘫等,以 C_5、C_6 根性撕脱伤最为常见。臂丛 C_5、C_6 根性损伤时,腋神经、肌皮神经、肩胛上神经麻痹,桡神经与正中神经发生部分麻痹,主要瘫痪肌肉包括三角肌、肱二头肌、肱肌、冈上肌、冈下肌、胸大肌锁骨头、桡侧腕屈肌、旋前圆肌、肱桡肌、旋后肌,主要出

现肩关节不能外展与上举,肘关节不能屈曲但能伸直。若同时合并 C_7 根性损伤,胸背神经支配的背阔肌与桡神经支配的指总伸肌将出现瘫痪。当然,全臂丛根性撕脱伤是一种最严重的损伤类型,整个上肢功能(包括屈肘在内)全部丧失。

单独肌皮神经起始部以下损伤,肱二头肌、肱肌等麻痹,屈肘功能障碍,但由于尚有桡神经支配的肱桡肌功能代偿,尤其肘关节中立位时肱桡肌的收缩仍有一定屈肘力量。同样,单独桡神经起始部以下至上臂段损伤,肱桡肌等麻痹,因肱二头肌、肱肌功能完整,屈肘力有所减弱,功能受一定影响,但不如肌皮神经损伤时严重。

脊髓及其以上平面的神经性疾患,尤其是脊髓灰质炎也可导致屈肘功能的丧失(感觉保持正常),但随着脊髓灰质炎的成功预防,目前这类病因已极少见。

(二)功能性肌肉移植重建的原则

1. 先行早期神经修复、后行晚期功能重建的原则。应根据神经损伤的性质、平面定位、伤后时间及伴发其他功能障碍综合考虑,选择适合的神经修复或屈肘功能重建方式。一般情况下应坚持先行早期神经修复、后行晚期功能重建的原则。

神经修复的手段,包括神经松解、神经缝合、神经移植、神经移位等。如臂丛损伤,尤其是 C_5、C_6 根性撕脱伤是导致屈肘运动丧失的主要病因,一般采取早期神经移位修复术;也可采用部分尺神经束支移位修复肌皮神经、肱二头肌肌支以重建屈肘功能,即 Oberlin 术式,是一种值得推广的有效方法。

2. 严格掌握手术适应证。术前要注重患者损伤神经功能与重建方法的评价。由于游离肌肉移植术相对复杂,影响功能恢复的因素众多,应严格掌握适应证,能用简单的带蒂肌肉移位重建则不用肌肉游离移植重建。

3. 正确掌握功能性肌肉移植重建术的手术时机。神经修复一般在伤后 6 个月之内进行可获得较好的疗效(Leffen,1993),但伤后超过 9~12 个月神经

再生能力大大降低（Boonie，1997），加上肌肉失神经支配后萎缩、变性甚至纤维化，使神经修复疗效欠佳。国内外学者均认同臂丛损伤超过18~24个月已无神经修复的价值，必须进行功能重建术。

如臂丛损伤行神经移植修复后，成人恢复主动屈肘功能约需18个月（Richards，1991），儿童需7~8个月。成人神经移位修复恢复屈肘一般需8~12个月。因此，对于已行神经修复超过12~18个月、无明显屈肘功能恢复迹象者，也可行屈肘功能重建术。

但是，全臂丛根性撕脱伤这一外科临床的难题，显微外科多组神经移位修复虽能较好地恢复肩外展、屈肘等肢体近侧肌肉功能，但屈指肌力恢复较弱，一般只能达到 M_2~M_3，未能有效恢复握持功能，不足以行使日常活动。对此，1995年、1997年 Doi 提出了早期游离肌肉移植（背阔肌、股直肌或股薄肌）重建全臂丛根性撕脱伤上肢部分功能的思路与方法。

4. 合理选择可供移植的肌肉。明确肌肉收缩的幅度能否完成重建功能的要求，包括移植肌肉的起止点位置、神经支配、血供特点、肌肉或肌腱的固定方法、静息张力的确定等。

5. 明确受区的血管与神经位置。受区血管、运动神经能否利用，是否需要血管或神经移植。

6. 确保肌皮瓣血供。术中做到无创性血管蒂分离，防止皮瓣与肌肉脱套，尽量缩短缺血时间，保证高质量血管吻合技术，积极防止血管危象。确保肌肉的神经支配，确保受区缝接神经为有功能的运动神经，做到无张力神经束膜缝合，术后患肢外固定4~6周。

7. 保留肌膜外组织与腱周组织的完整性。

8. 确保移植肌肉起止点及行程的正确，选择适宜的肌肉张力调节。

9. 术后积极康复训练与促进神经再生。

二、上臂丛损伤后功能重建

（一）肩外展功能重建

1. Bateman 法斜方肌移位重建肩外展功能　Bateman 法斜方肌移位重建肩外展功能的原理与 Mayer 法相同，也是用斜方肌移位来修复三角肌的功能。其方法是将斜方肌连同其肩峰、肩胛冈止点处的截骨片在肩关节外展90°位下，用2~3枚螺钉固定于肱骨大结节附近（图5-3-1）。

（1）适应证：本法适用于三角肌麻痹的病例，其斜方肌肌力正常，其他肩关节周围的肌肉，如胸大肌、肩胛提肌、菱形肌的肌力良好者。

（2）禁忌证：仅斜方肌肌力正常，而肩关节周围肌肉严重麻痹，肩关节呈脱位或半脱位者不宜应用本法。

（3）麻醉与体位：采用全身麻醉。患者取侧卧位。

（4）操作步骤：于肩上方沿斜方肌在锁骨、肩峰和肩胛冈止点处作"U"形切口，并于肩外侧自肩峰至三角肌中部作一7~8 cm长的垂直切口；掀起肩部"U"形皮瓣，显露斜方肌及其锁骨、肩峰和肩胛冈止点。于斜方肌在肩峰和肩胛冈止点处作斜行截骨，向上分离斜方肌直至神经、血管从肌肉穿出处；游离肩外侧垂直切口，显露三角肌，将三角肌从其锁骨、肩峰和肩胛冈起点处作横行切开，然后垂直切开三角肌，将三角肌劈裂成两半，翻开三角肌显露肱骨上端，在肱骨大结节附近用骨凿凿一粗糙面，其面积与斜方肌止点的截骨面相同；将肩关节外展90°，然后用2~3枚螺钉将斜方肌远端的截骨片固定至肱骨大结节上；将劈裂的三角肌覆盖于斜方肌表面，缝合数针固定。

（5）术后处理：术后用管型石膏将肩关节固定于外展135°、前屈20°位。4周后去除石膏，改用肩外展架将肩关节固定于同样位置至术后8~10周。如肩外展架制作牢固可靠，也可以在术后立即应用，而不用管型石膏。8~10周后需由医生指导患者作主动肩外展锻炼。开始时可让患者在屈肘位下练习肩主动外展，以减少斜方肌负荷，以后逐渐在伸肘位锻炼肩外展。如在锻炼过程中发现斜方肌无力或稍有松弛，则在锻炼后仍需应用肩外展架固定数周，以起到保护的作用（图5-3-2）。

2. 背阔肌移位重建肩外展功能　背阔肌移位重建三角肌功能是以肩胛下动静脉和胸背神经为蒂，将背阔肌倒转移位至肩外侧，按三角肌正常起止点缝合固定。操作步骤见图5-3-3。典型病例见图5-3-4。

（二）屈肘功能重建

尺侧腕屈肌肌瓣重建屈肘功能：尺侧腕屈肌血供来自尺动脉，神经支配为尺神经。以尺动脉近侧分支为蒂的尺侧腕屈肌肌瓣顺行翻转移位用于重建屈肘功能，方法简单、安全。肌（皮）瓣逆行转移因需牺牲尺动脉本干，应用较少。

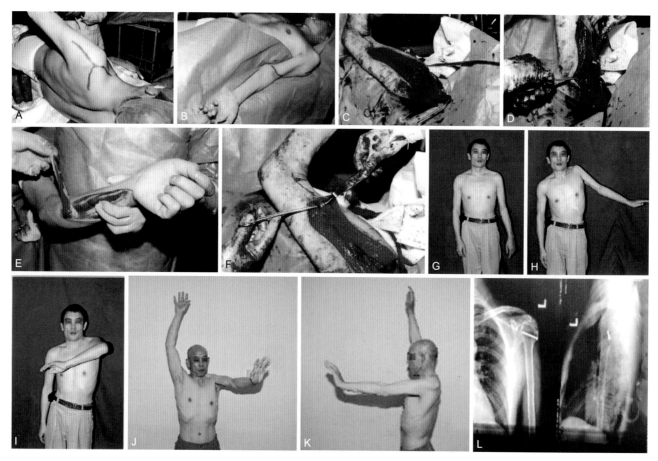

图 5-3-1　臂丛神经上干陈旧性损伤，三角肌萎缩，不能抬肩、肩外展，采用斜方肌代三角肌肌瓣重建肩外展功能。A. 术中手术切口；B. 术中体位；C. 斜方肌切取（带上部分肩峰骨瓣）；D. 斜方肌止点重建；E. 尺侧腕屈肌肌腱切取；F. 尺侧腕屈肌肌腱转位止点重建；G~I. 术后 2 年患者抬肩、屈肘、肩外展功能明显改善；J、K. 术后 17 年，患者抬肩、屈肘、肩外展功能满意；L. 术后 17 年，X 线片示内固定位置佳

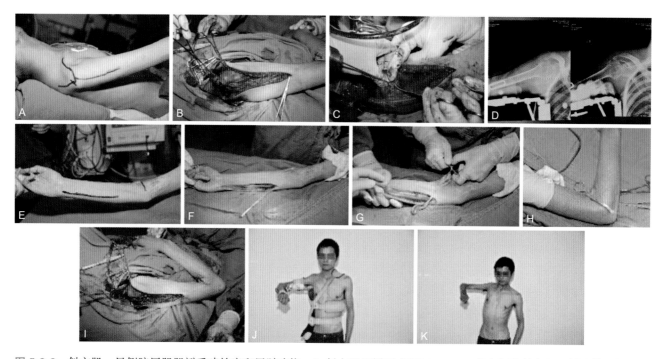

图 5-3-2　斜方肌、尺侧腕屈肌肌瓣重建抬肩和屈肘功能。A. 斜方肌肌瓣手术切口；B、C. 术中切取斜方肌肌瓣（带上部分肩峰骨瓣）；D. 术后 X 线片；E. 尺侧腕屈肌肌瓣手术切口；F. 术中切取尺侧腕屈肌肌瓣；G~I. 肌瓣移植术；J. 术后外展架固定；K. 术后 2 年患者抬肩及屈肘功能满意

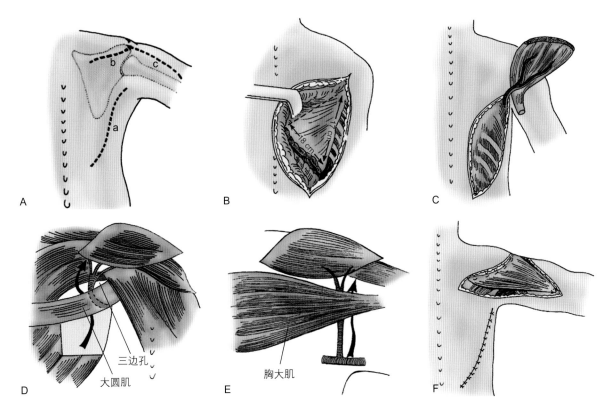

图 5-3-3　A.切口设计：患者取健侧卧位，自腋后线沿背阔肌外缘作斜行切口 a，沿锁骨外端、肩峰、肩胛冈作切口 b，肩外侧作切口 c；B.肌瓣切取：显露背阔肌后，在背阔肌外侧缘离止腱约 17 cm 处切断，切断处宽度从外侧缘起斜向内下约 18 cm，形成与三角肌相似的三角形肌瓣；C.肌瓣游离：向近端追踪分离血管神经蒂，分别结扎、切断前锯肌血管和旋肩胛血管，形成以肩胛下胸背血管、胸背神经为蒂的背阔肌肌瓣，其血管神经蒂长度可达 11 cm。作切口 b、c，显露三边孔及三角肌。将带血管神经蒂背阔肌肌瓣移至肩外侧有两个手术途径可供选择；D.经腋后移位：将带蒂背阔肌肌瓣先经大圆肌之下转向前，然后再从前通过三边孔转向后，最后将游离的背阔肌移位倒置于原三角肌处。这种途径所需血管神经蒂长度 8~9 cm，避免了移位后血管神经蒂的张力；E.经腋前移位：将带蒂背阔肌肌瓣先经大圆肌下缘转向前，再经三角肌胸大肌间沟移到三角肌原位。分离时注意勿伤及沟内的头静脉。此途径所需血管神经蒂的长度约 7 cm，也满足了手术要求；F.肌瓣固定：背阔肌倒转移位至肩外侧后，先将上端缝于锁骨外端、肩峰、肩胛冈三角肌起始端，然后在肩关节外展 90° 位，将下端缝于三角肌肱骨止腱。术后用外展架将肩关节固定于外展 90° 位，前屈 30° 位 4~6 周

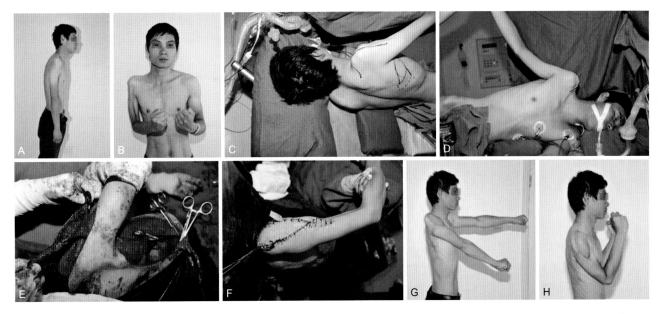

图 5-3-4　腋神经损伤，三角肌萎缩，不能抬肩、肩外展，采用背阔肌皮瓣重建肩外展功能。A、B.术前；C.术中切口位置；D.手术体位；E.术中切取皮瓣；F.皮瓣移植术后；G、H.术后 2 年，患者抬肩及肩外展功能改善

应用解剖：尺侧腕屈肌以两个头分别起于肱骨内上髁和尺骨背侧缘的上 2/3，止于豆状骨。血供来自尺动脉，呈节段性分布，有 3~10 支。只要保留位于前臂近侧 1/3 的 1~3 支血管，即可保证全肌血供。尺侧腕屈肌由尺神经支配，神经入肌点在前臂近 1/3 范围内。

操作步骤见图 5-3-5。

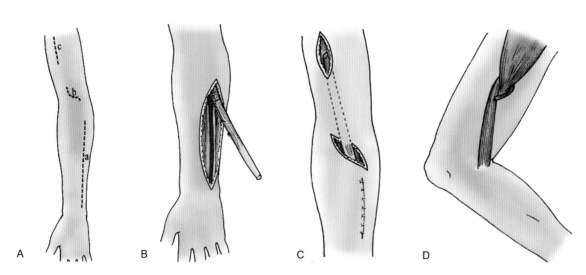

图 5-3-5　A. 前臂尺侧纵切口 a，肘前"S"形切口 b，上臂外侧中部切口 c；B. 作切口 a，显露尺侧腕屈肌，靠远侧止点切断肌腱，向近侧游离，沿途结扎由尺动脉发出的细小血管分支，切断肌肉在尺骨中 1/3 背侧缘的附着处，在前臂中上 1/3 交界处，注意保护进入肌肉近端的血管神经分支；C. 作切口 b、c，在切口 c 显露三角肌止腱，或在肱骨中部前外侧作一骨孔以备固定肌腱用。将游离之尺侧腕屈肌经皮下隧道引入切口 c。缝合切口 a；D. 在屈肘 90° 位将移位肌腱与三角肌腱止点作扣式缝合，也可直接固定在肱骨中部骨孔内。术后石膏固定在屈肘 90° 位 4~6 周

三、全臂丛根损伤后功能性肌肉移植重建

全臂丛根性撕脱伤是外科临床的难题，治疗方法少，时间长，疗效较差，目前尚不能实现手内在肌功能恢复。顾玉东、Narakas 等提倡显微外科多组神经移位修复，能较好恢复肩外展、屈肘等肢体近侧肌肉功能。但由于可供移位的神经及神经纤维数目有限，移位神经再生至前臂肌肉的距离太长（神经运动单位位于前臂，轴突再生距离一般超过 450 mm），所需再生时间较长（一般超过 450 天）。前臂肌肉已有萎缩、退变甚至纤维化；加上有限数目的再生轴突，常因修复神经远段众多神经分支（肌支、皮支）而出现错长、浪费和迷途，即使有前臂肌肉的神经再支配，屈指肌力也弱，一般只能达到 $M_2~M_3$，未能有效恢复握持功能，不足以行使日常活动。Doi（1997）认为这样重建的上肢仍是"无用的"。

对此，1995 年、1997 年 Doi 提出了早期游离肌肉移植（背阔肌、股直肌或股薄肌）重建全臂丛根性撕脱伤上肢部分功能的思路与方法，分二期重建屈肘、伸指或屈指功能，以重建初步的"手握持"功能，突破了原先只在神经修复失败后（一般在伤后 2~5 年）才行肌肉移植重建功能的治疗原则。1997 年 Doi 报道 15 例分别于术后 6~8 个月出现移植肌肉随意收缩，屈肘肌力术后 2 年达 $M_3~M_5$（Highet 法），有 9 例可以重建手抓握物品。顾立强报道了 16 例双重股薄肌移植重建全臂丛根性撕脱伤手握持功能，随访 2~5 年，屈肘、伸指功能恢复良好，初步重建手握持功能。我们做了 3 例股薄肌移植重建全臂丛根性撕脱伤屈肘、伸指功能，屈肘、伸指功能恢复良好。

（一）双重股薄肌移植重建全臂丛根性撕脱伤手握持功能

人上肢的主要功能不仅在于肩外展、屈肘，更重要的是手的握持功能。吻合血管、神经的双重股薄肌重建术，是在应用神经移位修复肩外展、伸肘及手部感觉等疗效较好的同时，重点重建屈肘、拇屈伸和指屈伸的手外在肌，以解决手握持功能问题。

1.手术设计

（1）一期膈神经移位修复肩胛上神经以恢复肩外展。

（2）一期对侧股薄肌移植（与副神经斜方肌支缝接）重建屈肘、伸拇、伸指。

（3）二期同侧股薄肌移植（与第4~6肋间神经运动支缝接）重建屈拇、屈指。

（4）第3肋间神经运动支移位修复桡神经肱三头肌肌支恢复伸肘。

（5）第3~6肋间神经感觉支移位修复正中神经外侧根以恢复手部感觉。

（6）腕关节功能位融合术等。

2.手术方法

（1）一期手术行对侧股薄肌移植重建屈肘、伸拇、伸指。

①麻醉与体位：气管内插管全麻，患者取仰卧位，患侧肩颈部垫高，头转向对侧。对侧臀部垫高。患侧颈、肩及整个上肢常规消毒、铺单。对侧下腹、腹股沟、大腿及膝部也同时消毒、铺单。

②臂丛探查及受区血管、移位神经准备：常规臂丛探查切口入路。一般分离颈外静脉、颈横动脉作为股薄肌移植的受区静、动脉，分离副神经斜方肌支作为受区神经。分离未损伤的膈神经，将其移位与肩胛上神经缝接以重建肩外展。

③对侧股薄肌肌皮瓣切取：以对侧耻骨结节至胫骨内侧髁后缘连线作为前缘线，于其上2/3部设计梭形股薄肌肌皮瓣（15~18）cm×5 cm。先切开上段皮瓣前缘线，经股薄肌与内收肌间隙确定支配股薄肌的主要动、静脉血管蒂及闭孔神经前支入肌点，一般在耻骨结节下8~12 cm处。游离长收肌肌腹，逆行游离血管蒂至股深血管或旋股内侧血管起始部，长度6~10 cm，游离闭孔神经前支8~12 cm。依次解剖、分离股薄肌肌腹和肌腱。

④股薄肌移植重建屈肘、伸拇、伸指：将股薄肌肌皮瓣顺向放置于肩-上臂-肘前外-前臂中1/3

背侧，前臂伸直旋前位时呈直线状，起点缝合固定于肩峰或锁骨外段骨膜。将股薄肌肌腹下半及肌腱纵行劈成前1/3与后2/3两个部分，分别经肘平面肱桡肌及桡侧腕伸肌起始部肌下隧道、前臂皮下隧道引至前臂背侧切口。上肢屈肘90°、伸腕伸指位调整股薄肌张力，分别将前1/3肌腱与拇长伸肌腱、后2/3肌腱与指伸总肌腱编织缝合。显微镜下无张力缝合闭孔神经前支与副神经斜方肌支，吻合肌皮瓣动脉与颈横动脉、肌皮瓣静脉与颈外静脉。患肢肩前屈内收、屈肘90°、伸拇、伸指、腕功能位，头-胸-上肢石膏固定4~6周。常规观察肌皮瓣血循环，使用血管扩张药。典型病例见图5-3-6、图5-3-7。

（2）二期手术：同侧股薄肌移植重建屈拇、屈指。

①麻醉与体位：同一期手术。

②受区血管、移位神经准备：取腋中线切口入路，于肋间肌表面识别肋间神经外侧皮支并向后游离至肋间神经主干，向前游离运动支至腋前线与锁骨中线之间，共分离第3~6四条肋间神经，长度各达10~12 cm。腋中线切口向上向外呈"Y"形延长，分离显露正中神经外侧根、桡神经肱三头肌肌支，并于近肩侧切断。将第3肋间神经运动支与肱三头肌肌支吻合；第3~6肋间神经感觉支与正中神经外侧根吻合。

③同侧股薄肌肌皮瓣切取：同一期手术。

④股薄肌移植重建屈拇、屈指功能：将股薄肌肌皮瓣顺向放置于腋-上臂内侧-肘内侧-前臂掌侧，呈直线状，上端固定缝合于第2或第3肋。闭孔神经前支与第4、5肋间神经运动支无张力缝合，肌皮瓣的动脉与肱动脉端侧吻合，静脉与肱深静脉（2条时）或1条皮下静脉端端吻合。将股薄肌肌腱（已分为两部分）经皮下隧道引至前臂掌侧中下段切口，屈肘45°、屈腕屈指位调整股薄肌张力，将前1/3肌腱与拇长屈肌腱、后2/3肌腱与指深屈肌腱编织缝合。术后患肢肩前屈内收、屈肘90°位，胸、上肢石膏外固定4~6周。常规观察肌皮瓣血循环，使用血管扩张药。

3.术中注意事项　术中必须保证高质量的血管、神经显微吻合技术，手术成功的关键在于选择受区提供运动轴突的移位神经，可用电刺激器检测神经肌肉功能，必须保证受区神经是未受损伤的运动神经。移植肌肉应以理想张力放置并固定，它决定着移植肌肉神经再支配后的最大收缩力量和关节

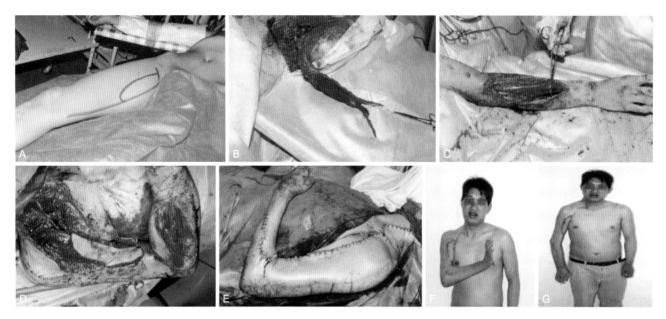

图 5-3-6　游离股薄肌重建屈肘和伸腕功能（全臂丛神经根性撕脱伤）。A.设计皮瓣；B.切取皮瓣；C、D、E.移植皮瓣；F、G.术后 2 年屈肘和伸腕功能恢复满意，待同侧股薄肌移植重建屈拇、屈指

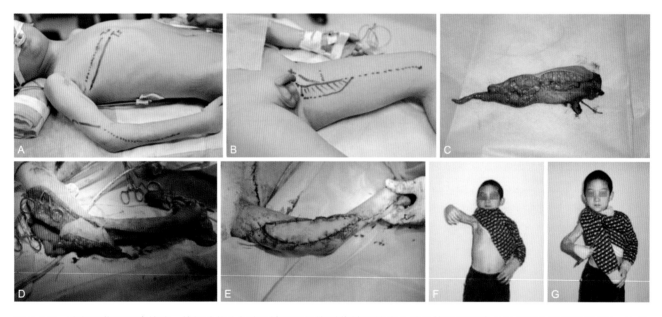

图 5-3-7　游离股薄肌重建伸腕、伸拇功能（全臂丛神经根性撕脱伤神经转位上肢整体功能重建术后伸腕及伸拇功能差）。A.手术切口；B.皮瓣设计；C.皮瓣切取；D、E.皮瓣移植；F、G.术后 2 年，患者伸腕及伸拇功能部分恢复

运动幅度。移植前要确定肌肉的最大生理延伸长度，如股薄肌伸膝、大腿外展位可在肌膜表面每隔 5 cm 缝线固定作标记。吻合血管后，股薄肌近侧起点固定，牵拉肌肉向远侧至肌表面的标记缝线间隔为 5 cm 时受区肢体处于最大伸直位置，即肘、腕、指完全伸直位。此时的肌肉处于一个合适的张力状态，做止点部的固定。股薄肌移植至前臂保持功能位的

正常运动轴线，应注意血管蒂的位置，避免肌肉运动时受牵拉。Manklelow（1998）报道股薄肌移植至前臂，其重建功能的收缩力达正常 50% 以上。

4.股薄肌肌皮瓣切取与移植重建要点

（1）尽可能最大限度切取肌肉。自起止点完整切取，主要血管蒂从起点切断，股薄肌神经辨认后追踪至闭膜管后横行切断，以获得最大长度。

（2）观察股薄肌支神经束情况并进行修整，对有感觉支伴行的应辨清，使得吻合处具有两束以上运动神经束。并根据需要，最短可分别至前、后支再次发出分支处。

（3）使用神经刺激器，辨认各神经束支配的相应肌纤维，沿肌纤维方向于股薄肌远端钝性分离肌肉及肌腱，尽可能分为两个独立的运动单位，降低共同活动，小心操作，以保护各部分的血供及神经。

（4）分别将劈开的前、后部肌腱与拇长伸肌腱及指伸总肌腱编织缝合，同样可应用于屈肌腱。

（5）在张力合适的情况下股薄肌支神经尽可能短，以减少再生时间。将吻合处的神经近端剥离成两个神经束（组），分别与不同神经缝合，以获得独立活动。

5. 术后处理要点

（1）术后应保护吻合的血管、神经不受牵拉、撕裂，要求石膏或支具外固定，注意体位防止压迫，尤其夜间睡眠时。

（2）静滴液体，维持肢体充足的血循环，维持体温和血压。

（3）通过观察皮瓣的血运来观察血循环（多普勒超声、多普勒激光）。一出现血管栓塞即刻手术探查，重新吻合。若缺血超过4~6小时，肌肉很可能已发生不可逆的缺血损害，功能恢复差。因此，应极其重视血管吻合，减少术后血管栓塞。

6. 康复

（1）术后2~4周开始康复训练，保证全幅度被动肌肉伸直，防止肌肉与基床粘连。

（2）若出现肌肉的自主收缩，应鼓励患者尽可能多次努力去随意收缩肌肉。

（3）一旦肌肉收缩带动关节活动，且活动范围较大时，可逐渐进行抗阻力肌肉收缩训练，以获得最大的肌肉收缩力，此主动抗阻力训练是获得最大肌肉收缩力量的最有效方法，训练时间为期1年。

（4）康复训练中，可以结合患者日常活动和工作，这样既培养了患者的兴趣，又能有目的地进行常用功能训练。

（5）评价吻合血管、神经的双重股薄肌重建术。因移植股薄肌肌腹的神经运动单位位于上臂上中段或中段，借其细长腱性部分分别连接拇指及其余4指屈、伸肌腱，使原本应位于前臂的神经运动单位上移，神经再生距离与再生时间缩短，显效快，患者乐于接受。加上移位缝接至肌肉的神经仅为运动

成分，能发挥有限数目的运动神经纤维的最大作用效率，提高肌力以利于重建有用、有力的手握持功能。顾立强等临床研究显示，双重股薄肌移植重建全臂丛根性撕脱伤后手握持功能16例，二期手术后经2~5年随访，屈肘、伸指功能恢复较好，初步重建握持功能。但发现二期移植股薄肌（与第L_5肋间神经运动支缝接）重建屈拇屈指功能，握持的力量仍欠弱，同时由于手内在肌功能未能重建，难以做到精细的握持夹捏。有学者在二期屈拇、屈指功能重建术时，尝试将移植的股薄肌下移，即股薄肌的上端固定缝合于上臂中段内侧肌间隔，肌皮瓣动脉则与肱动脉端侧吻合，静脉与肱深静脉（2条时）或1条皮下静脉端端吻合。闭孔神经前支与胸腔镜下超长切取的膈神经或健侧C_7神经根后股-腓肠神经移植段远断端吻合（一期手术时已行健侧C_7神经移位术，C_7根后股以运动为主），使移植的股薄肌肌腹更接近于手腕部，增强肌肉收缩力以提高重建之手握持的力量。

四、全臂丛撕脱伤神经转位上肢整体功能重建

（一）手术方法

1. 多组神经移位术　患侧臂丛神经的探查及下干与下干后股的游离：患侧锁骨上、下臂丛神经探查联合切口。锁骨上切口内首先找到上、中、下三个神经干，然后向近端追踪。当全臂丛撕脱伤确诊后，再从锁骨下切口进行探查。胸大肌、三角肌间隙进入，切断胸大肌、胸小肌止点。找到正中神经、尺神经的起始部，向近端分离至内侧束、下干、C_8及T_1神经根。找到下干后股，将其向近端做干支分离后，靠近端切断下干后股，同时切断胸前内侧神经。将正中神经、尺神经及前臂内侧皮神经自内侧束起始处一直游离到上臂中段，切断前臂内侧皮神经。将正中神经外侧头向近端游离至外侧束，起始处切断肌皮神经。将患侧肩关节内收至0°、前屈0°~10°，向近端牵拉下干，如果下干近端已到达颈中线，提示下干可以与健侧C_7无张力吻合。当预计吻合口张力大，可通过肱骨短缩使下干进一步相对延长。在三角肌止点以远、肱二头肌的外侧缘剥离骨膜，用线锯横断肱骨，根据神经缺损的长度，确定肱骨截除的长度。截骨长度一般不超过5cm，用4~6孔钢板在肱骨内侧固定，肱二头肌近端腱性部分做紧缩缝合。找到后侧束并沿其向远端游离，将后侧束上的分支——腋神经、上下肩胛下神经及胸

背神经分别切断，保留桡神经并将其游离至入桡神经沟处。然后沿后侧束向近端游离，切断上、中干后股。此时，下干后股、后侧束、桡神经已完全游离。

2. 健侧 C_7 的切取及椎体前通路的制作　如图5-3-8，健侧取锁骨上横行切口，显露臂丛神经。将 C_7 神经根向近端游离至椎间孔处，向远端游离至前、后股最远端处切断。测量健侧 C_7 神经根的长度。沿胸锁乳突肌的内侧缘纵行切开颈深筋膜，并将该肌肉向外侧牵开，暴露由内上走向外下的肩胛舌骨肌。仔细游离肩胛舌骨肌后牵开，暴露颈动脉鞘。分别将颈动脉鞘牵向外，食管牵向内侧，暴露椎体前部。直视下钝性分离食管与椎体之间的间隙。伤侧椎体前间隙的操作同健侧，完全打通椎体前通路。仔细分离健侧的前斜角肌前缘，钝性分离前斜角肌与颈长肌之间的间隙。在该间隙中找到椎动脉和椎静脉后，向前方牵开前斜角肌。直角钳的尖部置于 C_7 神经根刚出椎间孔处的前方，将健侧 C_7 神经根经过前斜角肌深面和椎动静脉深面后，再穿过颈长肌至食管 - 椎体间隙。通过椎体前间隙，将健侧 C_7 神经根牵至伤侧食管与颈动脉鞘之间备用，经椎体前通路引至患侧颈血管鞘与食管之间隙内。

3. 膈神经的切取　在患侧前斜角肌的表面找到膈神经，测量膈神经与下干后股直接吻合所需的长度。将其游离到胸廓上口处，并用甲状腺拉钩将锁骨内侧端向前提起，用钝头大弯钳钝性分离胸廓上口，显露纵隔内膈神经的上部，用神经钩将膈神经向近端牵引，用长柄组织剪尽量靠远端切断膈神经。

4. 神经吻合顺序及术后处理　锁骨下切口内先将前臂内侧皮神经与肌皮神经吻合，然后将下干及下干后股经锁骨后牵引至锁骨上切口内，缝合锁骨下切口。患侧上肢用无菌敷料包扎好，屈肘90°、肩内收0°、前屈10° 固定在上腹部的手术铺单上直至术毕。将下干经患侧胸锁乳突肌的后侧引至患侧颈血管鞘与食管之间隙内，用8-0线将健侧 C_7 与下干吻合。将膈神经与下干后股用9-0线进行直接吻合，如有张力，则用一股腓肠神经桥接。最后将副神经终末支与肩胛上神经直接吻合。术毕用支架将患肢固定在肩内收0°~10°、轻度前屈10°~20° 及肘关节屈曲90°，贴胸位固定5~6周。

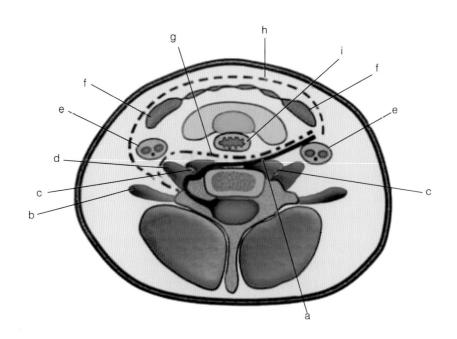

图5-3-8　改良的健侧 C_7 椎体前通路。a.本研究所采用的改良椎体前通路；b.中斜角肌；c.椎动脉；d.前斜角肌；e.颈动脉鞘；f.胸锁乳突肌；g.Mcguiness 和 Kay 所描述的椎体前通路；h.传统健侧 C_7 神经根移位所采用的颈部皮下隧道；i.食管

（二）二期手功能重建

1.腕关节固定术

改良的腕关节融合术：将切口设计在腕关节的桡背侧，在第2、3伸指肌腱鞘之间进入腕关节，不暴露指总伸肌腱。另外，拇长伸肌腱暴露范围也有限。在腕关节背侧关节囊的深面清除腕骨及桡骨远端关节面，同时将钢板固定在第2掌骨与桡骨上。术后早期伸指功能锻炼。

2.腕关节悬吊术（用于儿童）

前臂远端桡背侧切口，在桡骨背侧打一骨洞，桡侧腕屈肌在腱腹交界处切断，近端穿过骨洞与腕长伸肌腱编织缝合。然后用骨膜等较韧的软组织将腕长伸肌腱包埋缝合。

在伸肘、伸指、屈指、屈腕、屈肘5个功能均获得有效恢复的基础上，通过腕关节融合及后期尺侧腕屈肌移位重建拇外展功能，掌板紧缩矫正爪形指，有望恢复全臂丛神经撕脱伤患侧的主动拾物功能（图5-3-9）。

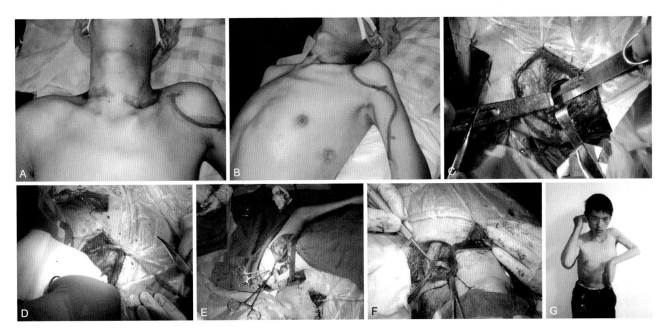

图5-3-9　全臂丛根性撕脱伤，多组神经转位功能重建。A、B.手术切口；C.测量健C_7神经根长度；D.利用胶管将健C_7神经根从健侧经该通路引至患侧；E.通过椎体前间隙，将健侧C_7神经根牵至伤侧食管与颈动脉鞘之间备用，将患侧内侧束从锁骨下间隙引至吻合口；F.在胸锁乳突肌内侧缘吻合健C_7神经根，G.术后3年恢复抬肩、屈肘及部分屈指功能

（徐永清　李　霞　徐文漭）

第四节 足部皮瓣移植修复手部创面

一、概述

足部（肌）皮瓣是手功能修复重建外科最为常用的（肌）皮瓣，特别是用来修复手部组织缺损，具有其他部位（肌）皮瓣不可替代的优点。

足背部皮瓣与手背部相似：色泽、质地相同，皮下脂肪少，滑动度大；足底部皮瓣与手掌侧相似：没有汗毛和皮脂腺，没有色素，表皮有大小皮纹（趾腹有趾纹），皮下有皮系韧带，皮肤滑动度小，角质层厚，利于持物。因而足部皮瓣除局部转移外，移植多用来修复手部创面。

足部皮肤皮下组织薄，体表解剖标志较为明显，设计（肌）皮瓣将其可作为参照点。

足部皮瓣按解剖部位分为七个区：①踝区：踝前皮瓣，内踝前皮瓣，内踝后皮瓣，外踝前皮瓣，外踝后皮瓣以及由外踝后皮瓣向远处延伸形成的足外侧皮瓣；该区皮瓣位于踝关节周围，功能较为重要，一般不会作为游离皮瓣的供区修复手部。②足背区：足背皮瓣，跗内侧皮瓣，跗外侧皮瓣；此区皮瓣最为常用，皮瓣面积较大，可做成双叶、三叶或多叶皮瓣同时修复手部多个创面，还可携带肌腱和肌肉修复重建手的功能。③跖背区：第一、二、三、四跖背皮瓣；有时用来修复手背与指背创面。④足底区：足底内侧皮瓣，足底外侧皮瓣；游离移植用于修复手掌及手指掌侧创面。⑤跖底区：第一、二、三、四跖底皮瓣；游离移植可修复手掌及手指掌侧创面。⑥趾蹼区：第一、二、三、四趾蹼皮瓣；主要用于修复手部虎口或指蹼创面。⑦足趾区：有踇甲瓣、趾甲瓣、踇趾腓侧皮瓣、踇趾C形皮瓣、足趾侧方皮瓣、趾腹皮瓣、趾背皮瓣等；主要用于游离移植修复手指创面。

足部的主干血管有三组：足背动静脉，足底内侧动静脉，足底外侧动静脉。足部皮瓣主要由这三条主干血管及其分支供血。另外还有腓动脉的终末支与胫后动脉的分支供应踝关节腓侧与胫侧的皮肤。足部皮瓣的皮支血管口径较小，可作为转移皮瓣的蒂血管，而不宜作为移植皮瓣的蒂血管。行皮瓣游离移植时，多以上述三条主干血管为蒂（图5-4-1～图5-4-6）。

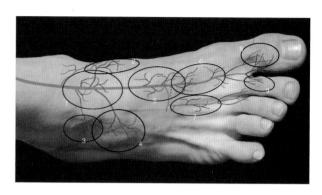

图5-4-1 足背部皮瓣设计。1.踝前皮瓣；2.跗内侧皮瓣；3.外踝前皮瓣；4.跗外侧皮瓣；5.足背皮瓣；6.第一跖背皮瓣；7.第二跖背皮瓣；8.踇趾趾背皮瓣；9.第二趾趾背皮瓣

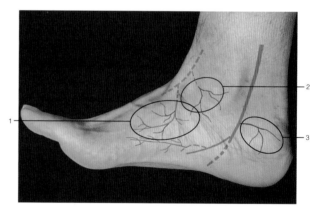

图5-4-2 足内侧皮瓣设计。1.跗内侧动脉为蒂皮瓣；2.内踝前动脉为蒂皮瓣；3.胫后动脉为蒂皮瓣

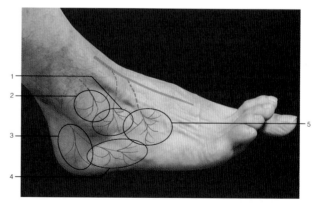

图5-4-3 足外侧皮瓣设计。1.外踝前动脉为蒂皮瓣；2.腓动脉穿支为蒂皮瓣；3.外踝后皮瓣；4.足外侧皮瓣；5.跗外侧动脉为蒂皮瓣

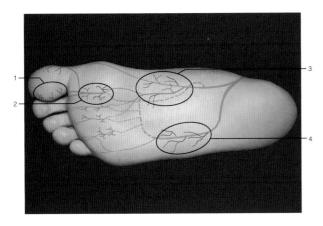

图 5-4-4 足底皮瓣设计。1.踇趾趾腹皮瓣；2.第一跖底皮瓣；3.足底内侧皮瓣；4.足底外侧皮瓣

足部肌瓣或肌皮瓣移植多用以修复手部小肌肉的损伤，因为足部肌肉与手部肌肉一样的精细，肌体积与手内肌接近。足部最为常用的肌瓣主要是趾短伸肌瓣。手内肌损伤的患者往往手部皮肤条件也不好，肌瓣移植后手部皮肤会相对不足，因而足部肌瓣常与皮瓣一起切取，形成肌皮瓣。

二、趾甲复合组织瓣

手指指端常常是指甲、指骨、皮肤等多种组织同时缺损，需切取包括趾甲、趾骨、皮肤的趾甲复合组织瓣。趾甲复合组织瓣主要用于指尖的再造（图 5-4-7～图 5-4-10）。

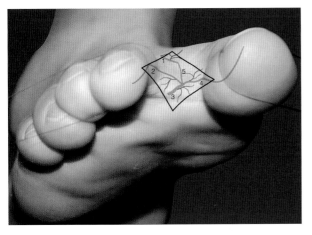

图 5-4-5 第一趾蹼皮瓣设计。1.第一跖背动脉；2.第二趾胫侧趾底动脉；3.第一趾底总动脉；4.踇趾腓侧趾底动脉；5.穿支

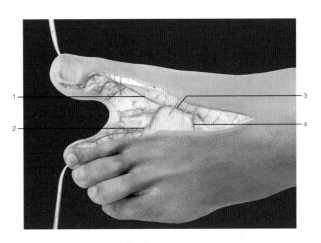

图 5-4-7 第一趾蹼浅静脉。1.踇趾腓侧趾背静脉；2.第二趾胫侧趾背静脉；3.穿支（第1跖背静脉）；4.足背静脉弓

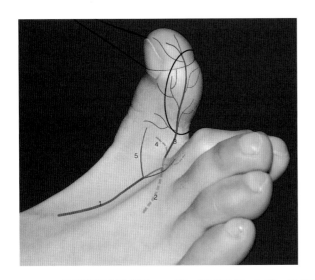

图 5-4-6 踇趾腓侧皮瓣设计。1.第一跖背动脉；2.第一趾底总动脉；3.踇趾腓侧趾底动脉；4.踇横动脉；5.趾背动脉

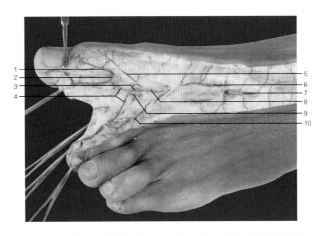

图 5-4-8 跖背动脉及分支。1.踇趾腓侧趾底动脉背侧支；2.踇横动脉；3.第一跖背动脉穿支；4.踇趾腓侧及第二趾胫侧趾底动脉；5.踇趾腓侧趾背静脉；6.副第一跖背动脉；7.足背动脉；8.第一跖背动脉；9.趾底总动脉；10.第二趾胫侧趾背动脉

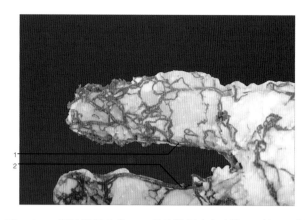

图 5-4-9　姆趾腹侧血供。1.姆趾腓侧趾底动脉；2.第二趾胫侧趾底动脉

较细小不宜作为趾尖移植的回流静脉。浅组为由趾腹走向趾背的浅静脉。

3. 神经　姆趾腓侧趾底神经在行程中发出分支至末节趾骨、趾腹及甲床。

（二）适应证

拇指或手指末节复合组织缺损。

（三）手术设计（图5-4-11~图5-4-15）

按伤指情况在趾甲中分以远设计，趾胫侧保留一舌形瓣在趾尖腓侧向近端设计一三角形皮瓣。

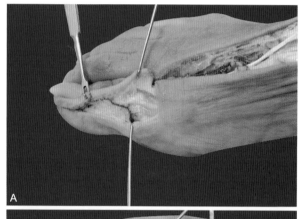

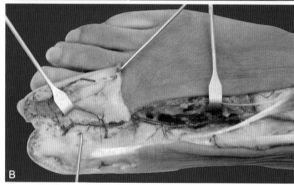

图 5-4-10　趾甲复合组织瓣的血液供应

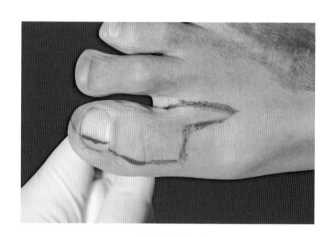

图 5-4-11　姆甲瓣设计示意图（背面）

（一）应用解剖

1. 动脉　第一跖背动脉自足背动脉发出后，经第一、二跖骨间隙行向第一趾蹼，在跖趾关节近侧发出姆趾腓侧趾背动脉，供养趾背及趾甲区组织。在第一趾蹼处跖背动脉与第一趾底总动脉吻合后，再分为姆趾腓侧趾底动脉与第二趾胫侧趾底动脉。姆趾腓侧趾底动脉在行程中有多条皮支发出至趾骨、趾腹及趾背皮肤及趾甲区组织。

2. 静脉　有深浅两组。深组为动脉的伴行静脉，

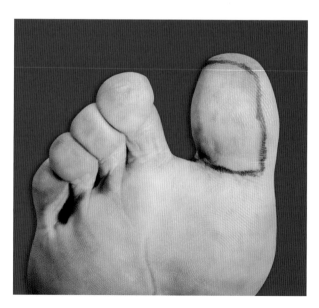

图 5-4-12　姆甲瓣设计示意图（跖面）

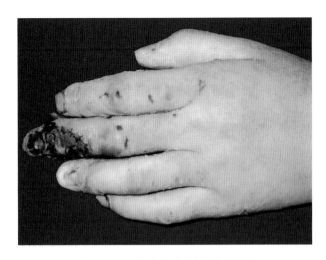

图 5-4-13 左中指中远节坏死创面

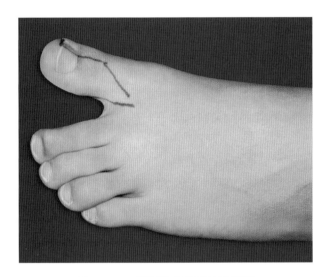

图 5-4-14 姆甲瓣术前设计示意图

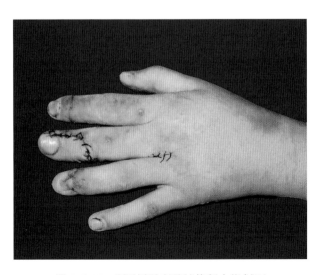

图 5-4-15 姆甲瓣游离移植修复中指创面

（四）组织瓣切取

1. 组织瓣切取　先在趾背部解剖趾背静脉，向近端游离适当长度后切断，再顺静脉分支向趾腓侧趾端解剖游离至趾尖。在趾蹼处解剖出跖背动脉与跖底动脉及其吻合后发出的趾腓侧趾底动脉。解剖游离趾腓侧趾底动脉神经，继续向远端游离动脉神经束至趾尖腓侧设计线。按设计线在趾甲的胫侧和近侧切开。按设计线在趾腹侧切开皮瓣的胫侧缘与近侧缘。用骨刀切断趾骨，将切下的趾体提起，趾腓侧趾底动脉、神经在适当部位切断。趾体移植至手指残端。

2. 供区处理　将趾末节趾骨缩短，趾端皮肤调整后直接缝合。或用足背皮瓣、跖背皮瓣、跖底皮瓣等修复。

（五）优缺点

1. 优点　再造的手指指端外形与功能接近正常手指。

2. 缺点　手术操作难度较大。

（六）注意事项

姆趾腓侧浅静脉很细，操作时注意不要损伤。

三、足背串式皮瓣

足背串式皮瓣是指分别以足背动脉与跖背动脉的皮支为蒂设计的由足背动脉串在一起的两个以上的皮瓣（图 5-4-16、图 5-4-17）。

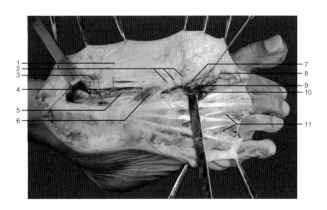

图 5-4-16　游离皮支，显露主干血管。1. 足背中间皮神经；2. 足背皮支；3. 足背内侧皮神经；4. 踝前皮支；5. 足背动脉；6. 姆短伸肌；7. 副第一跖背动脉；8. 第一跖背动脉皮支；9. 第一跖背动脉；10. 足底深支；11. 第三、四跖背动脉

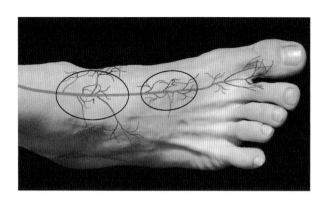

图 5-4-17　足背串式皮瓣设计示意图。1. 近点皮支；2. 中点皮支

（一）应用解剖

胫前动、静脉在两踝之间最低点的连线平面易名为足背动、静脉，腓深神经在足背动、静脉的内侧浅面与其伴行。足背血管出伸肌支持带后，在𧿹长伸肌腱与趾长伸肌腱之间，越过距骨、舟骨、第二楔骨背面，从𧿹短伸肌的下方穿过，在第一跖骨间隙近端分为第一跖背动脉和足底深支。第一跖背动脉以三种方式在第一、二跖骨间继续下行，在近跖骨头处发出第一趾与第二趾的趾背动脉，至第一趾蹼处，第一跖背动脉与第一趾底总动脉吻合，并发出第一趾腓侧趾底动脉和第二趾胫侧趾底动脉。足背动脉与第一跖背动脉在行程中发出多条皮支，主要的皮支在下面二点发出：小腿十字韧带中点及上下缘（内、外踝下端连线中点）；足底深支发出处（第一、二跖骨间隙基底）。

（二）适应证

手背部两个或两个以上互不相连的创面。

（三）手术设计

1. 设计范围　足背区。

2. 皮瓣轴线　内、外踝连线中点，第一、二跖骨间隙基底，第一趾蹼中点，三点之间的连线。

3. 切取层面　在主要皮支血管穿出点处为深层深筋膜与骨膜之间，其他部位为浅层深筋膜与腱周膜之间。

（四）皮瓣切取

1. 用手或多普勒探出足背动脉的走行位置，作为皮瓣的设计轴线。

2. 沿皮瓣设计轴线，以近点和中点二个皮支穿出点为中心分别设计皮瓣。

3. 在踝前切开近侧皮瓣外侧，在浅层深筋膜与趾长伸肌腱腱周膜之间由外向内解剖分离，在小腿十字韧带中点解剖出皮支血管，切开十字韧带，保持皮支血管与足背动、静脉的连续性，形成以近点皮支为蒂的皮瓣。在足背中部切开中部皮瓣外侧缘，自浅层深筋膜下解剖，显露趾长伸肌，切断𧿹短伸肌腱，向近端抽出，显露足背动、静脉与腓深神经。在第一、二跖骨间隙基底，沿骨膜表面向深层解剖，切断骨间肌显露足背动脉中点皮支，形成以中点皮支为蒂的中部皮瓣。切断足底穿支及第一跖背动脉并结扎，将皮瓣与足背动脉一起向近端翻起，形成以足背动脉为蒂的串式皮瓣。

4. 足背动脉的伴行静脉可作为皮瓣的回流静脉，也可以在足背内侧分别解剖游离两条足背浅静脉作为两个皮瓣各自的回流静脉。

5. 神经　在足背近端解剖出足背内侧与足背中间皮神经作为两个皮瓣共同的感觉神经。

6. 创面处理　全厚或中厚皮片移植。

（五）典型病例（图 5-4-18～图 5-4-21）

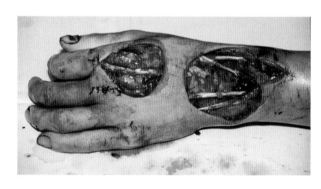

图 5-4-18　左手掌背及腕背部创面

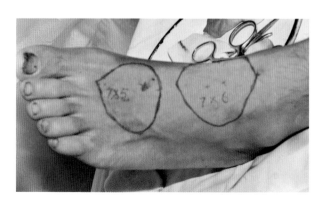

图 5-4-19　足背、踝前串式皮瓣设计

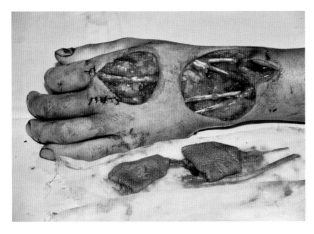

图 5-4-20　切取足背、踝前串式皮瓣游离移植修复手部创面

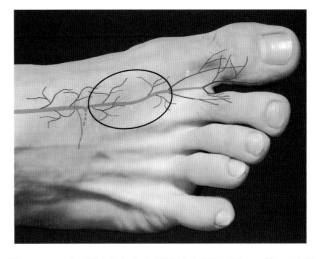

图 5-4-22　跖背跖底串式皮瓣设计（背面观）。1.第一跖背动脉；2.踇趾腓侧趾背动脉

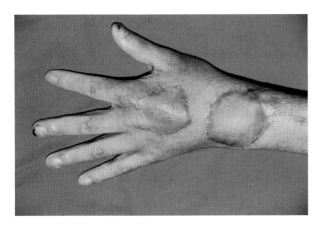

图 5-4-21　皮瓣修复术后创面愈合情况

（六）优缺点

1.优点　吻合一套血管供养两个皮瓣。

2.缺点　足背供区植皮不易全部成活。

（七）注意事项

1.皮瓣的皮支管径较细，术中要小心以免损伤。

2.术中避免损伤伸肌腱腱周膜，以免移植皮肤坏死。

四、跖背跖底串式皮瓣

跖背跖底串式皮瓣是指以跖背或跖底动脉为蒂血管的通过跖底、跖背的吻合支串在一起两个或多个皮瓣（图 5-4-22、图 5-4-23）。临床上常用的是第一跖背、跖底串式皮瓣。

（一）应用解剖

跖背动脉与跖底动脉在跖骨头横韧带远侧吻合

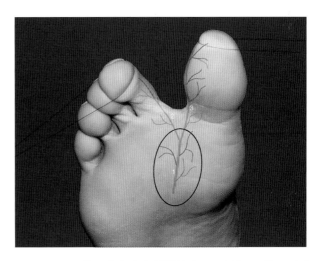

图 5-4-23　跖背跖底串式皮瓣设计（跖面观）。1.第一趾底总动脉；2.第二趾胫侧趾底动脉；3.踇趾腓侧趾底动脉

后，发出两条相邻趾的趾底动脉。在血管吻合处，有多条皮支血管发向跖底与跖背皮肤。以跖背动脉或跖底动脉为蒂，利用跖底、跖背动脉间的吻合，可切取跖底、跖背串式皮瓣。

（二）适应证

手部掌侧与背侧皮肤同时缺损。

（三）手术设计

1.设计范围　跖背区和跖底区。

2.皮瓣轴线　第一、二跖骨间隙。

3.切取层面　深筋膜与第一骨间背侧肌之间。

（四）皮瓣切取

1.沿皮瓣设计轴线，在跖背、跖底部设计皮瓣。

2.动脉　先在跖背侧解剖游离跖背皮瓣（参见跖背皮瓣节），观察跖背动脉类型，在趾蹼处解剖显露跖底、跖背动脉吻合处。再在跖底部解剖游离跖底皮瓣（参见跖底皮瓣部分）。第一跖背动脉为Ⅰ型、Ⅱa型，以足背动脉为蒂；第一跖背动脉为Ⅱb型或Ⅲ型时，以第一跖底动脉为蒂。

3.静脉　跖背皮瓣近端解剖游离1~2条足背浅静脉作为皮瓣的回流静脉；足背动脉的伴行静脉也可作为皮瓣的回流静脉。

4.神经　在跖背解剖游离足背内侧皮神经和腓深神经作为跖背皮瓣的感觉神经，在跖底部解剖出趾底总神经作为跖底皮瓣的感觉神经。

5.供区处理　跖底部直接缝合，跖背部植皮。

（五）典型病例（图5-4-24～图5-4-29）

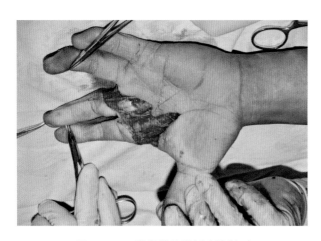

图 5-4-24　掌指关节掌侧皮肤创面

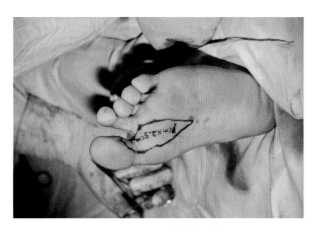

图 5-4-25　跖底皮瓣设计

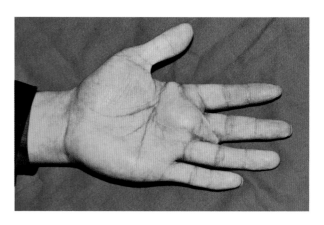

图 5-4-26　跖底皮瓣修复掌侧创面

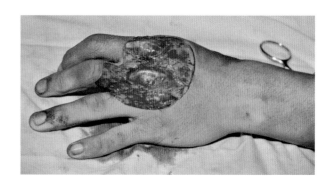

图 5-4-27　掌指关节背侧皮肤创面

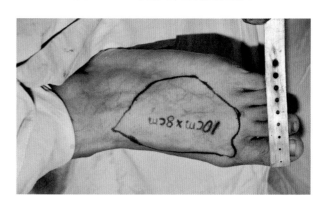

图 5-4-28　跖背皮瓣设计

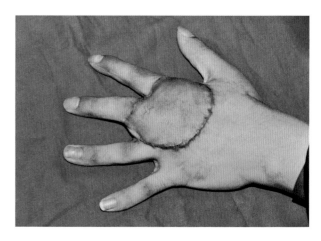

图 5-4-29　跖背皮瓣修复掌背侧创面

（六）优缺点

1. 优点　两个皮瓣共有一套供血系统；可同时修复手部背侧与掌侧创面：跖底皮瓣修复掌侧，跖背皮瓣修复背侧，使手的外形能更接近健手；皮瓣带有感觉神经；皮瓣中的血管神经可以桥接手部的血管神经缺损；皮瓣宽度小于 3 cm 时供区可直接缝合。

2. 缺点　皮瓣设计较大时，跖足背供区植皮不易全部成活。

（七）注意事项

1. 跖背部皮瓣范围较大时，必须带第一、二跖骨间隙基底的皮支，否则皮瓣不易全部成活。

2. 术中避免损伤伸肌腱腱周膜，以免移植皮肤坏死。

五、踇趾C形皮瓣与第二趾近趾间关节组合移植

足趾近趾间关节部位较细，单纯行足趾近趾间关节组织块移植修复手指近指间关节组织块缺损，功能虽有一定程度的恢复，但术后手指与供趾外形不够理想：伤指修复处凹陷，供趾短缩畸形。踇趾C形皮瓣与第二趾近趾间关节组合移植可在一定程度上解决以上问题。

（一）应用解剖

1. 动脉　第一跖背动脉自足背动脉发出后，经第一、二跖骨间隙行向第一趾蹼，在跖趾关节近侧发出踇趾腓侧趾背动脉，供养踇趾背及踇趾甲区组织。在第一趾蹼处跖背动脉与第一趾底总动脉吻合后，再分为踇趾腓侧趾底动脉与第二趾胫侧趾底动脉。踇趾腓侧趾底动脉在行程中有多条皮支发出至踇趾趾腹及踇趾趾背皮肤及趾甲区组织。踇趾C形皮瓣中包括有踇趾趾背、踇趾腓侧、踇趾趾底皮肤，而踇趾趾背动脉血管蒂较细且主要供应趾背侧组织血运，所以临床上多用踇趾腓侧趾底动脉作为皮瓣的供血动脉。第二趾胫侧趾底动脉在近趾间关节附近发出多条分支至皮肤与趾骨。

2. 静脉　有深、浅两组。深组为动脉的伴行静脉，在趾底或跖底动脉平面吻合时，因太细小不宜作为皮瓣移植的回流静脉，在足背动脉平面吻合时

可作为皮瓣的回流静脉吻合。浅组为踇趾与第二趾趾背浅静脉。

3. 神经　踇趾C形皮瓣的神经为踇趾趾背的皮神经、腓深神经及踇趾腓侧趾底神经的分支，第二趾近侧趾间关节由胫侧趾底神经支配（图 5-4-30）。

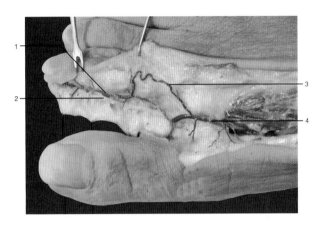

图 5-4-30　踇趾及第二趾血管、神经。1.第二趾底固有动脉；2.趾底固有神经；3.趾背动脉；4.第一跖背动脉

（二）适应证

手指近指间关节组织块缺损。

（三）手术设计

踇趾近节周围皮肤皆可设计为皮瓣，因手指较踇趾细，故一般在踇趾胫侧留一窄条皮肤。第二趾近侧趾间关节可在胫侧设计一小梭形皮瓣，也可不带皮瓣（图 5-4-31）。

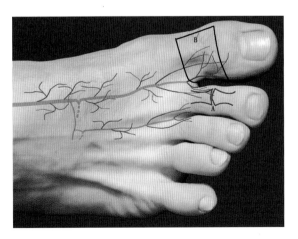

图 5-4-31　踇趾C形皮瓣与第二趾近趾间关节组合移植设计。A.第二足趾近趾间关节；B.踇趾C形皮瓣

（四）皮瓣切取（图5-4-32～图5-4-34）

1.先在踇趾与第二趾趾背部解剖趾背静脉、神经，向近端游离适当长度后切断。在趾蹼处解剖出跖背动脉与趾底总动脉及其吻合后发出的踇趾腓侧趾底动脉与第二趾胫侧趾底动脉。

按设计线在踇趾背侧切开皮瓣胫侧，深筋膜下解剖游离，由胫侧向腓侧掀起至踇趾腓侧趾底动脉处。按设计线在踇趾腹侧切开皮瓣的胫侧缘，由胫侧向腓侧解剖游离皮瓣。皮瓣胫侧的皮下组织要尽量保留在踇趾上，以减小损伤踇趾胫侧趾底动脉的危险性，增加踇趾的血液供应，避免骨外露，提高供区皮肤移植的成活率。皮瓣接近腓侧时解剖层面要加深，以使踇趾腓侧趾底动脉包含在其中。胫侧解剖面与腓侧解剖面会师后，皮瓣游离完毕。

在第二趾趾背做H形切口，从趾背分别向两侧解剖。趾背与趾胫侧皮肤在真皮下解剖，使趾背浅静脉与胫侧趾底动脉、神经留在趾关节上。趾腓侧

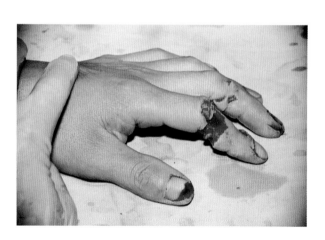

图5-4-32　左示指中节、近指间关节C形创面

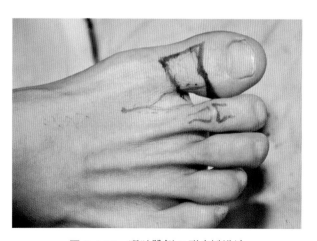

图5-4-33　踇趾腓侧C形皮瓣设计

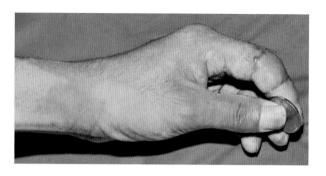

图5-4-34　皮瓣修复术后，患指指间关节功能良好

皮肤在深筋膜下解剖，使趾腓侧趾底动脉、神经留在足趾上。切断趾背伸肌腱，在近侧趾间关节的远侧切断趾胫侧趾底动脉、神经。在近侧趾间关节的近侧游离趾胫侧趾底动脉至与踇趾腓侧趾底动脉、神经汇合处。用尖嘴咬骨钳咬断趾骨，巾钳夹住提起关节，切开屈肌腱鞘，分离出趾长屈肌腱，在关节近侧切断趾浅屈肌腱。将第二趾关节与踇趾腓侧皮瓣一起提起，跖背、趾底总动脉及第一趾底总神经向近侧游离适当长度后切断移植于手指。

2.供区处理　踇趾供区植皮或用踝前皮瓣、跖背皮瓣转移修复。第二趾近趾间关节处植骨。

（五）优缺点

1.优点　修复手指后外形近似健指；蒂血管较为恒定，易切取；带感觉神经；血管、神经直径与手部相近，便于吻合及桥接。

2.缺点　供区创面植皮不易全部成活。

（六）注意事项

踇趾皮瓣切取时，不要损伤骨膜及腱周组织，以提高移植皮肤成活率。

六、踇趾腓侧皮瓣嵌入第二足趾改形术再造拇指与手指

第二足趾游离移植再造拇、手指是目前最为常用、最为有效的拇、手指再造方法之一。但第二足趾的外形毕竟与手指有着明显的差别。第二足趾末端膨大，中部细小，近节又呈锥形逐渐变粗。随着足趾切取技术的提高，第二足趾游离移植再造拇指与手指的成活率已接近100%，再造的手指也恢复了原有手指的部分功能，但由于足趾与手指在外形与功能上仍有较大的差别，因而再造的手指仍不能令患者满意。足趾毕竟是足趾，移植到手上后仍像个

足趾。用踇趾腓侧皮瓣嵌入第二足趾改形术再造拇指与手指，外形更接近正常手指。

（一）应用解剖

1. 动脉　第一跖背动脉自足背动脉发出后，经第一、二跖骨间隙行向第一趾蹼，在跖趾关节近侧发出踇趾腓侧趾背动脉，供养踇趾趾背及踇趾趾甲区组织。在第一趾蹼处跖背动脉与第一趾底总动脉吻合后，再分为踇趾腓侧趾底动脉与第二趾胫侧趾底动脉。踇趾腓侧趾底动脉在行程中有多条分支发出至踇趾趾骨、皮肤及趾甲区组织。第二趾胫侧趾底动脉在行程中有多条分支发出至第二趾趾骨及软组织。

2. 静脉　有深、浅两组。深组为动脉的伴行静脉，在趾底或跖底动脉平面吻合时，因太细小不宜作为皮瓣移植的回流静脉，在足背动脉平面吻合时可作为皮瓣的回流静脉吻合。浅组为踇趾与第二趾趾背的浅静脉。

3. 神经　踇趾腓侧皮瓣的神经为腓深神经及踇趾腓侧趾底神经的分支，第二趾的神经为两侧趾底神经。

（二）适应证

拇指与示、中、环指缺损。

（三）手术设计

根据手指情况设计第二足趾，根据第二足趾外形，在踇趾腓侧设计以踇趾腓侧趾底动、静脉为蒂的长条形皮瓣（图5-4-35、图5-4-36）。

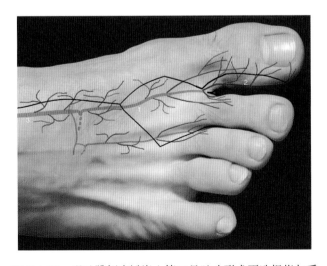

图5-4-35　踇趾腓侧皮瓣嵌入第二足趾改形术再造拇指与手指设计示意图（背面观）。1.第一跖背动脉；2.踇趾腓侧趾底动脉；3.足背动脉

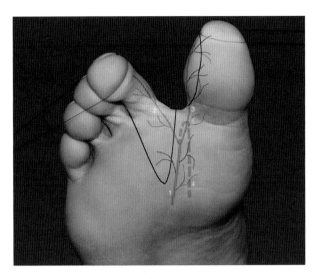

图5-4-36　踇趾腓侧皮瓣嵌入第二足趾改形术再造拇指与手指设计示意图（跖面观）。1.第一趾底总动脉；2.第二趾胫侧趾底动脉；3.踇趾腓侧趾底动脉；4.第一跖背动脉

（四）皮瓣切取

先在第一趾蹼处解剖游离第一跖背动脉或趾底总动脉，显露第一跖背动脉、第一趾底总动脉、踇趾腓侧趾底动脉、第二趾胫侧趾底动脉四条动脉的汇合处。自动脉汇合处沿踇趾腓侧趾底动脉向远端解剖血管及伴行的踇趾腓侧趾底神经，至横动脉发出处，切断结扎横动脉。

按设计线切开踇趾腓侧皮瓣的两侧，切口深度达真皮下，自真皮与浅筋膜之间向两侧解剖游离5~10 mm，然后从远端向近端掀起皮瓣，皮瓣两侧带5~10 mm宽的筋膜组织，形成两侧带有翼状筋膜瓣的踇趾腓侧皮瓣。按常规解剖游离第二足趾，注意保护踇趾腓侧趾底动脉与第二趾胫侧趾底动脉间的吻合。依所需长度截取第二趾，在第二趾跖侧正中纵行切开，切口长度为远节趾腹中点至近侧趾横纹，并沿腱鞘与骨膜表面解剖剥离第二趾两侧的皮肤，使第二趾中部两侧的皮肤与趾骨之间形成间隙，成为潜在的空腔。

在第二趾近端做一皮下隧道，连通第二足趾近端断面与第二足趾中部跖侧正中切口。将踇趾腓侧皮瓣自皮下隧道引入该切口，踇趾腓侧皮瓣所携带的翼状筋膜瓣插入第二趾两侧皮肤与趾骨之间，改变第二趾两侧内凹的外形，使其变平整；踇趾腓侧皮瓣嵌入第二趾跖侧正中，以改变第二趾跖侧内凹的外形。改形后的第二趾移植于受区再造拇指或手指。

（五）典型病例

见图 5-4-37、图 5-4-38。

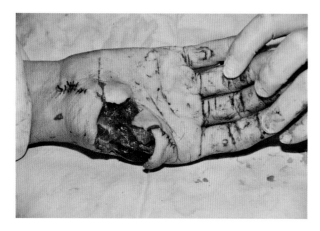

图 5-4-37　拇指及周围部分皮肤缺如

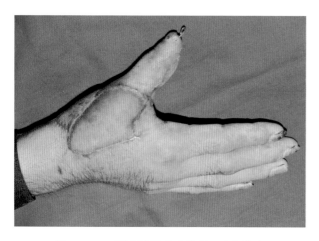

图 5-4-38　再造拇指术后外形、功能满意

（六）优缺点

1. 优点　改形后的第二足趾外形更接近于手指。
2. 缺点　手术操作较单纯第二足趾移植难。

（七）注意事项

踇趾腓侧皮瓣嵌入第二足趾时，蒂部不要受压、扭转或折叠。

七、多个组合皮瓣移植修复多手指皮肤脱套伤

手部皮肤脱套伤的治疗方法较多，但效果并不理想，往往只是解决了创面覆盖问题，而外形、功能与健手仍有较大差别。通过对以往病例的回顾性研究发现，治疗效果差的主要原因是：修复后的手

指血运差、感觉差、皮肤质地与健指不同以及无指甲。手指血运差，则冬天怕冷，且多个手指并指修复后只能分次行分指术，否则手指易发生坏死。手指感觉差，则指体组织易发生萎缩，皮肤易受损，且持物时物体易脱落或捏碎。皮肤质地与健指不同，特别是无指甲，则外形差，功能也受影响。

无论用何种方法治疗手部皮肤脱套伤，要获得理想的治疗效果，至少应该满足以下几个条件：①每个手指有各自独立的知名供血动脉（管径大于 0.5 mm）；②每个手指有各自的知名感觉神经；③皮肤质地与健指近似；④有指甲。

足的结构与手最相近。根据手部组织缺损情况，用多种足部组织瓣组合移植修复手部皮肤脱套伤，可使患手恢复到与健手近似的外形与功能。足部组织瓣选用原则一般是：足底皮瓣（包括足底内侧皮瓣、跖底皮瓣）修复手掌与手指掌侧创面，足背皮肤修复手背与指背创面，趾甲（首选踇趾甲）修复指甲。

（一）应用解剖

见相关章节。

（二）适应证

手部多手指皮肤脱套伤。

（三）手术方法（图 5-4-39、图 5-4-40）

清创后用直径 1 mm 的克氏针固定伤指于伸直位。按手部皮肤缺损情况在足部设计踇趾甲瓣和皮瓣。按伤手创面情况在足部设计、切取踇趾甲皮瓣、足背皮瓣、跖底皮瓣、足底内侧皮瓣等，将皮瓣组

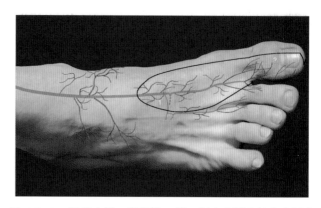

图 5-4-39　足背皮瓣、踇甲瓣、第一跖底皮瓣和足底内侧皮瓣组合移植设计示意（背侧观）。1. 足背皮瓣；2. 踇甲瓣

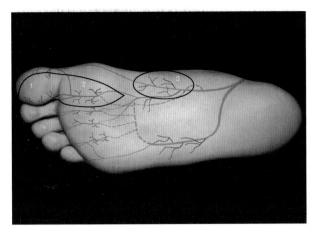

图 5-4-40　足背皮瓣、踇甲瓣、第一跖底皮瓣和足底内侧皮瓣动脉组合移植设计示意（跖侧观）。1.踇甲瓣；2.第一跖底皮瓣；3.足底内侧皮瓣

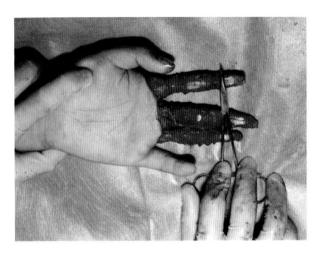

图 5-4-42　左手示、中、环指皮肤脱套（掌面观）

合移植至伤手，恢复手部原有的功能与外形。3周后拔除内固定针，行功能练习。

供区创面可以植皮或用踝前、小腿皮瓣修复。

（四）典型病例

见图 5-4-41~ 图 5-4-48。

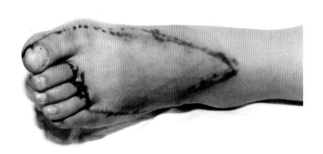

图 5-4-43　左足皮瓣供区设计（背面观）

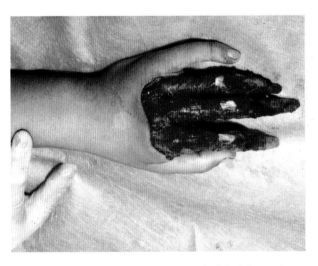

图 5-4-41　左手示、中、环指皮肤脱套（背面观）

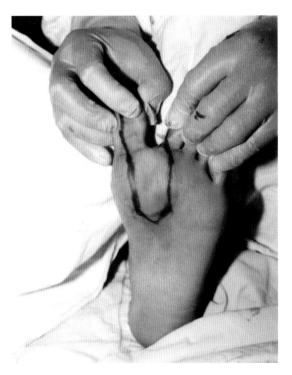

图 5-4-44　左足皮瓣供区设计（跖面观）

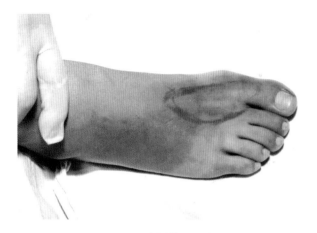

图 5-4-45　右足皮瓣供区设计（背面观）

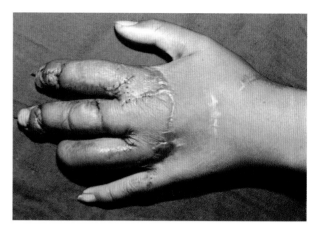

图 5-4-48　多个组合皮瓣移植修复手指脱套伤术后（背面观）

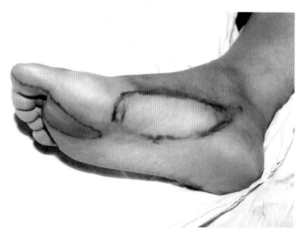

图 5-4-46　右足跖底及足底内侧皮瓣设计

（五）优缺点

1. 优点　修复后的手指功能与外观近似健指。
2. 缺点　踇趾供区创面植皮不易全部成活。

（六）注意事项

1. 修复手指时，只需切取部分踇趾甲即可，否则修复后的指甲太大。
2. 跖底部皮下脂肪不要带在皮瓣上，以免修复后的手指太臃肿。

（王增涛）

参考文献

[1] 于炎冰. 痉挛状态的外科治疗. 中华神经外科杂志, 2019, 35(1): 3-5.

[2] Fan Juan , Milosevic R, Wang S. Selective peripheral neurotomy (SPN) as a treatment strategy for spasticity. Brain Science Advances, 2020, 6(1): 30-41.

[3] Maxime Bretonnier, Jean-Michel Lemée, Jean-Eric Bertonc, et al. Selective neurotomy of the sciatic nerve branches to the hamstring muscles: An anatomical study. Orthopaedics & Traumatology: Surgery & Research, 2019, (105): 1413-1418.

[4] Catalina Parot, Caroline Leclercq. Anatomical study of the motor branches of the median nerve to the forearm and guidelines for selective neurectomy[J]. Surg Radiol Anat, 2016, 38(5): 597-604.

[5] Renata Paulos, Caroline Leclercq. Motor branches of the ulnar nerve to the forearm: an anatomical study and guidelines for selective neurectomy[J]. Surg Radiol Anat, 2015, 37(9): 1043-1048.

[6] Adeline Cambon-Binder, Caroline Leclercq. Anatomical

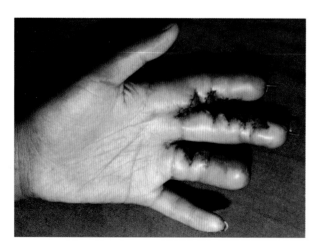

图 5-4-47　多个组合皮瓣移植修复手指脱套伤术后（掌面观）

study of the musculocutaneous nerve branching pattern: application for selective neurectomy in the treatment of elbow flexors spasticity[J]. Surg Radiol Anat, 2015, 37(4): 341-348.

[7] Shen Jie, Sun Dong, Yu Shengpeng, et al. Radiological and clinical outcomes using induced membrane technique combined with bone marrow concentrate in the treatment of chronic osteomyelitis of immature patients. Bone Joint Res, 2021, 10(1): 31-40.

[8] Joe Iwanaga, Basem Ishak, Emre Yilmaz, et al. Anatomical study of the bifurcation of the obturator nerve: Application to more precise surgical/procedural localization.World Neurosurg, 2020, 140(8): e23-e26.

[9] Beltran LS, Bencardino J, Ghazikhanian V, et al. Entrapment neuropathies Ⅲ: lower limb. Semin Musculoskelet Radiol, 2010, 14(5): 501-511.

[10] Gregory L Cvetanovich, Bryan M Saltzman, Gift Ukwuani, et al. Anatomy of the pudendal nerve and other neural structures around the proximal Hamstring origin in males. Arthroscopy, 2018, 34(7): 2105-2110.

[11] Yang Shengbo, Hu Shuaiyu, Li Bangguo, et al. Localization of nerve entry point and intramuscular nerve-dense regions as targets to block brachioradialis muscle spasticity. Int J Clin Exp Med, 2017, 10(8): 11912-11920.

[12] Chen Huihao, Meng Depeng, Xie Zheng, et al. Transfer of sciatic nerve motor branches in high femoral nerve injury: a cadaver feasibility study and clinical case report. Oper Neurosurg (Hagerstown), 2020, 19(3): E244-E250.

[13] Nathalie Bini, Caroline. Leclercq. Anatomical study of the deep branch of the ulnar nerve and application to selective neurectomy in the treatment of spasticity of the frst web space. Surg Radiol Anat, 2020, 42(3): 253-258.

[14] Vittoria N, Giuseppe M, Ivano D, et al. The innervation of extensor hallucis longus muscle: an anatomical study for selective neurotomy[J]. Acta Neurochir (Wien), 2009, 151(10): 1275-1279.

[15] 于炎冰, 张黎, 伍成奇, 等. 显微神经外科手术治疗痉挛型脑瘫738例临床观察. 中华神经外科杂志, 2004, 20(1): 59-62.

[16] 宁金龙, 吴仁秀, 袁中华, 等. 下斜方肌皮岛状瓣及滑行肌皮瓣9例报告. 中华显微外科杂志, 1992, 15: 164

[17] 何晓清, 杨曦, 段家章, 等. 股前外侧分叶皮瓣术中未能切取与中转方案. 中华显微外科杂志, 2018, 41(5): 437-440.

[18] 徐永清, 何晓清, 朱跃良, 等. 股前外侧皮瓣在儿童四肢创面修复中的应用. 中华创伤杂志, 2018, 34(10): 875-880.

[19] 何晓清, 段家章, 徐永清, 等. 数字化辅助技术在股前外侧分叶皮瓣修复前中足脱套伤中的应用. 中华创伤杂志, 2017, 33(10): 868-872.

[20] 徐永清, 何晓清, 段家章, 等. 腓肠外侧浅动脉穿支皮瓣在手部创面修复中的临床应用. 中华显微外科杂志, 2016, 39(3): 213-216.

[21] 徐永清, 何晓清, 陈雪松, 等. 手和足创面修复时四种吻合血管的皮神经营养血管穿支皮瓣的选择. 中华显微外科杂志, 2020, 43(4): 331-337.

[22] Wenjun Li, Shufeng Wang, Jianyong Zhao, et al. Complications of contralateral C-7 transfer through the modified prespinal route for repairing brachial plexus root avulsion injury: a retrospective study of 425 patients. J Neurosurg, 2014, 122(6): 1421-1428.

[23] Shu-feng Wang, Peng-cheng Li, Yun-hao Xue, et al. Contralateral C7 nerve transfer with direct coaptation to restore lower trunk function after traumatic brachial plexus avulsion. J Bone Joint Surg Am, 2013, 95: 821-827.

[24] Shu-feng Wang, Peng-cheng Li, Yun-hao Xue, et al. Direct coaptation of the phrenic nerve with the posterior division of the lower trunk to restore finger and elbow extension function in patients with total brachial plexus injuries. Neurosurgery, 2016, 78(2): 208-215.

[25] Shu-Feng Wang, Peng-Cheng Li, Yun-Hao Xue, et al. Direct repair of the lower trunk to residual nerve roots for restoration of finger flexion after total brachial plexus injury. J Hand Surg Am, 2021, 46(5): 423.e1-423.e8.

[26] Feng Li, Shu-feng Wang, Peng-cheng Li, et al. Restoration of active pick-up function in patients with total brachial plexus avulsion injuries. J Hand Surg Eur, 2018, 43(3): 269-274.

[27] 王树锋, 栗鹏程, 薛云皓, 等. 膈神经移位修复下干后股重建臂丛撕脱伤伸肘及伸指功能的中期随访. 中华骨科杂志, 2012, 32(9): 855-861.

[28] 王树锋, 栗鹏程, 陆健, 等. 经纵隔内切取长段膈神经与下干后股直接吻合重建全臂丛撕脱伤的伸指功能.实用手外科杂志, 2007, 21(2): 70-72.

[29] 陈山林, 童德迪, 王树锋, 等. 游离股薄肌移植重建前臂屈指功能. 骨科临床与研究杂志, 2016, 1(1): 39-44.

第六章 神经源性上肢残障功能重建

第一节 臂丛神经根性损伤的功能重建

一、概述

臂丛神经根性损伤是一个范围较广的概念，指神经损伤平面位于神经根的水平，包括节前损伤与节后损伤，以及节前伴节后损伤。为了进行区分，我们将臂丛神经根性损伤的患者分为两类：一类是椎管外神经根断裂，通过传统的手术方法可在椎管外显露残留的神经根，作为修复靶神经的动力神经源；另一类为椎管内的损伤，包括椎管内神经根断裂或神经根撕脱伤，以及邻近椎间孔的椎管外断裂，这类损伤在椎管外没有残留的神经根可用，或即使椎孔外有残留神经根，但由于质量差或者椎体阻挡难以操作，也无法将残留神经根用于修复靶神经，本节重建部分讨论的即为这种类型的损伤。上述两类损伤患者在临床表现上极其相似，临床查体无法鉴别，然而治疗方法截然不同，因此，为了明确具体损伤类型，需要特殊辅助检查才能明确诊断，脊髓造影、CT 扫描以及电生理检查是行之有效的检查手段。随着磁共振技术的发展，目前臂丛神经磁共振检查逐渐取代了有创的脊髓造影 CT 扫描技术。

二、临床表现与分型

（一）神经根型损伤

1. C_5-C_6 型损伤 臂丛神经损伤累及 C_5、C_6 神经根，约占臂丛神经损伤的 15%。患者表现为肩关节缺乏稳定性，由于冈上肌、冈下肌、三角肌麻痹，上肢呈内收、内旋畸形，主动肩外展、外旋障碍，同时肱二头肌、肱肌、肱桡肌、旋后肌麻痹，导致主动屈肘障碍和前臂旋后功能障碍。C_5、C_6 神经支配区感觉缺失，但伸腕伸指、屈腕屈指完全正常，手内在肌功能正常。为了尊重 Wilhelm Heinrich Erb 和 Guillaume Duchenne 早年对周围神经损伤工作做出的贡献，这种损伤类型又称为 Erb 型或 Erb-Duchenne 型损伤。

2. C_5-C_7 型损伤 臂丛神经损伤累及 C_5、C_6、C_7 神经根，占臂丛神经损伤的 20%~35%。临床表现与上干型损伤类似，但胸大肌、背阔肌肌力下降明显，掌长肌无力。胸长神经纤维来源于 C_5、C_6、C_7，此类损伤导致其支配的前锯肌麻痹，但由于前锯肌还接受肋间神经支配，且肩胛带周围其他肌肉同时麻痹，所以翼状肩胛反而不明显。由于 C_7 的神经纤维分布较广，不同的患者之间分布也会不同，所以 C_7 损伤后的表现不一，可以出现不同程度的伸肘、伸腕力弱，有时也会有伸指无力。感觉障碍范围比上干型损伤累及范围更广。

3. C_8-T_1 型损伤 臂丛神经损伤累及 C_8-T_1 神经根，约占臂丛神经损伤的 10%。患者表现为肩肘功能正常，屈腕、伸腕功能存在但力弱，屈指功能丧失，手内在肌萎缩，感觉障碍范围在前臂尺侧及环、小指，可能伴有 Horner 综合征，即瞳孔缩小、上睑下垂、眼球内陷和面部无汗。Horner 综合征并不是 C_8、T_1 损伤的直接表现，而是紧邻神经根的颈交感神经节在暴力损伤神经根时被一并拉伤，因此 Horner 综合征的出现提示神经损伤平面邻近椎间孔水平。此种损伤又称为 Klumpke 损伤或 Dejerline-Klumpke 损伤。

4. C_5-T_1 型损伤 C_5-T_1 神经根均受累，患者表现为连枷臂，特征性的表现是用健侧手托住患侧肢体，整个上肢运动感觉功能丧失，严重者可累及副神经损伤，斜方肌萎缩。

（二）臂丛神经干损伤

1. 上干型损伤 与不含胸长神经与肩胛背神经损伤的 C_5-C_6 型损伤表现一致。

2. 下干型损伤 与不含 Horner 综合征的 C_8-T_1 损伤表现相同。

（三）臂丛神经束部损伤

1. 外侧束损伤 肌皮神经支配的肌肉以及正中神经外侧头支配的桡侧腕屈肌、旋前圆肌麻痹，前臂外侧皮神经及正中神经感觉支支配区感觉障碍。

2. 内侧束损伤 除旋前圆肌、桡侧腕屈肌之外的正中神经、尺神经支配的肌肉麻痹，上臂及前臂内侧、尺神经支配区感觉障碍。

3. 后束损伤 腋神经支配的三角肌和小圆肌、胸背神经支配的背阔肌以及桡神经支配的肌肉麻痹，桡神经及腋神经支配区感觉障碍。

三、重建方案

（一）C_5-C_6 型损伤

C_5-C_6 型损伤的治疗目的主要是重建肩肘功能，即肩关节外展、外旋、屈肘，目前治疗方案国内外已逐渐趋向一致，即采用双神经束支移位来恢复肩关节功能，副神经移位修复肩胛上神经，肱三头肌长头肌支移位修复腋神经前支。屈肘功能的重建也用双神经束支移位，即尺神经束支移位到肌皮神经肱二头肌肌支，正中神经束支移位到肌皮神经肱肌肌支。神经移位的术式创伤小、神经吻合口距离肌门较近、术后功能恢复快、疗效肯定，肩外展、外旋及屈肘功能的恢复效果满意。

1. 肩关节外展功能重建 我们采用锁骨上横切口，在锁骨上方 2 横指平行于锁骨做 5~6 cm 的横切口。切开皮肤和颈阔肌，将切口头侧和胸侧的皮肤和颈阔肌一同掀起。保护好锁骨上神经分支，结扎切断并牵开颈外静脉。将胸锁乳突肌牵向内侧，在其外缘分离。切开颈部深筋膜浅层和脂肪组织并牵开，分离至锁骨上缘。辨认肩胛舌骨肌和颈横动脉，结扎切断后向两侧牵开。在斜角肌三角外缘即可显露出臂丛神经上干。在切口的内侧，膈神经走行在前斜角肌表面，保护好膈神经。然后在前斜角肌深面显露颈神经根。臂丛神经损伤时，椎管外常为瘢痕粘连，解剖层次不清，此时可以采用逆行分离的方法进行显露。先在锁骨后找到上干"三件套"，即上干前股、后股和肩胛上神经，三根神经按照前、中、后的顺序排列，然后再逆行游离显露上干及相应神经根。在此切口内即可在斜方肌前方表面找到副神经。尽量向远端分离副神经，保留支配斜方肌上部纤维的肌支，尽量靠远端切断神经。颈丛浅支的走行与副神经相似，不要将二者混淆。

一般颈丛神经比较细，电刺激神经时，斜方肌没有收缩或仅有微弱的收缩，而刺激副神经时，斜方肌收缩强烈。在肩胛上神经从上干的发出点将其切断，如果局部没有瘢痕，可以继续向上干近端做神经束分离，以获得更多的长度，然后将副神经近断端与肩胛上神经直接吻合。

由于体位的影响，腋神经功能重建可以放在二期进行。在腋后线前 2 横指做平行于腋后线的纵切口，向前方牵开三角肌后缘，在四边孔内辨认腋神经。可以沿腋神经的感觉支向四边孔内追踪，便于辨认腋神经主干。在四边孔内分离，尽量靠近端切断腋神经前支。根据神经直径的匹配程度来选择修复方式。然后，在肱三头肌长头和外侧头之间分离，显露桡神经及其各分支。在进行电刺激辨认后，我们通常选择肱三头肌长头肌支做移位。选择合适的肌支后，分别向近侧和远侧游离。在切断肌支之前，需要确定所分离出来的长度是否足够与腋神经前支吻合。必要时，松解大圆肌的腱膜，使神经能更充分地向近侧移位，神经在无张力情况下直接吻合。

2. 主动屈肘功能重建 在上臂近端内侧纵切口，可同时显露肌皮神经和尺神经。辨认肌皮神经及其 3 个分支（肱二头肌肌支、肱肌肌支和前臂外侧皮神经）。在确定肱二头肌肌支的分型之后（共干型还是单独型），尽量靠主干切断神经肌支，以获得足够的长度与尺神经缝合。辨认尺神经，在手术放大镜或显微镜下进行束间分离。用电刺激仪找出主要支配尺侧腕屈肌的神经束，一般位于尺神经的后内侧。根据肱二头肌运动支的直径，选取 1~2 个束支进行移位。在手术放大镜下操作，游离出束支的长度足以与肱二头肌运动支无张力缝合。用 9-0 或 10-0 缝线做神经外膜的无张力缝合。

如前所述，找到肱二头肌的肌支，在它的远侧数厘米处，可以找到肱肌肌支和前臂外侧皮神经。根据神经是否进入肌肉，可以辨别出肱肌的肌支。前臂外侧皮神经通常更加表浅，直径粗大，轻轻牵拉神经可以引起前臂近端皮肤的移动。循肱肌肌支向近侧进行干支分离，在肱二头肌肌支发出部位的肌皮神经主干上切断肱肌肌支。在肱动静脉附近寻找正中神经，在这个节段，正中神经是最粗大的神经。在手术放大镜下进行束间分离。用术中电刺激仪辨别出能够引起桡侧腕屈肌收缩的束支。选定束支后，进行游离，在束支的远端切断、转移，与肱肌肌支采用 9-0 或 10-0 尼龙缝线进行神经外膜的无张力缝合。

（二）C_5-C_7型损伤

C_5-C_7型损伤的患者虽然多了一根神经根损伤，但功能障碍与C_5-C_6型损伤极为相似，因此重建方案也类似：重建屈肘功能和肩关节稳定性，以及肩关节外展、外旋。少数患者如果伸肘或伸腕功能受损明显，也应该治疗。由于伸肘和伸腕受损程度不同，可供利用的动力神经情况也不同，所以治疗的方法各有不同。一般来说，如果术中可以找到近侧的神经残端，可采用神经移植，否则可以采用副神经、肋间神经、尺神经或正中神经束支移位来修复。

（三）C_8-T_1型损伤

C_8-T_1损伤的神经移位将在下一节一并介绍。除神经移位外，此型患者也可以采用肌腱移位来进行功能重建手指的屈曲、伸直，拇指对掌，矫正爪形手畸形。需仔细地检查可供移位肌肉的肌力，必要时可采取功能性游离肌肉移植。

四、典型病例

男性，32 岁，因摩托车事故导致 C_5、C_6 神经根损伤，主动肩外展、屈肘功能丧失。手术探查见 C_5、C_6 椎管外无可用的残留神经根，采用双束支移位重建肩外展及屈肘功能，即副神经移位修复肩胛上神经、肱三头肌长头肌支移位修复腋神经前支；尺神经束支移位到肌皮神经肱二头肌肌支、正中神经束支移位到肌皮神经肱肌肌支。术后 1 年随访，肩外展及屈肘功能恢复良好，肌力四级。

（薛云皓　陈山林）

第二节　全臂丛神经根性损伤的功能重建

一、概述

全臂丛神经根性损伤是臂丛神经损伤中最严重的一种类型，组成臂丛神经的 5 个神经根可能全为椎管外断裂，也可能是节前撕脱，或者是二者损伤类型均有。患者上肢失神经支配，严重影响生活与工作能力。如果是椎管外神经根断裂，有可能在椎间孔外找到残留神经根，用作神经修复的动力源；如果是神经根撕脱伤，则无法通过传统神经修复的方式来治疗，本节讨论的内容就属于此种情况。丛外神经移位重建上肢功能已被临床证实是有效的治疗方式，目前临床上可供移位的动力神经源主要有副神经、肋间神经、膈神经及健侧颈 7 神经（CC_7）。然而除 CC_7 外，其余的动力神经都较细小，因此通过神经移位术只能恢复患肢的部分功能，肘关节以远即手的功能恢复尚未取得突破性进展，恢复全臂丛神经撕脱伤患者的手功能一直是手外科医生们的梦想。1989 年顾玉东设计了 CC_7 移位的方法，证实 CC_7 神经切断后对健手的功能无明显的影响，历经多年检验已得到国内外学者的认可。早期 CC_7 移位重建屈指功能的方法为：一期将尺神经从腕部切断、逆行游离至上臂中段，经颈部皮下通道引至对侧，与 CC_7 吻合，待神经生长至前臂中段后二期将尺神经反折处切断，再与正中神经吻合，以恢复屈指功能。此术式相当于长段尺神经桥接，再生神经纤维须经过两个吻合口、经过约 20 cm 到达前臂肌肉，治疗周期长，多数情况下手指可以微动，最终屈指肌力恢复并不令人满意。

王树锋等在 2003 年 5 月设计了一种新的方法：健侧（C_7）经椎体前最短通路移位与下干直接吻合来恢复屈指功能，同时用 CC_7 根经皮神经桥接修复肌皮神经恢复屈肘功能。2013 年报道了 73 例 4 年以上随访，屈指肌力达到 3+ 或以上级的比率为 64% 以上，疗效较传统的手术方法有了显著提高，该项技术在 2015 年 11 月第八届印度国际臂丛神经会议上被命名为"王氏技术"，印度也有学者复制出了相同的结果。

二、临床表现

全臂丛神经损伤的诊断并不困难，表现为患侧上肢完全瘫痪、呈连枷臂状态，患者表现为特征性的姿势，即用健侧手托住患侧肢体。自上臂近端以远肢体感觉丧失，如果肩胛带的肌肉例如大小菱形肌、前锯肌等也麻痹，Horner 征阳性，则表明神经损伤平面位于神经根水平或更近端，可诊断为全臂丛神经根性损伤。全臂丛神经撕脱伤是指组成臂丛神经的 5 条神经根全部自脊髓上撕脱下来，其中有极少部分患者，神经根自脊髓断裂后，断裂的神经根仍在椎管内并未撕脱到椎孔外。全臂丛神经撕脱伤命名为全臂丛神经节前损伤更为合适。全臂丛神经撕脱伤包含在全臂丛根性损伤之内，两者临床表现相似，容易混淆，但其本质并不等同。当临床上诊断为臂丛神经根性损伤时，可以通过 64 排螺旋 CT 脊髓造影检查（CTM 检查），现被认为是诊断臂丛神经撕脱伤的金标准（图 6-2-1A）。随着神经磁共振技术的发展，已有取代有创的 CTM 检查的趋势（图 6-2-1B）。

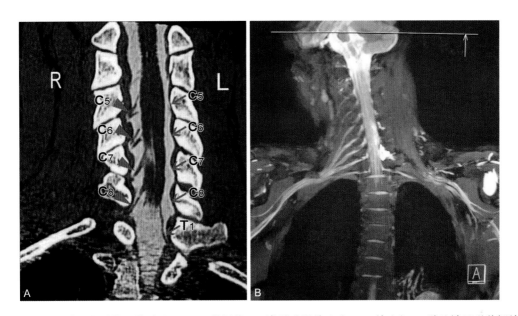

图 6-2-1 臂丛神经撕脱伤影像检查。A. 64 排螺旋 CT 脊髓造影检查（CTM 检查）；B.臂丛神经磁共振检查

三、重建策略

应当明确的是，全臂丛神经损伤的功能重建不仅仅是评价标准上的肌力恢复，而是让患者可主动发挥受伤肢体的功能，因此重建的目标是患者主动拾物功能的恢复。然而迄今为止，全臂丛神经损伤的主动拾物功能重建依然是临床面临的困难之一，要完成主动拾物功能，上肢需要具备基本的功能为：主动肩外展、主动屈肘及伸肘、腕关节稳定、主动屈指及伸指。腕及手的功能重建一直没有取得有效的进展，究其原因，动力神经源缺乏、神经生长距离长、肌肉失神经支配后纤维变性、神经移位后大脑皮质转化不良等因素是重要的原因。目前国际上主要有两种观点：一种是日本学者 Doi 采用双股薄肌移植结合肩关节融合术，重建全臂丛撕脱伤患者的主动拾物功能，临床上已有部分患者取得成功的报道。但双股薄肌移植术也存在较多的缺陷，如手术复杂、创伤大、手术次数多、影响移植肌肉功能恢复的因素多、因血管危象导致移植肌肉失败等。另一种则以王树锋为代表，利用有限的神经移位尽可能重建更多的功能。

在前人的基础上，以王树锋为代表的团队设计了全臂丛神经根性损伤的整体治疗策略，即副神经移位修复肩胛上神经、CC_7 经椎体前通路与下干前股直接吻合、前臂内侧皮神经移位与肌皮神经吻合、膈神经移位修复下干后股，一次性重建肩外展、屈肘、伸肘、屈腕、屈指及伸肘、伸指功能，辅以二期腕关节融合及肌腱移位等手术，从而重建上肢主动拾物功能。

（一）患侧神经准备

1. 患侧臂丛神经探查及下干与下干后股的游离 取锁骨上横切口，将颈阔肌附着于皮瓣内分别向头侧及胸侧尽量掀起，可切断胸锁乳突肌外侧缘，结扎颈外静脉，显露锁骨上皮神经支并牵开保护，切开颈部筋膜，显露肩胛舌骨肌牵开保护，显露颈横动脉血管束，切断并结扎断端，显露前斜角肌及其表面的膈神经。多数病例中斜角肌三角处为瘢痕团块，很难显露臂丛神经。上干多为椎孔外断裂，斜角肌三角处神经瘤形成，而神经干向远端移位，可在斜角肌三角远端、锁骨上缘先行显露肩胛上神经，再逆行游离显露上、中、下3个神经干，然后向近端追踪。在前斜角肌的表面找到膈神经，测量膈神经与下干后股直接吻合所需要的长度，并用甲状腺拉钩将锁骨内侧端向前提起，用钝头大弯钳钝性分离胸廓上口，显露纵隔内膈神经的上部，用神经拉钩将膈神经向近端牵引，用长柄组织剪尽量靠远端切断膈神经。

2. 锁骨下入路游离下干及下干后股　从胸大肌、三角肌间隙进入，切断胸大肌、胸小肌止点。找到正中神经、尺神经的起始部，向近端分离至内侧束、下干及 C_8、T_1 神经根。找到下干后股，将其向近端做干支分离后，靠近端切断下干后股，同时切断胸前内侧神经。将正中神经、尺神经及前臂内侧皮神经自内侧束起始处一直游离到上臂中段，切断前臂内侧皮神经。将正中神经外侧头向近端游离至外侧束，起始处切断肌皮神经。将患侧肩关节内收至0°、前屈0°~10°，向近端牵拉下干。如果下干近端已到达颈中线，提示下干可以与健侧 C_7 无张力吻合。如预计吻合口张力大，可通过肱骨短缩使下干进一步相对延长。在三角肌止点以远、肱二头肌的外侧缘剥离骨膜，用线锯横断肱骨，根据神经缺损的长度确定肱骨截除的长度。截骨长度一般不超过5 cm，用6孔钢板在肱骨内侧固定，肱二头肌近端腱性部分做紧缩缝合。找到后侧束并沿其向远端游离，将后侧束上的分支——腋神经、上下肩胛下神经及胸背神经分别切断，保留桡神经并将其游离至入桡神经沟处。然后沿后侧束向近端游离，切断上、中干后股。此时，下干后股、后侧束、桡神经已完全游离。

（二）健侧 C_7 的切取及最短通路的制作

1. 健侧锁骨上臂丛神经探查　采用横切口，逐层显露臂丛神经。将 C_7 前后股游离至其汇合成束部前再切断，近端游离至椎间孔处。欲将 C_7 与患侧下干前股或内侧束无张力直接吻合，C_7 需走行最短通路，该通路由 C_7 至健侧椎体旁间隙、椎体前通路共同组成。

2. 椎体前通路　自健侧胸锁乳突肌内侧缘暴露颈动脉鞘，分别将颈动脉鞘牵向外侧、食管牵向内侧，暴露椎体前部。直视下钝性分离食管与椎体之间的间隙。患侧的椎体前间隙的操作同健侧，完全打通椎体前通路。

3. C_7 至椎体旁通路　从前斜角肌后方钝性分离间隙，将止血钳经颈长肌前方探入椎体旁，此通路走行的 CC_7 需绕行颈长肌，增加了走行距离，且有椎动脉损伤的风险。后期我们将通路进行改良，自健侧的前斜角肌前缘钝性分离前斜角肌内侧缘与颈长肌之间的间隙，在该间隙中显露椎动脉和椎静脉后，向前方牵开前斜角肌。直角钳的尖部置于 C_7 神经根出椎间孔处的前方，将健侧 C_7 神经根经过前斜角肌深面和椎动、静脉深面后，再穿过颈长肌至食管 - 椎体间隙。通过椎体前间隙，将健侧颈神经根牵至伤侧食管与颈动脉鞘之间备用（图6-2-2）。

（三）神经吻合顺序及术后处理

锁骨下切口内先将前臂内侧皮神经与肌皮神经吻合，然后将下干及下干后股经锁骨后牵引至锁骨上切口内，缝合锁骨下切口。患侧上肢用无菌敷料包扎好，屈肘90°、肩内收0°、前屈10°，固定在上腹部的手术铺单上直至术毕。首先将副神经终末支与肩胛上神经直接吻合，其次将膈神经与下干后股直接吻合。最后，下干经患侧胸锁乳突肌的后侧引致患侧颈血管鞘与食管之间隙内，用8-0线将健侧 C_7 与下干吻合。术毕用支架将患肢固定在肩内收0°~10°、轻度前屈10°~20°，肘关节屈曲90°，贴胸位固定5~6周（图6-2-3）。

根据我们的随访资料，2006年至2009年48例全臂丛神经根性损伤的患者接受多组神经移位，其中随访3年以上资料完整的有40例，患者平均年龄25岁（4~44岁），受伤至手术时间平均为3个月（1~11个月），12例患者进行了二期手功能重建。随访结果为肩关节外展平均51°，29例患者伸肘肌力可达 M_3 及以上，15例患者伸指肌力可达 M_3 及以上，29例患者屈指肌力可达 M_4 及以上，屈腕肌力 M_4 及以上有28例，屈肘肌力 M_4 及以上有24例。12例患者屈肘、屈腕及屈指肌力均达 M_4，伸肘伸直肌力 M_3 及以上，肩外展50°~90°。

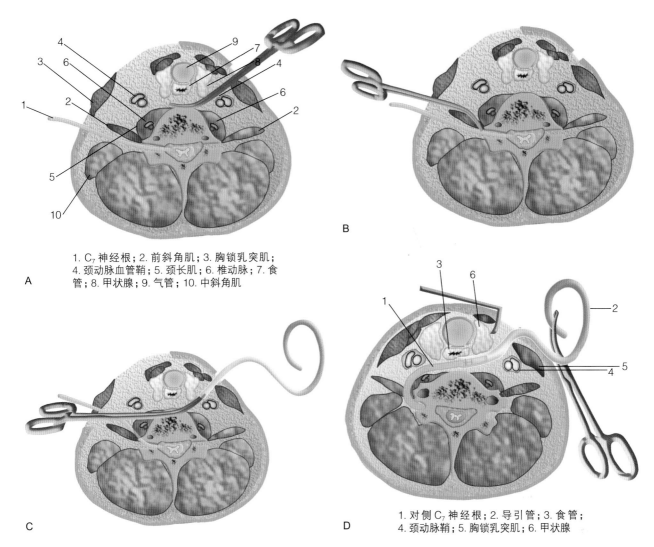

1. C_7神经根；2.前斜角肌；3.胸锁乳突肌；4.颈动脉血管鞘；5.颈长肌；6.椎动脉；7.食管；8.甲状腺；9.气管；10.中斜角肌

1.对侧C_7神经根；2.导引管；3.食管；4.颈动脉鞘；5.胸锁乳突肌；6.甲状腺

图 6-2-2　C_7至椎体旁通路。A.打通食管与椎体前通路；B.将C_7神经根自前斜角肌后方引至前侧；C.在椎体前通路内引入导引管；D.将C_7神经根引至患侧

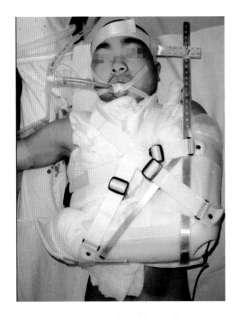

图 6-2-3　术后制动体位

（四）二期手功能重建

　　全臂丛神经撕脱伤患者在进行了新设计的多组神经移位术后，即使所重建的 5 个功能均获得良好的肌力恢复，患者也不能完成患肢的主动拾物功能，尚需二期功能重建手术，才能完成患手的主动抓握功能，因此二期手功能重建术至关重要。

　　1.腕关节固定术

　　（1）改良的腕关节融合术：将切口设计在腕关节的桡背侧，在第2、3伸肌鞘管之间进入腕关节，不显露指总伸肌腱，有限显露拇长伸肌腱。在腕关节背侧关节囊的深面清除腕骨及桡骨远端关节面，同时将钢板固定在第5掌骨与桡骨上（图 6-2-4）。术后早期伸指功能锻炼。

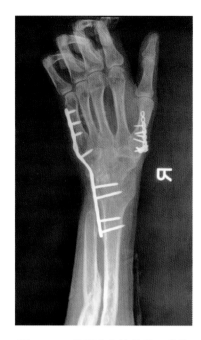

图 6-2-4　旁路融合的术后 X 线片

（2）腕关节悬吊术（用于儿童）：前臂远端桡背侧切口，在桡骨背侧打一骨洞，桡侧腕屈肌在腱腹交界处切断，近端穿过骨洞与伸腕长肌腱编织缝合。然后用骨膜等较韧的软组织将伸腕长肌腱包埋缝合。

2. 爪形指矫正术　采用掌板紧缩术，对于 PIP 关节长期屈曲造成中央腱松弛者，则需要同时行中央腱紧缩术；如果屈伸指肌力处于平衡状态，爪形指较轻，可不予矫正。

3. 拇外展重建术　由于尺侧腕屈肌（FCU）的肌力通常恢复比较好，一般采用 FCU 进行拇对掌功能重建术。因此类患者的 CMC 关节不稳定，应同时行拇长展肌及拇短伸肌的悬吊，进行 CMC 关节的固定。另外，对于动力性拇外展功能重建术后效果不好的，可进行 CMC 的融合固定术。

4. 术后处理　腕关节融合术后石膏固定 4 周。只固定腕关节，允许手指早期充分主、被动活动，特别是练习主动伸指功能，防止肌腱粘连。儿童腕关节悬吊术后管型石膏固定 6 周，然后佩戴支具保护 8 周。只固定腕关节，允许手指充分主、被动活动。掌板固定术和拇外展重建术后，支具维持手指掌指关节屈曲 20° 和拇指对掌位，允许指间关节主、被动活动，固定 4 周。然后开始练习手的全部主动活动功能。

四、典型病例

女性患儿，4 岁，因车祸伤导致 C_5-T_1 神经根撕脱伤。一期行臂丛神经探查，副神经移位修复肩胛上神经、健侧 C_7 经椎体前最短通路修复下干及肌皮神经、膈神经移位修复下干后股，二期行腕关节悬吊，尺侧腕屈肌腱移位重建拇指对掌功能，术后 2 年复查，上肢恢复部分主动抓握功能。

（薛云皓　陈山林）

第三节　正中神经损伤的功能重建

一、概述

正中神经由分别发自臂丛神经内侧束的内侧头与外侧束的外侧头汇合而成，先行于动脉的外侧，继而在臂部沿肱二头肌内侧下行。从肘窝向下穿旋前圆肌和指浅屈肌腱弓后在前臂正中下行，于指浅、深屈肌之间到达腕部，然后行于桡侧腕屈肌腱与掌长肌腱之间，并进入屈肌支持带深面的腕管，最后在掌腱膜深面分布至手掌。正中神经在上臂没有分支，在肘部及前臂发出许多肌支，其中沿前臂骨间膜前面下行的骨间前神经较粗大，支配指深屈肌桡侧半及拇长屈肌、旋前方肌。发出骨间前神经后正中神经主干继续下行，发出分支支配旋前圆肌、掌长肌、桡侧腕屈肌、指浅屈肌。在腕管出口以远正中神经发出返支进入鱼际，支配拇短展肌、拇对掌肌、拇短屈肌浅头。在手掌部，正中神经发出数条指掌侧总神经，每一条指掌侧总神经行至掌骨头附近又分为两支指掌侧固有神经，沿相邻手指的相对缘行至指尖，分布于桡侧半手掌、桡侧 3 个半手指掌面皮肤及其中节和远节指背皮肤。正中神经运动纤维还支配第 1、2 蚓状肌。

二、临床表现

根据正中神经损伤部位是在骨间前神经起点的近端或是远端，可将损伤类型分为高位损伤和低位损伤。低位损伤时正中神经所支配的大鱼际肌麻痹，大鱼际变扁平，拇指内收旋后呈现"猿手"畸形（图6-3-1），拇指对掌功能障碍，桡侧半手掌、桡侧3个半手指掌面皮肤及其中节和远节指背皮肤感觉丧失。正中神经掌皮支在前臂远端发出，并不经过腕管，因此如果神经损伤平面在腕管区，则手掌部皮肤感觉可保留。而高位损伤者，除低位损伤的表现外，示指指深屈肌和拇长屈肌也麻痹，呈现拇示指伸直畸形，主动屈曲功能障碍。需要注意的是，正中神经与尺神经在前臂或手部存在交通支，或者是神经支配的解剖变异，因此神经损伤后对于大鱼际肌的影响并不都是上述典型的表现。解剖研究证实，在63%手标本中，正中神经支配拇短展肌、拇对掌肌和拇短屈肌浅头；而另30%标本中仅支配拇短展肌和拇对掌肌，在单独正中神经损伤后，拇指的外展和对掌功能可能因尺神经功能正常而保留。

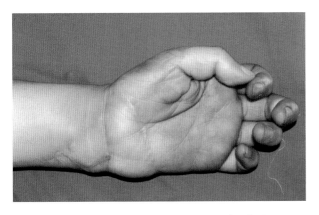

图 6-3-1　正中神经损伤后的"猿手"畸形

三、功能重建

正中神经支配区的感觉对于手的功能较为重要。对于神经损伤者，即使运动功能无法恢复，也应当修复神经以期恢复感觉功能。对于高位损伤或时间长的低位损伤，运动功能无法恢复者，可行拇指对掌功能重建术。

（一）拇指对掌功能重建

拇指所在的第一指列占全手功能的40%，主要

机制在于拇指可做垂直于手掌的轴向运动，使拇指与其他手指相对，从而产生抓握和对捏的动作。拇指对掌功能的丧失对手功能影响大，所以需要重建拇指对掌功能。由于拇指对掌功能解剖结构的复杂性，使得我们只能重建部分对掌功能，即模拟拇短展肌和拇对掌肌的作用。

早在1924年Bunnell就提出使用肌腱移位重建拇指对掌功能，并提出肌腱移位的基本原则，即供区肌肉充分的肌力、尽可能单一的功能、合适的滑车。多年来这一原则已被认可，众多学者据此设计出各种方法以达到这一目的。纵观文献，几乎所有的前臂肌肉均有作为拇对掌动力的记载，然而根据手术易行性及对供区的损伤而论，我们最常用的方法是环指指浅屈肌腱移位重建拇指对掌功能。

正中神经损伤后拇指处于旋后内收位，会发生虎口挛缩。术前需通过拇指被动的外展和对掌练习来矫正挛缩畸形，必要时可以辅以对掌位牵引支具。

1. 环指指浅屈肌腱移位　在环指掌指关节水平做横切口，切开A1滑车，将环指指浅屈肌腱在指根部切断。在腕横纹平面掌长肌腱尺侧做横切口（图6-3-2A），辨认环指指浅屈肌腱近端并将肌腱自此切口抽出（图6-3-2B）。显露尺侧腕屈肌腱的远端部分，自豌豆骨止点向近端4 cm纵向一分为二，形成以远端为蒂的肌腱组织。将肌腱束的游离端缝合至豌豆骨基底部以形成一固定滑车（图6-3-2C），滑车应容许指浅屈肌腱轻松通过，切不可使滑车襻过紧。再于大鱼际桡侧及拇指近节背侧切口，显露拇短展肌腱性止点及拇长伸肌腱，在豌豆骨与拇短展肌止点方向制备皮下通路。穿经滑车的环指指浅屈肌腱经皮下通路引至拇指背侧。然后松止血带、止血，缝合手掌部和腕部切口。调整肌腱张力以在腕关节中立位时拇指充分外展为准，将指浅屈肌腱与拇短展肌止点缝合，在掌指关节以远穿过拇长伸肌腱深层至尺侧，再反折回桡侧，并与其自身缝合（图6-3-2D）。

术后用石膏制动于腕关节屈曲30°，拇指充分外展位4周，拆除石膏后头2周先行主动伸腕及拇指内收锻炼，2周后可辅助被动锻炼。

2. 小指展肌移位　外在肌移位重建拇对掌的动力跨越腕关节，张力调节受腕关节活动的影响，因此有学者设计了小指外展肌移位的术式。小指展肌与拇对掌肌均为手内在肌，移位无须跨越腕关节，移位后的张力合适，且无须考虑再造滑车改变力线

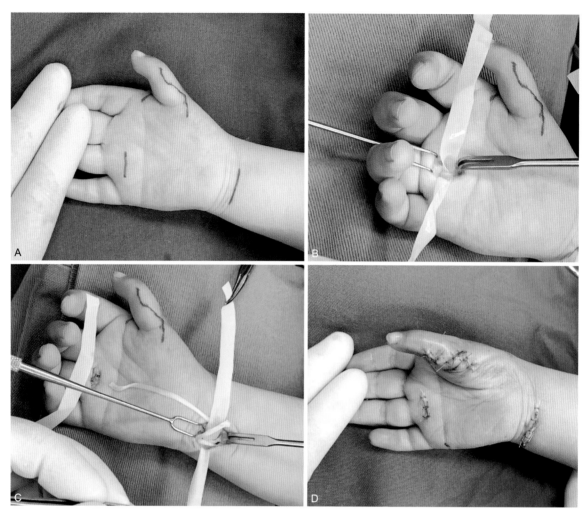

图 6-3-2　环指指浅屈肌腱移位。A.切口设计；B.显露环指指浅屈肌腱远端；C.利用尺侧腕屈肌腱腱束做滑车；D.拇指对掌止点重建

而最大限度地保证重建后肌力不降低，动力肌与拇短展肌起止点方向一致，符合生物力学要求；供区运动功能损伤小，仅丧失小指外展功能，且供区外观影响小，患者从心理上更愿意接受。小指展肌移位后，可使扁平的大鱼际肌重新隆起，可改善手的外观。

　　小指近节指骨尺侧切口，向近端梭形延长，再经小鱼际的桡侧，在远侧腕横纹处弧向尺侧（图6-3-3A）。将小指外展肌的两个止点切断（近节指骨基底和伸肌装置），将肌肉带其表面的皮瓣逆向游离到其在豌豆骨上的起点（图 6-3-3B），切断与软组织连接，需保留与尺侧腕屈肌（FCU）肌腱附着的近端腱膜来增加肌肉的长度。在游离小指展肌（ADM）近端部分时，注意保护其细小的血管神经

束。在拇指掌指（MP）关节桡侧切口，向大鱼际桡侧延伸，并在腕横纹处横行切开，将 ADM 肌皮瓣移位，将腱性止点缝合至拇短展肌（APB）止点（图6-3-3C）。由于 ADM 肌长度仅能到 APB 止点，这种缝合毫无疑问有足够张力。术后拇指充分外展位石膏固定 4 周，无须固定腕关节。拆除石膏后拇指进行外展内收功能锻炼。

（二）拇示指屈指功能重建

　　对于高位正中神经麻痹，肌腱移位的首要目的是恢复示指和拇指的屈曲和对掌功能。我们常用肱桡肌移位以恢复拇长屈肌（FPL）功能，示指指深屈肌腱与尺侧指深屈肌腱侧 - 侧移位的方法重建示指的屈曲功能。

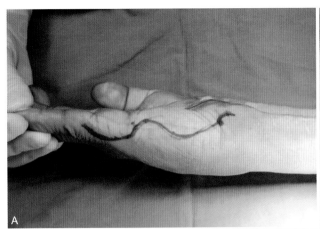
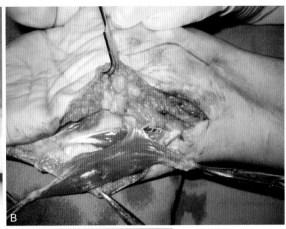
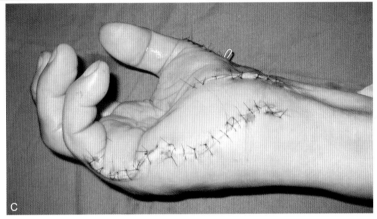

图 6-3-3　小指展肌移位。A.切口设计；B.切取小指展肌；C.小指展肌移位

四、典型病例

　　男性患者，32 岁，因切割伤导致正中神经功能障碍，大鱼际肌萎缩，拇对掌功能障碍。行环指指浅屈肌腱移位重建拇指对掌功能，术后患者恢复抓握功能。

（薛云皓　陈山林）

第四节　尺神经损伤的功能重建

一、概述

　　尺神经来源于 C_8、T_1 神经根组成的臂丛神经内侧束，在臂部不发任何分支，在前臂近端发出肌支支配尺侧腕屈肌和指深屈肌尺侧半。在桡腕关节近端发出背支，经伸肌支持带浅面转至手背，分布于手背尺侧半和小指、环指及中指尺侧半背面皮肤。尺神经主干经 Guyon 管后分为深、浅两支：浅支分布于小鱼际表面的皮肤、小指掌面和环指尺侧半掌面皮肤；深支支配小指外展肌、小指短屈肌、小指对掌肌、骨间掌侧肌、骨间背侧肌、第 3 和第 4 蚓状肌及拇短屈肌深头。

　　除经典的神经支配模式外，变异情况并不少见。运动方面手和前臂肌肉的异常神经支配并不少见，例如 4 块指深屈肌均由尺神经或正中神经支配，或者双重神经支配；50% 人体环指蚓状肌为双重神经支配，完全尺神经麻痹仅小指呈爪形手畸形。正中神经也可支配全部蚓状肌，所以尺神经完全损伤后并不出现爪形手畸形，这也可以解释在正中神经完全断裂后，正中神经支配的大鱼际肌并不出现功能障碍。第一骨间背侧肌完全或部分由正中神经支配占 10%，1% 为桡神经支配。感觉变异可解释手掌尺背侧由桡神经浅支所支配。上述的变异模式可能导致对尺神经损伤水平的判断错误。

二、临床表现

根据尺神经损伤平面不同可分为高位损伤和低位损伤。高位损伤是指神经损伤平面发生在尺侧腕屈肌（FCU）和环小指指深屈肌（FDP）肌支起点近端，出现尺侧腕屈肌萎缩，环小指 DIP 关节屈曲障碍，手掌尺侧半、环指尺侧及小指感觉丧失，尺神经支配的手内在肌麻痹，表现为拇指捏持力减弱、爪形手畸形、手指正常屈曲模式的丧失以及手灵活性与力量的显著下降。低位损伤是指尺神经损伤平面在尺侧腕屈肌（FCU）和环小指指深屈肌（FDP）肌支起点以远，手外在肌功能不受累，但手掌尺侧半、环指尺侧及小指感觉丧失，尺神经支配的手内在肌麻痹。这些临床表现是经典的尺神经支配类型所对应的尺神经麻痹的表现，然而尺神经支配变异比较常见，前臂正中 - 尺神经联合有 17%，更常见的手部尺 - 正中神经联合高达 77%。这些被命名的联合与其他少见的变异改变了标准的支配类型，使低位尺神经麻痹的表现多样，必须对患者进行详细检查。用于检查尺神经运动功能丧失后的多个特殊检查列在表 6-4-1 中。

表 6-4-1　尺神经损伤的特殊检查体征

体征	表现
Frogment 征	拇示指侧捏时掌指关节过伸、指间关节屈曲
Duchenne 征	环小指 MP 关节过伸，IP 关节屈曲
Masse 征	掌骨弓变平
Wartenberg 征	小指外展
Egawa 征	MP 关节屈曲时不能内收 / 外展手指
Andre-Thomas 征	试图伸 IP 时屈腕
Pollock 征	不能屈曲小指 DIP
Earle-Vlasou 征	中指不能交叉到示指
Mumenthaler 征	小指外展时手尺侧凹消失（掌短肌功能缺如）
Bunnell 征	拇指与示指对捏不能成 O 形

尺神经在 Guyon 管处的损伤也可导致不同的临床表现，Shea 采用病变部位及尺神经受损范围分型。

Ⅰ型：病变位于 Guyon 管近端或管内，主干受累，感觉及运动均有障碍。

Ⅱ型：病变位于 Guyon 管内或钩骨的钩部、小指外展肌和短屈肌起点部、小指对掌肌内，深支受累，运动障碍。

Ⅲ型：病变位于 Guyon 管内或钩骨的钩部，或小指短展肌，浅支受累，感觉障碍。

三、重建方案

低位尺神经麻痹重建的主要目的是改善拇指捏持功能、矫正爪形手并恢复手指正常的屈曲模式。对高位尺神经损伤，还需手术恢复环指、小指 DIP 关节屈曲功能。尺神经麻痹后的感觉障碍不如正中神经麻痹后造成的功能障碍严重，虽然有方法恢复环小指的感觉，但一般并不采用。

（一）爪形手的矫正

1. 静态重建技术　Zancolii 术式：静态矫正术能得到满意效果的前提是术前被动屈曲 MP 关节时，PIP 关节可主动伸直。如果该位置下 PIP 关节伸直不充分，禁忌采用静态矫正法。术前需要通过理疗、夹板或是手术松解的方法矫正明显的 PIP 关节固定屈曲畸形。

在受累手指掌指关节处做纵向切口，如果两个及两个以上手指需要治疗时，应选择在远侧掌横纹处做横行切口，显露更为充分。切开 A1 滑车，将屈肌腱牵拉到一侧，显露 MP 关节掌板。在掌板两侧做纵向切口，在掌骨颈水平将掌板起点切断，形成一个以近节指骨基底为蒂的关节囊瓣。将 MP 关节过伸，充分显露掌骨颈，在掌骨颈处制造粗糙面，为重建后的掌板提供粘连面。将单钢丝穿过掌板组织瓣后经掌骨颈两侧穿到背侧，调整张力将 MP 固定维持于屈曲 40° 位，然后拧紧钢丝游离端，剪断后置于掌骨平面。此外也可用带缝线的小型骨锚固定重建后的关节囊瓣。术后用石膏背托固定：腕关节中立、MP 关节屈曲、IP 关节不固定。固定维持5 周后开始运动。

2. 动态重建技术　改良的 Stiles-Bunnell 术式：在掌中横纹近端、大鱼际纹尺侧做弧形切口，在掌浅弓以近显露中指指浅屈肌腱。在中指 PIP 关节侧方切口将 FDS 切断，将其引至手掌切口，纵向全长切为四束。每束经过相应手指的蚓状肌管，经掌深横韧带掌侧，然后将其缝合至伸肌装置的桡侧束。缝合时保持腕关节屈曲 30°、MP 关节屈曲 80°～90°和 IP 关节完全伸直。

3. 桡侧腕长 / 短伸肌腱经背侧途径移位术　在桡骨远端做横行小切口显露桡侧腕长伸肌（ECRL）或桡侧腕短伸肌（ECRB）肌腱并切断，然后将其经距该切口近端 8 cm 处的前臂远端横行小切口引至近端，切取跖肌腱（或足够粗大的掌长肌腱）并将其缝合至移位肌腱的近断端。将移植的肌腱分为四束，将肌腱引至桡骨远端背侧切口。在中环小指的指根桡背侧做切口，显露中环小指的伸肌腱桡侧束及示指的伸肌腱尺侧束。将移植的腱束经掌骨间间隙、蚓状肌管分别传递至手指根部切口，以相同张力与各指显露的侧束缝合。张力调节标准：腕关节背伸 45°、MP 关节屈曲 70° 和 IP 关节伸直时，移位肌腱保持松弛。术后以管型石膏固定 3 周。

（二）小指外展畸形矫正

小指伸肌（EDM）和小指展肌（ADM）通过其位于近节指骨外展结节的间接止点使小指外展，第 3 掌侧骨间肌正常情况下可对抗其作用。但在尺神经麻痹后骨间肌和 ADM 麻痹，EDM 处于无对抗状态（Wartenberg 征）。

小指伸肌腱束移位术：自小指 MP 关节桡侧做直切口，将小指伸肌（EDM）肌腱尺侧半连带伸肌腱帽切断，在伸肌支持带稍远端做切口，将切断的腱束牵出。在远侧掌横纹向近侧指横纹做斜行切口，显露掌深横韧带和小指屈肌腱腱鞘。EDM 肌腱经第 4 掌骨间间隙穿至掌侧，如果小指无爪形手，将腱束缝合至 MP 关节桡侧副韧带在近节指骨的止点；如果小指呈爪形手且外展，则将腱束缝合至屈肌腱鞘基底桡侧（A1 滑车稍远端）。调整张力处于腕关节中立位时，MP 关节屈曲 20°。腕关节背伸、环小指 MP 关节屈曲位固定 4 周，IP 关节无须固定。可行主动屈伸锻炼以预防屈肌腱粘连形成。

（三）环小指末节屈曲功能重建

对高位尺神经麻痹，尺侧腕屈肌的功能可由桡侧腕屈肌代偿，一般不需要重建，也可将桡侧腕屈肌（FCR）肌腱移位至尺侧腕屈肌腱（FCU）以恢复屈腕和腕尺偏的力量。环小指不能主动屈曲 DIP 关节，仅能依赖指浅屈肌（FDS）屈曲 PIP 关节和 MP 关节。

在前臂远端掌侧直切口，显露指深屈肌腱，将环小指指深屈肌腱缝合至中指指深屈肌腱上，仅余示指指深屈肌具有单独收缩功能。

（薛云皓　陈山林）

第五节　桡神经损伤的功能重建

一、概述

桡神经发自臂丛神经后束，包含所有臂丛神经根的纤维。桡神经发出后位于腋动脉后方，与肱深动脉伴行，经肱三头肌长头和内侧头之间，继而沿桡神经沟绕肱骨中段后面行向外下，在肱骨外上髁上方穿过外侧肌间隔至肱桡肌与肱肌之间，后继续下行于肱肌与桡侧腕长伸肌之间。桡神经在臂部发出较多分支，皮支共有 3 支：臂后皮神经在腋窝发出后分布于臂后区的皮肤；臂外侧下皮神经在三角肌止点远侧浅出，分布于臂下外侧部的皮肤；前臂后皮神经自臂中段外侧浅出下行至前臂伸面，后达腕部，沿途分支分布于前臂伸面皮肤。上臂发出的肌支主要支配肱三头肌、肘肌、肱桡肌和桡侧腕长伸肌。桡神经在肱骨外上髁前方分为浅支和深支，浅支为感觉支，自肱骨外上髁前外侧向下，沿桡动脉外侧下行，在前臂中、下 1/3 交界处转向背侧，继续下行至手背部，分为 4～5 支指背神经，分布于手背桡侧半和桡侧三个半手指近节背面的皮肤。桡神经深支在桡骨颈外侧穿过旋后肌后延续为骨间后神经，在肘关节远端 8 cm 处，骨间后神经自旋后肌浅出即分为多个神经支，类似马尾状，此处损伤后修复极为困难。

二、临床表现

根据桡神经损伤部位可分为高位损伤和低位损伤。低位损伤是指在肱三头肌肌支以远的桡神经主干损伤，患者可表现为典型的三垂畸形：即垂腕、垂指、垂拇。桡骨头骨折的手术或神经炎可引起骨间后神经的麻痹，此时表现为垂指和垂拇畸形，同时伸腕时表现为桡偏。这是因为桡神经分出分支支配桡侧腕长伸肌之后才分为深、浅两支。此外，桡侧腕短伸肌多数情况下接受桡神经浅支的支配。高位损伤是指肱三头肌肌支以近的损伤，除了上述的三垂畸形，还表现出伸肘无力，虽然伸肘的作用可靠重力来代偿，但肘关节稳定性受影响。

三、功能重建

本节仅介绍低位桡神经损伤的重建。由于低位桡神经损伤部位通常邻近运动分支，因此即使是晚期神经修复也可以获得较为满意的效果。当晚期神经修复无法无张力地直接修复神经，必须进行神经移植。Kallio 等认为如果移植物小于 5 cm 可获得较好的结果，Samardzic 等认为桥接神经可达到 10 cm，但根据我们的经验，即使神经移植长度超过 10 cm，只要时间来得及，也能有不错的恢复效果。

对于无法进行神经修复或修复后恢复差的患者，需重建伸腕、伸掌指（MP）关节和伸拇的功能。对于单独的桡神经损伤，由正中神经和尺神经支配的外在肌都可作为移位动力，而动力肌的多样性为手术医生提供了很多种可能的肌腱移位组合，但大浪淘沙，经多年的检验后，日前普遍青睐使用三组肌腱移位术重建伸腕、伸指、伸拇功能。使用旋前圆肌（PT）重建伸腕功能已经成为共识，但伸指、伸拇的最佳移位组合是什么，尚存争论。

我们所采用的肌腱移位组合方案为：旋前圆肌（PT）代桡侧腕伸肌，掌长肌（PL）代拇长伸肌，桡侧腕屈肌（PCR）代指总伸肌。

由于伸腕、伸指、伸拇功能经常作为一个整体进行重建，在此一起介绍。对于骨间后神经麻痹的患者，不需要使用 PT 重建腕背伸。

1. 制备旋前圆肌　在前臂近端桡侧做直切口，在切口的掌侧确认 PT 肌腱，找到其止点（图6-5-1）。在游离止点时，需带一长条骨膜来延长肌腱的长度。将止点-骨膜结构切断，将 PT 肌肉-肌腱尽量向近端游离，切断周围组织连接，以改善其滑动。将 PT

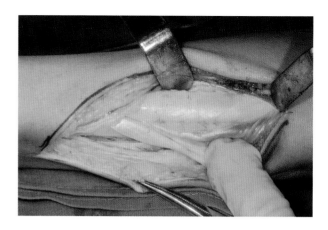

图 6-5-1　前臂切口显露旋前圆肌止点

肌腱断端牵向前臂桡侧皮下，在 BR 和 ECRL 浅层，引至 ECRB 腱腹交界远端。

2. 制备桡侧腕屈肌及掌长肌　在前臂远 1/3 桡掌侧、FCR 和 PL 之间做直切口。显露上述两条肌腱，并在其近止点处切断，将肌腱向近端游离以能够重新调整方向，保证 PL 与改道后的 EPL 间成直线牵拉（图6-5-2）。

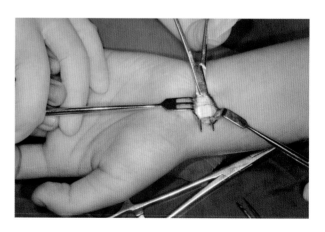

图 6-5-2　显露掌长肌腱及桡侧腕屈肌腱止点

3. 制备指总伸肌及拇长伸肌　在前臂远端背侧（伸肌支持带近端）做第三个直切口，显露伸肌支持带近端的指总伸肌腱及拇长伸肌腱（图6-5-3），牵拉每条伸肌腱，确认其对掌指（MP）关节的伸直作用，用钳子向近端牵拉肌腱时调整示-小指同步伸指，然后在钳夹部位以远将肌腱进行侧侧编织缝合，以使肌腱可同步伸指。将 EPL 在腱-腹交界处切断，将其改道向经鼻烟窝向腕掌侧方向。

将 FCR 及 PL 经前臂桡侧皮下隧道引至背侧，

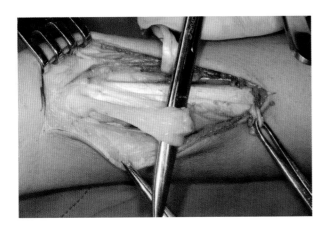

图 6-5-3　显露拇长伸肌腱及指总伸肌腱

所有肌腱准备完毕后再进行肌腱缝合。

4. 张力调整及肌腱缝合　在肌腱缝合前，可关闭除前臂远端背侧外的其他切口。首先在腕关节背伸位时将 PT 与 ECRB 编织缝合，缝合完毕后松开腕关节测试张力，掌面朝下时腕关节在重力作用下处于中立位则表示张力合适。将 FCR 穿过 EDC 同步化缝合口近端的裂隙内进行编织缝合，将 PL 与 EPL 编织缝合，张力调整为腕关节中立位时掌指关节可达到最大伸直，腕关节功能位时，掌指关节被动屈曲不受限（图 6-5-4）。助手维持腕和手的位置以保护移位缝合处，缝合第三个切口。

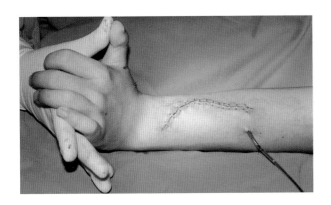

图 6-5-4　伸腕伸指伸拇张力调整

5. 术后处理　术后用石膏掌托将患肢固定于腕关节背伸 45°、掌指关节 0° 以及拇指最大伸直和外展位，手指的近侧指间关节无须固定。术后 4 周去除石膏，开始主动屈伸功能锻炼，但不要被动屈曲锻炼，夜间佩戴伸直位保护性支具，术后 6 周可开始被动屈曲锻炼。

四、典型病例

女性患者，40 岁，外伤导致桡神经损伤，伸指伸拇功能障碍，垂腕垂指畸形。神经损伤时间长，无法进行神经修复恢复肌肉功能，行肌腱移位重建伸指、伸拇功能，术后主动伸指、伸拇功能恢复。

（陈山林　薛云皓）

参考文献

[1] Kim DH, Murovic JA, Tiel RL, et al. Mechanisms of injury in operative brachial plexus lesions. Neurosurg Focus, 2004, 16(5): E2.

[2] Songcharoen P, Mahisavariya B, Chotigavanich C. Spinal accessory neurotization for restoration of elbow flexion in avulsion injuries of the brachial plexus. J Hand Surg [Am], 1996, 21: 387-390.

[3] Leechavengvongs S, Witoonchart K, Uerpairojkit C, et al. Nerve transfer to deltoid muscle using the nerve to the long head of the triceps, part II: a report of 7 cases. J Hand Surg [Am], 2003, 28: 633-638.

[4] Liverneaux PA, Diaz LC, Beaulieu JY, et al. Preliminary results of double nerve transfer to restore elbow flexion in upper type brachial plexus palsies. Plast Reconstr Surg, 2006, 117: 915-919.

[5] Mackinnon SE, Novak CB, Myckatyn TM, et al. Results of reinnervation of the biceps and brachialis muscles with a double fascicular transfer for elbow flexion. J Hand Surg [Am], 2005, 30: 978-985.

[6] Wang SF, Hu Q, Pan YW. Feasibility of direct anastomosis of cantralateral C7 transfered through prespinal route with lower trunk in patient with brachial plexus root avulsion. Chinese Journal of Practical Hand Surgery, 2005, 119: 67-69.

[7] Bhatia A, Doshi P, Koul A, et al. Contralateral C-7 transfer: is direct repair really superior to grafting? Neurosurg Focus, 2017, 43 (1): E3, 1-9.

[8] Doi K, Sakai K, Fuchigami Y, et al. Reconstruction of irreparable brachial plexus injuries with reinnervated free-muscle transfer. J Neurosurg, 1996, 85: 174-177.

[9] Wang SF, Li PC, Xue YH, et al. Direct Coaptation of the phrenic nerve with the posterior division of the lower trunk to restore finger and elbow extension function in patients with total brachial plexus injuries. Neurosurgery, 2016, 78: 208-215.

[10] Olave E, Prates JC, Del Sol M, et al. Distribution patterns of the muscular branch of the median nerve in the thenar region. J Anat, 1995, 186: 441-446.

第七章 脑源性瘫痪上肢畸形矫正与功能重建

第一节 概 论

脑源性瘫痪涵盖小儿脑性瘫痪，后天脑外伤、脑肿瘤、脑感染、脑卒中等各种疾病导致的脑组织病损，后遗肢体的痉挛性瘫痪、畸形与功能障碍，其外科治疗的原则基本相同。单独累及上肢者较少见，多见于偏瘫型或双重性瘫痪。上肢畸形的最常见类别是：肩关节内收内旋、肘关节屈曲、前臂旋前、腕关节屈曲、拇指内收与掌指、指间关节屈曲。也有少数患者表现为肩关节、肘关节、腕关节、指间关节伸展样畸形。临床表现的不同类型与脑组织损害的部位、程度和范围有关系。部分患者伴有语言、智力障碍或者癫痫。

有关选择性上肢神经切断术治疗痉挛性瘫痪，在本书第五章第一节有论述，本章仅简要论述通过软组织与骨关节手术矫正上肢畸形，改善痉挛与功能的外科治疗策略与方法。

秦泗河矫形外科截至 2020 年 12 月，共手术治疗上肢瘫痪与畸形患者 567 例，其中脑源性病因导致的上肢畸形 212 例，占 37.4%，积累了较丰富的临床经验。由于经典肩肘外科、手外科对痉挛性上肢瘫痪畸形的重建介绍很少，且相关原则与技术体系难以有效地解决中国患者的实际问题，故本章主要阐述秦泗河团队独具特色的临床决策、手术方式、固定方法与术后管理流程。

一、痉挛性上肢瘫痪畸形临床特点与检查要点

（一）外界刺激或精神紧张致痉挛加重

中枢神经病损导致的肢体痉挛性瘫痪其共同特点是，患者对外界刺激反应敏感，精神紧张时神经兴奋性增高，导致肌肉痉挛加重，安静或睡觉时肌肉松弛。这也是此类患者实施常规康复疗效不佳，反复手法、机械刺激反而加重肌肉痉挛和关节挛缩

进展的原因。因此，体格检查时尽可能让患者处在安静状态下，如此检查的结果比较客观。痉挛后期必然伴有软组织挛缩与关节畸形，但痉挛与关节挛缩的程度个体差异极大。

（二）腕手部痉挛与畸形特点

1.痉挛性瘫痪丧失更多的是腕手精细运动，肌腱挛缩主要发生在肘、腕关节。肩、肘关节自主运动保留较多。脑部的创伤与疾病患者的患病年龄越大，对上肢功能的影响越明显。如在婴幼儿时罹患脑瘫，很少出现手的功能完全丧失。

2.手指轻度挛缩，伸展手指时必然伴随着屈腕（图 7-1-1 ）。

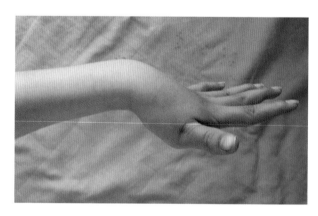

图 7-1-1 屈指挛缩伸展手指时出现屈腕状态

拇指内收肌痉挛与挛缩多伴有拇长屈肌挛缩，由于牵拉第一掌骨于内收位，屈腕位外展拇指出现指间关节过伸畸形（图 7-1-2 ）。

屈指肌挛缩的检查：腕关节屈曲位置时手指能伸展，当腕关节被动伸直手指屈曲，证明已经形成较重的屈指肌群的挛缩（图 7-1-3 ）。

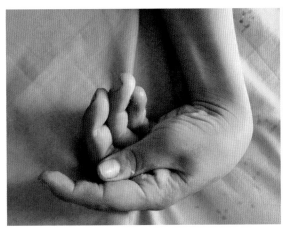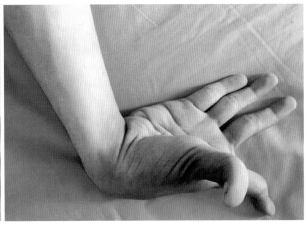

图 7-1-2　拇指内收、拇长屈肌挛缩畸形的检查

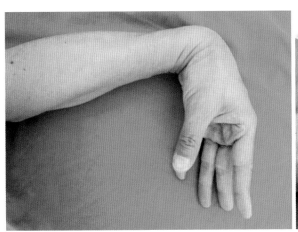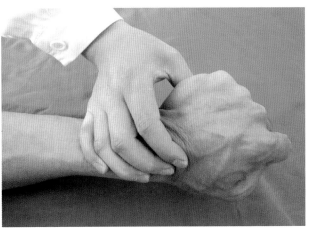

图 7-1-3　屈指肌挛缩程度测试：屈腕位手指能伸直，被动伸腕，手呈现握拳状

极重度屈腕、屈指与拇内收肌痉挛与挛缩，患者的"手"全天呈现持续握拳状态（图 7-1-4），手掌汗液不能排出，甚至手指甲将手掌皮肤抓成溃疡糜烂。此类患者身心极其痛苦，手术松解结合 Ilizarov

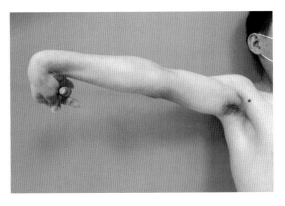

图 7-1-4　极重度屈腕、屈指挛缩畸形，手呈持续握拳状

技术能够有效解除患者的"握拳"畸形。

（三）上肢骨性畸形

上肢痉挛性瘫痪很少发生严重的骨性畸形，少数患者因前臂重度旋前挛缩继发桡骨头脱位，长期屈腕畸形继发腕骨楔形变。

（四）偏瘫患者应整体检查上、下肢畸形

如果患者上肢、下肢都有手术指征，应评价选择合理的手术顺序，上、下肢矫正手术不宜同期实施。

（五）上肢影像检查与动态摄像记录

拍摄腕、肘关节正侧位 X 线片检查即能满足临床需要。但术前功能状态尤其是肘 - 腕 - 手的畸形程度、特点，痉挛程度，手有无不自主运动等，应

通过摄影记录，也便于术后作为功能改变的比较。

（六）麻醉后上肢痉挛解除，术者应再检查评价

麻醉后上肢痉挛彻底消除，主持手术的医生必须再认真检查一遍，如此获得客观评价，判断肌腱、筋膜挛缩的程度、范围以及关节畸形僵硬的性质。对术前制定的手术矫形与功能重建方案再审视、评定，必要时可以适当修改手术方案。

二、手术适应证

痉挛性上肢瘫痪畸形有关外科治疗指征，相关文献介绍的原则并不能满足中国的国情与患者需求。面对个体患者是否具备手术指征，就是分析评价是否具备矫正畸形、改善痉挛与功能的条件，术后能否达到改善功能的目标，疗效能否满足患者或家属的诉求。术前对患者与病情的客观评价，医生自我临床经验、技术能力的双向分析达到符合真实世界并非容易。

需要医生个体化洞悉病因、病史，系统检查分析患者的年龄、病情、类型及功能障碍程度，预测手术重建的疗效是否能达到患者对手术结果的基本诉求。由于中国骨科学界没有设立脑瘫肢体矫形与功能重建学术组织，也没有相应的专科医师培训机构，专门从事脑瘫相关专业的骨科医生极少。致使出现这样尴尬的现象：一个患者去过多家医院检查后认为无手术治疗价值，然而来到作者科室就医，

通过一个并不复杂的矫形手术，获得了较满意的畸形矫正与功能改善。期望本书的出版，能够推动骨科学界与神经外科学界合作，开拓脑源性瘫痪肢体痉挛、畸形的基础与临床诊疗研究。秦泗河提出以下六种情况作为入选手术指征的依据。

1. 上肢明显痉挛与功能障碍，影响到患者的心态与精神，不伴有明显的不自主手足徐动。

2. 手有部分的自主功能，存在影响手功能发挥的肌肉痉挛、关节挛缩和骨性畸形。

3. 手的功能基本丧失，但预计痉挛缓解、畸形矫正后，对上肢与手的功能发挥有帮助。

4. 手的功能完全丧失，但改善痉挛与矫正畸形后可改善外观，减少患者精神的压力，方便穿衣等日常生活照料、自理。

5. 肩、肘关节部肌肉严重挛缩，影响外观与生活，应手术矫正畸形。

6. 患者年龄与智力能够配合术前检查与术后的功能训练与系统康复。

此外，要有医生综合能力与责任心的自我评价。会做某种手术不宜作为手术指征的依据。

脑源性瘫痪畸形，实施周围神经肌肉动力支选择性切断与四肢矫形手术，不能从根本上解决中枢神经及其通路的损伤，因此，远期疗效具有不确定性，术后可能出现新的畸形类型。术前应与患者及家属清晰交代并定期复查。

第二节　痉挛性手及上肢瘫痪畸形的矫正原则

一、常用手术方法的选择策略

（一）选择性颈脊神经后根切断术

选择性颈脊神经后根切断术，是通过选择性部分切断脊神经后根（感觉神经），减弱异常亢奋的肌肉张力循环通路，使痉挛的肌肉张力放松而改善肢体功能。颈脊神经后根选择性切断，必须由经验丰富、有显微外科或神经外科基础的医生主持手术。随着安全的选择性周围神经肌支切断术推广，该手术方法已很少采用。

（二）选择性周围神经肌支切断或缩窄术

如腋神经、肌皮神经、桡神经、正中神经、尺神经，手术指征与具体手术方法见第五章第一节。

（三）颈总动脉外膜交感神经网剥脱切除术

适用于上肢痉挛或者伴有流涎的青少年。此手术简单，术后大部分患者自感上肢痉挛与流涎减轻（图7-2-1A、B）。且此手术无并发症，术后不会发生功能减退现象，有关具体手术方法与疗效机制请读者阅读秦泗河等发表的有关文献。

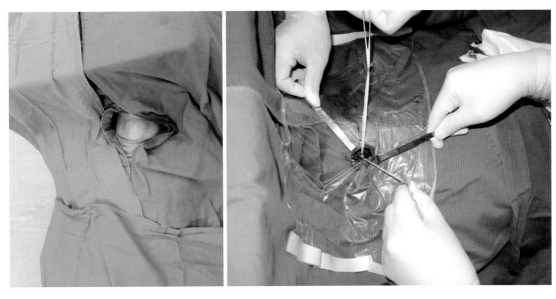

图 7-2-1A 颈总动脉外膜交感神经网剥脱切除术，体位及手术方法，右图显示游离的颈总动脉用橡皮条牵引保护

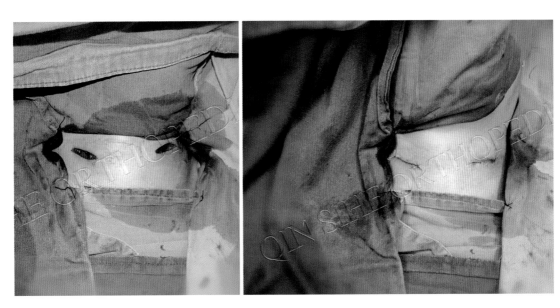

图 7-2-1B 在颈部平甲状软骨下横切口，显露颈总动脉剥去血管壁一圈的外膜，经皮内缝合切口

（四）痉挛或挛缩的肌肉起点松解术

此法在四肢手术中应用广泛，上肢较常松解的肌肉有三角肌、冈上肌（解除痉挛性肩关节外展）、旋前圆肌、屈指浅肌、屈腕肌、拇指内收肌等。剥离肌肉在骨骼上的起点后，被动伸屈关节测试，即可发现肌肉自然向远端回缩下移，痉挛与挛缩自然减轻。被剥离的肌肉将在新的起点上附着愈合。

（五）肌腱皮下松解或延长术

挛缩的肌腱牵伸后绷紧，皮下可触及，用尖刀进行皮下松解，免除皮肤切口，如掌长肌腱、尺侧屈腕肌腱等；但深层的挛缩肌腱必须切口显露清晰后再延长。

（六）骨性手术截骨矫正

仅限于成人前臂重度僵硬性旋前畸形，严重屈腕畸形、桡骨头脱位患者，截骨断端用钢板内固定。随着 Ilizarov 技术牵拉矫正畸形与缓解痉挛的成熟应用，脑瘫导致的上肢骨性手术矫正及关节融合术已很少应用。

（七）应用肉毒素注射缓解肢体痉挛

小儿科、内科、康复科医生都在应用，本章不再赘述。

二、不同手术方式及器械固定调控原则

脑性瘫痪形成的痉挛性上肢畸形发展到一定程度，几乎都是多个部位的复合畸形。最常见的复合畸形是肩关节内收、肘关节屈曲、前臂旋前、屈腕、屈指、拇指内收畸形同时存在。如何将不同部位、不同性质的手术方法优化组合、合理配布及术后可

靠固定，是获得疗效的基础。

（一）术后应用管型石膏固定

前臂与腕关节手术石膏固定范围应跨越肘、腕关节，并尽可能维持手在功能位置（图 7-2-2）。管型石膏固定最大的优点，在于维持手术矫形位置的同时尚能控制痉挛的肌肉，使得手腕部非痉挛的长肌群发挥更好的作用。适应于畸形较轻或者手术中挛缩畸形已经获得了矫正，切口皮肤处张力不大的患者。由于手术结束切口包扎后即可实施管型石膏固定，术后不能观察伤口，不能调整关节角度，切口缝合的丝线须等到石膏拆除时一并拆除。四肢管型石膏固定，需要医生具备娴熟的石膏技术与术后评判经验，对于打石膏技术经验差的医生，应谨慎应用。

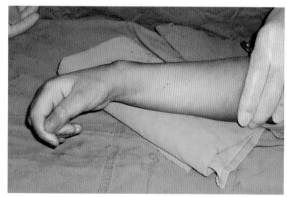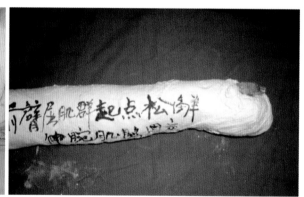

图 7-2-2　前臂旋前、屈腕畸形软组织松解上肢管型石膏固定法，将肘、腕、掌指关节同时固定 4 周，注意拇指固定在外展对掌位

（二）组合式外固定技术

若术中畸形能够即时矫正，应用组合式外固定器固定，穿针与操作较灵活、简便，装配安装较环式外固定器简单（图 7-2-3A、B）。

（三）用好 Ilizarov 技术

在实施有限手术的基础上结合 Ilizarov 技术，是重建上肢复杂残缺畸形的灵魂，若应用娴熟，在保障疗效的同时能规避严重的手术并发症。严重的屈肘、屈腕、屈指、屈拇畸形，由于受到神经、血管挛缩的限制，术中仅能矫正部分畸形，然后穿针安装 Ilizarov 环式外固定器，既能够可靠地控制肘

关节、前臂、腕关节与手指关节于矫形需要位，又能在术后通过体外调控牵伸杆，矫正多个关节的残余畸形，在矫形过程中患者能自我观察变化过程，锻炼手的功能。依据秦泗河团队的观察，外固定在患者上肢佩戴 2 个月以上者，拆除外固定后，患者大多诉痉挛现象比术前减轻。笔者推论，可能是持续的对痉挛肌肉牵拉与固定在一个位置，在运动中枢发生了一定程度的兴奋抑制，发生机制尚需系统观察与研究，有关外固定的应用详见本书第八章。外固定器的缺点是，四肢痉挛严重者术后早期钢针的疼痛刺激将会加重痉挛，故术后常规应用一段时间镇静药物。

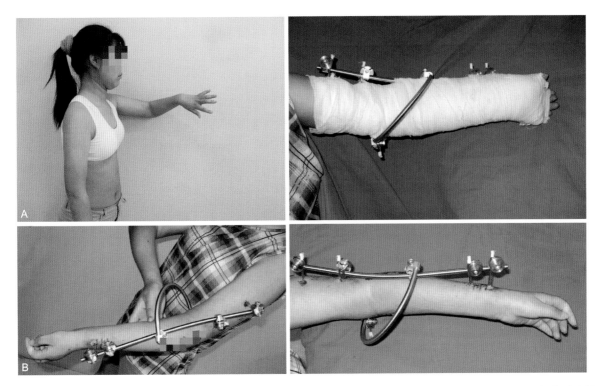

图 7-2-3　A.左上肢旋前、屈肘、屈腕畸形，术后用组合式外固定器固定；B.肘关节有屈曲畸形者，术后应跨肘关节固定 4 周

（四）合理应用好上肢-手部支具（矫形器）

矫形外科医师应与支具师持续合作，面对具体的患者进行研讨，不断提高矫形器的制作与临床应用效果。对于复杂的多关节上肢畸形手术后，秦泗河形成了序贯固定与调控的成熟经验，分六步实施，即：①手术结束肢体穿针外固定于矫形需要位；②术后体外调控外固定达到矫形目标；③外固定控制下锻炼上肢功能 4~8 周（维持时间长短依据病情与重建需要）；④拆除外固定；⑤佩戴支具；⑥追踪复查 1 年以上。

（五）偏瘫型上、下肢畸形的重建策略

此类患者的下肢畸形多是足的内翻或外翻畸形，手术重建的效果确实。应先手术矫正足踝畸形，患者行走功能改善后自然提高了再实施治疗的信心，第二期再实施上肢重建手术。

第三节　手及上肢畸形手术重建方法

一、肩、肘部畸形

常见为肩内收畸形、肩外展畸形及肘关节屈曲挛缩畸形。由肱三头肌痉挛导致痉挛性伸肘畸形（笔者仅遇见一例，实施了肱三头肌内腱性松解术改善）。

（一）肩内收畸形

为胸大肌痉挛继发挛缩所致，在胸大肌与肱骨之间切口（图 7-3-1），显露与延长胸大肌肱骨头肌腱，术后不需要固定。

（二）肩外展畸形

为三角肌痉挛继发挛缩，此种类型少见。三角肌挛缩使得肩关节难以回贴到胸壁，患者行走时只能使上肢持续外展位置，造成极大的行动不便与心理障碍。手术方法：剥离三角肌在肩峰起点的中间部分，减弱其外展痉挛及挛缩。

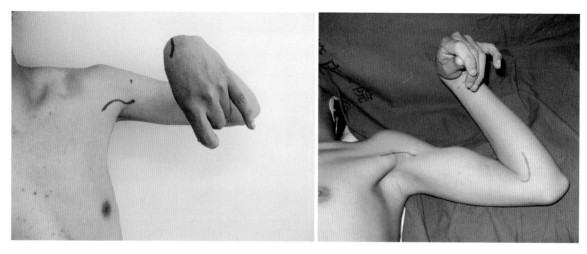

图 7-3-1   胸大肌挛缩肩关节外展幅度受限，肌腱延长手术切口与体位

（三）肘关节屈曲挛缩畸形

若屈肘肌痉挛继发重度关节挛缩，在延长屈肘肌——肱二头肌、肱肌的基础上，穿针安装外固定牵伸器缓慢牵拉矫正屈肘畸形，拆除外固定后装配带关节铰链的矫形器（图 7-3-2）。

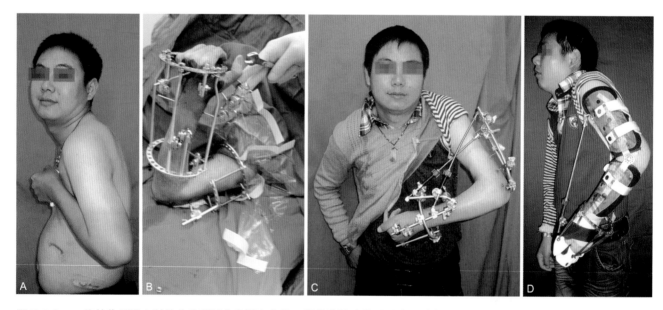

图 7-3-2   A.脑外伤后遗左肘关节重度屈曲位僵直挛缩，肘关节被动伸屈活动几乎丧失；B.麻醉后肌肉松弛，屈肘肌延长后，仅能部分矫正屈肘畸形，残余畸形穿针安装外固定牵伸器；C.术后缓慢牵伸矫正肘关节屈曲挛缩，并定期打开牵伸杆活动关节；D.术后 70 天，拆除外固定更换矫形器维持肘关节牵伸位

二、前臂旋前畸形

（一）致畸机制

前臂所有的屈肌皆有旋前的作用，其中旋前圆肌痉挛继发挛缩是导致畸形的主要因素，发展到成年又必然继发旋前方肌及骨间膜挛缩，使旋前畸形变为僵硬性。这种类型实施手术松解后，术中不能获得满意的被动旋后活动，手术结束必须安装外固定器。穿针方法：尺骨近端穿螺纹针作为矫形支点，桡骨远端穿螺纹针作为旋后动点，术后通过体外调控桡骨远端之固定针，即可逐渐矫正前臂旋前畸形。其间可以打开尺骨 - 桡骨固定杆，被动测试矫形后

的前臂旋转活动及幅度。脑瘫患者上肢痉挛未发现有继发旋后畸形者，可能与人类上肢肌肉的配布规律有关。

脑性瘫痪上肢畸形矫治

（二）常用手术方法

1. 旋前圆肌起点松解下移，减弱旋前圆肌的张力（图 7-3-3）。

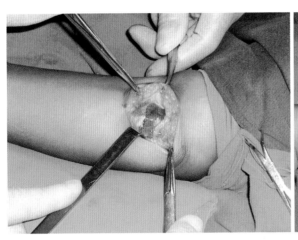
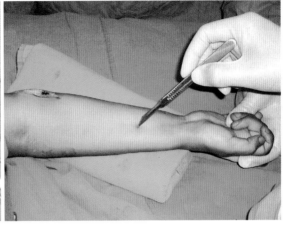

图 7-3-3　肱骨内髁下切口，旋前圆肌起点松解下移。右图示：挛缩的掌长肌腱采用尖刀皮下切断

2. 旋前圆肌肌腱止点改道术　旋前圆肌肌腱远端在桡骨掌侧肌腱止点"Z"字形延长切断，向近端分离到一定高度，将肌腱游离端穿骨间膜后，绕经桡骨掌侧与残留的近端肌腱缝合。也可以在桡骨后外侧打洞，引入旋前圆肌腱远端反折缝合固定。如此术后，增加了前臂旋后动力，避免旋前畸形再复发（图 7-3-4）。

3. 旋前方肌松解　适用于僵直型前臂旋前畸形，仅松解旋前圆肌不能矫正畸形者。

4. 前臂旋前畸形矫正术后固定方法　术中能够被动矫正到前臂旋后位置者，应用石膏或组合式外固定 5 周后更换支具。不能完全矫正到位的僵硬型畸形，应用 Ilizarov 环式外固定便于术后调控矫正残余畸形。

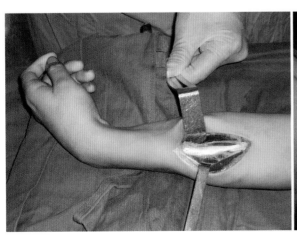
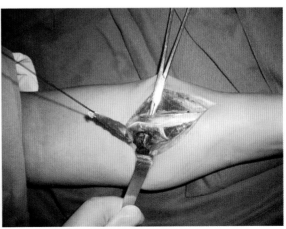

图 7-3-4　旋前圆肌肌腱止点"Z"字形延长后切断，向近端游离后穿过骨间膜，转位缝合固定在桡骨掌背侧预留的肌腱

三、屈腕畸形

（一）致畸机制

前臂旋前、屈腕、屈指肌在持续痉挛的基础上，逐渐发生挛缩，大多与前臂旋前畸形、屈指畸形共存，重者腕骨继发发育性楔形改变。

（二）手术矫形策略

1.轻中度屈腕挛缩者实施前臂屈肌群起点松解，松解范围必须包括屈腕、屈指浅肌起点，术中即发现能够满意矫正屈腕畸形（图7-3-5）。

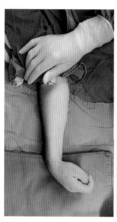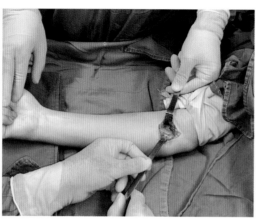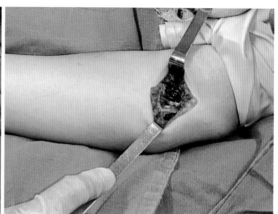

图 7-3-5　前臂屈肌群起点松解

重度屈腕、屈指畸形单靠肌肉起点松解仅能部分矫正，应在屈腕肌肉-肌腱交接处进行延长。

2.尺侧屈腕肌腱远端游离移位增加伸腕、旋后动力。屈腕伴腕关节尺偏畸形者，将尺侧屈腕肌腱远端游离，经过尺-桡骨间膜隧道引入到腕背侧（若患者有前臂旋前畸形肌腱隧道经过尺背侧皮下），缝合在桡伸腕短肌腱上（图7-3-6 A~C）。

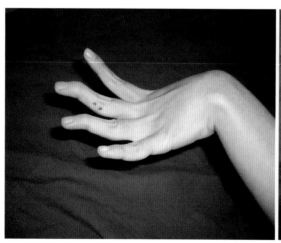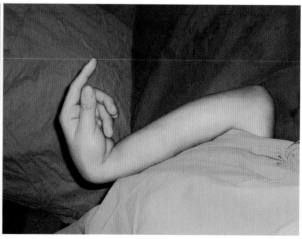

图 7-3-6A　前臂旋前、屈腕、尺偏畸形及手指鹅颈畸形

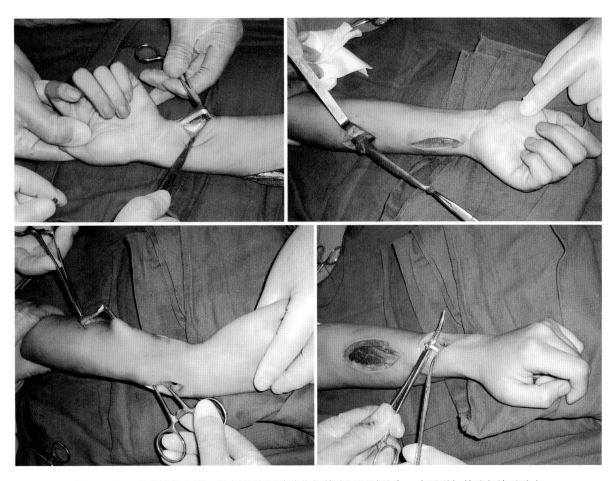

图 7-3-6B 手术操作步骤：尺侧屈腕肌腱移位与伸腕短肌腱缝合，术后增加伸腕与旋后动力

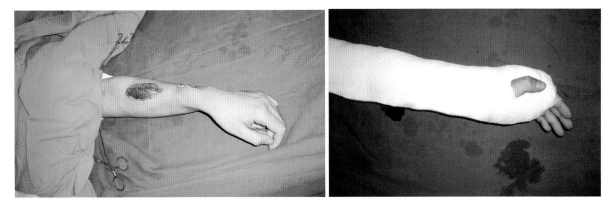

图 7-3-6C 若术中畸形已经矫正，上管型石膏固定腕关节伸直、拇指外展、掌指关节屈曲位 4 周，然后更换支具再维持 1 个月

3.秦泗河创桡侧伸腕短肌腱腕关节固定术。在矫正屈腕畸形的基础上，劈开并切取远侧一段桡侧伸腕短肌腱的2/3，肌腱穿预先打好的桡骨远端骨洞后反折自身缝合固定。如此就能将腕关节用肌腱固定在相对中立位（图7-3-7）。此手术应用后，避免了某些患者需要实施的桡腕关节融合术。留存1/3肌腱束仍保留了伸腕短肌的功能。

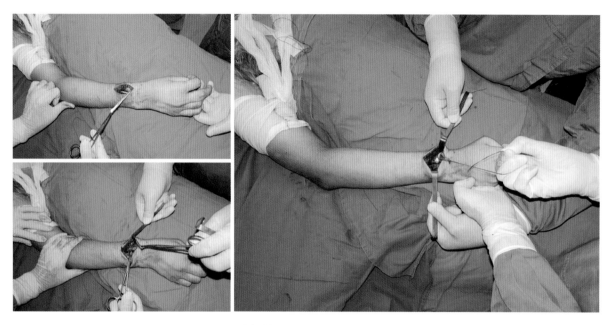

图 7-3-7　桡侧伸腕短肌腱腕关节伸直位固定术

4.成年重度僵硬性屈腕畸形矫正应结合 Ilizarov技术。由于受挛缩的正中神经、尺神经限制，重度屈腕畸形纵然肌腱延长后，也不能一次手术矫正，应穿针安装跨腕关节 Ilizarov 环式外固定器，残留的屈腕畸形，术后缓慢牵拉矫正。如此既能达到医生所需要的矫形目标，又能规避发生严重并发症（图7-3-8）。

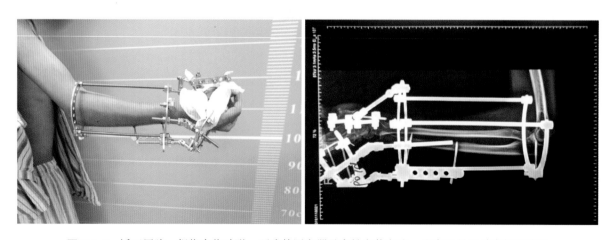

图 7-3-8　矫正屈腕、拇指内收畸形，环式外固定器及穿针安装方法，注意尺骨近端穿螺纹半针

四、屈指与拇指内收畸形

（一）致畸机制

屈指与拇指内收畸形为屈指深、浅肌与拇长屈肌、拇内收肌长期痉挛，继发肌腱筋膜挛缩所致。屈指畸形者，几乎都与屈腕肌腱挛缩共存。严重患者手呈"握拳"状态，由于手掌汗液不能清洗，散发臭味甚至手掌糜烂。因此，具有确实的手术指征。

（二）屈指深肌腱、拇长屈肌腱延长术

手术方法：屈指浅肌挛缩通过肱骨内髁下起点松解可以矫正。屈指深肌腱挛缩只能手术延长。在腕关节上掌侧切口，显露屈指深肌腱，评价其挛缩的程度，适度"Z"字形切开延长。拇长屈肌腱在同一个切口显露延长（图7-3-9）。正确实施肌腱延长等手术操作仅仅完成了第一步，最终获得疗效的关键，是合理恰当的外固定以及术后的动态评价与调控。

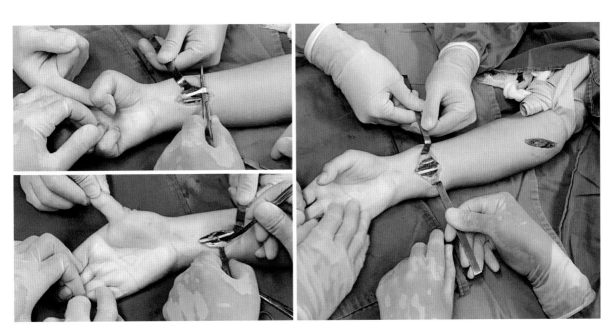

图 7-3-9　屈指深肌腱、拇长屈肌腱延长术，该患者同期实施了前臂屈肌群起点松解下移

（三）拇指内收肌腱松解术

脑源性痉挛上肢畸形拇指内收挛缩，几乎都与屈腕、屈指畸形伴随发生。由痉挛到挛缩，手指屈曲时拇指多被握于手掌内。

依据拇指内收挛缩的程度，在第一掌骨头切口显露拇内收肌腱的止点，轻度者用尖刀仅松解拇内收肌腱横头，重者全松解。挛缩解除后，必须将拇指掌指关节外展位固定方能保障手术疗效（图7-3-10）。

（四）手指鹅颈畸形的骨外固定技术矫正

手指鹅颈畸形是脑源性瘫痪的一个特殊类型（见图7-3-6A），几乎都伴有屈腕畸形。笔者在矫正屈腕畸形的基础上，在指骨近节、中节、远节背侧穿细螺纹针，将诸手指控制于半握拳屈曲位6~8周（固定时间依据患者年龄、鹅颈畸形程度而定），指间关节屈侧韧带与关节囊自然挛缩。拆除外固定后再装配腕手支具维持4周，即能有效地矫正鹅颈畸形。不能矫正者再实施中央腱束切断矫正手术。

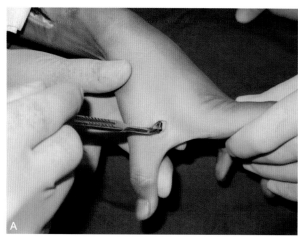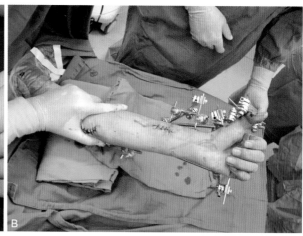

图 7-3-10　A.拇指内收挛缩，手术切口及尖刀松解方法。一般仅将横头自掌骨和籽骨处切断。残留的手虎口挛缩，术后通过外固定器调控牵拉矫正；B.拇内收肌横头松解结束后，将拇指固定在外展位 6 周，外固定器固定术后可以调控拇指外展的角度，体外牵伸解除虎口挛缩

第四节　成年手及上肢多关节畸形一期手术矫正

一、成年上肢多关节畸形类别与临床表现

（一）上肢多关节畸形链发生机制

　　肩关节内收、肘关节屈曲、前臂旋前、腕关节屈曲、拇指内收屈曲、手指屈曲挛缩畸形，不一定在一个患者同时出现。但是前臂旋前、腕关节屈曲、拇指内收屈曲、手指屈曲挛缩，是最常见的上肢畸形链组合。这些患者自幼年罹患脑瘫，生长发育过程中未能实施合理的干预与手术矫正，目前实施的康复方法都难以解决这些关节挛缩与动力失衡。以至于到了青少年阶段，甚至进入中年阶段仍未获得合理的手术重建。面对罹患几十年的多关节挛缩与上肢痉挛畸形，矫形外科医师必须系统了解其病因及痉挛畸形发生、发展转因，畸形演变至现在的具体情况，确定重建目标，选择最优的重建策略和流程，并付诸实施。因此，对成年期上肢复杂关节畸形链的一期手术矫正与固定，术后追踪动态评价与调控，最终治疗结果的评价，主持手术的医生应当作一项系统工程来看待。

（二）延误手术造成多关节重度畸形

　　脑瘫患者痉挛性畸形的发生、发展在婴幼儿期间，由于单纯康复理疗并不能解除患肢由痉挛继发的动力不平衡，难以阻止由痉挛向关节挛缩的病程发展，多关节挛缩畸形又加重了上肢 - 手的病残，最终形成了互为因果的畸形链。若早期未能进行有效的手术减弱痉挛与矫正畸形，成年后或者到中年期，必然发展为重度甚至僵硬性上肢畸形，增加了手术矫形与肢体重建的困难。

二、组合手术一期矫正多关节畸形理念与策略

（一）为何需要一期手术矫正多个关节畸形

　　由于此类患者所形成的畸形链，是在十几年甚至几十年的过程中逐渐积累发展形成，不同部位的畸形存在互为因果的关系，若仅分期手术实施单一畸形的矫正策略，不能解除多关节畸形链相互发生、发展的病理机制，以至术后畸形复发，使患者无法按计划实施下一期手术。若能应用组合手术，一期解决多个关节畸形，保障术后的可靠固定与手功能锻炼，能获得事半功倍的效果。

（二）组合手术保障疗效与规避并发症要点

　　1.术前系统检查静态与动态的整体评价，分析畸形链的病因、病机、畸形程度与类别，评价手的功能状况。详细了解患者对治疗的诉求等相关因素，制订出个体化合理的手术方案与术后管理流程。

　　2.主持手术的医生，必须有丰富的矫形骨科或手外科临床阅历，具备较娴熟的手术技巧，熟练应

用石膏技术和骨外固定器，否则不宜勉强为之。纵然是经验丰富的手外科医生，对这类多关节畸形的组合式手术重建，也应术前进行器械准备、手术过程、技术要点、固定方法、风险规避等心理准备。

3. 严重关节挛缩畸形矫正术前应测试、备好环式外固定器，这是该组合手术成功的重要条件。术后应用石膏、支具等固定方法，有可能出现严重并发症。

4. 预测手术矫形后可能达到的疗效目标。主持手术的医生必须做到术后能完成动态评价与追踪复查、康复指导。

5. 将手术步骤提前打印带到手术室。由于一次实施多个部位、多个不同性质的手术，操作步骤多、手术过程较复杂，有可能遗漏。建议将手术步骤提前列出打印，带到手术室，并张贴于明显处，供主持手术的医生术中参考。

6. 对于痉挛性关节挛缩严重患者，第一期手术关节挛缩畸形矫正后，应告知患者，应第二期手术实施选择性周围神经运动支切断术以减弱痉挛。

三、典型病例

病例1：幼年患脑膜炎后遗右上肢畸形成年人期手术（图7-4-1）

（一）病史

患者男，38岁。4岁时罹患脑膜炎，在当地医院治愈。后遗右上肢及手功能障碍，少年时出现畸形且随年龄增加而逐渐加重，既往未实施过手术治疗。

（二）检查

右肘关节轻度屈曲、前臂旋前畸形，被动也不能达到旋后位置。屈腕、屈指、拇指内收畸形，手指指间关节过伸畸形。右手尚存在缓慢简单的自主抓握功能，但手指伸展时腕关节必须屈曲，如果将腕关节控制在伸直位，手的伸屈运动有所改善（图7-4-1A、B）。

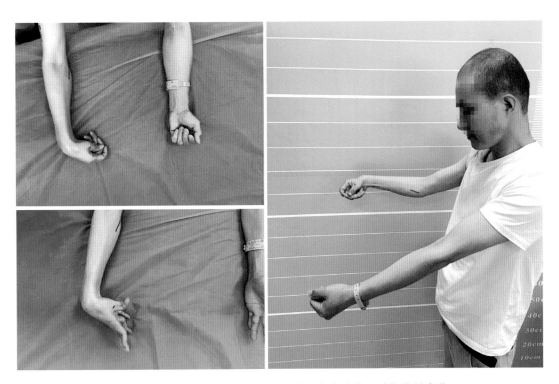

图 7-4-1A　右屈肘、前臂旋前、屈腕、拇指内收、手指鹅颈畸形

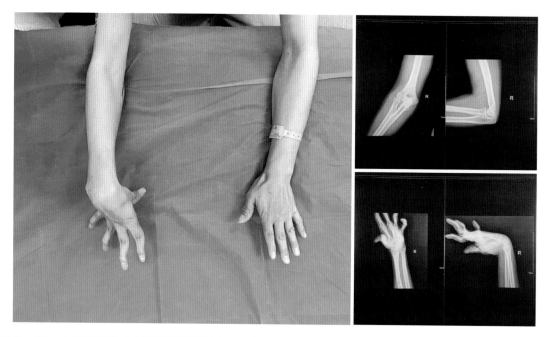

图 7-4-1B　右手指伸展时必然伴随腕关节屈曲、手指鹅颈畸形。X 线检查，肘、腕骨关节没有骨性畸形改变

（三）手术策略

矫正前臂旋前、屈腕、屈指、拇指内收畸形，期望同期用外固定技术矫正手指鹅颈畸形。

（四）手术方法

1. 前臂屈肌群起点松解（图 7-4-1C）。

2. 屈指深肌腱延长，旋前方肌松解（图 7-4-1D）。

3. 拇长屈肌腱延长，拇内收肌横头切断（图 7-4-1E）。

切口缝合后，穿针安装环式外固定器。先在尺骨 - 桡骨穿针加环，矫正前臂旋前畸形（7-4-1F）。

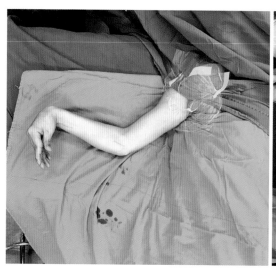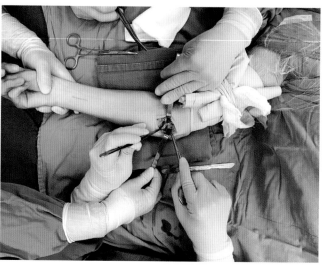

图 7-4-1C　前臂屈肌群起点松解，减少旋前、屈腕、屈指肌的张力

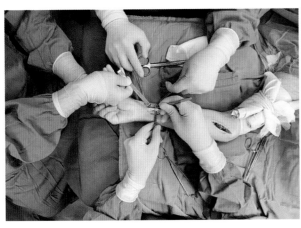
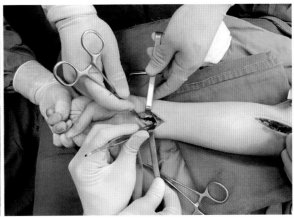

图 7-4-1D　右侧屈指深肌腱延长，旋前方肌松解（右图）

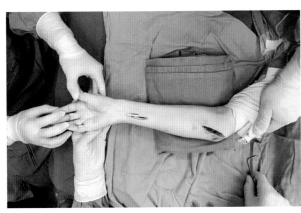
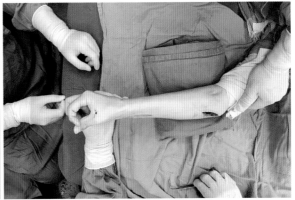

图 7-4-1E　延长拇长屈肌腱，松解拇内收肌腱，测试前臂旋前、屈腕、拇指内收畸形矫正情况

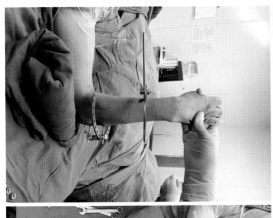
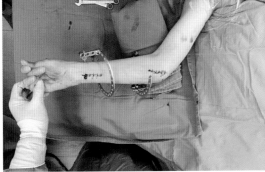
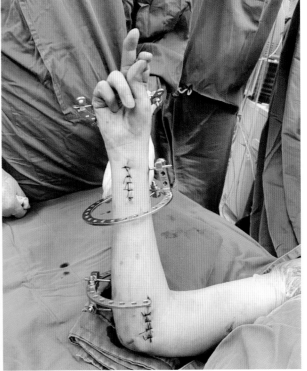

图 7-4-1F　穿针安装环式外固定器。先在尺骨 - 桡骨穿针加环，术中矫正前臂旋前畸形

再在腕、掌关节穿针控制腕关节于矫形需要位、拇指外展位。示指、中指、环指外固定控制于屈指位，促其自然挛缩矫形（图7-4-1G）。残留的屈腕畸形，术后通过外固定调整矫正至功能位（图7-4-1H）。

间断性佩戴前臂-手支具3周（图7-4-1I），以巩固矫形疗效。嘱患者加大手的功能训练。

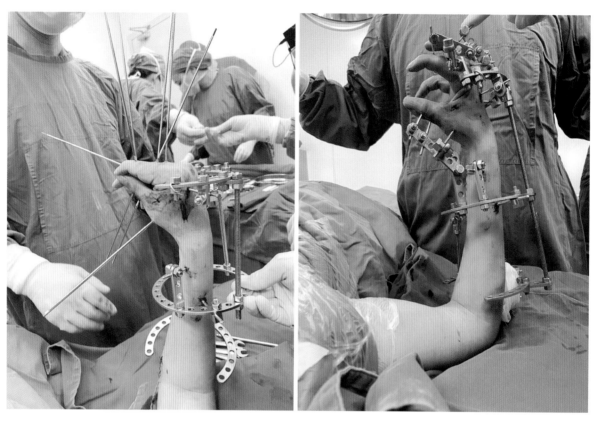

图7-4-1G　腕、掌关节穿针控制腕关节于矫形需要位、拇指外展位。示指、中指、环指外固定控制于屈指位，促其自然挛缩矫形

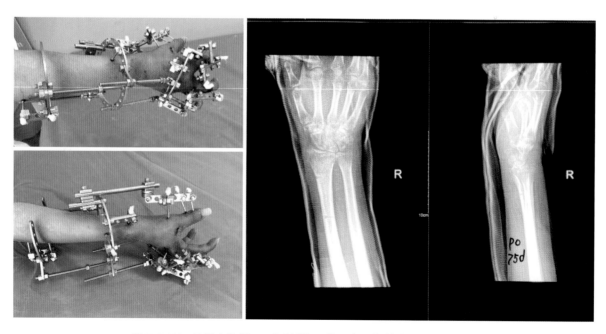

图7-4-1H　外固定控制75天后拆除，装配支具控制腕-手于功能位

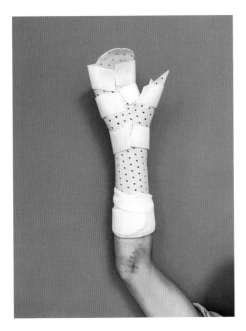

图 7-4-1I　术后 75 天拆除外固定，间断性佩戴前臂 - 手支具以巩固矫形疗效

病例 2：幼年脑外伤后遗左上肢多关节畸形一期手术重建（图 7-4-2）

（一）病史

患者男，28 岁，2 岁时因车祸发生脑外伤，急性期过后发现左侧肢体偏瘫，以上肢瘫痪为重。少年时出现上肢关节畸形且随生长发育而加重，曾去过多家医院康复，无明显疗效。

（二）检查

患者语言、智力基本正常。右髋轻度内收肌挛缩，足轻度痉挛性外翻畸形，走路跛行。

左上肢：痉挛性肩关节内收、肘关节屈曲、前臂旋前、屈腕、屈指、拇指内收畸形（图 7-4-2A、B）。患者睡觉后，肘、腕关节屈曲畸形程度明显减轻，手尚存缓慢、不协调的伸屈动作。

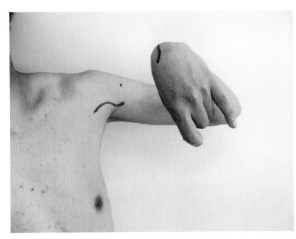
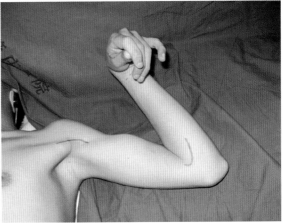

图 7-4-2A　左上肢多关节挛缩畸形，胸大肌挛缩肌腱延长手术切口与体位

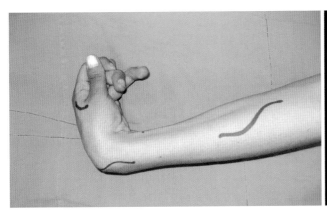
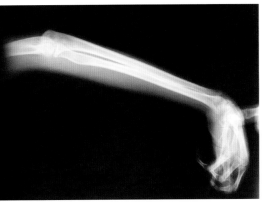

图 7-4-2B　左侧前臂旋前、屈腕、屈指、拇指内收畸形，术前策划的几个手术切口

（三）手术重建策略

肌肉松解、肌腱延长解除关节挛缩，腕关节用交叉钢针固定于伸直位，桡侧腕长伸肌腱远端固定以控制屈腕畸形。预计术中肘、腕关节屈曲挛缩能矫正，故采用管型石膏固定。

（四）手术方法

1.胸大肌腱延长，前臂屈肌群起点松解（图7-4-2C）。

2.屈指深肌腱延长（图7-4-2D），掌长肌腱切断。

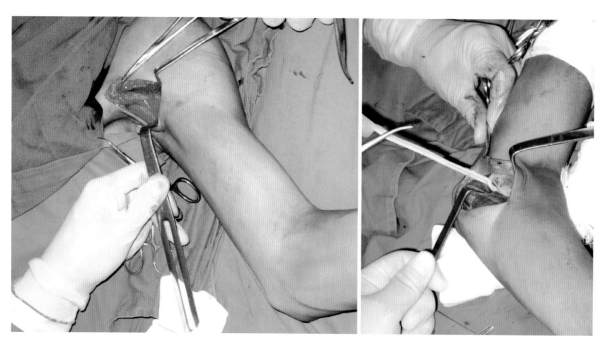

图 7-4-2C 显露胸大肌腱予以延长，显露并保护尺神经，松解前臂屈肌群起点

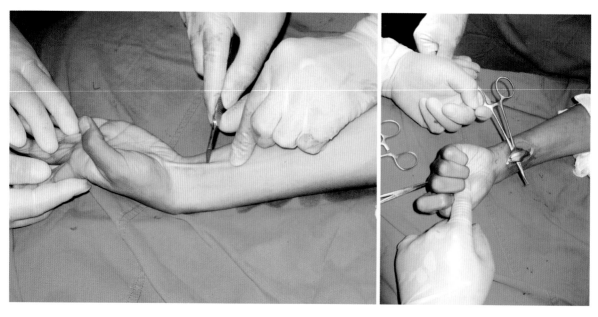

图 7-4-2D 前臂切口延长屈指深肌腱，挛缩的掌长肌腱采用皮下切断

3.拇内收肌松解，腕背侧切口显露游离桡侧腕短伸肌腱（图7-4-2E）。

4.游离桡侧腕短伸肌腱远端，将其固定在桡骨背外部以控制腕关节屈曲，交叉穿2根2.5 mm钢针临时固定腕关节于伸直位（图7-4-2F）。

5.缝合所有手术切口，测试肩关节内收挛缩、肘和腕关节屈曲挛缩、拇指内收畸形术中已经矫正（图7-4-2G），且手术切口的皮肤张力不大。因此，用管型石膏固定于：肘关节伸直、前臂旋后、腕关节伸直、拇指外展位（图7-4-2H）。固定腕关节的钢针于术后1周、患者出院之前拔除。

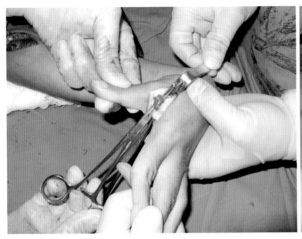
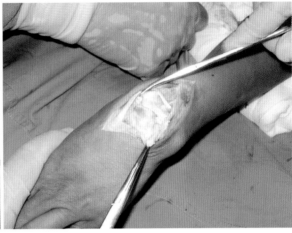

图 7-4-2E　松解拇内收肌横头，切口显露桡骨背侧远端与腕短伸肌腱

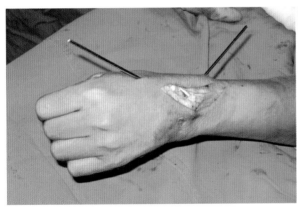
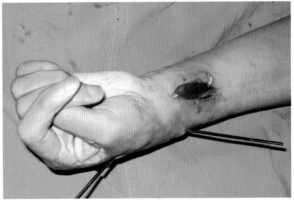

图 7-4-2F　交叉穿钢针固定腕关节于伸直位，将桡侧腕短伸肌腱远端固定在桡骨背侧近端，术后控制腕关节于伸直位

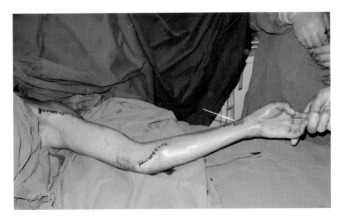

图 7-4-2G　脑瘫上肢肩、肘、腕、指关节挛缩，实施组合手术一期矫形

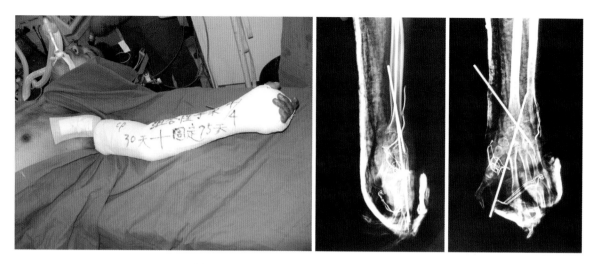

图 7-4-2H   长臂管型石膏固定，固定腕部的钢针尾端露在石膏外暂保留

病例3：婴儿时脑外伤后遗偏瘫上肢、下肢分期手术重建

（一）病史

患者女，16岁。于生后3个月发生车祸造成颅脑损伤，曾急诊实施开颅手术救治。后出现左侧肢体偏瘫，且随年龄增长功能有所恢复，但上、下肢出现畸形，曾经过长期系统康复，畸形未获矫正。

（二）检查

左后足内翻、前足内收，站立行走时足底外缘着地（图7-4-3A）。

左上肢前臂旋前畸形，屈腕、尺偏及拇指内收畸形（图7-4-3B），左手存有不协调的抓握功能。

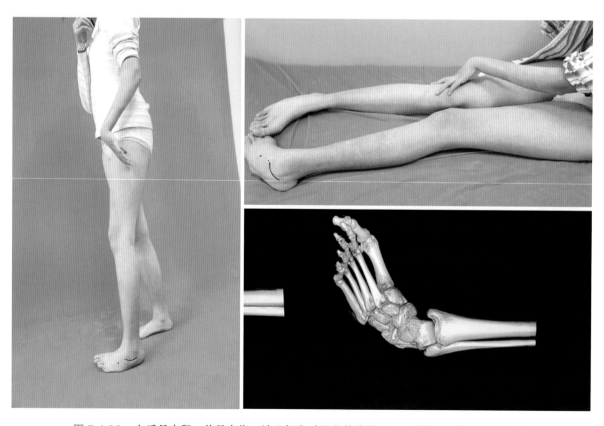

图 7-4-3A   左后足内翻、前足内收，站立行走时足底外缘着地。X线片显示前足明显内收

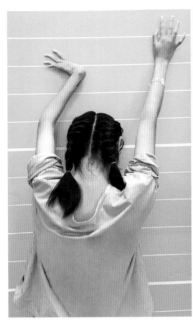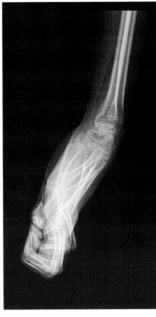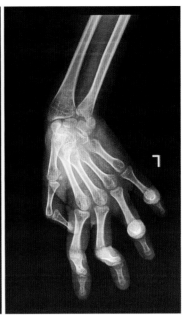

图 7-4-3B　左上肢前臂旋前畸形，屈腕、尺偏及拇指内收畸形

（三）手术重建策略

第一期手术矫正左足内翻畸形。待左足术后能较好负重行走时，再第二次实施左上肢重建手术。

（四）手术方法

第一期手术方法：左足胫骨后肌腱延长，左胫骨前肌腱 1/2 外置于第三腓骨肌腱止点，左跟距关节截骨融合，结合 Ilizarov 技术（图 7-4-3C）。

第一期手术后 50 天，实施第二次手术：左上肢前臂屈肌群起点松解，拇内收肌松解，然后穿针安装环式外固定器矫正前臂旋前、屈腕畸形，尺偏、拇指内收畸形（图 7-4-3D、E）。

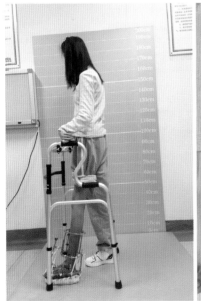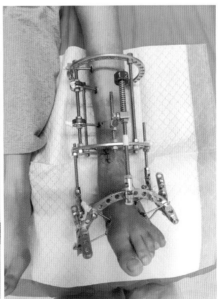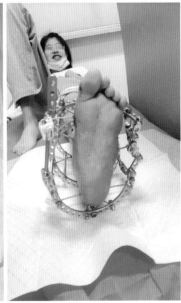

图 7-4-3C　左足矫形术后，在外固定调控矫形过程中，鼓励患者佩戴外固定器足负重行走。右图显示术后 6 周足内翻畸形完全矫正

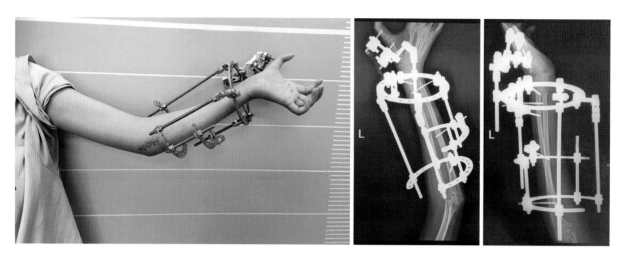

图 7-4-3D　第二次行左上肢手术结合环式外固定，控制腕 - 手功能位 6 周，鼓励患者锻炼手的运动

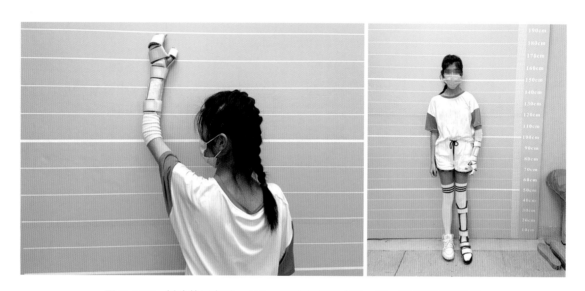

图 7-4-3E　拆除外固定后，左上、下肢都佩戴支具 4 周，以巩固矫形效果

（秦泗河）

参考文献

[1] 秦泗河, 葛建忠, 陈建文. 1090例脑性瘫痪外科手术治疗
统计分析[J]. 中国骨与关节外科, 2011, 4(5): 374-379.

[2] 秦泗河, 陈哨军, 于炎冰. 脑性瘫痪的外科治疗[M]. 北京:
人民卫生出版社, 2008.

第八章　骨外固定在上肢功能重建中的应用

第一节　概　述

一、常用外固定器的种类

（一）Ilizarov外固定器

Ilizarov研制的外固定器，以洞孔全环和全螺杆连接组合构型，钢针采用1.5~1.8 mm的细直径全针，交叉多平面穿针，钢针拉张是其技术特点（近年也采用半针）。另外，还配有很多功能接头，以组成相应矫形功能的构型。Ilizarov外固定器稳定性好，施力均匀，有较强的畸形矫正功能，是肢体延长和畸形矫正的经典之作，但若用于创伤骨折的治疗，因其结构和操作较复杂，缺少灵活性和实用性。

（二）单边式外固定器

此类型外固定器结构简单，均为单侧固定，即钢针穿透骨皮质两侧，但不穿透对侧软组织及皮肤，包括单平面单边式和双平面单边式两种。①单平面单边式：所有针体沿长骨纵轴排列于同一平面，具有代表性的单平面单边式固定器有Bastiani外固定器、钩槽式单边外固定器、AO单边外固定器。②平行双平面单边式：固定针沿骨干长轴一侧的两个平行平面排列，最典型的代表是钩槽式单边外固定器。与单平面单边式外固定器相比，由于固定针之间呈三角构型，十分牢固和稳定，可控制肢体冠状面和矢状面的旋转活动，便于患肢关节早期活动训练。

（三）组合式外固定器

组合式外固定器的特点是每个部件大都具有两种以上的互换组合性能，随意性较大，可根据骨折部位与骨折类型等不同情况，选择不同位置穿针，组成不同几何形状的外固定器，包括单平面半针与双平面半针固定式，或双平面三角式固定，以及半环式与超关节式固定等不同构型。因此不同构型或同一构型下钢针、连杆的不同分布、连杆和钢针的几何与材料参数导致其结构刚度、强度、应力应变分布等力学性能有较大范围的变化。在这些不同构型或布局中可能有一些最优化的组合方式，从而为骨折治疗提供一个理想的力学环境，在此方面有必要进行深入研究。

（四）计算机辅助六轴空间外固定支架（以Taylor架为代表）

六轴空间外固定支架由2个全环或2/3环、6根可伸缩的支撑杆通过特别的通用铰链连接组装而成，这种框架与配套的计算机软件相结合，输入13个参数，得出临床处方，然后通过调节6根支撑杆的长度，一个环相对于另一个环就能被重新定位，从而矫正肢体畸形。无论简单还是复杂的畸形，都可以应用同样的框架进行矫形治疗，可以同时矫正三维畸形（成角、错位、旋转及短缩或分离）。

二、骨外固定技术的优缺点

（一）骨外固定技术的优点

1. 符合微创技术要求、最大限度保护血供　骨外固定远离骨折端的穿针，可以进行闭合复位和无血操作；无需广泛切开软组织和剥离骨膜，不加重骨折局部血运的破坏。对麻醉要求简单，不用输血，对全身生理功能干扰小，体外固定装置不影响伤肢血液循环。

2. 提供合理的生物力学环境　Ilizarov认为："任何形式的内固定或其他方法，都不能提供骨折迅速愈合所需的全部复杂条件，而只有骨外固定才能做到"。因为骨外固定可以根据不同情况，为骨折（截骨）段提供坚强固定、加压固定、弹性固定、平衡固定以及牵伸延长等各种力学作用方式；在不同的治疗阶段，为骨折（截骨）段提供适应性固定刚度，使固定刚度顺应骨再生与功能重建进程的生物学要求，以促进骨折愈合的速度，提高骨折愈合的质量。

3. 适应证广泛，且有更多的创意空间 骨外固定在创伤骨科、矫形外科以及肢体延长方面均有很大的应用和研究前景，是严重开放性骨折、严重粉碎性骨干骨折和关节骨折以及骨缺损、骨感染治疗的首选方法；是严重、复杂骨关节畸形的矫治以及肢体不等长、身材矮小症无可替代的方法。在手外科、脊柱外科、显微外科、血管外科以及骨肿瘤切除后的保肢方面均有很大的应用价值和创意的空间，可以使很多濒临截肢肢体的功能得到恢复。

4. 疗效确切，治疗周期短、并发症少 早在1894年，美国外科医生Parkhill在评价骨外固定的疗效时说："从来没有任何其他方法能够取得100%的治疗效果"。秦泗河矫形外科总结8113例病例，其治愈率与显效率均在98%以上，其病种和难度均远远超越公认的适应证范围；而治疗时间比其他方法缩短83%。骨外固定的并发症少而轻，一旦发生也易于处理。

5. 简便灵活 手术操作比钢板等内固定简单，便于复杂伤情和紧急情况下对骨折进行及时、有效的固定，术后允许矫正残余的轴线偏差。架空创伤处的空间固定形式，利于骨折固定与伤口处理的同期治疗，也为其他伤的处理带来方便。

6. 便于早期功能锻炼 适应部位构型的外固定器和相应的固定刚度，允许肢体进行早期有益的功能锻炼。

7. 骨折处不存留异物，无需二次手术。

8. 设备成本低 骨外固定是一种经济的治疗方法，器材的重复使用可降低医疗成本。

（二）骨外固定技术的缺点

1. 针孔易发生感染，特别是粗直径钢针和软组织较厚部位的钢针。

2. 跨越关节、贯穿肌肉或近关节处的钢针，不同程度地影响关节活动。

3. 术后要进行经常性管理。

4. 针孔将留下难看的斑痕，特别是粗直径钢针。

5. 有的患者对体外装置有恐惧感，体外装置对日常生活有一定影响。

三、上肢穿针部位与安全通道选择

钢针布局在确保穿针安全性和稳定性的前提

下，最大限度避免了钢针引起的各种临床问题，特别是针孔感染和钢针引起的活动受限、运动痛等影响外固定器使用的不利因素。

1. 定位方法 平面解剖的定位方式，采用体表骨性解剖标志和参考骨长度比例的评估方式进行定位，简单易行。

2. 注重两端的钢针布局原则 根据临床经验和力学分析，强化骨的两端为力学（稳定）基础、兼顾中段的钢针布局。

3. 钢针布局的力学性能和合理性，是根据钢针和环的直径，以及有无拉张等情况来进行的。

4. 合理的钢针布局，不仅可以大幅度降低针孔感染率（0.5%以下），还可实现患肢接近正常功能状态下的无痛运动，为促进骨折愈合、组织再生和自然康复创造了有利条件，增加了患者对骨外固定的接受度。

5. 测角系统，可使穿针更加便捷准确。测角系统采用360°，脂肪层厚度不影响测角及穿针角度，肢体放在解剖位置，在肢体的正前方为0°，外侧为90°，内侧为270°，左、右侧均可同样放置。

6. 左侧肱骨（图8-1-1）。

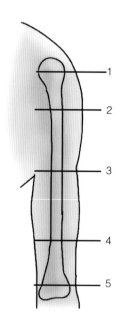

图 8-1-1 左侧肱骨截面分层图

（1）在肱骨头插入2个半针，在前外侧点进行操作。第一根针横着进入，第二根针从前外侧到后内侧，位于结节间沟后面，切勿穿透肱骨头软骨下骨。

（2）在肱骨干上 1/3 处从前外侧插入半针。根据需要，在这个位置插入 1 个或 2 个半针。在插入前面的半针时，必须谨慎小心以免损伤桡神经。

（3）在腋皱襞的远侧，可以从前外侧向后内侧插入 1 个全针，穿过肱二头肌及肱三头肌。在桡神经前方，从前外侧向后内侧插入 1 个半针。

（4）肱骨中下 1/3 交界下方，可从前外侧向后内侧斜向插入 1 个全针，穿过肱二头肌及肱三头肌。在桡神经内侧从后向前插入 1 个半针。

（5）肱骨外上髁最突出平面，侧位位于肱骨远端的圆心处，可以在冠状平面插入全针。原因就是骨骼走向在这个轴线上，在这个平面上穿针可以避开背侧及腹侧的神经血管结构。可以插入 2 个全针。第 1 个全针经内上髁插入，插入过程中，必须触到尺神经并推向外侧以免损伤。这个针应该尽可能在外侧髁的前方出来。第 2 个全针从内上髁更前的位置向较后的方向插入。这两个针的夹角应为 20°～30°。为增加稳定性，可邻近外上髁从后外侧向前内侧插入 1 个或 2 个半针。

（6）截面 1（图 8-1-2）：这个横截断面在肱骨大结节水平。这个位置的肱骨 90% 是松质骨。大

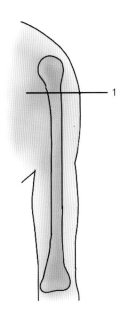

图 8-1-2　肱骨截面 1

结节前侧有一条清晰的结节间沟，有肱二头肌长头肌腱通过。所有重要的神经血管都在下方和内侧面（图 8-1-3）。穿针布局图见图 8-1-4。

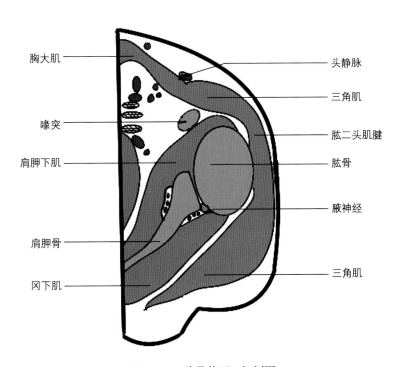

图 8-1-3　肱骨截面 1 解剖图

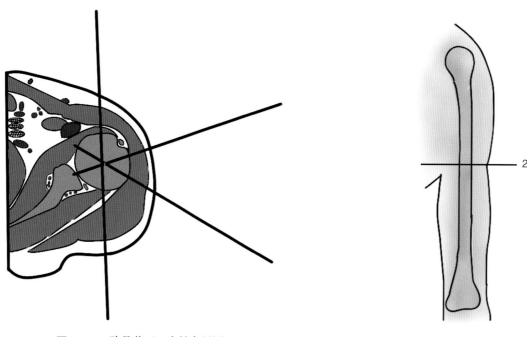

图 8-1-4　肱骨截面 1 穿针布局图　　　　　　　　　　图 8-1-5　肱骨截面 2

（7）截面 2（图 8-1-5）：这个横截面位于腋前皱襞和肱骨头的中点。这个部位是肱骨的干骺端，外侧面被三角肌所覆盖。大多数神经血管位于肱骨内侧。肱骨的后面及外侧面有旋肱后动静脉及腋神经，前侧有头静脉由外下斜向内上（图 8-1-6）。穿针布局见图 8-1-7。

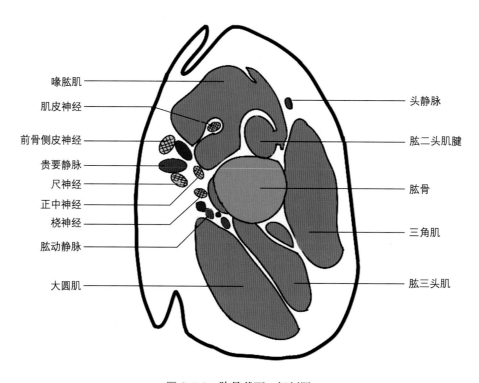

喙肱肌	头静脉
肌皮神经	肱二头肌腱
前骨侧皮神经	
贵要静脉	
尺神经	肱骨
正中神经	
桡神经	三角肌
肱动静脉	
大圆肌	肱三头肌

图 8-1-6　肱骨截面 2 解剖图

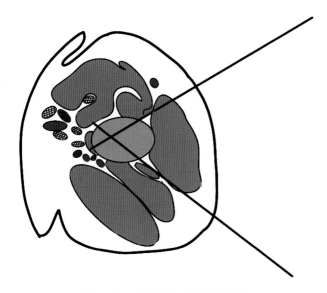

图 8-1-7 肱骨截面 2 穿针布局图

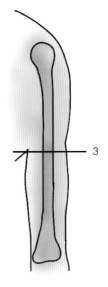

图 8-1-8 肱骨截面 3

（8）截面 3（图 8-1-8）：这个截面正好位于腋前皱褶的远端。在内侧能很容易地触及肱动脉。在胸三角肌前面是可以看见的头静脉。肱骨被肌肉围绕，位于肢体的中央。除了桡神经，所有的神经血管都在内侧。肌皮神经在喙肱肌及肱二头肌之间位于最前面。尺神经在最后面，位于肱三头肌内侧头的内侧。桡神经在正后方（图 8-1-9）。穿针布局见图 8-1-10。

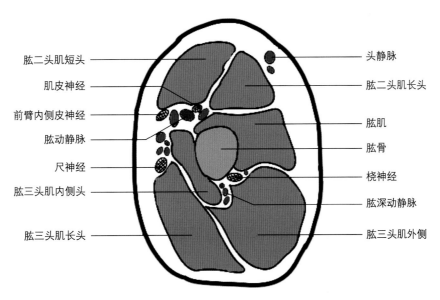

图 8-1-9 肱骨截面 3 解剖图

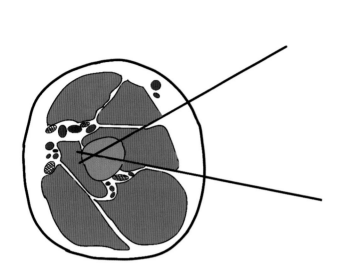

图 8-1-10　肱骨截面 3 穿针布局图

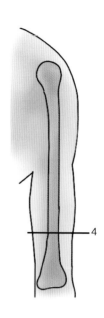

图 8-1-11　肱骨截面 4

（9）截面4（图 8-1-11）：这个截面位于肱骨远侧 1/3。神经血管与截面 3 位于相同的位置。在两个截面上神经血管的分布有轻度的差别，桡神经更靠前外侧，肌皮神经更靠前侧（图 8-1-12）。穿针布局见图 8-1-13。

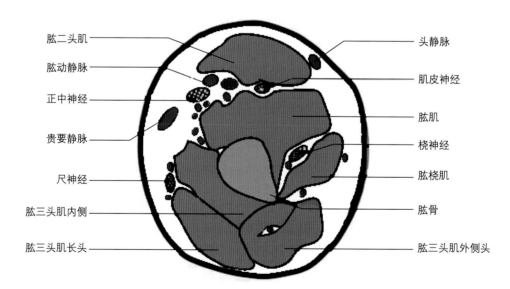

图 8-1-12　肱骨截面 4 解剖图

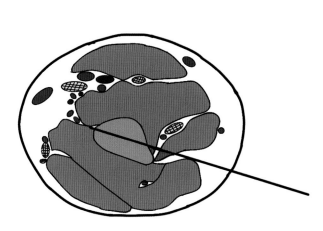

图 8-1-13　肱骨截面 4 穿针布局图

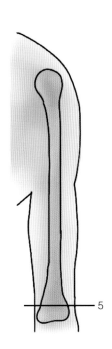

图 8-1-14　肱骨截面 5

（10）截面5（图 8-1-14）：这个截面位于肘屈褶线水平，在内上髁水平横过肱骨远端。此处肱骨为松质骨且沿着肱骨额状面呈扁平状。在这个平面上，最重要的结构是尺神经，它已经移行到肱骨轴线背侧，在肱骨内上髁后的尺神经沟内。桡、尺动脉汇合成肱动脉。肱动脉在肱骨内上髁前侧与正中神经伴行。在肱骨外侧髁侧前，桡神经位于肱肌上面（图 8-1-15）。穿针布局见图 8-1-16。

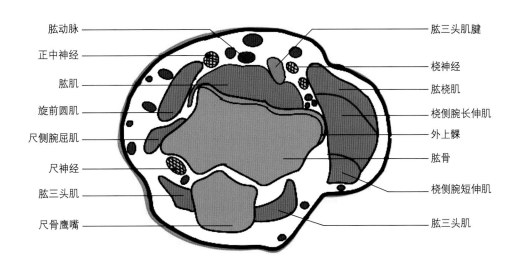

图 8-1-15　肱骨截面 5 解剖图

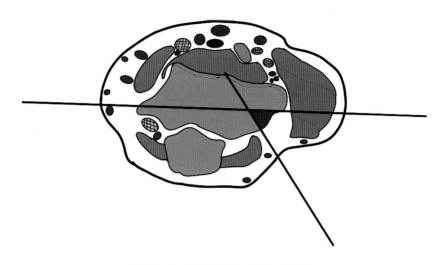

图 8-1-16　肱骨截面 5 穿针布局图

7. 左侧桡骨及尺骨（图 8-1-17）

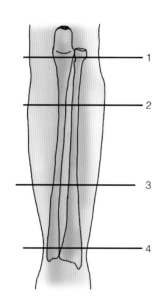

图 8-1-17　左侧尺桡骨截面分层图

（1）在肘屈褶线近侧，单独固定桡骨可用 1 个从前向后的全针和 1 个从后外向前内并与矢状面呈 20°角的半针。单独固定尺骨可使用 1 个横向全针（平行于冠状面）及 1 个从后向前的半针。

（2）在前臂的上 1/3 处，单独固定桡骨可用 1 个与矢状面呈 30°角从前外侧向后内侧的全针。半针固定在后外侧，垂直于之前的全针。尺骨的固定用 1 个与冠状面呈 20°角从前内侧向后外侧的全针，半针与矢状面呈 10°角从后内侧向前外侧固定。

（3）在前臂的中 1/3 处，单独固定桡骨可用 1

个与冠状面呈 40°角从前外侧向后内侧的全针。半针可固定在后外侧，垂直于之前的全针。尺骨的固定用 1 个与冠状面呈 40°角从前内侧向后外侧的全针，半针与矢状面呈 15°角从后内侧向前外侧固定。

（4）在前臂的下 1/3 处，桡骨的固定可用 1 个与冠状面呈 45°角从前外侧向后内侧的全针，另一个全针从前至后，在桡侧腕屈肌及正中神经之间，使用开放切口插入。半针从后外侧向前内侧固定，垂直于第一个全针。尺骨的固定可用 1 个与矢状面呈 45°角从前内侧向后外侧的全针，半针从后内侧向前外侧固定，垂直于之前的全针。

（5）截面 1（图 8-1-18）：在这个截面，尺神经

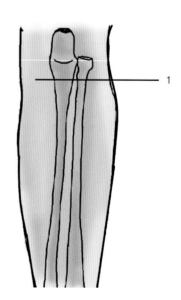

图 8-1-18　尺桡骨截面 1

在尺侧腕屈肌、指浅屈肌、旋前圆肌的汇合点处移行于尺骨内侧。肱动脉已经走行到外侧，位于正中神经旁（图 8-1-19）。穿针布局见图 8-1-20。

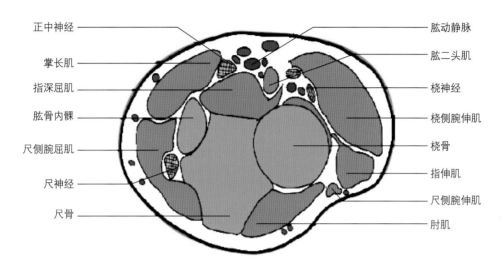

图 8-1-19　尺桡骨截面 1 解剖图

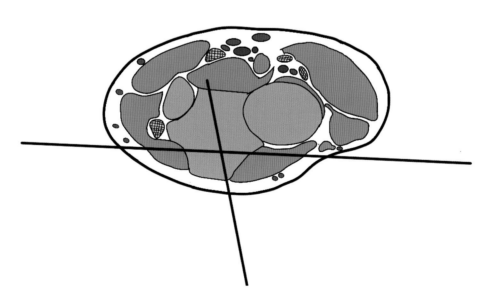

图 8-1-20　尺桡骨截面 1 穿针布局图

（6）截面2（图8-1-21）：这个截面位于肘屈褶线远侧。此处的骨性标志只有皮下的尺骨，前臂的其余部分被肌肉覆盖。尺侧的神经血管束在尺骨掌侧，位于尺侧腕屈肌和指深屈肌之间。正中神经位于桡骨内侧部分的掌侧，被指浅屈肌和拇长屈肌覆盖。桡动脉及桡神经位于桡侧腕屈肌及肱桡肌之间。在皮下沿着前臂前外侧可见前臂外侧皮神经。尺神经在尺侧腕屈肌、指浅屈肌和指深屈肌汇合点处移行于尺骨掌侧。骨间背神经和桡神经浅支与桡动静脉伴行（图8-1-22）。穿针布局见图8-1-23。

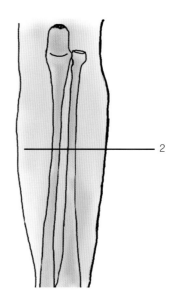

图 8-1-21　尺桡骨截面 2

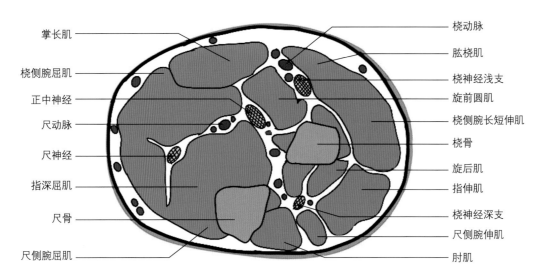

图 8-1-22　尺桡骨截面 2 解剖图

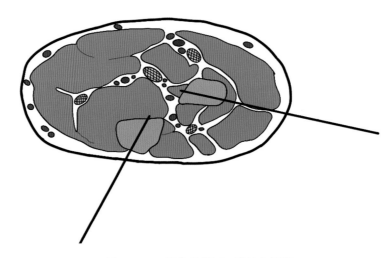

图 8-1-23　尺桡骨截面 2 穿针布局图

（7）截面3（图8-1-24）：这个截面位于肘屈褶线和腕关节的中点。这个水平在桡骨弓的顶点。两骨在此点间距最大。3个主要的神经血管位置深在，并被覆盖其上的肌肉保护。桡神经浅支和桡动脉位于掌外侧，在肱桡肌深面。正中神经在掌侧正中，在指浅屈肌和指深屈肌之间。尺动静脉及尺神经仍被尺侧腕屈肌覆盖。骨间前动脉在骨间膜的掌面（8-1-25）。穿针布局见图8-1-26。

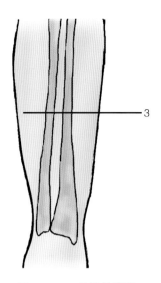

图 8-1-24　尺桡骨截面 3

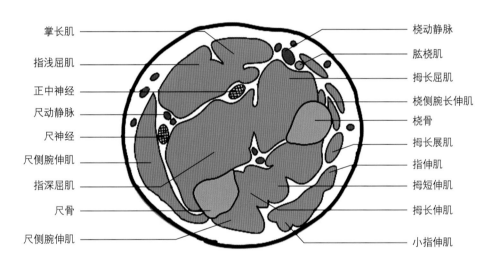

图 8-1-25　尺桡骨截面 3 解剖图

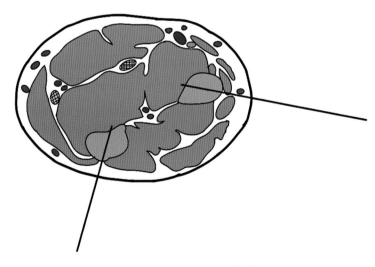

图 8-1-26　尺桡骨截面 3 穿针布局图

（8）截面4（图8-1-27）：在这个截面，大多数的动脉及肌腱由于其位于浅表都可以准确触及。尺侧动静脉位于掌内侧，被尺侧腕屈肌肌腱保护。正中神经在位置上稍偏桡侧，位于指浅屈肌和桡侧腕屈肌之间。桡动脉可在桡侧腕屈肌及拇长展肌间寻及（图8-1-28）。穿针布局见图8-1-29。

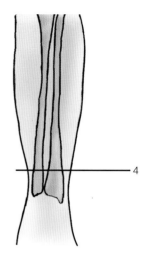

图 8-1-27　尺桡骨截面 4

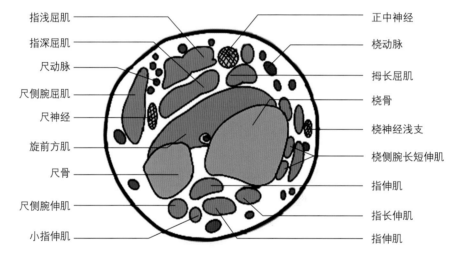

图 8-1-28　尺、桡骨截面解剖图

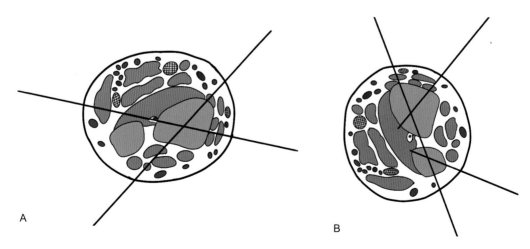

图 8-1-29　尺桡骨截面 4 钢针布局图。A. 穿交叉克氏针；B. 穿全针加半针

四、上肢常用环式外固定构型

上肢常用 Ilizarov 外固定构型是由钢针、钢针固定夹、连接杆、洞孔环等相对独立的构件组成的。每个构件既有相对独立性，又有很强的互换性和组合能力，可随机组成各种临床所需的外固定器构型。同时可结合其他构件如洞孔接片、铰链、弹性牵伸杆和仿生关节器等使用，以达到临床治疗的目的。

1. 肱骨加压外固定器构型，用于肱骨骨不连加压固定治疗（图 8-1-30）。

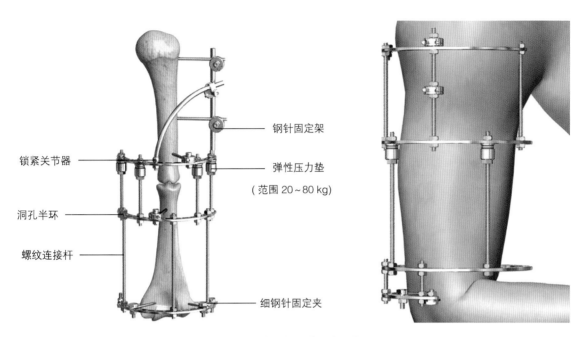

图 8-1-30　肱骨加压外固定器构型

2. 肱骨骨缺损骨段延长外固定器构型，用于肱骨骨缺损骨搬移治疗（图 8-1-31）。

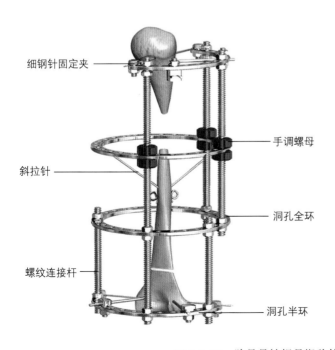
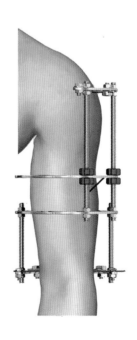

图 8-1-31　肱骨骨缺损骨搬移外固定器构型

3. 肱骨延长外固定器构型，用于肱骨短缩肢体延长治疗（图 8-1-32）。

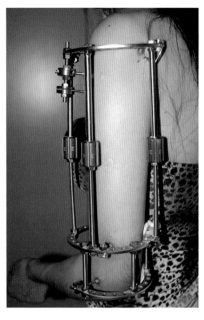

图 8-1-32　肱骨延长外固定器构型

4. 肱骨骨缺损加压、肢体延长外固定器构型，用于肱骨缺损断端加压固定，肢体延长治疗（图 8-1-33）。

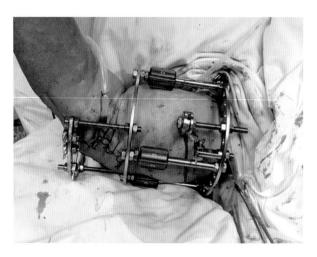

图 8-1-33　肱骨骨缺损加压，肢体延长外固定器构型

5. 上肢多发损伤超关节固定外固定器构型，用于上肢多发损伤的固定治疗（图 8-1-34）。

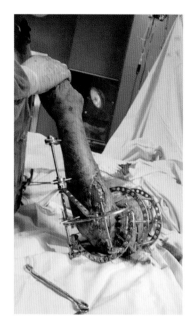

图 8-1-34　上肢多发损伤超关节固定外固定器构型

6. 肘关节内翻矫形外固定器构型，用于肘关节内翻畸形矫形治疗（图 8-1-35）。

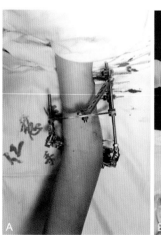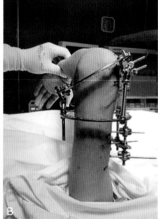

图 8-1-35　肘关节内翻矫形外固定器构型。A. 掌侧观；B. 北侧观

7. 肘关节牵伸外固定器构型，用于肘关节屈曲畸形牵伸矫形治疗（图 8-1-36）。

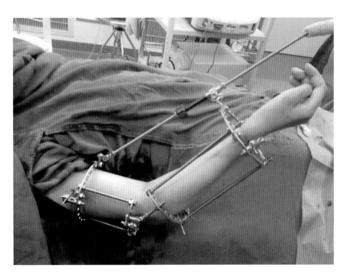

图 8-1-36 肘关节牵伸外固定器构型

8. 尺、桡骨加压外固定器构型，用于尺、桡骨骨不连加压固定治疗（图 8-1-37）。

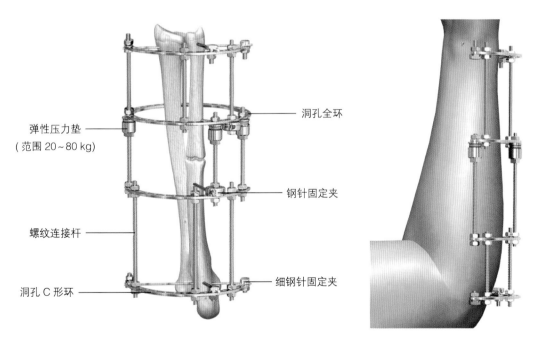

弹性压力垫
（范围 20~80 kg）

洞孔全环

钢针固定夹

螺纹连接杆

洞孔 C 形环

细钢针固定夹

图 8-1-37 尺、桡骨加压外固定器构型

9. 尺、桡骨骨缺损骨搬移外固定器构型，用于尺、桡骨骨缺损行骨搬移修复骨缺损的治疗（图8-1-38）。

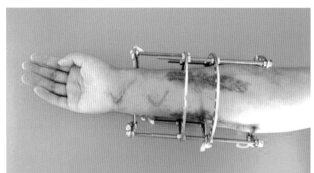

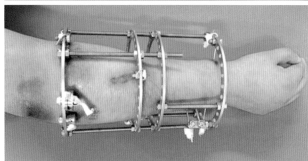

图 8-1-38　尺、桡骨骨缺损骨搬移外固定器构型

10. 前臂延长外固定器构型，用于尺、桡骨短缩畸形肢体延长的治疗（图 8-1-39）。

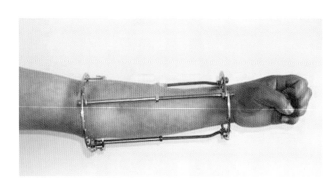

图 8-1-39　前臂延长外固定器构型

11. 尺、桡骨延长外固定器构型，用于尺、桡骨短缩畸形行尺、桡骨延长的治疗（图 8-1-40）。

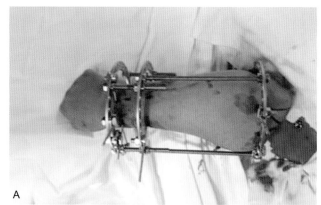

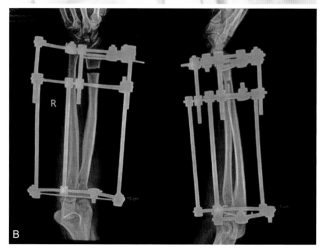

图 8-1-40　尺、桡骨延长外固定器构型。A.典型病例外观；B.典型病例 X 线片

12. 桡骨延长腕关节牵伸外固定器构型，用于桡骨短缩合并腕关节桡偏畸形行桡骨延长、腕关节牵伸的治疗（图 8-1-41）。

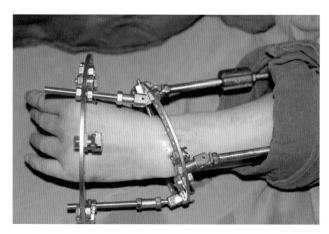

图 8-1-41　桡骨延长、腕关节牵伸外固定器构型

13.腕关节牵伸外固定器构型，用于腕关节屈曲畸形行腕关节牵伸矫形的治疗（8-1-42）。

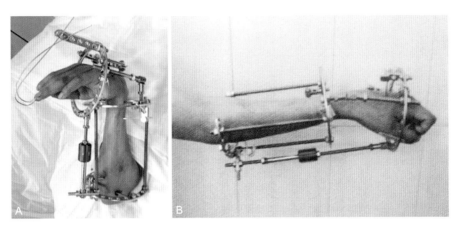

图 8-1-42 腕关节牵伸外固定器构型。A.牵伸前外观；B.牵伸后外观

（潘 奇 焦绍锋 秦泗河）

第二节 上肢穿针构型模拟操作

以下肱骨与前臂的穿针模拟操作，为秦泗河矫形外科医生在人造骨上实施操作所拍摄，由于缺乏皮肤、肌肉等软组织覆盖，仅供同道学习参考。

一、肱骨组合式外固定器安装操作

见图 8-2-1～图 8-2-8。

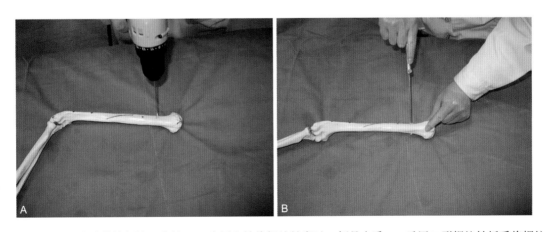

图 8-2-1 肱骨干上 1/3 处从前外侧植入半针。A.先用电钻将螺纹针穿过一侧骨皮质；B.后用 T 形螺纹针扳手将螺纹针拧过对侧骨皮质，以防电钻控制不当，损伤血管和神经

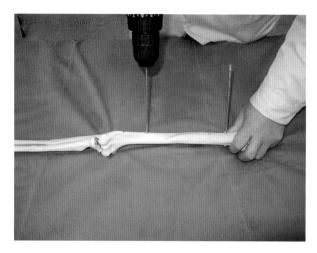

图 8-2-2　肱骨外上髁从后外侧向前内侧植入一个半针

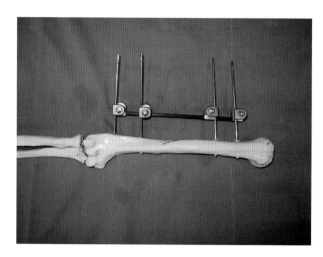

图 8-2-5　肱骨干远端 1/3 处前外侧穿入第四个半针

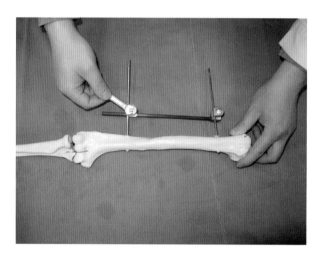

图 8-2-3　两半针之间用组合式外固定杆与锁针夹相连接固定

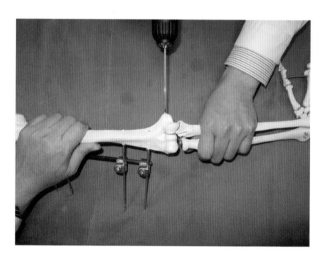

图 8-2-6　肱骨内侧髁穿一个半针

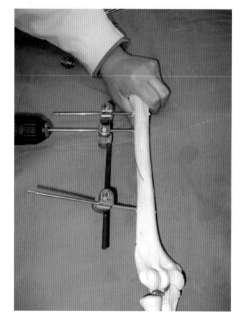

图 8-2-4　肱骨干上 1/3 处前外侧穿入第三个半针

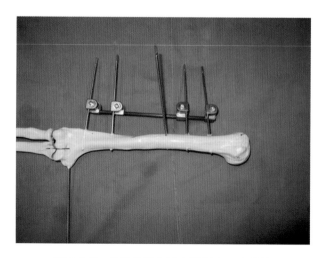

图 8-2-7　从前外侧向后内侧穿入一个半针

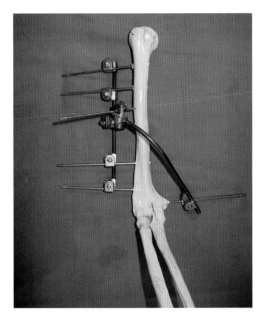

图 8-2-8　弧形弓进行连接

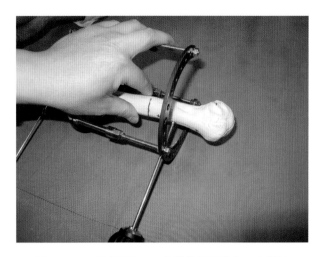

图 8-2-10　肱骨干上 1/3 处从前外侧植入一个半针

二、肱骨环式外固定器安装操作

见图 8-2-9～图 8-2-15。

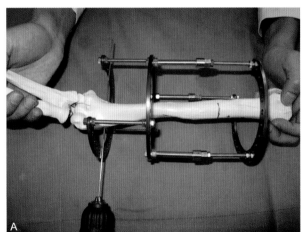

A

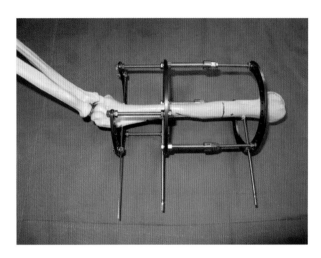

图 8-2-11　从肱骨中下段外侧植入一个半针，并进行固定

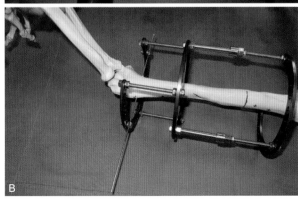

B

图 8-2-9　肱骨髁上平行于冠状面植入全针，并进行固定

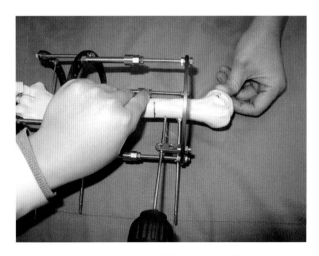

图 8-2-12　肱骨干上 1/3 处前外侧植入近端第二个半针，并进行固定

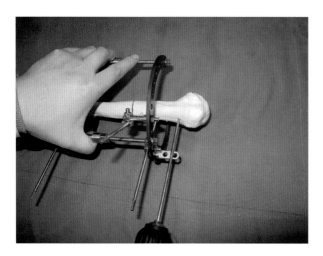

图 8-2-13　肱骨近端前外侧植入第三个半针，并进行固定

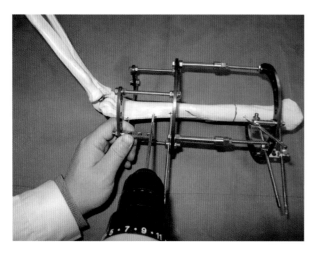

图 8-2-14　肱骨下段从外侧向内侧植入远端第二个半针，并进行固定

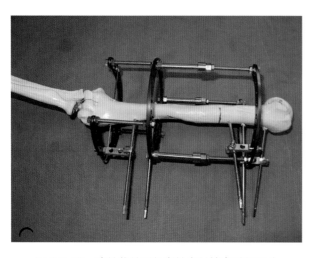

图 8-2-15　肱骨截骨延长穿针布局结束时的照片

三、前臂组合式外固定穿针操作

见图 8-2-16～图 8-2-19。

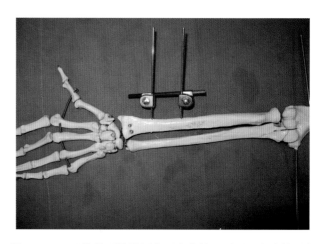

图 8-2-16　于桡骨远端外侧穿两个半针，后用组合式外固定器杆用锁针夹相连接

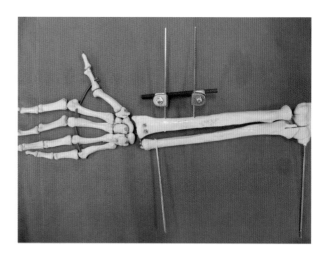

图 8-2-17　于尺骨远端从后内侧向前外侧穿一个半针

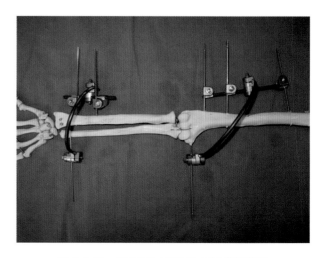

图 8-2-18　以半圆弓将钢针与连接杆连接

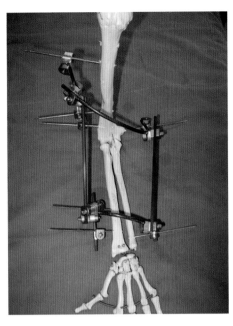

图 8-2-19　与肱骨的组合式部分连接，控制肘关节任意伸屈位置

（秦泗河　潘　奇　焦绍锋）

第三节　骨外固定术后管理与并发症防治

一、术后管理程序

骨外固定手术后管理，是指从手术结束到肢体功能康复、外固定器拆除的治疗过程。若忽略术后的治疗，将严重影响治疗的最终效果。只有充分重视术后管理，才会在术后康复过程中，及时发现问题、解决问题。减少或避免并发症的产生。

1.预防感染。择期手术病人术前 30 分钟常规输入抗生素，若手术时间超过 3 小时，应术中加用一剂。术后不必常规使用抗生素来预防外固定后针道感染。对开放性骨折，应术中彻底清创，可在术中应用抗生素，术后不必持续应用。感染性骨折要适当延长术后抗生素的应用时间。

2.心理疏导。良好的心理状态和积极健康的情绪，对患者的手术治疗和术后康复训练有重要作用。医务工作者要主动介绍病情及手术特点，消除病人的误解和恐惧心理，使其积极主动地参与到疾病治疗和自我护理中来。

3.一般状态管理。术后抬高患肢可以减轻肢体肿胀，利于静脉回流，保持正确的体位。严密观察肢端皮肤的颜色、温度、桡动脉搏动、感觉及运动情况，观察有无过度牵拉导致的神经血管损伤。如发现有麻木、发凉、活动障碍等现象，应立即恰当处置。

4.保持外固定器位置正确。外固定器是通过在病灶部位上下穿针，再以金属连杆来固定的，所以检查外固定器螺丝有无松动，钢针是否弯曲滑出，以防止因外固定器松动造成固定不牢。

5.保持针道清洁及干燥。如发现针孔处皮肤有张力，应及时切开减张，清除钢针对皮肤的压迫。术后 10 天左右，针道与皮肤界面形成纤维性包裹（干痂），这是防止针道感染人体的自我反应，注意应保留。针孔不宜经常用消毒剂如乙醇擦拭。

6.预防肌肉关节挛缩。合适延长速度可使肌肉组织具有再生能力。如果延长超过一定限度，则会出现肌肉组织再生速度慢于骨再生速度而发生挛缩，重者出现关节畸形甚至发生关节软骨损伤。术后做固定肢体的肌肉等长收缩，未固定的各个关节的屈伸锻炼，促进肌肉组织延长再生，防止肌肉萎缩。

7.新骨生长质量的评估。骨延长术中后期，应每个月拍摄 X 线片，进行新生骨痂评估，若发现骨再生不良等情况，应利用改变外固定强度、调整骨延长速度等方法，促进新骨再生。

二、术后功能训练

术后功能训练是应用 Ilizarov 外固定器治疗中不可忽视的一个重要环节。正确指导病人进行有步骤的功能训练，可促进骨折愈合，加速上肢功能恢复，防止关节强直、肌肉萎缩等后遗症的发生。锻炼也利于血运重建和应力刺激，促进骨折愈合进程。功能训练的时机和方式需根据伤情、部位和具体情况而定。

功能训练要以逐步恢复正常肢体功能为训练目标，可以增加骨折端的综合应力刺激，使骨生长和吸收维持平衡，使骨折愈合在功能状态条件下进行骨结构优化重建。

三、外固定器拆除原则

（一）拆除时机

取决于牵伸固定肢体部位、性质，患者年龄等要素。骨性矫形与延长术，应分阶段拆除。

（二）注意事项

1.尽量维持整体框架的稳定性，尽量减少通过钢针作用在患者肢体上的力量，以减少疼痛刺激。

2.尽量使钢针快速通过软组织，减少疼痛时间和患者畏惧的心理。

3.注意无菌操作，针道要充分消毒，全针尽可能从污染较重的一侧拔除。

4.钢针严格沿进针角度快速拔除，拔针时将周围软组织压向骨骼，以减少拔除时软组织损伤。

5.当需要保留部分钢针时，选择距固定位置距离适中、固定稳定无松动的半针保留。

（三）拆除方法

1.视情况给予患者口服镇静或镇痛药物。

2.维持整体外固定架稳定，自一侧贴近皮肤剪断所有贯穿的全针，尽量使用专用断丝器，保持断针处平滑，避免尖锐针尖在体内旋转造成的切割损伤。

3.维持外固定架位置稳定，松开所有钢针固定夹，取下外固定器。

4.充分消毒针道及贴近皮肤部分钢针，全针要充分消毒需经过体内一侧的针体，有感染情况尽量从感染一侧拔除钢针。

5.以电钻沿钢针方向反向旋转取出所有钢针，拔除螺纹针时要将钢针周围皮肤压向骨面，避免螺纹缠绕软组织。

6.伤口再次消毒，乙醇纱布覆盖伤口，绷带包扎。

7.2 天后拆除包扎，检查伤口，必要时更换较小的敷料覆盖。

四、并发症防治

骨外固定常见的并发症包括：①针道感染；②穿针时损伤血管、神经；③穿针时皮肤、骨骼发生热损伤；④钢针贯穿肌肉、肌腱影响关节的活动；⑤术后外固定器调节的速度、频率不恰当导致神经牵拉麻痹、新生骨痂愈合不良；⑥拆除外固定器过早导致畸形复发或再骨折；⑦缺血性肌肉挛缩；⑧关节僵直；等等。

这些并发症应以预防为主，多数可通过熟练操作技术及正确的术后功能锻炼康复指导进行有效预防。

（潘　奇　秦泗河）

第四节 骨外固定辅助重建上肢重度创伤与断肢再植

利用骨穿针外固定治疗四肢骨折符合微创原则以及损害控制理论，具有使用灵活、简便与快捷的优势，术后还可通过骨外固定器对骨折端进行张-应力控制，促进骨折愈合。目前广泛应用于开放性骨折、多发骨折、肢体毁损伤、烧伤骨折以及皮瓣移植术等，并成为治疗复杂创伤行之有效的方法和优先选择，与显微外科技术优化组合可更好地发挥各自在创伤救治中的优势。本节重点介绍骨外固定与显微外科技术结合在上肢重度创伤救治与功能重建中的应用方法和原则。

一、伤口的清创、骨折固定与修复原则

1. 锐器造成的软组织及创缘损伤，污染轻者，可通过一次性彻底清创，必要时骨折适当短缩复位固定后以显微外科技术直接修复。

2. 因挤压、辗挫等原因造成的潜在皮肤软组织严重污染和挫伤，有时伤情难以评估，也很难做到一次性彻底清创，可采用负压封闭引流（VSD）技术临时覆盖和保护创面，后期多次反复清创，延迟闭合伤口，直至创面无坏死组织及感染发生，再采取组织瓣移植或植皮的方法修复创面。

3. 清创时对有组织连接、有血供的碎骨块应尽量保留，清创后裸露的骨面和肌腱尽量用周围的筋膜和肌肉覆盖。

4. 清创后一般先进行骨折的复位固定，通常固定的方式有钢板螺钉、骨圆针、髓内针内固定和骨骼穿针支架外固定。由于开放性伤口的原因，为避免骨髓腔感染的发生，大肢体损伤很少采用髓内针固定，而支架外固定易影响手术操作，故以往大多采用短钢板快速固定，或以骨圆针或螺钉简单固定。前者对骨折端局部血液循环的影响与支架外固定相比更明显，后者则固定不牢且易出现骨不愈合。在固定的原则上应扬长避短，先简单（内、外）固定不影响其他组织修复操作，既重建了骨支架，又缩短了组织缺血时间。再植后微创穿针增补组合式外固定，弥补简单（内、外）固定再植的不牢固，既不破坏骨断端血供，利于骨愈合；又降低感染与骨不连机会；后期还可根据治疗需要进行外固定的调整。

5. 严重粉碎骨折或软组织挫伤段失活严重的损伤，清创后根据血管、神经、皮肤缺损情况可进行短缩骨骼修复。应用显微外科断肢再植或游离组织瓣移植技术先保证肢体成活，二期再行 Ilizarov 技术肢体延长。

6. 对于更为严重而又复杂的肢体损伤，譬如断肢需寄养、肢体损伤需交腿皮瓣修复重建时亦可采用穿针支架外固定，前者避免因制动不牢造成血管危象的发生，同时维持断肢的功能体位或治疗体位；后者则可避免皮瓣的撕脱，较石膏固定更利于创面的护理。可在安全区内行穿针固定，但在穿针的数量和布局上要符合力学原理，避免应力集中造成钢针断裂。

二、外固定穿针要求与构型设计

由于严重损伤，在手术程序上，一般清创后应首先使骨折、脱位复位固定，然后对血管、神经、肌肉、皮肤等软组织修复。为了不影响显微外科操作，对穿针要求与外固定构型设计不宜太复杂，可分二次进行骨折复位固定。初次复位固定选择血管、神经修复区以外穿针，以单边构型固定，或以 1~2 枚骨圆针穿骨折端或关节做简单维持固定，待软组织手术操作完毕，再于安全区增加穿针组合固定。根据不同部位对穿针与构型设计简要介绍如下（详细可参考上肢穿针要求与固定构型章节）。

（一）伴有腕骨骨折脱位或桡骨远端骨折

清创后先选择复位后以直径 1.5~2.5 mm 克氏针 1~2 枚穿骨折端或关节做简单内固定，然后修复掌背侧肌腱、血管、神经等软组织，再于第 1、第 2 或第 3 掌骨背侧避开伸肌腱穿螺纹半针，以横杆连接，使拇指充分外展，虎口张开位固定，然后在桡骨背桡侧穿 2 枚半针，以长杆相连，并与横杆固定，使腕关节处于功能位。

（二）尺桡骨干骨折

桡骨选择在桡侧，尺骨选择在尺背侧，骨折两端均先穿 1 枚螺纹半针，复位后以单边连接杆平行于骨干固定，然后再分别以连接杆为基础再于骨折两端各穿一枚半针固定，两连接杆之间以横杆或半环相连，固定前臂于中立位。

（三）肘关节骨折脱位

复位后先以 2.0~2.5 mm 克氏针固定，软组织修复手术完成后于肱骨外侧穿 2 枚 3.5~4.5 mm 螺纹半针，以长杆相连，然后在桡骨桡背侧中段及远端穿 2 枚半针，以长杆相连，两杆在肘部相邻固定肘关节于功能位或保护位。当屈肘位固定时两杆前方可增加一长杆与另外两连接杆固定，在肘外侧形成三角形构型。

（四）肱骨干骨折

一般先在肱骨外侧骨折两端各穿 1 枚半针以单杆固定，复位后两端各增加半针固定，软组织修复术后，根据骨折严重程度与固定牢固程度，必要时还可在肱骨内髁增加半针或经肱骨内外髁穿全针，以斜拉杆与后侧半环与外侧单边杆相连固定，形成关节端构型以增加稳定性，多用于肱骨下段及髁上骨折。也可先在肱骨外后侧以同样方法穿针单边固定，修复软组织，然后在前外侧不同平面再加一组单边固定，两组相对平行，以短杆相连，构成双边三维固定构型，多用于中上段骨折。

肱骨近端骨折可采用螺纹半针单边或 T 形构型固定。

上肢多发骨折可分别依照上述方法对各骨折部位简单固定，待软组织修复完毕，再加针固定，最后以连接杆将各部位连接固定于上肢功能位或治疗所需保护位。

三、术后外固定调整与管理

因软组织损伤重，初次救治术后还可能面临再次创面修复与功能重建手术，结合二次手术情况可进行适当的调整，穿过创面的固定针在皮瓣修复影响时可拆除更换。

关节固定时根据骨折稳定情况可间断松开连接杆活动关节，预防关节僵硬发生。

结合骨折愈合情况适当简化固定，有利于骨折进一步愈合。

肢体短缩再植成活后至少 1 个月方可更换 Ilizarov 延长器进行肢体延长。

四、典型病例

（一）腕掌部离断再植重建

患者女，28 岁，左腕掌部完全离断伤，清创后先以克氏针穿腕掌骨断端固定，然后显微外科技术再植，最后以 T 形外固定器固定腕关节于功能位，术后 6 周拆除外固定康复训练，功能恢复满意（图 8-4-1）。

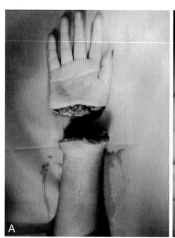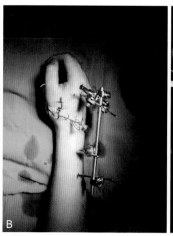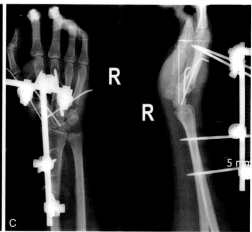

图 8-4-1　腕掌部离断再植重建。A.腕掌部离断伤术前外观；B.再植术后，即时外观；C.再植术后 X 线片

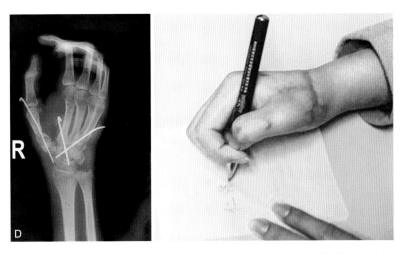

图 8-4-1（续）　D.拆除外固定器后 X 线片；E.术后 6 周，手部外观及功能

（二）前臂毁损性离断伤重建

1.患者男，40 岁。左前臂毁损离断伤，清创后前臂皮肤软组织缺损，左手临时寄养于右小腿内侧，采用组合式外支架固定维持功能位，避免因制动不良引发血管痉挛；左上肢残端包埋于侧胸腹部，8周后左手连同右小腿肌皮瓣切取，与左上肢近端连带胸腹部皮瓣切取后对接再造前臂，成活后恢复部分功能（图 8-4-2）。

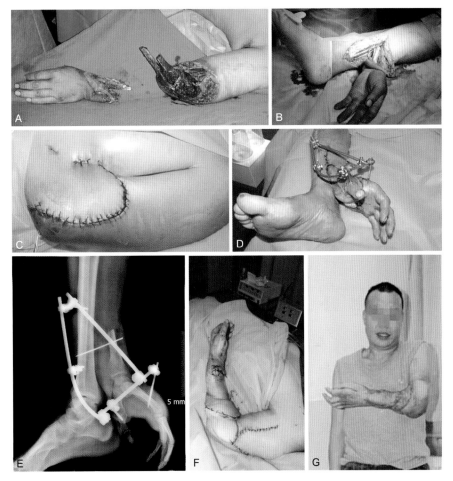

图 8-4-2　前臂毁损性离断伤重建。A.受伤后再植前肢体外观；B.断手临时寄养于小腿内侧；C.断肢残端临时包埋于腹壁；D.术后断手在小腿内侧寄养成活时外观；E.小腿及寄养的断手 X 线片；F.断手回植于前臂后外观；G.上肢重建成功后外观

2. 患者女，38 岁。左前臂节段挤压毁损性完全离断伤，清创缩短 7 cm 再植，采用内外结合分步组合式穿针外固定，肢体成活后 2 个月，更换环式延长支架，在原骨断端进行缓慢牵伸前臂延长，每天延长不超过 1 mm，分 3~4 次调整，期间坚持上肢运动康复功能训练，3 个月延长 6 cm，6 个月延长段骨矿化良好，简化外支架，恢复前臂部分功能和外观（图 8-4-3）。

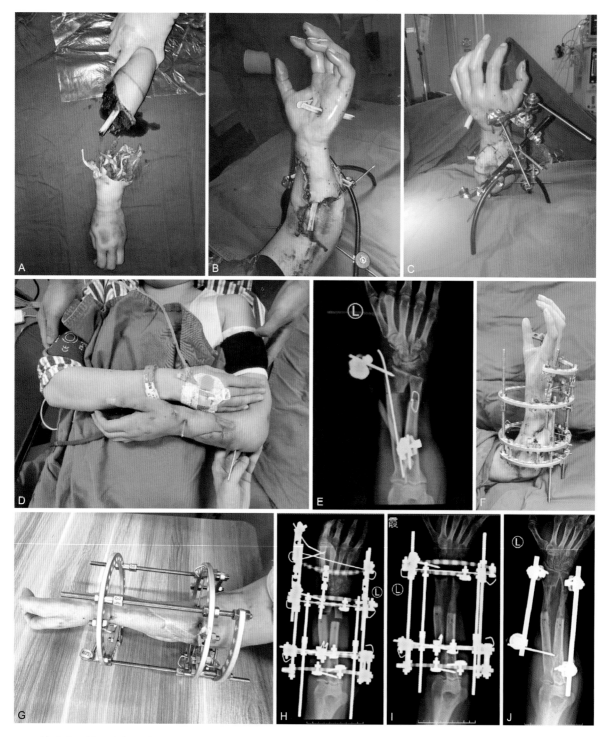

图 8-4-3　前臂节段挤压毁损性完全离断伤再植功能重建。A. 前臂离断清创后外观；B、C. 短缩再植后外观；D. 再植成活后 2 个月，行前臂延长术；E. 再植成活后前臂 X 线片；F. 更换环式外固定器实施前臂延长术；G. 术后前臂外观；H. 术后前臂 X 线片；I. 前臂延长 6 cm 时 X 线片；J. 拆除环式外固定架，改为单臂架固定

3.患儿女，3岁。车祸伤，右前臂及手背挤压毁损不全离断伤，部分软组织、掌骨、腕骨、尺桡骨远段缺损，经急诊一期清创短缩5cm。再植及二期游离股前外皮瓣修复创面，保肢成活后存在前臂短缩以及尺桡骨远端与腕掌骨缺损。3个月时行三

期手术更换环式支架，进行前臂延长和尺桡骨缺损的骨延长修复，经3个月缓慢牵伸治疗，肢体延长到位，骨缺损大部分再生修复，患儿右前臂恢复部分功能和外观（图8-4-4）。

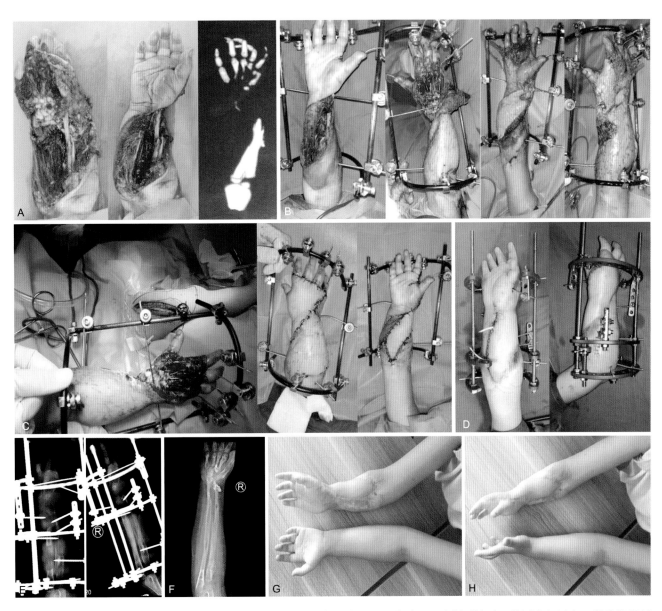

图8-4-4　前臂及手背挤压毁损不全离断伤修复重建。A.受伤后外观及X线片；B.清创再植后，外固定架固定，部分缺损创面采用VSD临时覆盖；C.再次手术清创，游离皮瓣移植；D.保肢成活后，更换环式外固定架行前臂延长术；E.延长过程中X线片；F.延长结束后X线片；G、H.随访时外观及功能

（三）肘关节旋转撕拉不全离断伤重建

患者男，51岁。右肘关节旋转撕拉不全离断伤，彻底清创前臂切开减压，尺桡骨骨折短缩约2 cm。

钢板固定，再植后VSD覆盖创面，组合式外固定维持虎口、腕关节、肘关节功能位。成活后拆除外固定器辅具下康复训练，恢复部分功能（图8-4-5）。

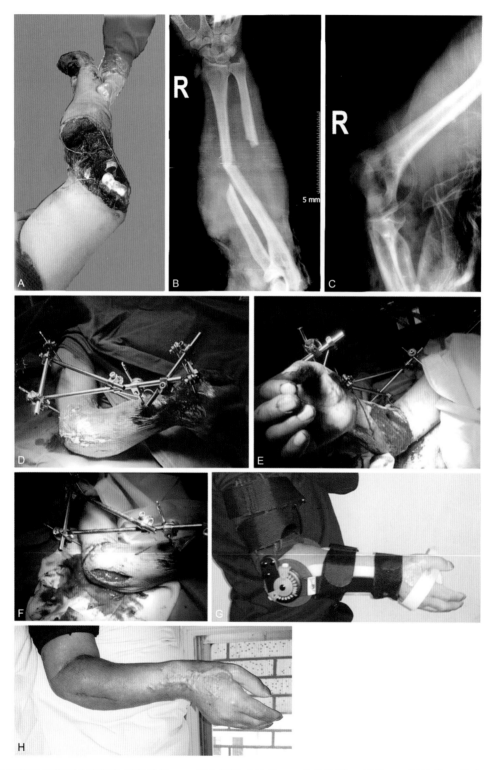

图8-4-5　肘关节旋转撕拉不全离断伤修复重建。A.受伤就诊时外观；B.术前前臂X线片；C.肘关节X线片；D.清创固定术后；E.前臂掌侧创面；F.前臂背侧创面；G.创面愈合后拆除外固定器，支具固定；H.创面愈合后外观

（四）上臂毁损离断伤再植重建

患者男，43 岁。机器绞伤导致右上臂毁损离断伤，皮肤大面积剥脱缺损，右肩关节脱位，伴创伤失血性休克；急诊抗休克同时在全麻下行清创再植术，肩关节复位固定，肘关节屈曲位融合固定，采用小腿内侧携带神经血管、肌肉的组织瓣游离移植桥接血管神经，修复上肢前侧创面，重建肢体血液循环，VSD 覆盖后侧创面，保肢成活 3 周后实施背阔肌皮瓣带蒂移植，修复后侧创面，同时利用背阔肌重建伸指伸腕功能。保肢成功，恢复了右上肢部分外观与功能（图 8-4-6）。

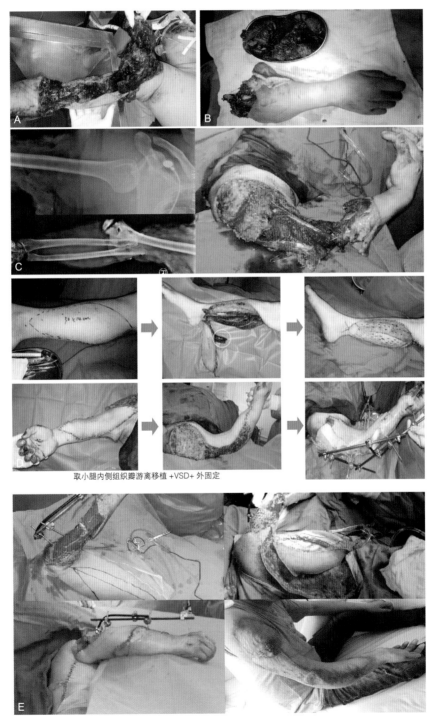

取小腿内侧组织瓣游离移植 +VSD+ 外固定

图 8-4-6 上臂毁损离断伤再植重建。A.伤后清创时外观；B.清创后断肢情况；C.术前 X 线片及清创简单内固定后肢体整体外观；D.取小腿内侧游离软组织瓣桥接再植后，臂背侧创面 VSD 覆盖，组合式外固定架固定；E.3 周后背阔肌皮瓣带蒂移植修复残余创面重建伸指及术后肢体外观照

（谢书强 王宏鑫）

第五节　有限手术结合Ilizarov技术重建手与前臂复杂畸形

一、前臂畸形——骨骺牵拉分离桡骨中心化修复尺骨缺失

患者男，于2000年1月（5岁）发生右尺骨骨髓炎，曾在当地医院实施清创手术后骨髓炎治愈，遗留右尺骨几乎全缺损，肘关节畸形，于2006年6月（11岁）来北京于秦泗河医师处诊疗。

（一）临床表现

桡骨头向上脱位5cm以上，肘关节呈现连枷状态、屈伸活动依靠软组织支撑，屈肘位桡骨头明显隆起，肩关节与手的功能正常。X线片显示右尺骨几乎完全缺损，近端仅遗留鹰嘴、远端少许尺骨茎突残留，桡骨头向上脱位5cm以上，桡骨远端轻度尺偏畸形。诊断：右尺骨骨髓炎后遗尺骨缺失、桡骨头脱位，连枷肘关节（图8-5-1A）。

（二）手术重建设计与实施

1. 右上肢存在与需要解决的4个问题　①桡骨头严重脱位；②桡骨中心化（用一个桡骨支撑其前臂的运动功能）；③重建肱-尺关节功能；④矫正桡骨远端尺偏畸形防止发生桡-腕关节尺侧移位。

2. 宏观重建手术计划与实施步骤：

第一期手术：安装Ilizarov外固定器牵拉，使桡骨头复位至正常解剖位置以下，创造桡骨中心化的条件。

第二期手术：桡骨头下截骨后截骨远端推移至尺骨残端使其中心化融合，桡骨远端尺偏畸形截骨矫正，截骨断端用单臂外固定，期望将桡-腕关节置于中心位置，而保留腕关节功能。告诉患者和家属，手术后必须定期复查，以便随机做相应处理。

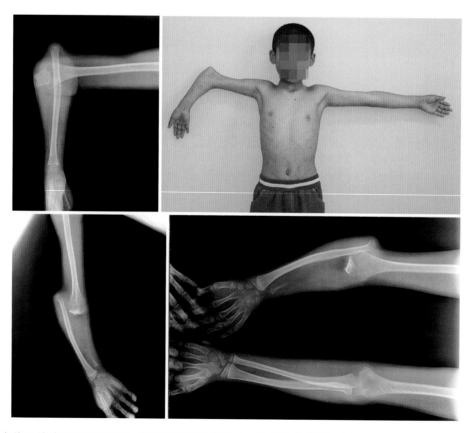

图8-5-1A　术前X线检查与前臂形态。肘关节以假关节活动，尺骨几乎全缺损（仅遗留鹰嘴）、桡骨头脱位上移5cm

（三）第一期手术操作与术后管理

2006年7月，未实施任何开放手术，仅跨肘关节穿针安装Ilizarov牵伸器，术后牵伸使得桡骨头牵拉到原位之下，然后再横向推拉，使得桡骨头对应在尺骨近残端部位（图8-5-1B）。

术后牵拉17天后，X线检查意外发现，尺骨鹰嘴残端骺板分离，可能是桡骨头下移时的连带应力，继续行分离性尺骨鹰嘴残端延长4cm，等待骨骺延长区域矿化。如此，自然应然地奠基了桡骨近段与延长后的尺骨近段固定的基础，能够方便实施桡骨中心化手术（图8-5-1C）。

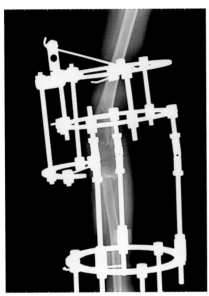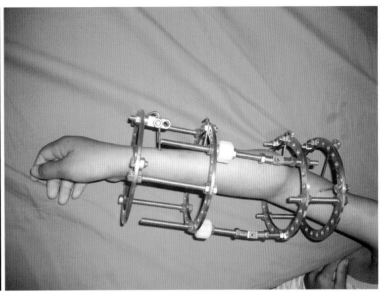

图8-5-1B　第一期仅实施跨肘关节穿针安装Ilizarov牵伸器，牵拉目标是将脱位上移的桡骨头牵拉至肱桡关节位置

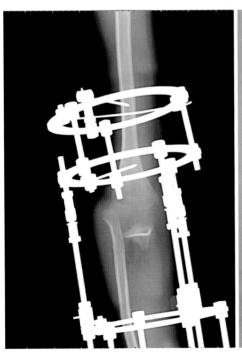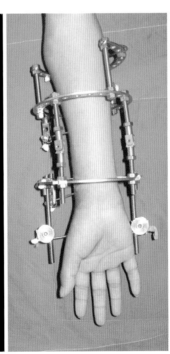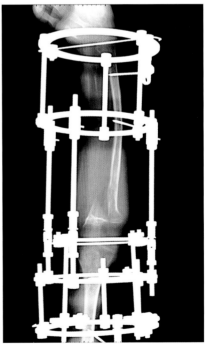

图8-5-1C　牵拉17天桡骨头复位，尺骨鹰嘴意外发生了骨骺分离性延长。左：正位X线片显示尺骨鹰嘴骺板分离性延长；中：桡骨头复位后前臂形态恢复；右：侧位X线片，桡骨头继续牵拉下移，带动分离的尺骨鹰嘴骺板延长了4cm

（四）第二期实施桡骨前臂中心化手术

第一次术后 74 天实施，桡骨头下截骨后截骨远端推移至尺骨残端使其中心化融合尺骨残端靠拢，用 4 孔重建钢板将尺骨鹰嘴与桡骨固定，桡骨远端截骨矫正尺偏畸形，截骨断端用组合式外固定（图8-5-1D）。

由于患者存在骨质疏松，桡骨与尺骨残端鹰嘴骨仅用 4 孔小钢板固定，术后保留跨肘关节 Ilizarov 外固定器，6 周后拆除外固定装配跨肘、腕关节支具保护下运动（图 8-5-1 E）。

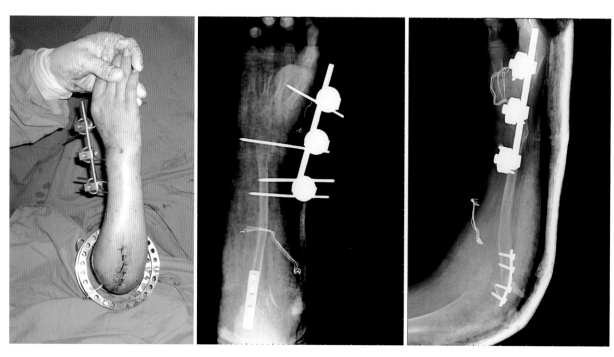

图 8-5-1D　第二期手术桡骨近端截骨后与尺骨残端固定，桡骨远端截骨矫正尺偏畸形。左：手术结束时前臂外观；中：术后正位 X 线片示桡骨远端截骨用外固定；右：术后侧位 X 线片显示桡骨近端与尺骨用四孔钢板固定

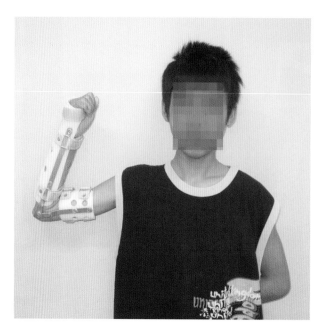

图 8-5-1E　第二次术后 6 周，装配带关节铰链支具保护前臂

（五）手术后追踪随访13年疗效奇特

1. 术后3年（14岁）随访　患者于术后3年，即2009年7月（14岁）随访，除前臂旋转功能障碍外，肘腕关节与前臂外形、功能基本正常（图8-5-1F）。嘱咐患者保护性使用右前臂，避免搬运重物，防止桡骨骨折。

2. 术后4年半X线检查　桡骨发育良好，肘关节及腕关节功能正常，桡骨代偿性增粗（图8-5-1G）。

3. 术后13年4个月随访　于2019年11月，第一次手术后13年4个月随访，患者已24周岁。中心化的桡骨代偿性明显增粗，由于肩关节自然代偿了右前臂旋转功能，右上肢外形、长度、肘关节、腕关节功能，前臂肌肉力量以及日常劳动，与健侧上肢几乎没有差别（图8-5-1H）。双前臂X线片显示，右肱-尺关节结构正常，桡骨明显粗大伴轻度尺偏弯曲（图8-5-1I）。

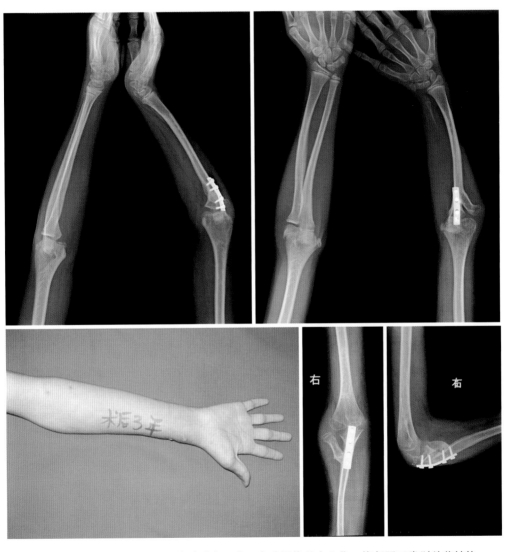

图 8-5-1F　术后3年随访：前臂形态正常；完成了桡骨中心化，恢复了正常肘关节结构

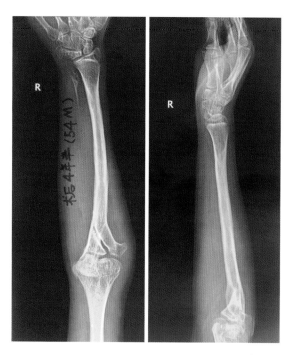

图 8-5-1G　术后 4 年半（54 个月）X 线片，桡骨代偿性增粗

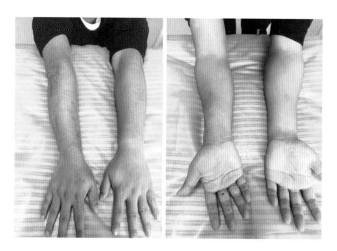

图 8-5-1H　术后 13 年 4 个月（患者已 24 岁）随访，右上肢形态与功能几乎正常，患者自诉日常劳动没有感觉障碍

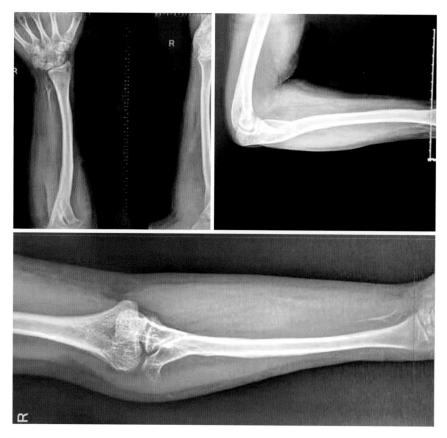

图 8-5-1I　术后 13 年 4 个月双前臂 X 线片显示：右肱 - 尺关节、腕关节结构正常，桡骨明显粗大伴轻度尺偏弯曲

（六）奇特疗效给骨科学界的启示

1. 软组织牵拉骨骺分离延长　患者整个右尺骨几乎全部感染性缺损，但近端鹰嘴骺板还未破坏。仅仅一个纵向缓慢牵拉，在桡骨头下移的过程中，带动尺骨鹰嘴骺板发生自然分离性延长，为桡骨前臂中心化创造了条件。

2. 巧妙的桡骨中心化　第二次手术桡骨中心化后，前臂能够正常参加劳动，未影响前臂的发育。远端桡骨截骨矫正尺偏后，在生长发育过程中，虽然没有尺骨支撑，竟然没有发生桡-腕关节尺偏脱位。

3. 一根桡骨使前臂功能力量几乎等同于健侧　术后 13 年、患者 24 岁时随访，其右前臂外形、功能与健侧几乎没有区别。证明了人类的前臂不需要垂直负重压力，只要保留了肱-尺关节与健康的桡骨，发育到成年后一根前臂骨自然增粗，能够基本满足上肢所有的功能。

4. 模仿自然的肢体仿生重建　用 Ilizarov 技术治疗，模仿自然的仿生重建，从术前评价、设计、手术分期实施到术后远期治疗结果，体现了人体强大的自组织、自修复、自调控的自然潜力，医生仅需给予辅助和调动这个潜力，就诊出现意想不到的疗效，实践证明了"骨科自然重建"理论的正确。

二、手并指畸形

（一）概述

并指畸形是指相邻手指部分或全部组织融合的先天性畸形。1978 年，Gudushauri 和 Tvaliashvili 应用外固定架用于并指分指手术。2008 年，Shevtsov 和 Danilkin 报道了使用特殊固定器治疗并指的经验。2019 年，朱磊报道了使用新型外固定分离器治疗儿童并指的结果。

基于张力-应力法则，使用微型外固定架缓慢牵张并指间皮肤，由此获得充足皮源，Ⅱ期手术分离并指可避免损伤并指血供及游离植皮，降低皮瓣坏死概率，改善手指功能，缩小瘢痕形成，是矫正单纯性并指畸形简单、安全有效的手术方法。

（二）临床表现与检查要点

并指表现类型多种多样，常为 2 指并连在一起。也有 3 个和 4 个手指并连在一起。涉及拇指的较少见，其中以中、环指并连者最多。

根据并指有无骨组织相连，分为皮肤并指和骨性并指。皮肤并指两指或多个手指间有皮肤和软组织相连，相连的皮肤或长或短向远端指间间隙延伸，指间隙皮肤宽窄不一。骨性并指两个或多个手指间除有皮肤软组织相连外，还有指骨间的相连。在 Apert 综合征的病例中，骨性并指的发生率很高。

（三）治疗目标

矫正并指的目的在于并指分离，重建满意的指蹼形状，避免手指继发屈曲挛缩，改善手指的外观，恢复手指功能。

（四）外固定牵拉矫正手术适应证

1. 手术年龄一般在 1 岁以上。婴幼儿时期因手指短小、指骨较细，患者不配合，一般不宜施行手术。

2. 外固定架牵伸适用于皮肤并指畸形，尤其是完全性并指。

3. 多个手指并连，要分次手术矫正，以免造成中间手指缺血坏死。

（五）外固定架设计

外固定装置由 2 个克氏针、1 个螺纹杆和 4 个螺母组成（图 8-5-2A），螺纹杆长约 5~10 cm，有 4 个螺母，可以通过调节两端的螺纹逐渐延长，每个螺母都有凹槽与克氏针相匹配。

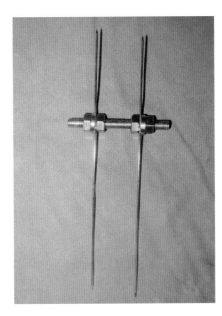

图 8-5-2A　矫正并指畸形的外固定牵伸构型

（六）外固定穿针安装与术后管理

1.穿针安装手术方法　患者仰卧位，全身麻醉，上肢外展。依据患儿并指骨的粗度，将 0.8 mm 或 1.0 mm 克氏针从并指远、中指骨至近指骨基部穿入，然后安装简易外固定横向牵伸架（图 8-5-2B）。支具保护外固定物，稳定手关节，避免碰撞。

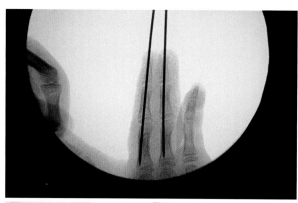

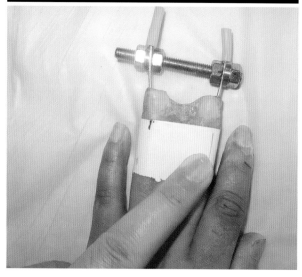

图 8-5-2B　X 线透视下，钢针必须穿过 2 个指间关节。然后在外露的钢针上固定横向螺纹牵伸杆。术中应透视观察横向牵拉时并指缝隙的变化

2.术后牵伸管理　术后 3 天，以 1 mm/12 h 的速度通过延长棒进行牵张，平均 6 次。使用双氯芬酸凝胶减轻患指皮肤疼痛。临床检查包括指感、牵引性皮肤状况、针孔等。记录并指皮肤牵开的宽度、血运、厚度的变化，最佳的结果是牵拉成鸭足翼蹼状。当获得足够的皮肤储备时，进行第二次手术，进行并指松解。

（七）第二次手术并指分离与指蹼成形

上臂止血带下手术。采用双翼皮瓣、三角瓣和 Z 字成形术重建手指。所有患者术前均接受静脉广谱抗生素预防治疗。定期更换敷料以防止感染。2 周后拆除缝线。对患者进行主动或被动的手指运动训练，以达到最佳功能，特别是屈曲运动。

（八）技术要点与手术风险规避

选择 1 岁以上的患儿，患儿太小会导致克氏针拔出，手术失败。采用 0.8~1.0 mm 克氏针贯穿手指的远中近节指骨，直到近节指骨基底部，能够提供足够的强度。虽然钢针贯穿了指间关节，但细钢针对手指功能的影响很小。与以前的固定方法相比，钢针不穿过屈、伸肌腱，避免了肌腱损伤和粘连。采用高分子支具保护钢针，避免克氏针的拔出。术后 3~5 天开始牵伸，如果患者感觉疼痛，采用双氯芬酸凝胶局部外用可以缓解牵拉手指的疼痛。如果患儿疼痛较重应降低延长速度。

并指分离时，要完全分开，直达指蹼基底，指蹼基底处如未彻底分开，手指仍会遗留部分并指。相连的并指应做 Z 字形切开，可避免遗留直线瘢痕。正常的指蹼应具有相当宽度及长度的斜坡皮肤皱襞，占近节手指长度的 1/3。重建指蹼的方法有：

（1）三角形皮瓣法：在并连手指基底掌侧及背侧各设计一个等腰三角形皮瓣，并指分开后，将两个三角形皮瓣相互交叉缝合，形成指蹼。

（2）矩形皮瓣法：在并连手指基底背侧设计远端稍窄的矩形皮瓣，蒂部位于两掌骨头之间，长度为近节指骨的 1/2，在手指掌侧近端横纹处做横行切口，并指切开后，矩形皮瓣远端与指掌侧近端横纹缝合，形成指蹼。

（3）双叶皮瓣法：在并连手指基底背侧设计皮瓣，远端呈波浪切口，掌侧在指近端基底做三角形切口，切开分指后，背侧双叶形皮瓣与掌侧三角形皮瓣缝合，形成指蹼。伤口 I 期愈合也是避免瘢痕挛缩的重要环节，所以应尽力做到伤口不发生皮肤坏死及感染。

注意保护手指血运及保护感觉神经，并连紧密的并指，常伴有血管、神经的变异，术前应考虑到，手术时应仔细剥离。多个手指并连时，可采用分期手术分离的方法。两指并连之间仅有一条指神经时，在分离时应考虑示指、中指、环指的桡侧，小指的

尺侧保留有较好的皮肤感觉。

基于张力-应力法则，使用微型外固定架缓慢牵张并指间皮肤，构型简单，方便护理，由此获得充足皮源。二期手术分离并指可避免损伤并指血供及游离植皮，降低皮瓣坏死概率，改善手指功能，缩

小瘢痕形成，为治疗单纯性并指的一种有效方法。

（九）典型病例

患者女，5岁，先天性左手中指、环指并指畸形，行外固定牵拉矫正术（图8-5-3A～F）。

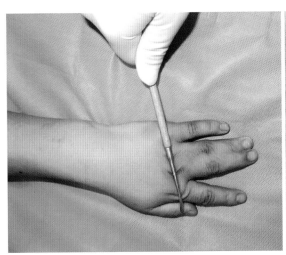
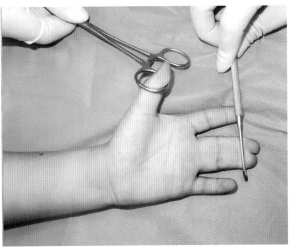

图8-5-3A　5岁女孩，左手先天性中指、环指并指畸形

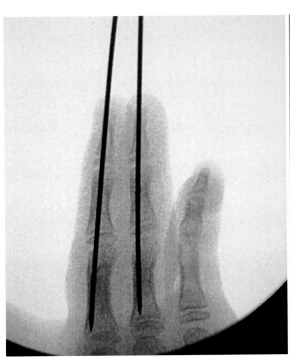
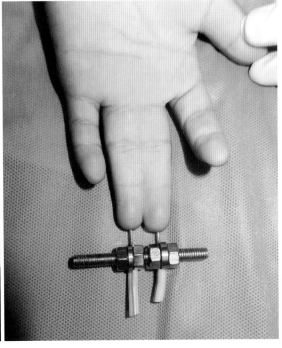

图8-5-3B　穿针及外固定牵伸器安装方法

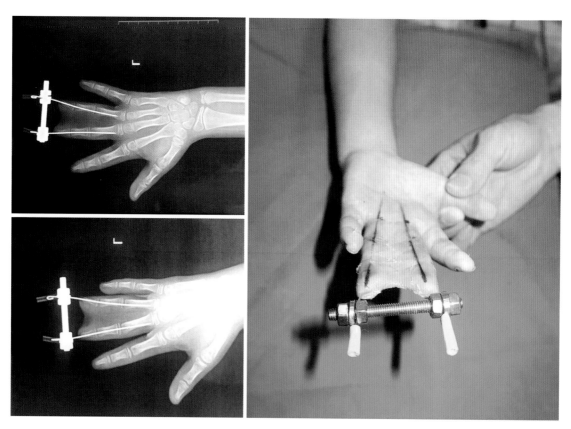

图 8-5-3C　并指横向牵拉过程中，应动态检测评价指蹼分离的宽度与皮肤张力，术后横向牵拉 23 天形成的皮肤宽度，能满足并指分离指蹼成形术的要求

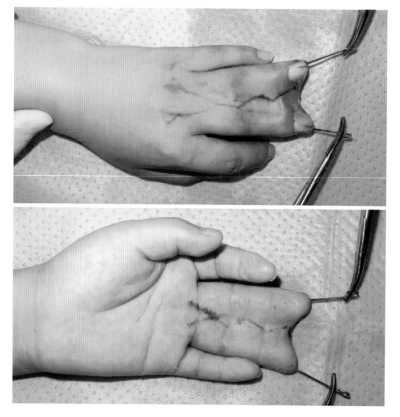

图 8-5-3D　指蹼皮肤牵拉达到宽度后，设计并指分离指蹼成形术手术切口

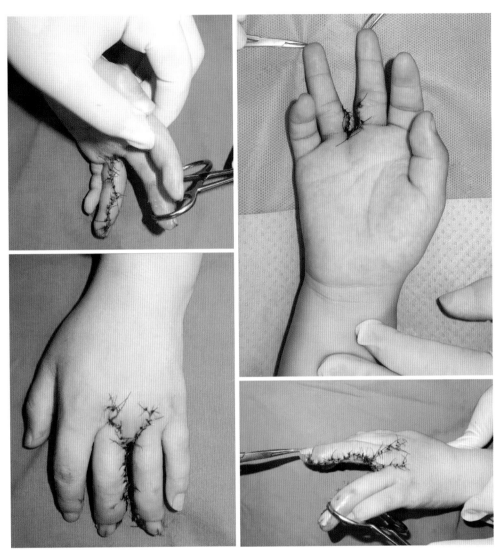

图 8-5-3E　二期行并指分指 + 背侧双翼皮瓣 + 掌侧三角形皮瓣 + 指体侧方 Z 字成形术。并指分离手术完成，注意观察指蹼形态是否达标、皮肤张力及血液循环是否有障碍

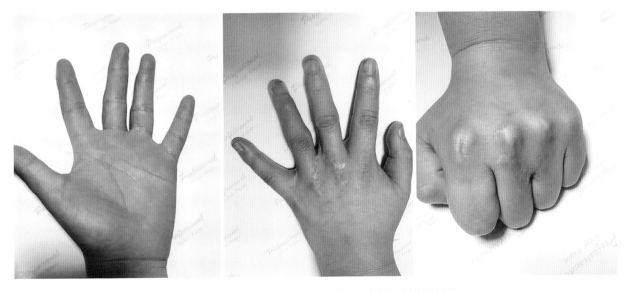

图 8-5-3F　术后 1 年复查，左手功能与外形皆非常满意

三、手指瘢痕屈曲挛缩牵伸矫正

（一）概述

手指屈曲挛缩畸形是手外科常见的问题，多由手部指间关节脱位、骨折损伤、手部肌腱损伤、瘢痕组织等所引起，也可见于先天性关节挛缩症。其表现为累及指间关节的屈曲挛缩，挛缩手指主、被动均不能伸直，以近侧指间关节为主，严重影响手的外形和功能，是手外科治疗的难题之一。

根据牵张成组织理论，应用 llizarov 外固定技术治疗关节屈曲挛缩，手术操作简单，损伤小，尤其是对严重皮肤瘢痕挛缩的患者，避免植皮或皮瓣等供区损伤，佩戴外固定架下功能锻炼，避免再次挛缩，是治疗合并有皮肤血管神经肌腱短缩的手指屈曲挛缩的一个新的方向。

（二）手术适应证

手指屈曲挛缩，尤其是外伤、烧伤所致的广泛瘢痕性掌指关节、近指间关节屈曲挛缩，难以用经典手外科技术、显微外科技术治疗的手指瘢痕挛缩畸形，严重影响手的外观与功能。X 线检查骨与关节结构基本完整。

（三）典型病例

患者女，7 岁，1 岁半时因烫伤后遗严重右手指、指间关节屈曲瘢痕挛缩畸形，曾经在某医院实施过手指屈侧瘢痕松解与植皮手术，术后屈曲瘢痕挛缩畸形加重。秦泗河团队应用 llizarov 外固定技术，缓慢牵伸矫正手指瘢痕屈曲挛缩，取得较满意的畸形矫正与手功能改善效果（图 8-5-4 A）。

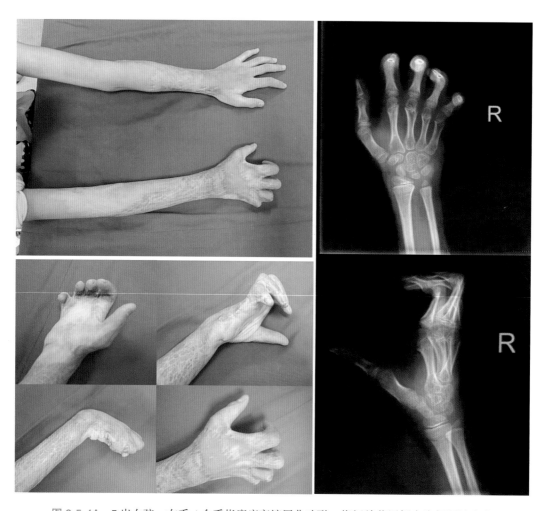

图 8-5-4A　7 岁女孩，右手 4 个手指瘢痕挛缩屈曲畸形，指间关节屈侧全为僵硬性瘢痕

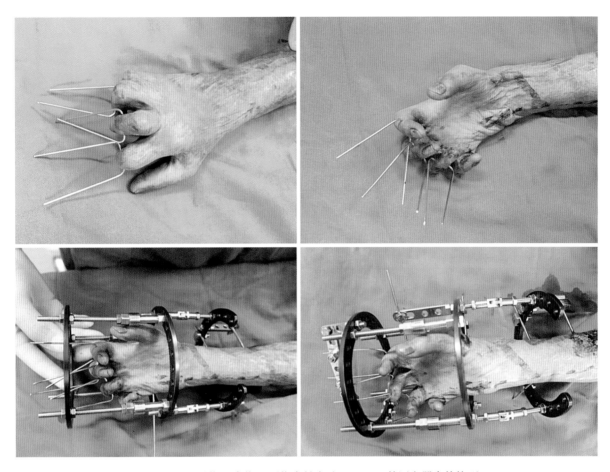

图 8-5-4B 示指、中指、环指穿针方法，Ilizarov 外固定器牵伸构型

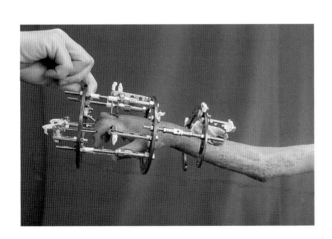

图 8-5-4C 术后 5 天开始牵伸，固定腕关节的铰链可以活动

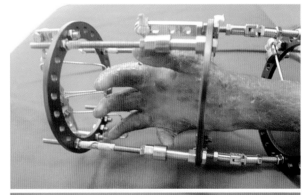

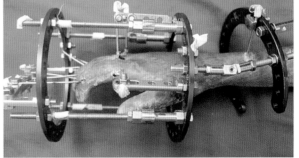

图 8-5-4D 术后 34 天外观，手指屈曲畸形已大部矫正。证明手指屈侧的瘢痕组织，也具有在牵拉应力下组织再生延长的活性

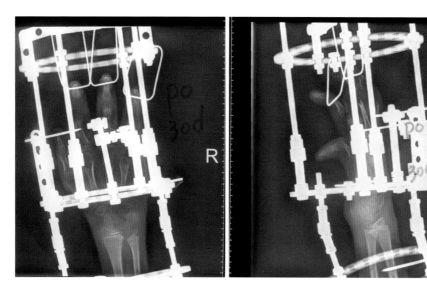

图 8-5-4E　术后 30 天 X 线检查，3 个手指屈曲大部伸直，指间关节未脱位

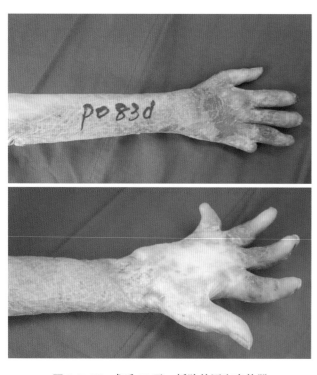

图 8-5-4F　术后 83 天，拆除外固定牵伸器

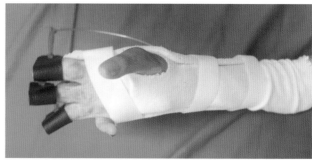

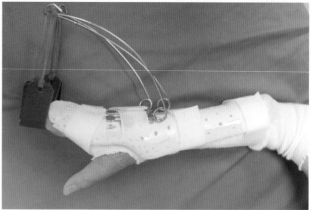

图 8-5-4G　佩戴腕手支具，继续维持手指的矫形位置

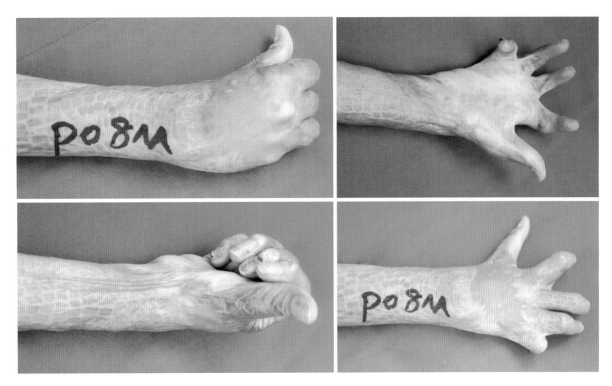

图 8-5-4H　术后 8 个月复查，手的伸屈功能显著改善

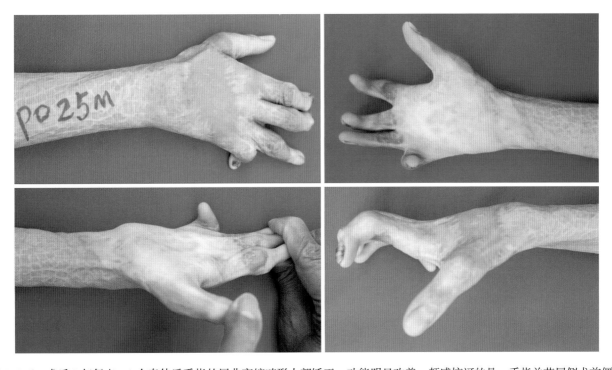

图 8-5-4I　术后 2 年复查，3 个牵伸后手指的屈曲挛缩畸形大部矫正，功能明显改善。颇感惊讶的是，手指关节屈侧术前僵硬的瘢痕明显变软、范围缩小，证明缓慢持续牵拉，瘢痕皮肤组织向正常皮肤转化。这个现象值得深入研究。患者的小手指由于指骨细，担心穿针发生骨折没有同期牵拉，仍遗留严重的屈曲挛缩畸形

四、先天性桡侧列发育不良——拐棒手畸形

（一）一般资料与检查

患者男，14岁。生后发现左腕手畸形，诊断位先天性桡侧列发育不良，即桡骨不全缺如。随年龄增长前臂短缩、桡侧弯曲畸形加重。

体格检查：左侧桡侧列发育不良，重度弯曲类似拐棒。4个手指存留较好伸屈功能，但掌指关节屈曲角度很小，拇指发育差，缺乏自主动力。被动外翻腕关节，显示桡侧皮肤紧张。

X线检查桡骨近端残存，尺骨向桡侧弯曲，腕关节向桡侧脱位（图8-5-5A）。

（二）手术重建目标

矫正畸形，腕关节中心化固定，增加前臂长度。初期方案：在保留前臂长度的前提下，分二期手术先完成腕关节中心化固定。

（三）一期手术

实施跨越腕关节穿针安装 Ilizarov 环式牵伸器（图8-5-5B）。

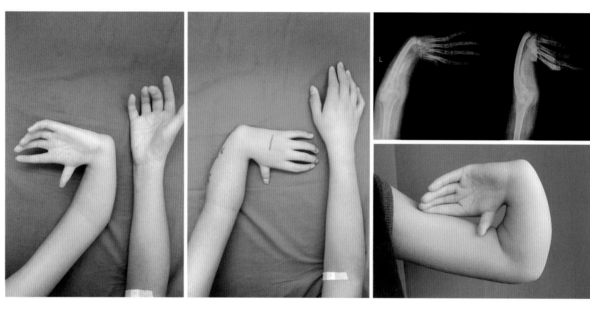

图 8-5-5A　患者男，14岁，左前臂拐棒手畸形，漂浮拇指。X线检查：桡骨大部缺失，腕关节完全脱位

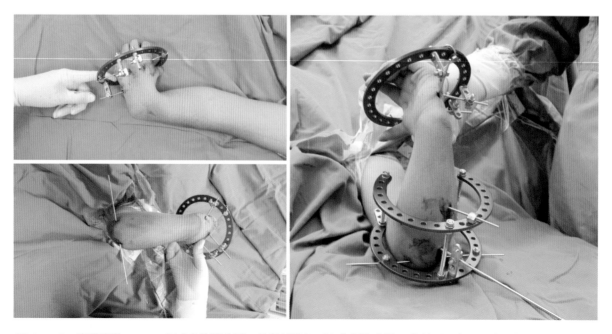

图 8-5-5B　穿针安装 Ilizarov 环式牵伸器步骤，尺骨近端钢环上穿螺纹半针，掌骨环上穿一根全针与3个半针固定

术后缓慢牵伸将桡侧挛缩的皮肤、肌腱、血管、神经等软组织，通过牵拉组织再生延长与松弛矫正桡侧弯曲畸形（图 8-5-5C）。

术后牵伸 50 天，桡腕畸形基本矫正，继续牵伸使得桡侧皮肤变松弛（图 8-5-5D）。达到腕关节被动推移，较容易地外移到尺骨头位置为至。

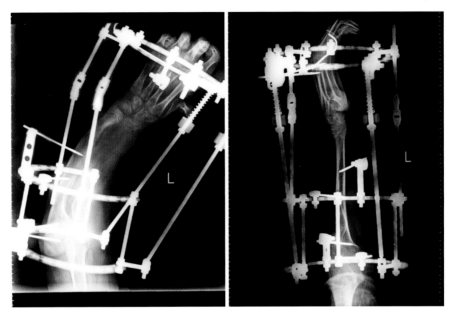

图 8-5-5C　术后螺纹杆牵伸 26 天，桡腕畸形明显缩小，继续旋转螺纹杆牵伸

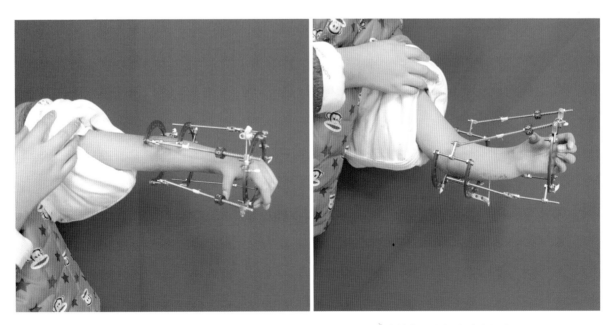

图 8-5-5D　术后牵伸 50 天，桡腕畸形基本矫正，继续牵伸使得桡侧皮肤变松弛

（四）二期手术截骨矫形与腕关节中心化

一期手术 3 个月后，行二期截骨矫正尺骨弯曲

畸形，截骨端用四孔钢板固定，尺骨与腕关节中心化融合，术后仍采用外固定器固定（图 8-5-5E ）。

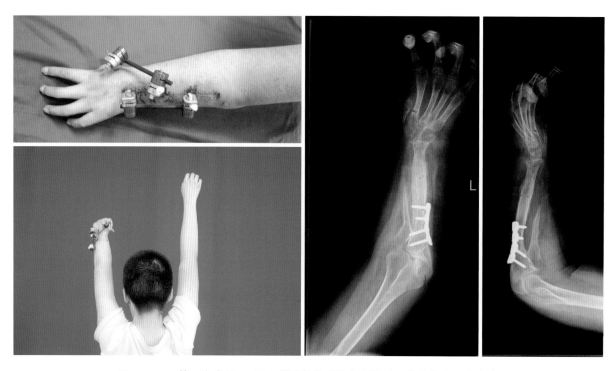

图 8-5-5E　第二次术后 85 天，前臂弯曲畸形完全矫正，腕关节中心化完成

（五）随访结果

第一次术后 14 个月做了随访，前臂弯曲畸形矫正，腕关节中心化达到标准位置，前臂比术前长度增加，手的原有功能未受影响，医疗过程中未出现任何并发症（图 8-5-5F ）。术后 27 个月随访，疗效非常满意（图 8-5-5G ）。患者拟合适时间实施前臂延长术。

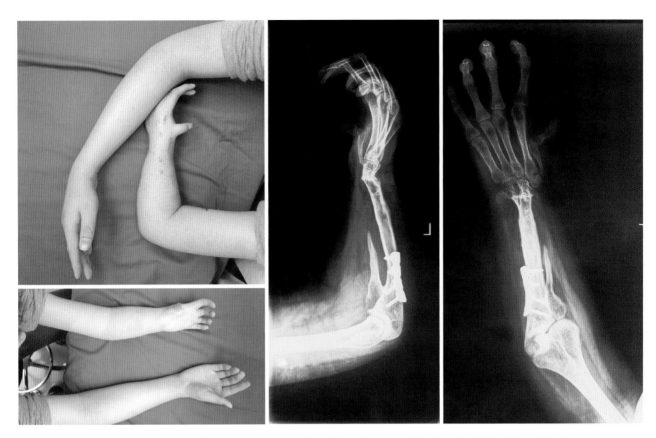

图 8-5-5F　第一次牵伸术后 14 个月，前臂畸形满意矫正，腕关节中心化后手的功能未受影响

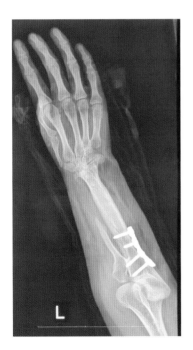

图 8-5-5G　术后 27 个月 X 线检查，前臂与腕关节畸形完全矫正，腕关节中心化骨性融合。疗效完全达到了术前设计的目标

（秦泗河　朱　磊　崔宜栋）

参考文献

[1] 秦泗河, 焦绍锋, 舒衡生. 肢体延长与重建. 北京: 人民军医出版社, 2017.

[2] 秦泗河, 郭保逢, 焦绍锋, 等. 应用骨外固定技术矫正四肢畸形8113例数据分析. 中国修复重建外科杂志, 2018, 32(10): 1241-1248.

第九章　上肢短缩延长与重建

先天或后天创伤、疾病等原因皆可导致上肢某一部位短缩，出现双上肢不等长。而双侧上肢均衡性短缩主要是软骨发育不全（侏儒症）导致。单侧上肢短缩包括肱骨、尺桡骨或尺骨、桡骨其中之一骨短缩，掌骨、手指骨短缩。伴有畸形的上肢短缩或短缩程度明显影响上肢手的功能和外观时，才实施延长手术。软骨发育不全导致的双上肢短缩，与躯体的长度比例严重失衡将严重影响日常生活与工作，如上肢长度不能使手到达臀部，无法完成大便后清理卫生的功能，这种类型上肢短缩畸形具有双上肢延长的手术指征。

第一节　肱骨短缩延长术

一、肱骨延长基本原则及相关问题

肱骨短缩畸形可分为单侧和双侧短缩畸形，病因多为遗传性、外伤性、骨髓炎后遗症所致，上臂肢体短缩畸形的治疗原则是肱骨延长术。上臂短缩畸形除了有碍外观美外，一般不影响功能。但伴有严重畸形或骨的连续性异常时也会影响功能。

（一）适应证

1. 骨骺已闭合的青少年和成人。
2. 双侧上臂不等长超过 5 cm 以上，或伴有骨不连、骨缺损、成角畸形的患者。
3. 肩关节、肘关节、腕关节稳定。
4. 应用带锁髓内针时，肱骨应无轴线明显畸形，髓腔直径与髓内针适配。

（二）禁忌证

1. 骨和皮肤有急性炎症，或慢性炎症治愈 1 年以内者。
2. 截骨区有广泛皮肤瘢痕。
3. 对外观与功能无明显影响者。
4. 患者有抑郁症等心理障碍者。

（三）技术原理

肘关节是非负重关节并具有重力牵引作用，生物力学环境相对稳定，因此在延长过程中，肱二头肌和肱三头肌的肌力相对平衡，较少引起关节脱位的现象。如果邻近关节缺少稳定性，采用弹性跨关节牵伸固定装置，以维持治疗过程中关节的稳定。

（四）器械构型

肱骨延长器：常用延长器有环式和单臂构型。环式延长器构型的力学性能更加优越，钢针布局灵活，既符合局部解剖特点，又可维持延长矫形过程的动态力学平衡，便于线位的调控，具有钢针皮肤切割少、感染率较低、瘢痕少而小等优点。单臂延长器械缺点是，要求用粗螺钉且穿针过程严格。其最大优势是器械轻便，术后延长与恢复期间，患者明显感到比环式外固定舒适。

（五）器械准备

术前应评估患者的具体病情特点，确定延长幅度与疗效目标，选用何种个体化外固定延长器构型，然后在患者肢体上进行器械测试预装，如有不妥应重新调整。此类手术术前准备必须充分到位，术中才就能有把握地完成手术操作步骤。

二、手术操作

按照小切口微创截骨术→安置延长器械→远端穿针→近端穿针→断骨→整体固定或带锁髓内针安置的程序操作。

（一）肱骨截骨术

1. 截骨位置　截骨平面只能选在肱骨的上段或下段，避免在中段截骨以降低桡神经损伤的风险。上段截骨在肱骨外侧大结节下 2 cm 处，下段截骨在肱骨髁上水平面（下段截骨延长法仅限于上段无条件实施者）。

2. 截骨切口　于截骨处切一长约 0.8 cm 的皮肤切口。插入直止血钳至骨膜，稍作钝性分离。

3. 按照微创连孔截骨术操作要求进行钻孔　钻孔既要完全，又不能折断。如果不慎折断，可应用克氏针进行临时固定，维持骨断端的稳定，减少出血和便于安置延长器和穿针的操作。

（二）安置外固定延长器

延长器远端环的平面与肱骨髁平行，近端半环置于肱骨大结节下 2 cm 处；上臂置于延长器中央与延长杆平行。

（三）钢针布局与穿针严格遵守外固定技术原则

1. 肱骨远端穿针　屈肘 90°，由肱骨内髁突起中点上缘向肱骨外髁突起中点下缘穿一全针，钢针与肱骨解剖轴垂直。进针时避免钢针滑向后侧以免损伤尺神经，必要时可使用穿针定位器。调整好延长器与上臂的位置，锁紧钢针。

2. 肱骨近端穿针　以螺纹半针为主，尽量不穿全针；钢针垂直于肱骨解剖轴，固定于半环孔。

3. 手法折骨　拆卸掉延长器近端环上连接杆的固定螺栓，术者与助手分别握住延长器远近端环，向反方向用力旋转，即可使骨折断。若手法折骨困难，可将骨刀插入骨间隙旋转 90° 将骨截断。确认截骨完全折断后，重新装上连接杆固定螺栓并锁紧。

4. 注意事项　肱骨近端穿针和安置髓内针时，注意避免损伤腋部神经、血管。肱骨髁上穿针时应画出危险区域，注意避免损伤桡神经。

三、术后管理

（一）常规治疗

1. 全身应用抗生素 2~3 天。

2. 用三角巾悬吊前臂。

（二）肱骨延长期间管理

1. 个体化延长速度与频率　术后 7~10 天开始延长，速度为 0.5~1 mm/d，平均 0.7 mm/d，分 4 次完成，这样的延长速度和频率有利于骨再生。延长过程中应根据不同截骨方式、治疗阶段和具体情况进行动态调整，使牵伸延长速度与组织再生重建能实现最佳的生长平衡，基本规律是延长幅度越多，到后期延长阶段的速度越应放慢。若患者既往有骨发育不良史或者手术治疗史，延长速度应控制在 0.5 mm/d 左右。

2. 牵伸矫形　在治疗中对伴有畸形或骨缺损的短缩畸形，需根据骨段的畸形趋势同期矫正。

3. 功能训练　术后 3 天即可主动进行肩、肘、手及上肢的功能锻炼。

4. 定期复查　延长期每月要定期门诊复查，酌情 1~2 个月进行 1 次 X 线检查。

5. 停止延长　达到延长长度后，进一步调整肱骨的轴线和关节角，避免出现肘内翻、肘外翻畸形。注意加强患肢轴向应力刺激和功能训练，促进新骨的矿化。

6. 拆除延长器　结合髓内钉的肱骨延长，停止延长 4 周后出现延长区域骨矿化，即可植入远端锁钉并拆除延长器。单纯使用外固定架延长者，新骨矿化达到临床愈合标准，延长区域骨重建接近正常骨标准后可拆除外固定架。

（三）并发症规避与处理

1. 针道感染。由于上肢不负重，很少发生严重针道感染；轻度针道感染，常规换药，清洁针道渗出物，无菌敷料包扎；重度针道感染，清洁针道，保持引流通畅，全身应用抗生素；不能控制感染者，适时拔掉钢针。

2. 若发现有神经血管危象，应及时查明原因，正确处理。

3. 延长期要注意上肢各关节和手部功能训练，尽可能使用患肢，防止肘关节僵硬。

四、典型病例

病例 1

患者女，22 岁。因幼时外伤致左肱骨短缩 4.5 cm（图 9-1-1A）。行内外结合肱骨延长治疗 3 个月，肱骨延长 4.5 cm 远端加锁固定（图 9-1-1B~E）。拆除矫形器，双肱骨基本等长（图 9-1-1F）。

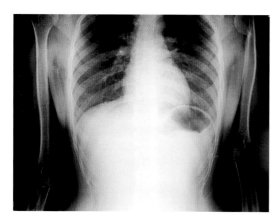

图 9-1-1A　术前 X 线片，对比双侧肱骨长度差别

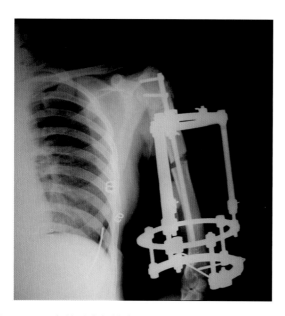

图 9-1-1B　交锁髓内钉结合 Ilizarov 技术肱骨上段截骨延长术后 X 线片

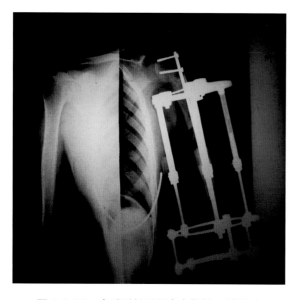

图 9-1-1C　术后延长过程中定期行 X 线检查

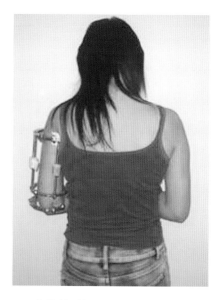

图 9-1-1D　左肱骨延长 4.5 cm 后，双侧肱骨外形等长

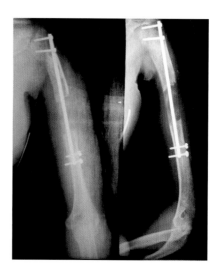

图 9-1-1E　停止延长 4 周后，肱骨延长区域骨部分矿化，拆除外固定器髓内钉远端加锁定固定

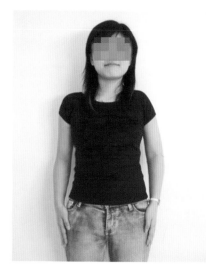

图 9-1-1F　拆除外固定器后外观显示双侧上肢等长

病例2

患者女，20岁。幼年罹患左肱骨骨髓炎感染治愈后，继发肱骨远端骺板提前闭合，发育至成年后出现左肱骨较健侧短缩 11 cm（图 9-1-2A、B）。行

左肱骨截骨矫形延长术（图 9-1-2C~F），术后肱骨再生延长 10 cm（图 9-1-2G、H）。整个延长治疗与恢复时间一年半，治疗结束后双上肢基本等长，肩肘关节功能无明显影响。

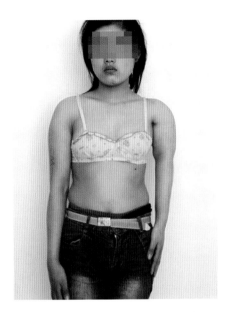

图 9-1-2A　术前左上臂明显短缩

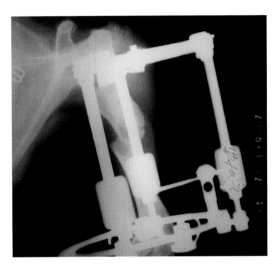

图 9-1-2C　左肱骨截骨延长术后 X 线检查

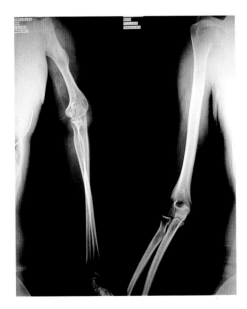

图 9-1-2B　双侧肱骨 X 线检查测定左肱骨短缩 11 cm

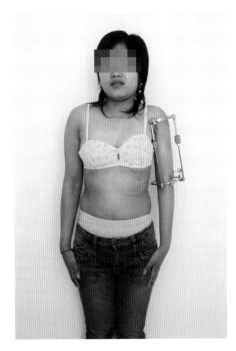

图 9-1-2D　术后外观

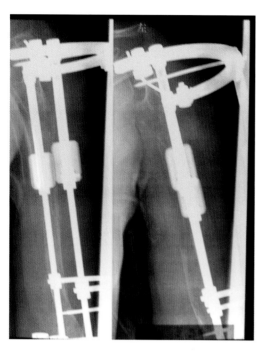

图 9-1-2E　左肱骨延长结束 X 线检查

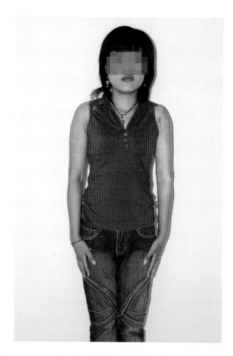

图 9-1-2G　拆除外固定器后外观像，双上肢等长

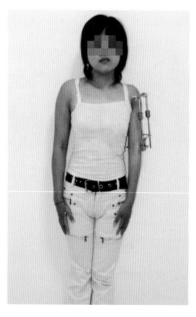

图 9-1-2F　延长结束

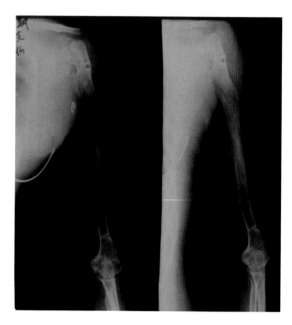

图 9-1-2H　X 线检查左肱骨再生延长 10 cm，骨重建良好

（彭爱民　秦泗河）

第二节　尺骨延长与重建

一、概述

尺骨延长术是对短缩畸形的尺骨进行延长，使前臂轴线得到恢复，能够使脱位桡骨头获得复位，改善前臂的旋前和旋后功能，增加对腕关节的支撑，减少桡骨远端尺侧压力。导致尺骨短缩的原因除了创伤、感染外，多见于家族性多发性外生骨疣、遗传性多发性骨软骨瘤病、多发性骨软骨瘤等，导致干骺端塑形缺陷，出现前臂畸形，表现为尺骨短缩弯曲、桡骨头半脱位或脱位，肘内翻，桡骨远端向尺侧倾斜、下尺桡关节分离、腕关节尺偏等，影响到肘关节、腕关节和前臂功能。

尺骨延长的早期手术方法，是采取即时延长加自体髂骨植骨，然后钢板固定。这种手术方法由于是一次延长，对软组织损伤大，延长幅度限于 2 cm 左右，目前基本停用。采用外固定架牵拉成骨技术逐渐延长尺骨，是治疗尺骨短缩畸形和桡骨头脱位的一项安全有效的方法，在恢复尺骨长度的同时，可以矫正畸形，使前臂形态与功能得到改善。

二、手术指征

1. 手术适应证　尺骨短缩继发肘关节畸形，腕关节尺偏畸形等，伴或不伴桡骨头脱位。

2. 手术时机选择　在患者骨骼发育成熟后行手术治疗，改善效果明显，且畸形复发可能性小。对一些比较严重的尚在发展的尺骨短缩畸形，少年时期应进行手术干预，如此可以大大防止因尺骨发育性短缩继发的前臂、肘关节畸形。少年期间治疗可以过度延长尺骨 3~5 mm，避免在发育过程中尺骨再次出现短缩继而出现桡骨头脱位。

3. 手术禁忌证　存在感染并处于活动期，不耐受外固定架，不能默契配合或者按计划接受追踪随访的患者。

三、术前准备

（一）查体

仔细体格检查，检查前臂存在的畸形，有无异常突起、皮肤红肿、破损的情况，局部压痛、叩击痛，肘关节、腕关节及手部活动情况，并做好记录。测量肘关节屈曲-伸直活动范围，前臂旋前-旋后范围，腕关节背伸-掌屈活动范围，手的屈伸活动及感觉、血运情况，以及身体是否有其他畸形。必要时进一步完善肿瘤鉴别诊断相关检查。

（二）辅助检查

1. X 线检查　双侧前臂正侧位、肘关节正侧位和上肢全长正位 X 线片。评价桡骨畸形及其关节面角度（radial articular angle，RAA）、桡骨小头有无脱位以及尺骨桡骨之间的长度差异，由此评价计算尺骨延长与矫形需要达到的目标。伴有桡骨头脱位的成年患者，术前应评估尺骨延长完成后桡骨头是否能复位。骨软骨瘤继发的尺骨短缩畸形，应分析瘤体性质与尺骨短缩畸形之间的关系，决策尺骨延长矫形的同期是否需要切除瘤体。

2. 前臂三维 CT 检查，更能明确前臂骨关节的畸形情况。

（三）外固定延长器选择

Ilizarov 外固定延长器的优势在于稳定性好，固定强度高，在延长的同时可矫正多平面的畸形，但其体积和重量较大，术后护理不方便。单边外固定延长器的优势在于简单、轻便，但存在需要粗螺纹针、截骨处力线偏移、截骨处不稳定、延长长度有限等问题，并且对桡骨头复位的能力较差。对于尺骨存在短缩并且弯曲畸形的患者，选用 Ilizarov 环形外固定架进行尺骨畸形矫正和延长，较单臂外固定器效果更佳。伴有桡骨头脱位的病例应用环式外固定器，术中用 1 枚克氏针同时贯穿尺桡骨远端，在尺骨延长过程中均能实现桡骨头的下移或复位。

四、手术操作

（一）Ilizarov 外固定延长术

术前根据前臂畸形、长短、粗细和拟截骨的部位，预先组装个体化的 Ilizarov 外固定器。一般在尺骨截骨近端采用 2 组环，截骨远端采用 1 组环。术中依据需要进一步调整外固定器，使其和患者前臂相匹配。在术前计划的截骨平面切开皮肤、深筋膜长约 1 cm，用止血钳分开肌肉达尺骨，并向两侧钝性剥离至尺骨两缘，电钻插入微创连孔截骨器，在同一平面从中间分别向两侧钻孔。打孔完成后不要断骨，先穿针安装 Ilizarov 外固定架。用窄骨刀截骨，注意尽量保持骨膜完整，试行骨延长，透视确认截骨完全后，加压固定截骨端，缝合切口。如桡骨同时存在较明显畸形应同期给予截骨矫正，矫形后截骨端用短钢板固定或直接用外固定固定。桡骨畸形矫正后，有利于尺骨延长正常轴线的重建。

（二）单边外固定架延长术

在尺骨近端垂直于解剖轴打入 1 枚直径 4.0 mm 螺纹骨针，安装单边外固定架。以外固定架为模板，在尺骨远端垂直于解剖轴打入 1 枚螺纹针，透视位置满意后，远近端各增加 1~2 枚半针固定。取下外固定架，按照术前设计的尺骨截骨位置，切开约 2 cm 切口，显露尺骨，采用 2.5 mm 微创截骨器予以截骨，然后用窄骨刀截断尺骨。透视下证实截骨完全，缝合切口，重新套入单边外固定延长架固定。

五、术后管理及并发症防治

（一）术后管理程序

术后 5~7 天复查 X 线片，开始行尺骨延长，每天分 6 次进行，延长速度为 1 mm/d，延长 10 天后，复查 X 线片，每 10 天左右复查 X 线片一次，根据骨痂生长情况动态调整延长速度。

康复锻炼：术后第 2 天开始逐渐练习肘关节的屈伸运动，兼顾主动、被动练习，做推墙等负重练习，给延长断端应力刺激。

（二）并发症防治

尺骨骨软骨瘤瘤体切除时，应注意减少对尺骨远端骺板的破坏，术中尽量予以良好保护。前臂重要血管、神经比较多，穿针时应用全针结合半针固定，从多方向穿针固定，可以规避血管、神经的损伤。成年人尺骨延长速度 0.5 mm/d，少年儿童适当加快速度。严格遵循张力-应力法则和 Ilizarov 牵拉成骨理论，稳定、缓慢、持续牵伸延长。

尺骨延长过程中需要定期复查 X 线片，及时了解骨痂生长情况及截骨端轴线，应充分考虑尺骨的生理弯曲，尽量维持尺骨断端在同一平面，防止尺骨再次出现畸形影响后期的前臂旋转功能。

延长后期，如患肢出现明显的肘关节或腕关节屈曲挛缩，采用物理治疗和支具治疗均无效，可停止延长，待挛缩缓解后，再继续进行骨延长。对尺骨延长过程中出现轻度屈腕畸形，予以配置掌托与前臂外固定器通过铰链连接，可以很好地纠正屈腕畸形，并在后期延长中预防屈腕畸形的发生。

六、拆除延长器时机与应用支具辅助康复

尺骨延长结束后，每一个月拍摄 X 线片 1 次。根据骨痂矿化情况待骨痂完全骨化、恢复皮质骨的完整性后，分期拆除外固定器。然后配置前臂超腕关节矫形支具，防止腕关节畸形复发及延长段骨折，逐步进行功能锻炼。

七、典型病例

病例 1

患者男，18 岁，多发性内生软骨瘤，幼时曾行左上肢软骨瘤切除术，生长发育过程中逐渐出现左桡骨头脱位上移，尺骨短缩，腕关节尺偏畸形。行尺骨延长术（图 9-2-1A~N）。

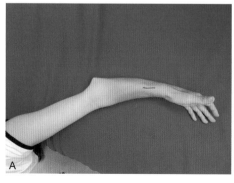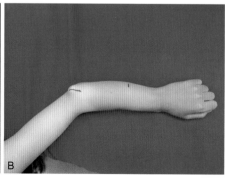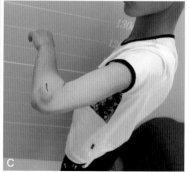

图 9-2-1　内生软骨瘤所致左尺骨短缩及前臂畸形。A~C. 术前外观

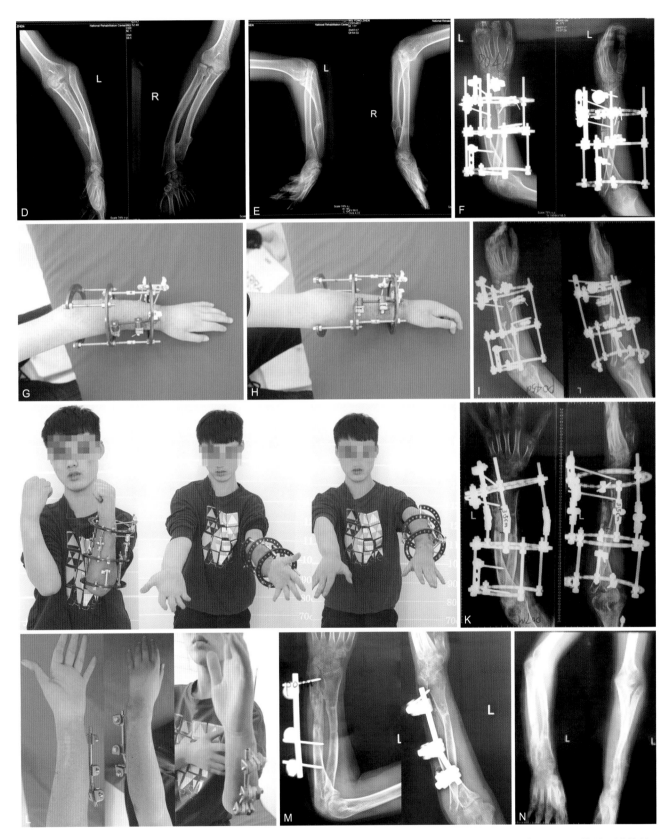

图 9-2-1 （续） D~E. 术前 X 线片示：左桡骨头突出脱位，腕关节尺偏，尺骨短缩；F. 术后 4 天 X 线片示尺、桡骨远端截骨，外固定架固定；G~I. 术后 45 天复查，尺骨延长约 2.5 cm；J、K. 术后 7 个月复查，尺骨延长 3.5 cm，骨痂矿化良好，前臂畸形矫正，功能无明显影响；L、M. 术后 9 个月，简化外固定，N. 术后 11 个月，拆除外固定，桡骨截骨及尺骨延长处骨愈合良好

先天性尺骨
纵轴缺如

病例2

　　患者女，29岁，右前臂先天性尺侧发育不良。生长发育过程中逐渐出现右尺骨短缩，右桡骨向尺

侧弯曲变形，腕关节重度尺偏畸形。行复合手术重建（图9-2-2A~L）。

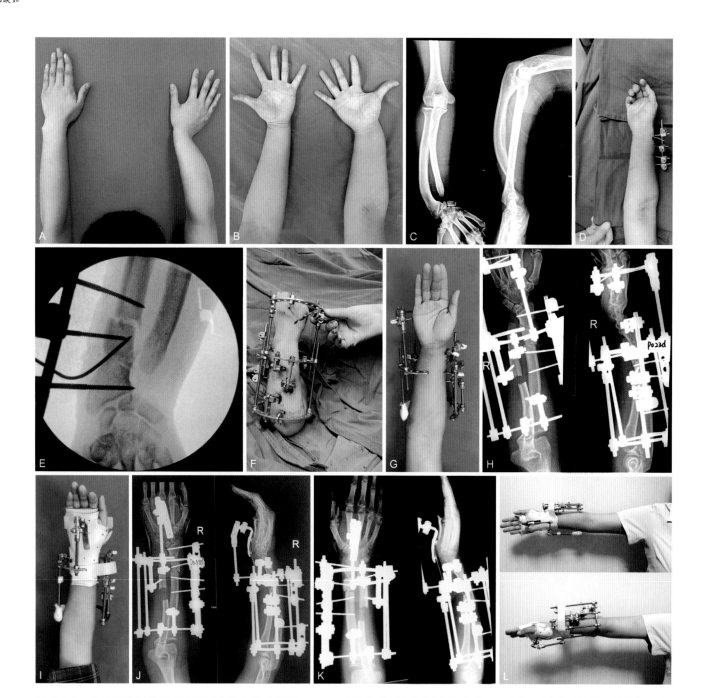

图9-2-2　右前臂先天性尺侧发育不良复合手术重建。A、B.术前外观示右前臂尺偏畸形；C.术前X线片示尺骨远端缺损、短缩，桡骨远端尺偏；D.术中行桡骨远端2处截骨即时矫形，截骨断端组合式外固定；E.术中X线检查桡骨矫形情况；F.穿针安装行尺骨延长的环形外固定架跨腕关节固定；G、H.术后23天外观及X线片示尺骨已延长1.5 cm；I.术后48天跨腕关节外固定拆除，佩戴腕掌支具维持固定；J.术后48天复查X线片示尺骨延长进度合适；K.术后90天X线片示尺骨牵拉长度达到要求，延长区骨痂形成良好。L.术后112天拆除掌骨外固定器，装配支具维持，等待延长区域骨自然重塑

（秦泗河　郑学建　岳孝太）

第三节　桡骨延长与重建

一、概述

单侧桡骨短缩畸形较尺骨少见，常见病因是创伤、感染尤其是儿童期骨骺损伤，先天性异常较常见的是桡侧半肢畸形，若先天性桡骨完全缺如，由于腕关节缺乏桡骨支撑向桡侧弯曲，将形成"拐棒手"。马德隆（Madelung）畸形属于遗传性桡骨短缩和畸形，晚期由于下尺桡关节不稳而出现疼痛，其中影响美观是患者要求矫形的主要原因。单独桡骨短缩，根据短缩的程度可继发不同的并发症，桡骨短缩在 2 cm 以内，可以出现尺腕撞击、手的把持力下降，尺骨头的突出或伴有前臂旋前、旋后功能丧失。当短缩超 3 cm，就会出现桡偏畸形，伴有背伸和掌屈功能障碍，并发尺骨远端的明显突出，尺骨与正常对侧相比显示有短缩。桡骨短缩的严重程度取决于桡骨远端在额状面的方向。

桡骨短缩畸形目前最成熟有效的治疗方法是 Ilizarov 技术牵拉成骨延长术，能同期矫正相关的前臂畸形，恢复满意的形态与功能。

二、手术指征与注意事项

前臂外翻畸形、短缩，合并旋转活动受限，桡骨发育不良，有症状的桡骨短缩不管短缩多少都有手术治疗的指征。

桡骨同时延长和畸形矫正适用于桡骨短缩伴有畸形。若畸形在桡骨远干骺端，矫形和延长在桡骨远端截骨进行；若桡骨是弧形弯曲与扭转畸形，需要两处截骨方能获得满意的畸形矫正与延长。桡骨颈的畸形可以截骨矫形，但不能在此处实施截骨延长。

三、术前准备

与尺骨延长术基本相同。在前臂正侧位 X 线片上，检查评价桡骨短缩的程度、性质，有无尺骨的畸形，尺桡骨之间短缩的长度。术前测量并记录腕关节掌屈、背伸、桡尺偏和前臂旋前、旋后角度。

四、手术操作

（一）单边外架延长术（以 Orthofix 外固定架为例）

患者取仰卧位，采用臂丛或全身麻醉。上气囊止血带，压力在 250 mmHg 左右。根据术前测量确定的 CORA 点的位置，C 臂机透视下确定截骨部位，以此为中心，在桡骨远近端皮肤表面分别切开 4 个 0.5 cm 的小口，钝性分离至骨面，钻入 4 枚直径为 3 mm 的皮质骨螺钉，确保 4 枚螺钉在同一平面，螺钉均穿透对侧骨皮质。将螺钉分别连接于单边轨道延长架，确认固定牢靠。延长架和前臂皮肤的距离维持在 2 cm 左右，然后在固定螺钉近远端之间的前侧做 3 cm 纵向切口，暴露桡骨骨皮质，采用微创截骨器截骨，确保完全截断，逐层缝合切口。术中要避免损伤桡神经浅支。

（二）Ilizarov 环式外固定架延长术

患者取仰卧位，采用臂丛或全身麻醉。①截骨：在桡骨远端拇展肌与桡侧伸腕肌之间距离关节面 2~3 cm 范围，Listern 结节近侧切一个长 0.8 cm 左右的皮肤切口，分离达骨膜用微创连孔截骨器截骨，截骨部位根据桡骨远端关节面倾斜角度选择垂直于桡骨长轴或平行关节面，完成截骨钻孔后将组装消毒好的 Ilizarov 环形外固定架放置前臂，远近 2 个半环与 1 个全环之间分别用牵伸杆相连，远端半环用关节铰链与牵伸杆连接。②近端穿针：肘关节屈曲位，全针于桡骨小头关节面下 1 cm 处与前臂纵轴垂直进针，通过尺骨穿出对面皮肤并固定。③远端穿针：在桡骨截骨处与关节面之间的桡掌侧斜行穿全针，至背侧第四、五伸肌腱间室之间穿出皮肤并固定。④半针固定：尺骨近端背侧、桡骨远端桡侧和全环桡侧分别穿置螺纹半针固定。在外固定穿针结束后松开连接杆上的螺母，然后用骨刀在截骨处截断桡骨，再重新固定。检查固定的各个螺母是否拧紧，清洁环形外固定器，手术结束。

五、术后管理及并发症防治

（一）术后管理程序

从术后第 7 天开始进行骨延长，每天延长 0.5 mm，分 4 次延长，间隔不少于 4 小时，同时进行肘关节、腕关节、掌指关节和指间关节的功能锻炼。延长期间注意观察患者手指活动及感觉情况，注意包扎敷料清洁和针道护理，若患者出现肢体肿胀、手指麻木或者疼痛不能耐受，应停止延长 2~3 天，待患者适应后再行延长，延长达到预期目标后停止延长。延长期间每隔 10 天复查 X 线片，根据骨痂形成情况动态调整延长速度。延长结束后，每一个月复查 X 线片，了解骨痂矿化情况。

（二）并发症防治

1. 针道感染　轻度针道感染在外固定治疗中较常见，软组织较丰厚的部位或钢针与皮肤之间经常发生移动时，容易发生针道感染。表浅感染经局部针眼护理及口服抗生素，大多数能治愈。对严重的感染，可以拔针和重新更换穿针部位，深组织和骨感染少见。

2. 神经血管损伤　与穿针技术、延长速度及距离有关。前臂神经血管丰富，绝对安全的穿针平面少，任何一个部位只有一个平面穿全针相对安全，因此尽量应用螺纹半针固定。术者应熟悉前臂桡神经、桡动脉、尺神经、尺动脉、正中神经的解剖毗邻关系，严格按照 Ilizarov 的穿针固定技术规范操作，可以预防穿针过程中的重要组织损伤。延长速度过快也可以导致神经损伤，如出现也常常先有感觉的异常，可以先停止延长或放慢延长速度。

3. 软组织挛缩　前臂延长可能导致肘、腕、手的屈曲挛缩。治疗方法除了手部掌骨穿针固定外，也可使用支具于前臂和手的掌侧以维持腕关节的中立或背伸位。夜间支具维持肘关节和手部功能位，有助于保持挛缩肌肉的张力。如果超过 30° 的手指伸展丢失，延长就要停止直到功能恢复。前臂旋转也可受限或丧失，尺、桡骨截骨应在不同的平面以防止形成骨桥。

4. 延长区域骨愈合问题　由于术后延长速度慢，延长端提前愈合，比较少见。成人前臂延长，延长速度一般 0.5 mm/d 左右为宜，出现狭窄的延长骨痂愈合往往较慢，可以通过定期性回缩来改善骨愈合质量。前臂延长后由于缺少负重的应力刺激骨矿化相对慢，若过早拆除延长架会出现畸形。延长过程中由于肌肉力量的不平衡可能会出现延长端的成角，通过合理的钢针布局能够预防。体外冲击波治疗也是促进延长区骨化的一个好方法。

5. 外固定针过敏　对外固定针的过敏比较少见，首先查血常规、红细胞沉降率、C- 反应蛋白，行分泌物培养及药敏试验，排除感染情况，可以用炉甘石洗剂、开瑞坦等。对于严重的过敏反应，可采用地塞米松等对症处理（图 9-3-1）。一般不需要拆除外固定架。

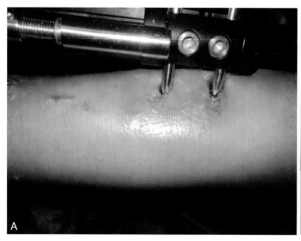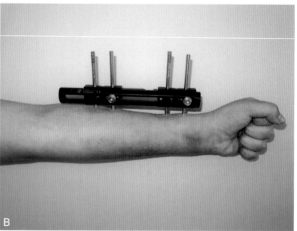

图 9-3-1　外固定针过敏。A. 外固定针术后过敏；B. 采用抗过敏药物后好转

六、拆除延长架时机与应用支具辅助康复

　　根据正、侧位 X 线片所示延长区充满矿化影，且可见三皮质影来判定骨愈合，此时可去除外固定延长架。拆除外固定架后，配置前臂超腕关节矫形支具，防止腕关节畸形复发及延长段骨折，逐步进行功能锻炼。

七、典型病例

　　患者男，16 岁。12 岁时因外伤伤及左腕关节，出现肿胀，未行治疗及检查，逐渐出现腕关节桡偏畸形，活动障碍。行桡骨延长及重建术（图 9-3-2）。

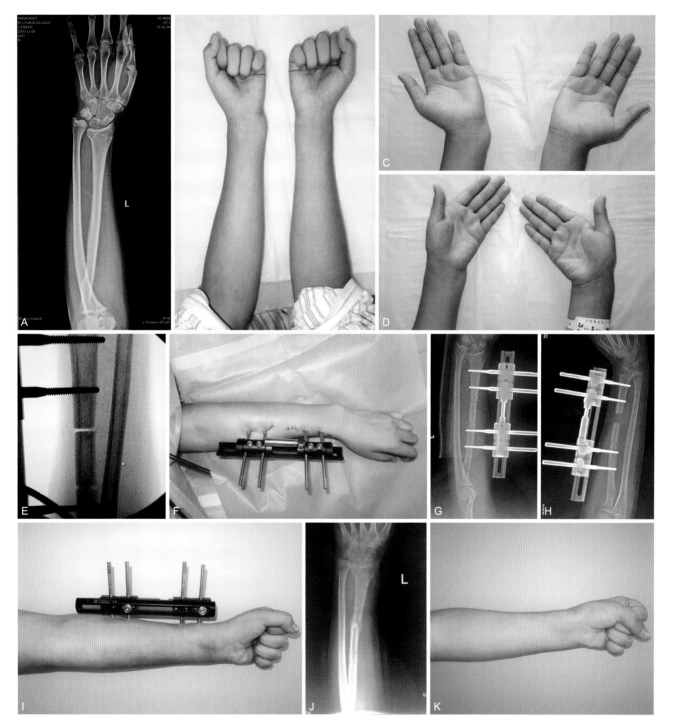

图 9-3-2　左前臂桡骨短缩畸形。A. 术前 X 线片；B~D. 术前功能及外观；E. 术中截骨；F. 安装外固定架；G. 术后复查 X 线片；H. 术后桡骨远端逐渐牵拉延长 2 cm；I. 牵拉到位后的外观，畸形矫正，手功能良好；J、K. 术后 10 个月 X 线片及外观

（朱　磊　崔宜栋）

第四节　掌骨、手指延长与重建

一、手指残端延长与重建

（一）手术指征

指体损伤后或先天因素导致的指体末节缺失，主要是指甲部分指体缺失。

（二）病因

1. 指体外伤后组织损伤严重，无条件保指治疗。
2. 外伤后因为医疗条件有限或者合并其他损伤，无法保指治疗者。
3. 先天畸形出现的指体末节缺失，如：先天羊膜束带综合征。

（三）术前准备

拍摄双手X线片了解短缩部位和测量指体短缩程度，了解有无骨质疏松等情况，设计截骨部位，预计延长长度，准备合适型号的微型外固定器。

（四）手术方法

Ilizarov技术微型外固定支架残端延长术。

（五）手术过程

臂丛麻醉下，患者取仰卧位。C臂X线透视下确定关节间隙及截骨部位：截骨平面距残端约0.5 cm，在残端指骨基底部背侧垂直骨干置入2~4枚2.0 mm螺纹针，针距对应微型外固定器近端模块钉孔。在预截骨线远端垂直骨干纵轴交叉置入2枚1.2 mm克氏针，避开两侧血管、神经，克氏针两侧距皮肤2 mm向远端折弯约90°，在指体远端交叉，分别固定于远端模块，置入螺纹针，螺纹针尾端向远端折弯40°~60°，防止后期延长过程中提拉的克氏针滑脱。C臂X线机透视确认置钉位置和截骨部位，在指背一侧做一0.5 cm横行切口，避开伸指肌腱，骨膜下向两侧分离，用1.0 mm克氏针垂直骨干扇形钻孔3~5个，在钻孔部位用窄骨刀充分截骨。截骨完毕从指端贯穿1枚1.2 mm克氏针，固定远指间关节于伸直位。

（六）术后处理

抬高患肢，注意观察指端感觉、血运情况，术后5天拍摄延长指正、侧位X线片。术后7天开始每日早、晚调整2次，每次旋转延长螺母1/4圈约0.25 mm，每日约0.5 mm。调整1周后复查X线片了解调整情况，之后每4周复查X线片。待延长段成骨、矿化满意后，拆除全部微型外固定器，继续加强关节康复训练。

（七）典型病例

病例1

患者女，32岁。主诉：外伤导致示指末节缺失20年。患者示指末节完全缺失，入院完善术前相关检查后，行"示指末节微创截骨 + Ilizarov技术微型外固定支架残端延长术"，术后1周延长外固定支架，术后2个月调整完毕，术后4个月拆除外固定支架（图9-4-1）。

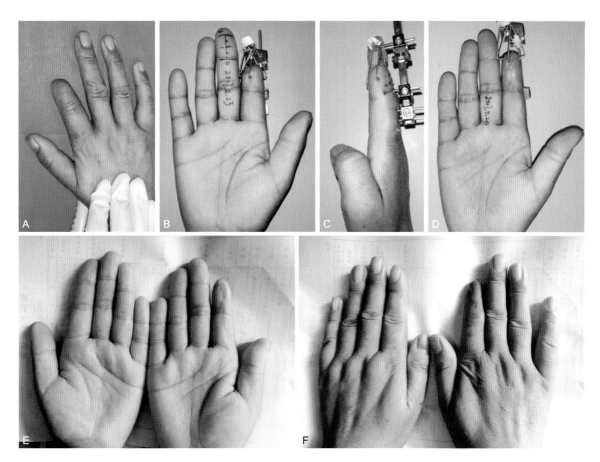

图 9-4-1　右手示指末节延长。A.术前外观，右侧示指末节缺损；B.行示指末节延长术，延长过程中外观；C.桡侧观；D.掌侧观；E.治疗结束后，双手对比外观；F.双手背侧观

病例 2

患者男，43 岁。主诉：外伤导致多指末节缺失 1 年，中指、环指、小指残端缺失。入院完善术前相关检查后，行"中、环指残端微创截骨 + Ilizarov 技术微型外固定支架残端延长术"，术后 1 周延长外固定支架，术后 1 个月调整完毕，术后 4 个月拆除外固定支架（图 9-4-2）。

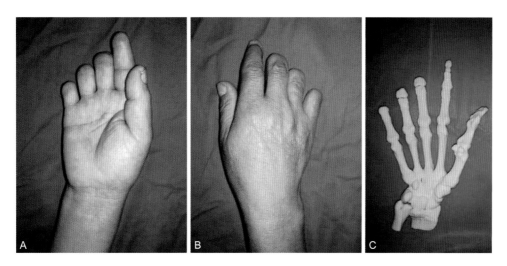

图 9-4-2　中指、环指延长术及其延长后效果。A.术前掌侧观，右手中指、环指、小指远端缺损；B.右手背侧观；C.右手骨骼 3D 打印模型

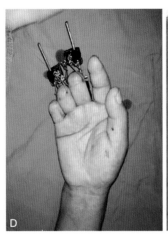 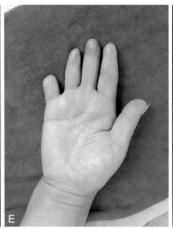 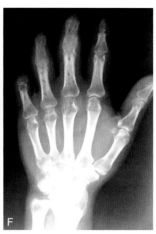

图 9-4-2（续）　D.同期行中指、环指末节延长术；E.治疗结束外观；F.治疗结束 X 线片

二、末节指延长

（一）手术指征

指体远端节段损伤后或先天因素导致的指体短小，其特点是指甲部分指体存在，单纯指体部分短小。

（二）病因

1. 指体节段性毁损离断，通过清创短缩保指治疗者。
2. 骨骺损伤，出现指体发育短小。
3. 先天疾病导致的指体发育短小。

（三）术前准备

拍摄双手 X 线片了解短缩部位和测量指体短缩程度，了解有无骨质疏松等情况，设计截骨部位，预计延长长度，准备合适型号的微型外固定器。

（四）手术方法

Ilizarov 技术微型外固定支架残端延长术。

（五）手术过程

臂丛麻醉下，患者取仰卧位。C 臂 X 线片透视下确定关节间隙及截骨部位，在预截骨线远端垂直骨干纵轴交叉置入 2 枚 1.2 mm 克氏针，避开甲床及甲根，克氏针两侧距皮肤 2 mm 向远端折弯约 90°，在指体远端交叉。C 臂 X 线机透视确认置钉位置和截骨部位，在指体一侧做一 0.5 cm 横行切口，

用 1.0 mm 克氏针垂直骨干扇形钻孔 3~5 个，在钻孔部位用窄骨刀充分截骨。近侧骨块用 2 枚 1.0 mm 克氏针交叉固定截骨近侧关节，以防延长过程中截骨端不稳和未按照截骨端延长。近端指骨背侧植入 2~3 枚 2.0 mm 螺纹针，连接外固定支架，再次透视确认截骨位置及螺纹针长度。

（六）术后处理

抬高患肢，注意观察指端感觉、血运情况。术后 5 天拍摄延长指正、侧位 X 线片。术后 7 天开始每日早、晚调整 2 次，每次旋转延长螺母 1/4 圈约 0.25 mm，每日约 0.5 mm。调整 1 周后复查 X 线片了解调整情况，之后每 4 周复查 X 线片。延长完毕后，拔出关节部位交叉克氏针，待延长段成骨、矿化满意后，拆除全部微型外固定器，加强关节康复训练。

（七）典型病例

患者女，27 岁。示指远指间关节区域节段毁损离断伤，给予短缩再植，保指成功，示指短缩 2.5 cm。入院完善术前相关检查后，设计末节跨关节固定构型。行"第二指残端截骨 + Ilizarov 技术微型外固定支架残端延长术"。术后 1 周延长外固定支架，术后 1 个月复查延长顺利，截骨端成骨满意。术后 2 个月，延长完毕。术后 4 个月成骨良好，拆除外固定支架，康复训练。术后 5 个月复查，功能康复满意（图 9-4-3）。

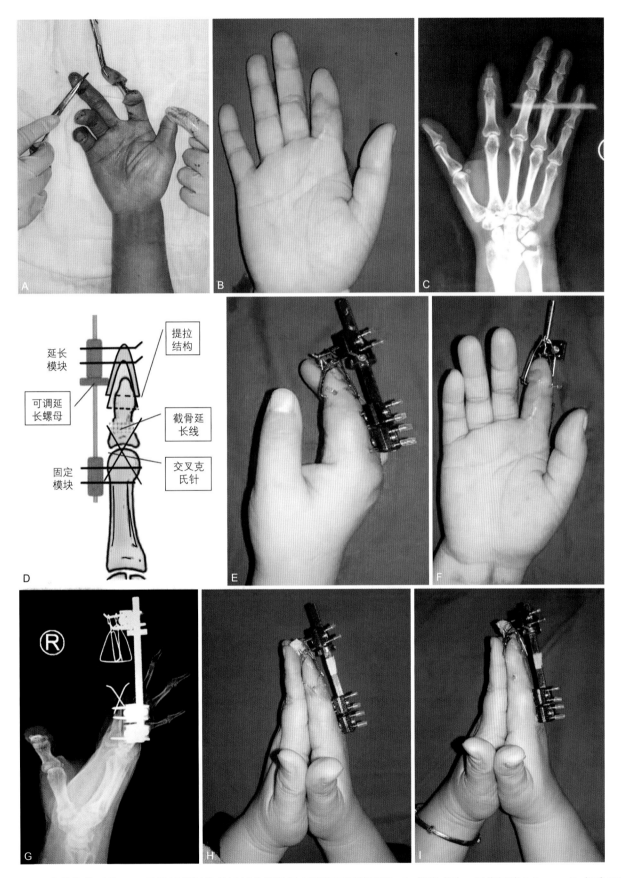

图 9-4-3　末节指体延长。A.示指远指间关节区域节段毁损离断伤后短缩再植；B.保指成功，示指短缩 2.5 cm；C.右手 X 线片；D.残存指骨延长设计方案；E.行末节指体延长术；F.术后延长过程中掌侧外观；G.延长过程中 X 线片；H.延长过程中，双手对比照；I.延长结束后，双手示指等长

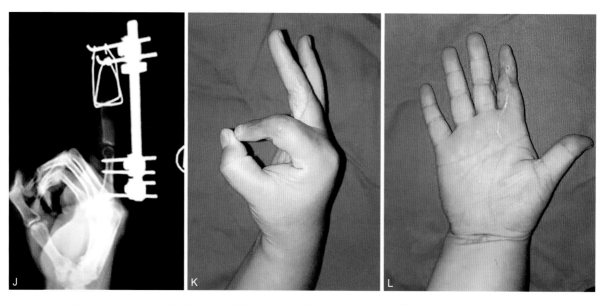

图 9-4-3（续） J.延长结束后 X 线片；K.治疗结束，拆除外固定器后外观照片；L.掌侧外观

三、指体延长

（一）手术指征

指（趾）体损伤后或先天因素导致的指（趾）体短小。

（二）病因

1. 指（趾）体节段性毁损离断，通过清创短缩保指治疗者。

2. 骨骺损伤，出现指体发育短小。

3. 先天疾病导致的指体发育短小。

（三）术前准备

拍摄双手 X 线片了解短缩部位和测量指体短缩程度，了解有无骨质疏松等情况，设计截骨部位，预计延长长度，准备合适型号的微型外固定器。

（四）手术方法

Ilizarov 技术微型外固定支架残端延长术。

（五）手术过程

臂丛麻醉下，患者取仰卧位。C 臂 X 线透视下确定关节间隙及截骨部位，在预截骨线远、近端分别立体置入 1.5 mm 螺纹针或克氏针，折弯针尾，

角度满足固定模块结构需要，连接外固定支架。在指体一侧做一 0.5 cm 横行切口，用 1.0 mm 克氏针垂直骨干扇形钻孔 3~5 个。在钻孔部位用窄骨刀充分截骨，再次透视确认截骨位置及间隙，验证完毕，回调延长螺母，缩小截骨间隙。

（六）术后处理

抬高患肢，注意观察指端感觉、血运情况。术后 5 天拍摄延长指正、侧位 X 线片。术后 7 天开始每日调整 4 次，每次旋转延长螺母 1/4 圈，每日约 0.5 mm，调整 1 周后复查 X 线片了解调整情况，之后每 4 周复查 X 线片。延长完毕后，拔出关节部位交叉克氏针，待延长段成骨、矿化满意后，拆除全部微型外固定器，加强关节康复训练。

（七）典型病例

患者男，19 岁。拇指近节指骨短缩。入院完善术前相关检查后，采用半组合迷你外固定支架，行"拇指近节指骨截骨 + Ilizarov 技术微型外固定支架延长术"。术后 1 周延长外固定支架，术后 1 个月复查延长完毕。术后 2.5 个月成骨良好，拆除外固定支架，康复训练。术后 3 个月复查，功能恢复满意（图 9-4-4）。

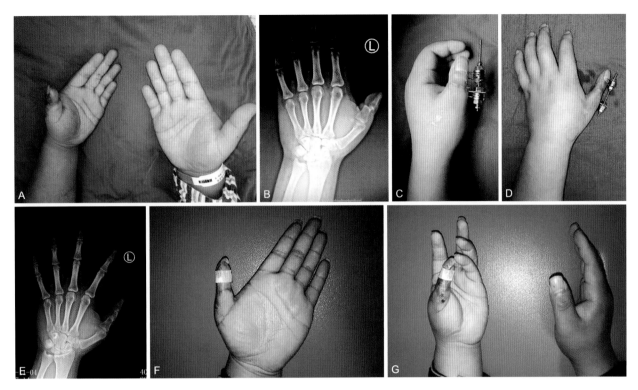

图 9-4-4　拇指近节指骨短缩延长术。A. 术前双手外观，左手拇指短；B. 左手 X 线片，左拇指近节指骨短缩；C. 行近节指骨延长术，术后背侧外观；D. 延长结束外观；E. 拆除外固定器后 X 线片；F. 拆除延长架后外观；G. 拆除延长架后对掌功能照

四、指体延长结合显微关节移植

（一）手术指征

指体延长技术（外固定）结合游离关节移植技术治疗指体短缩。

（二）病因

1. 指体损伤后关节缺失合并指体短缩。
2. 感染导致的关节破坏并指体短缩。

（三）术前准备

1. 拍摄双手 X 线片，了解短缩部位和关节情况。
2. 足部供区 X 线片。
3. 血常规、血生化、凝血功能等。
4. 准备合适型号的外固定器。

（四）手术方法

一期外固定支架延长；二期游离足趾关节移植修复手指缺损。

（五）手术过程

1. 一期手术　臂丛麻醉，C 臂透视，标记骨折端，根据外固定支架构型，在骨折两端分别置入螺纹针，连接外固定支架，手术结束。

2. 一期手术术后处理　抬高患肢，注意观察指端感觉、血运情况。术后 3~5 天开始调整，每次旋转延长螺母 1 圈，每天 3 次，调整速度根据皮肤张力、患者自我感觉，指端血循环、感觉等情况调整。以无痛、不影响远端血循环及感觉为度。直至需要长度。

3. 二期手术　全身麻醉，手术分组进行。一组：处理手部，拆除外固定支架，侧方切口，清理骨折端软组织，骨折端新鲜化处理，并测量截取关节长度。显微镜下游离出一侧指动脉及背侧至少两条管径较粗的静脉，标记备用；二组：切取第二足趾近趾间关节，不驱血上气压止血带，设计切口，切取带有皮岛的游离关节，游离复合组织保留两条以上静脉及一条指动脉，合适长度截取关节，评估血运情况，血运良好后合适长度切断动脉及静脉，游离复合关节交由一组处理。从髂骨截取骨条，植入足部骨质缺损区域，克氏针纵行固定，缝合皮肤。一组将游离关节置入手术缺损区域，克氏针纵行穿针固定，显微镜下分别吻合至少两条静脉，趾动脉同一侧指动脉吻合，观看皮岛颜色，评估血运。

4. 二期手术术后处理　术后卧床静养，患肢抬高，保持室温 23~25℃，室内禁烟，术后给予"抗感染、抗凝、抗痉挛"药物应用 1 周。术后 10 天开始坐起、下床训练。术后 5~6 周拔出手部克氏针，开始关节屈伸训练。足部克氏针术后 6 周拔除。

患者女，27 岁。中指外伤术后近指间关节缺失，指体短缩；给予外固定支架牵伸，恢复指体长度；游离第二足趾近侧趾间关节。游离复合关节及手部受区。术后 3 周移植关节成活（图 9-4-5）。

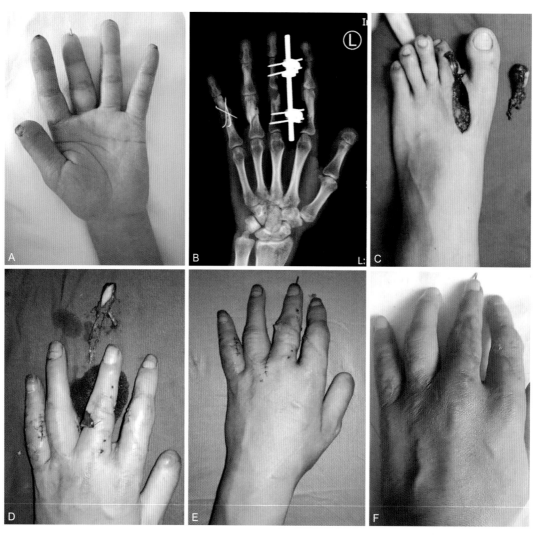

图 9-4-5　指体延长结合显微关节移植。A.中指外伤术后近指间关节缺失，指体短缩；B.外固定支架牵伸，恢复指体长度；C.游离第二足趾近侧趾间关节；D.游离复合关节及手部受区；E.术后外观；F.术后 3 周移植关节成活

五、掌骨延长

（一）手术指征

各种原因导致的掌骨短小或长度短缩合并畸形。

（二）病因

1. 先天掌骨发育畸形。

2. 感染。

3. 创伤。

（三）术前准备

1. 拍摄双手X线片，了解短缩部位和关节情况。

2. 血常规、血生化、凝血功能等。

3. 准备合适型号的外固定器。

（四）手术方法

掌骨延长术。

（五）手术过程

臂丛麻醉下，患者取仰卧位。C臂X线透视下确定关节间隙及截骨部位，在预截骨线远、近端分别立体置入2.0 mm螺纹针或克氏针，折弯针尾，角度满足固定模块结构需要，连接外固定支架，在掌骨背侧做一1.0 cm横行切口，用1.0 mm克氏针垂直骨干扇形钻孔3~5个，在钻孔部位用窄骨刀充分截骨。再次透视确认截骨位置及间隙，验证完毕，回调延长螺母，缩小截骨间隙。

（六）术后处理

抬高患肢，注意观察指端感觉、血运情况。术后5天拍摄手掌正、侧位X线片。术后7天开始每日调整4次，每次旋转延长螺母1/4圈，每日约0.5 mm。调整1周后复查X线片了解调整情况，之后每4周复查X线片，坚持手指屈伸康复训练。待延长段成骨、矿化满意后，拆除全部微型外固定器，加强关节康复训练。

（七）典型病例

患者男，8岁，右手掌骨发育短小合并畸形。术前X线片：第四、五掌骨基底融合，第五掌骨发育不良，掌指关节脱位、指骨发育欠佳，给予掌骨中段截骨，纠正畸形并掌骨延长，掌指关节复位，外固定架固定。术后3个月复查，延长完毕，成骨良好。拆除外固定架，康复训练。术后5个月复查，功能恢复满意（图9-4-6）。

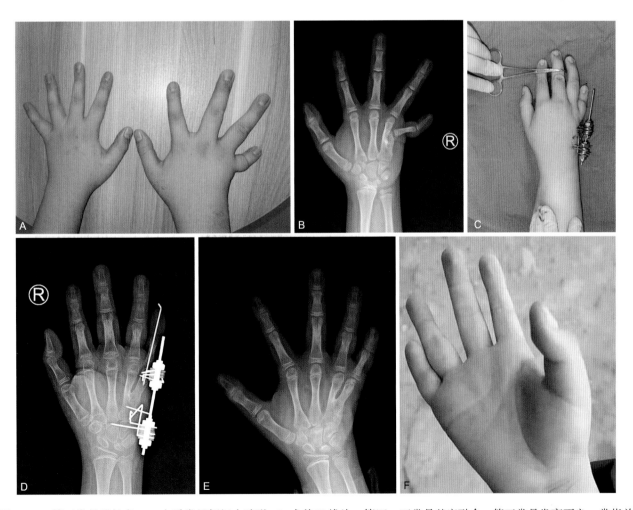

图9-4-6 第五掌骨延长术。A.右手掌尺侧短小畸形；B.术前X线片，第四、五掌骨基底融合，第五掌骨发育不良，掌指关节脱位、指骨发育欠佳；C.掌骨中段截骨，纠正畸形并掌骨延长，掌指关节复位，外固定架固定；D.术后X线片；E.治疗结束后右手X线片；F.术后5个月外观

（王宏鑫 谢书强）

参考文献

[1] 张磊, 赵斌, 秦泗河, 等. Ilizarov技术治疗儿童尺骨骨干续连症[J]. 中华骨与关节外科杂志, 2021, 14(06): 538-542.

[2] Masada K, Tsuyuguchi Y, Kawai H, et al. Operations for forearm deformity caused by multiple osteochondromas. J Bone Joint Surg Br, 1989, 71(1): 24-29.

[3] 蔡刚, 秦泗河. Ilizarov技术在上肢矫形中的应用[J]. 中国矫形外科杂志, 2007(08): 601-604.

[4] Song SH, Lee H, Youssef H, et al. Modified Ilizarov technique for the treatment of forearm deformities in multiple cartilaginous exostoses: case series and literature review. J Hand Surg Eur 2013, 38(3): 288-296.

[5] Farr S, Mindler G, Ganger R, et al. Bone lengthening in the pediatric upper extremity. Journal of Bone and Joint Surgery, 2016, 98(17): 1490-1503.

[6] 杨胜松, 黄雷, 滕星, 王陶, 蒋协远, 吴新宝. 外固定架尺骨延长治疗遗传性多发性骨软骨瘤所致前臂畸形[J]. 骨科临床与研究杂志, 2020, 5(1): 14-20.

[7] Ahmed A. Gradual ulnar lengthening by an Ilizarov ring fixator for correction of Masada Ⅱb forearm deformity without tumor excision in hereditary multiple exostosis: preliminary results. J Pediatr Orthop Br, 2019, 28(1): 67-72.

[8] 姚瑞翔, 蔡文全. Ilizarov环形外固定架技术治疗儿童软骨瘤病性尺骨干续连症[J]. 中华骨与关节外科杂志, 2020, 13(5): 409-413.

[9] 张力, 秦泗河, 石磊, 等. Ilizarov外固定技术治疗多发性骨软骨瘤致前臂畸形[J]. 中国矫形外科杂志, 2019, 27(13): 1217-1220.

[10] Ishikawa J, Kato H, Fujioka F, et al. Tumor location affects the results of simple excision for multiple osteochondromas in the forearm. J Bone Joint Surg Am, 2007, 89(6): 1238-1247.

[11] 阿不来提·阿不拉, 任鹏, 阿里木江·阿不来提, 等. Orthofix外固定支架辅助行桡骨截骨延长术治疗桡骨短缩畸形[J]. 临床骨科杂志, 2018, 21(5): 585-587.

[12] Massobrio M, Pellicano G, Albanese P, et al. Forearm post-traumatic deformities: classification and treatment. Injury 2014, 45(2): 424-427.

[13] Peymani A, Johnson AR, Dowlatshahi AS, et al. Surgical management of madelung deformity: a systematic review. Hand (N Y), 2019, 14(6): 725-734.

[14] Bell MJ, Hill RJ, McMurtry RY. Ulnar impingement syndrome. J Bone Joint Surg Br, 1985, 67(1): 126-129.

[15] 赵国红, 谢振军, 孙华伟, 等. Ilizarov微创牵伸技术治疗青少年创伤性假性马德龙畸形[J]. 中华创伤骨科杂志, 2015, 17(10): 874-878.

[16] Price CT, Mills WL. Radial lengthening for septic growth arrest. J PediatrOrthop 1983, 3(1): 88-91.

[17] 王锐, 曾庆玉, 金光暐. 马德隆畸形X线及MRI诊断进展[J]. 中国医学影像学杂志, 2014, 22(1): 51-52+55.

[18] 吴鸿飞, 郭保逢. Ilizarov骨延长术治疗尺桡骨短缩并腕关节畸形[J]. 中国矫形外科杂志, 2017, 25(17): 1618-1620.

[19] 焦伟, 王斌, 马铁鹏. 指骨延长与关节成形修复再植手指短缩[J]. 中华手外科杂志, 2013, 29(6): 379-381.

[20] 邢丹谋, 任东, 冯伟, 等. 节段毁损性断指(拇)短缩再植的疗效观察[J]. 创伤外科杂志, 2015, 17(1): 33-35.

[21] 王宏鑫, 谢书强, 侯建玺, 等. Ilizarov技术治疗创伤性指体短缩[J]. 中华骨与关节外科杂志, 2021, 14(06): 543-547.

[22] 杨茜, 王斌. 先天性短指畸形的发病机制、分类及治疗进展[J]. 组织工程与重建外科杂志, 2015, 11(06): 389-395.

[23] 刘铭波, 李保龙, 叶伟德, 等. 带皮瓣的第二跖趾及近侧趾间关节移植重建拇指掌指及指间关节缺损[J]. 中华显微外科杂志, 2016, 39(5): 420-423.

[24] 杨华清, 彭爱民, 韩庆海, 等. 微创截骨Ilizarov骨延长术治疗先天性跖骨短小症[J]. 足踝外科电子杂志, 2017, 4(1): 25-29.

第十章　上肢肌肉瘫痪动力失衡与肌移位重建

第一节　概　述

肢体瘫痪分为下运动神经元损伤性弛缓性瘫痪及上运动神经元损伤性痉挛性瘫痪，前者常见的病因是脊髓灰质炎后遗症、产瘫、急性炎症性脱髓鞘性多发神经炎（格林-巴利综合征）等。上肢痉挛性瘫痪最常见的病因是脑性瘫痪与脑外伤。本章主要论述弛缓性上肢瘫痪的形态与功能重建。

按上肢弛缓性瘫痪及动力失衡的病因、范围、程度及造成的功能障碍不同，一般分为单纯肩外展肌瘫痪；肩外展肌和上臂肌群瘫痪；前臂及手的内在肌瘫痪以及全臂型瘫痪（连枷上肢）。上肢瘫痪后遗症手术治疗的重点是重建肩关节外展功能，改善屈肘功能，恢复伸腕及屈指功能。在手部主要是重建拇指外展、对掌功能。如果手的功能完全丧失，如无条件重建手的功能，重建肩、肘关节功能的手术就没有太大的意义。

肱三头肌瘫痪，由于前臂及手的重量本身就能使肘关节伸直，很少实施肌肉移位替代之。但若患者肩关节肌力和屈肘功能正常，需要上肢举起位的一些操作工作，或患者下肢部分瘫痪需要扶拐行走，就需要肱三头肌有力方能完成以上动作。秦泗河曾应用背阔肌移位重建肱三头肌的伸肘功能，将背阔肌游离，切断其起点与止点，只保留血管神经蒂相连，将肱三头肌下半部和尺骨鹰嘴从皮下分离出来，从第二切口至背阔肌切口作皮下隧道，将背阔肌的起点引入隧道，使其覆盖在肱三头肌下段和尺骨鹰嘴上，并与它们缝合在一起。将背阔肌的肱骨止点穿过皮下隧道引至肩峰处切口，于伸肘位将其缝合到肩峰和邻近组织上，并保持移位肌一定张力。术后获得较满意的伸肘疗效（图 10-1-1）。

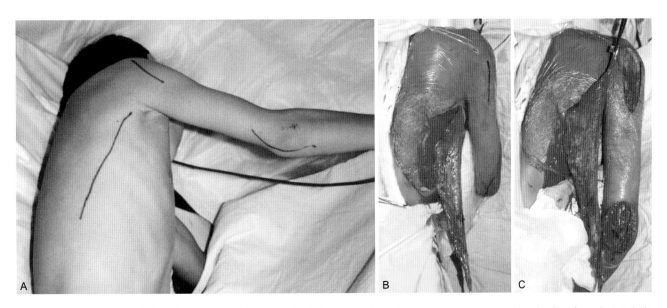

图 10-1-1　A. 背阔肌移位重建肱三头肌伸肘功能。A. 手术体位与切口；B. 同侧背阔肌已游离仅连接血管神经束，肱骨止点穿过皮下隧道引至肩峰处切口，于伸肘位将其缝合到肩峰和邻近组织上；C. 将背阔肌的起点引入隧道，使其覆盖在肱三头肌下段和尺骨鹰嘴及其以远筋膜上缝合固定

卜肢瘫痪合并明显骨关节畸形者，应先实施截骨矫形等手术后，再评价肌移位重建上肢某一功能手术的利弊问题。上肢神经损伤后的远期功能重建相关肌移位与动力平衡，在多种手外科专著有介绍，如王澍寰主编的《手外科学（第 2 版）》、顾玉东主编的《臂丛神经损伤与疾病的诊治（第 2 版）》、韦加宁主编的《韦加宁手外科手术图谱》等，对肌肉移位重建上肢的功能，有详细、清晰、新颖的论述，在此不再赘述。截至 2020 年底秦泗河治疗上肢矫形与功能重建患者 567 例，共实施了 959 术次手术，其中肌肉肌腱移位动力重建手术 314 术次，占 32.74%。本章仅介绍秦泗河团队的在上肢动力重建的临床经验、临床策略与主要几个手术方法，供同道参考。

第二节　肌移位替代瘫痪的三角肌

肩关节的外展、上举是由三角肌、冈上肌、冈下肌协同的结果。其中三角肌从前、中、后包绕了肩关节的 3/4，因此当肩关节外展肌完全瘫痪，形成连枷肩，用一条肌肉移位线状牵拉企图获得良好的肩关节外展功能是不可能的。这是单纯斜方肌移位代三角肌疗效不佳的主要原因。

一、肩外展功能重建策略

连枷肩（flail-shoulder）肩关节肌肉瘫痪上肢重力下垂导致肩关节囊松弛，关节分离，在实行肌肉移位代三角肌的同时必须紧缩关节囊。如果肱二头肌是瘫痪的，可用其长头肌腱将肱骨头与肩盂悬吊固定。如果肱二头肌正常，术中应先紧缩瘫痪的三角肌，再用肌移位替代之。最常用的方法是斜方肌加肱三头肌长头起点移位，胸大肌加肱二头肌短头移位。如果三角肌完全瘫痪，在肌腱固定肩关节的基础上，选用胸大肌或背阔肌移位代三角肌能达到良好的效果。单独用斜方肌移位代三角肌，难以重建肩关节外展功能。

如果三角肌尚残留部分肌力，根据瘫痪的部位仅选用一条健康的肌肉移位即可。若胸大肌正常当应首选其移位。如果手的功能基本正常，又缺乏肌移位重建肩关节功能的条件，可以考虑实施肩关节功能位融合术，通过肩胛 - 胸壁关节运动改善上肢功能。

二、胸大肌双极移位代三角肌

（一）应用解剖

胸大肌可以分为锁骨部、胸肋部和腹部，分别起于锁骨内侧半、第 1~6 胸肋部及腹直肌前鞘。三部分肌纤维向外集中，以扁腱止于肱骨结节间沟。

胸大肌上、下二部分各有其独立的血管神经系统以及肌肉的止腱，上部为肩峰动脉和胸外侧神经支配，下部为胸内侧神经支配。可以切取锁骨部胸大肌转位代三角肌，保留其下面部分不会明显影响胸大肌的功能（图 10-2-1）。

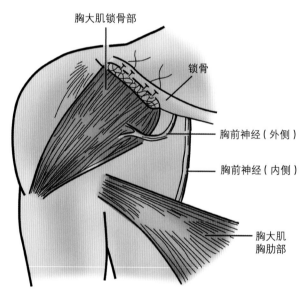

图 10-2-1　胸大肌锁骨部移位重建三角肌手术示意图

（二）手术适应证

三角肌瘫痪，胸大肌肌力 4 级以上，肩关节被动外展功能不受影响，肩胛下肌和冈下肌尚残存一定功能，为肌移位替代三角肌后发挥肩外展外旋功能建立基础。

（三）术前准备

提前备好肩关节外展 90° 的支具，或做好肩肱外展石膏托，以便术后控制在肩关节外展 90°、前屈 45° 位置。

（四）麻醉和体位

患者全身麻醉，仰卧位，肩下垫枕抬高 45°。

（五）手术操作步骤

切口分两部分；自肩峰后面开始，沿锁骨向内至胸锁关节，再弯向下至胸骨第 4 肋间隙处。另一切口沿三角肌前缘，向上至第一切口边，向下至三角肌止点。先在三角肌与胸大肌沟中找出头静脉，沿头静脉分离胸大肌外侧缘，直至胸小肌上缘处，皮瓣向下翻转，暴露胸大肌锁骨部及胸肋部。

在胸大肌止点处辨清两层扁腱，在二腱之间将胸大肌上、下部钝性分开，自下向上游离胸大肌上半部，此时可见紧贴肌肉深面的胸肩峰动脉的胸肌支，须带一部分骨膜一起将起点切下，以便于转移后缝合。当游离到胸小肌上缘时，要小心勿损伤进入肌肉的血管神经蒂。最后将胸大肌前层止腱连同一部分肱骨皮质一起凿下。至此，胸大肌的上半部除血管神经蒂外已全部游离。

切开三角肌前缘，暴露锁骨外端及肩峰三角肌起点，由于胸大肌的上部血管神经蒂短，移位幅度不大，可将胸大肌向外翻转 180°，使肌肉底面朝上，移至肩峰外侧（图 10-2-2）。

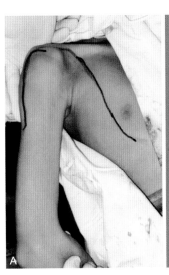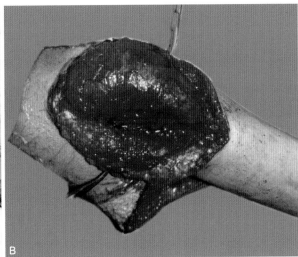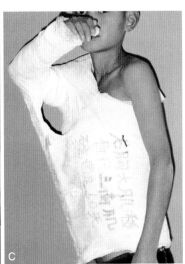

图 10-2-2　右侧胸大肌移位代三角肌。A. 切口线；B. 胸大肌在肩关节部缝合后外形；C. 术后肩人字石膏固定 8 周

在锁骨外端及肩峰上钻 4~6 处孔，将胸大肌锁骨部及部分胸肋部肌起端以 7 号缝线固定于孔内。肩外展 90°，前屈 30° 位，用外展支架或肩 - 肱石膏维持肩关节外展 90°、前屈 30° 位 8 周。

（六）术后处理

术后第 3 天即在外展支架上锻炼移位胸大肌的主动收缩运动。拆除支架后，锻炼肩部主动和被动活动。

这一术式的优点是：利用胸大肌上部转位，有其独立的血管神经供应，不影响原胸大肌功能，上、下两部分分开，其间隙清楚，分离方便，形态及功能酷似三角肌，如果患者术前肩关节其他肌肉较好，术后可以达到良好的肩关节外展功能（图 10-2-3）及上举的效果（图 10-2-4）。若术前为连枷肩应使用斜方肌加胸大肌联合移位，还必须加肱二头肌长肌腱悬吊稳定肩关节，术后方能产生较好的肩部外展、外旋功能。

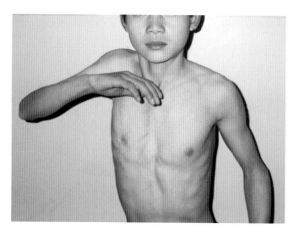

图 10-2-3　术后右肩关节产生良好的主动外展功能

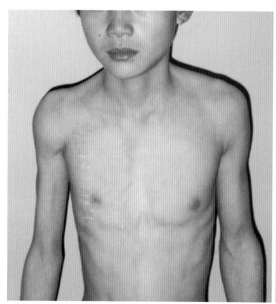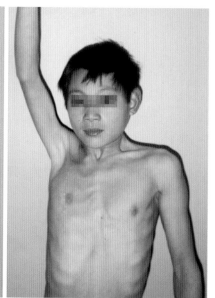

图 10-2-4　胸大肌移位代替三角肌后获得上举功能

三、背阔肌双极移位代三角肌

（一）手术适应证

背阔肌移位代三角肌术适用于三角肌麻痹，背阔肌肌力正常，其他肩袖的肌肉如冈上肌、冈下肌、胸大肌、肩胛提肌和菱形肌肌力较好的病例。对仅背阔肌肌力正常，而肩关节周围的肌肉严重麻痹，特别是冈上肌、冈下肌麻痹，肩关节呈脱位或半脱位者术后由于肩肱关节不能获得稳定，难以产生较好的肩外展效果，故慎用此手术。

（二）麻醉和体位

患者全身麻醉，气管插管，侧卧位，患肢前伸并置于可推动的托盘上。

（三）手术操作

1. 于肩上方沿三角肌在锁骨中外 1/3 交界处、肩峰和肩胛冈肩峰端的起点处作一 U 形切口，并于肩外侧自肩峰至三角肌止点作一垂直切口（图 10-2-5）。

2. 将肩部 U 形皮瓣及肩外侧垂直切口两侧的皮瓣分离掀开，显露整块三角肌，将萎缩的三角肌从其起点稍下方至其肌腱与肌腹交界处整块切除。

3. 于腋后方沿背阔肌前缘作弧形切口，显露背阔肌，先从该肌前缘分离，显露支配该肌的胸背动静脉和神经，于血管神经的蒂部用橡皮片保护牵开。

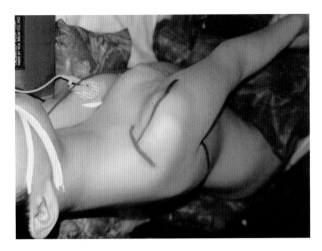

图 10-2-5　背阔肌移位代三角肌手术体位与切口

根据术前测量要求，从背阔肌远端肌腹至该肌于肱骨小结节嵴止点，切取长 14~15 cm、宽 13~14 cm（与原三角肌面积形状相仿）带血管神经蒂的肌瓣。

4. 从肩部切口至胸侧壁切口之前、经大圆肌深面，用大血管钳行钝性分离，作一宽松的隧道，然后将带血管神经蒂的背阔肌从胸背部经大圆肌深面拉至肩部切口内。以背阔肌血管蒂为轴旋转进行双极移位，改变肌肉的位置及力线。术者必须与助手配合默契，注意保护血管蒂避免牵拉及扭转。

5. 将背阔肌平放于三角肌的位置上，能够看到

肩部丰满的肌肉轮廓出现了。先将背阔肌远端的肌腱于三角肌止点处，与三角肌肌腱牢固缝合。然后将肩关节置于 90° 外展、适度前屈位，先用 2~3 枚钢针从肱骨头穿过肩盂，临时将肩关节固定于外展位，便于移位肌肉的摆布与缝合。背阔肌肌腹及其肌膜缝在原三角肌起点的肩峰上及残端的肌膜上。

6. 肌肉固定完毕后，在此探查肌肉走行的通道是否有筋膜对血管蒂及神经卡压，移位肌肉的血液循环怎样，如果血管蒂紧张可以适当调整肩关节外展的角度。冲洗伤口后，缝合切口，切口放引流条。

（四）术后处理

术后肩外展架将肩关节固定于外展 90°、前屈 30° 左右位置上，术后 2 个月除去外固定进行肩关节外展功能锻炼，其方法与上述胸大肌移位代三角肌术相同。近年作者在术前先给患者配置好肩外展支具，肌移位三角肌替代结束后，即可在手术室绑上肩外展支具（图 10-2-6）。

由于此类患者肩肱关节囊松弛，在肌肉移位手术结束后，作者用 3 枚钢针贯穿肱骨与肩胛骨之间固定 4 周，在这个基础上再安装肩外展支具。如此避免了肱骨头在肩盂内的滑动，并能刺激关节囊的挛缩（图 10-2-7）。

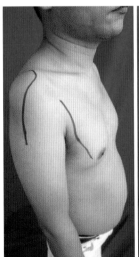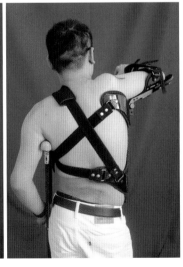

图 10-2-6　右胸大肌移位代替三角肌，术前预配、测试肩外展支具

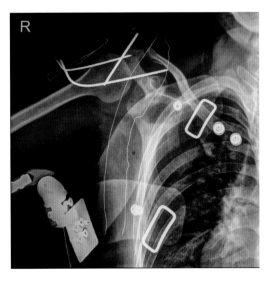

图 10-2-7　术后克氏针固定肱骨头与肩胛骨，维持肩关节外展位，促使松弛的关节囊挛缩

（秦泗河）

第三节　肌移位重建屈肘功能

重建屈肘功能的手术方法较多，主要取决于患肢肌肉残存的情况。若屈肘肌力完全瘫痪，治疗中最常用且效果最好的是胸大肌或背阔肌移位代屈肘肌。术后上臂丰满，可以达到 4 级肌力的屈肘效果。但背阔肌移位手术创伤大，肌肉的远段被横断（代屈肘肌不需要全程肌肉游离即可够长度），肌肉卷状缝合后较粗大，此类患者其上臂萎缩瘦小，上臂皮肤往往难以容纳下粗大的背阔肌。因此，当胸大肌有 4 级肌力时宜首选胸大肌双极移位重建屈肘功能。

若屈肘肌尚残存 2~3 级肌力，又无大的肌肉可供移位，亦可用小的肌肉移位增强屈肘肌。如前臂屈肌群起点上移（Steindler 法）；大圆肌移位；尺侧屈腕肌翻转上移代肱二头肌等。

一、胸大肌双极移位代肱二头肌

本手术的优点是创伤小，操作较简单，术后对原有的功能影响不大，且肱二头肌瘫痪的患者胸大肌残存的比率高。

（一）手术适应证与禁忌证

屈肘肌瘫痪，胸大肌有 4 级以上的肌力。因切口经过乳房外侧，青少年女性患者为美观的要求，应慎用此手术。

（二）手术操作

1. 切口　自喙突沿胸大肌外侧缘到肋弓，距中线 5 cm 处垂直向下 20 cm，肘前作 S 形切口以显露肱二头肌腱。

2. 显露与游离肌肉　在切口中游离胸大肌，注意小心分离，不要损伤胸前外侧与胸前内侧神经血管束，并切断胸大肌在胸壁的起点。再游离胸大肌腱板部在肱骨上的止点并切断，在锁骨中点处注意保护胸大肌的神经血管束。

3. 游离肌肉的起、止点固定　显露喙突处，将胸大肌肱骨止点先缝合固定在喙突上（图 10-3-1A~C）。充分扩充肱二头肌走行的皮下隧道，将肌肉起点通过皮下隧道引入到肱二头肌腱的止点。在屈肘 90° 位，测定肌肉的张力后缝合固定，然后再适当伸 - 屈肘关节测试固定的肌张力是否合适。

（三）术后处理

石膏托固定肘关节屈曲 100°、肩关节前屈外展 50° 位固定 5 周。术后 5 天练习主动屈肘运动，5 周后更换吊带。一般术后可以建立 4 级的屈肘肌力，且上臂丰满，提高了患者的美感（图 10-3-1D）。

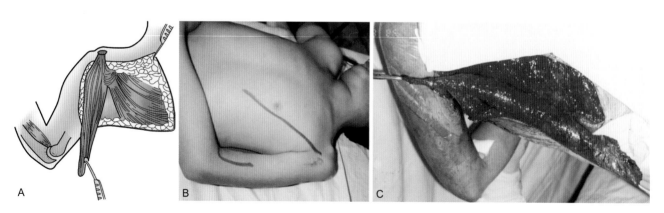

图 10-3-1　胸大肌双极移位代肱二头肌。A. 胸大肌移位代肱二头肌手术示意图；B. 手术切口；C. 游离后的胸大肌仅保留血管神经束为蒂转位，测试游离的胸大肌的长度与起、止点固定的位置与走行通道

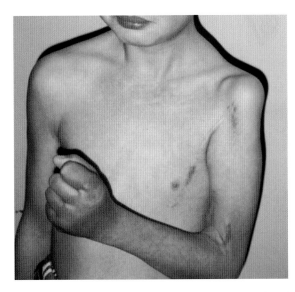

图 10-3-1D　胸大肌移位后屈肘肌力达到 4 级，屈肘运动时能在皮下看到肌肉收缩运动的轮廓

二、背阔肌移位代肱二头肌

背阔肌肌力强大，血管神经蒂粗大、恒定且易于显露和保护，切口隐蔽，为屈肘功能重建提供了更强大的肌肉动力来源。

（一）应用解剖

背阔肌为扁平的三角形阔肌，位于腰背部和腋部，起自下 6 个胸椎、全部腰椎及骶椎的棘突和棘间韧带以及髂嵴后部，还有部分肌纤维起自肋骨及肩胛骨下角。背阔肌肌腱扁平，从前下方绕过大圆肌腱，止于肱骨结节间沟。

背阔肌主要的血管、神经为胸背动、静脉和胸背神经。胸背血管和神经伴行，其末端均恒定地分为内、外侧支。内、外侧支在肌肉内又有明确的分布范围。胸背动、静脉和胸背神经外侧支支配的外侧缘肌肉较肥厚，收缩力较强，宜于作移位修复屈肘功能；内侧缘肌肉较薄，肌力较弱。背阔肌的血管神经蒂约于其上中 1/3 交界处进入肌肉内。在进入肌肉前，胸背动脉与胸侧壁的胸外侧动脉有交通支相连接，手术时需结扎该交通支。

（二）手术适应证

背阔肌移位重建屈肘功能主要用于肱二头肌麻痹、屈肘功能丧失时。但脊髓灰质炎后遗症屈肘肌瘫痪者，背阔肌常有不同程度的萎缩和肌力减弱，术前应仔细检查评估，背阔肌肌力必须 4 级以上方可施行手术。

（三）麻醉与体位

患者全身麻醉，取侧卧位。

（四）手术原理与操作

背阔肌移位重建屈肘功能通常采用双极移位法，即将背阔肌游离后，其起点固定于肱二头肌止点的肌腱上，止点缝于喙突下肱二头肌短头的起点处。这种带血管、神经蒂的背阔肌双极移位法，使移位的肌肉在一直线上，从而使肌肉收缩的力量容易发挥，同时在手术时容易调整肌肉的张力。其手术的效果明显较之将背阔肌的起点游离，直接移位至肱二头肌腱止点，保留背阔肌止点的单极移位法好。但双极移位较单极移位的操作稍复杂，对血管神经蒂的分离和保护要求也较高。

此外，背阔肌移位的行程有两种方式，一种是移位肌肉通过腋部和肘部切口之间的皮下隧道；另一种是背阔肌带着其表面的梭形皮瓣，以肌皮瓣的形式铺置在肱二头肌表面。由于肱二头肌瘫痪后其上臂萎缩、变细，如果勉强将粗大的背阔肌移位到上臂皮下，对移位肌形成压迫，影响血液循环，为了减少通过隧道时的困难，手术时多有意缩减游离肌肉的体积，其结果将会影响肌肉的力量。因此对上臂萎缩明显者，应以背阔肌肌皮瓣形式作移位的方法好，它不受肌肉体积大小的限制，不会因隧道狭窄使肌肉通过困难。

1. 切口　切口的设计应在术前完成。先测量从喙突下肱二头肌短头起点至肘部肱二头肌腱止点的长度，根据此长度的需要，再测量背阔肌止点至背阔肌肌力较强部位所需的长度，用甲紫标出。因为肌肉移位后其起止点需作编织或反折缝合，所以切取肌肉的长度要比测量的实际长度长 6~8 cm。此外，尚需根据肱二头肌肌腹中部的位置和长度，在背阔肌上标出梭形皮瓣的位置。一般该梭形皮瓣宽 5~6 cm，长 12~14 cm（图 10-3-2）。

2. 于背阔肌外侧缘切口分离进入，在背阔肌与前锯肌之间分离背阔肌。从远端至近端用钝性分离的方法掀起肌肉，在肌肉下可以看到支配肌肉的胸背血管和神经外侧支的末梢，继续用逆行法分离肌肉，注意保护肌肉下的血管与神经。于腋下 5~6 cm 处显露进入肌肉处的胸背动、静脉和胸背神经。分

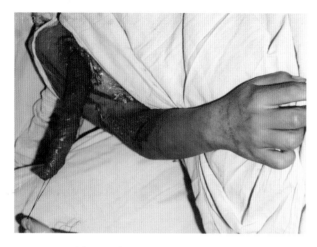

图 10-3-2 游离后的背阔肌缝合卷成直肌状，增加了肌肉收缩的幅度

离显露胸背动、静脉内侧支，以及胸背动、静脉与胸外侧动、静脉的交通支，分别予以切断结扎。然后在安全保护血管神经蒂的情况下，切开梭形肌皮瓣的内侧缘，切断带有腰背筋膜和肌膜的肌肉远端。一般肌肉切取的宽度应比皮瓣的宽度大 2~3 cm。

3. 于腋部作横切口，于肱二头肌中央作纵切口，至肘部作弯向桡侧的横切口，以显露肱二头肌。分离切口两侧的皮肤，在肘部显露肱二头肌腱。于结节间沟处切断背阔肌止点。此时整块移植肌肉只有血管神经蒂于腋部与机体相连。注意保护血管神经蒂，避免其受损伤或发生扭转。

4. 缝合背部切口。

5. 将背阔肌皮瓣覆盖于肱二头肌表面。在肘部将其起点缝合于肱二头肌腱止点。然后将肌皮瓣在臂的远端部分作皮下及皮肤缝合。将肘关节被动屈曲至 100° 位，再将背阔肌止点上移至喙突及肱二头肌短头处，测试肌肉的张力是否合适后，缝合固定。

6. 缝合肌皮瓣及腋部切口。

（五）术后处理

术后用颈腕吊带和胸带将患肢固定在屈肘 60°~70° 位，2 周后拆线。术后 6 周用颈腕吊带控制肘关节在 90° 位，锻炼屈肘功能。术后 8 周去除颈腕吊带，锻炼肘关节的屈、伸功能，并辅助物理治疗。

三、尺侧腕屈肌倒转移位代肱二头肌

Ahmad 于 1975 年首先报道用尺侧腕屈肌倒转重建屈肘功能。此原始设计是将尺侧腕屈肌自其肌腱部向近端游离至前臂近中 1/3 处，然后将肌腱及肌肉倒转，在屈肘 90° 位将肌腱用 U 形钉固定在肱骨中段粗糙的骨面上。

1981 年杨志明等通过 50 例尸体解剖，对尺侧腕屈肌的动脉血供与神经支配进行了调查研究。发现尺侧腕屈肌的动脉血供来源于尺动脉、尺侧返动脉和骨间前动脉。一般有 4~6 个动脉分支供应该肌，其中 3 个分支位于整个前臂近侧 1/3 段内，静脉分支与动脉分支伴行。尺神经有 1~3 个分支支配尺侧腕屈肌，以 2 支为最多，均于前臂近侧 1/3 段内。此研究阐明了逆向游离尺侧腕屈肌可至前臂近中 1/3 交界处（即第 3 个动脉分支处），此时整块肌肉的血液循环和神经支配不会受到影响。

杨志明等在临床实践中改进了 Ahmad 的方法，将倒转的尺侧腕屈肌腱缝合固定于三角肌止点的肌腱上（图 10-3-3）。临床实践证明这种方法简单，创伤小。尽管其术后肌力不如背阔肌和胸大肌移位重建屈肘功能的方法好，但对于没有条件施行背阔肌移位的病例，只要手部功能良好，尺侧腕屈肌的肌力正常，采用此法重建屈肘功能，都能获得较满意的效果。

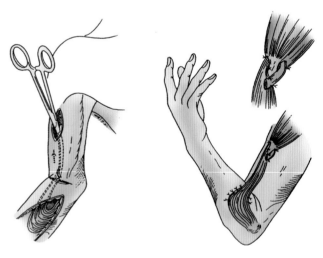

图 10-3-3 尺侧腕屈肌倒转移位缝合在三角肌止点肌腱上

（一）手术适应证

尺侧腕屈肌倒转重建屈肘功能术适用于肱二头肌麻痹，无条件施行背阔肌或胸大肌移位修复，同时手部功能良好，肘关节被动屈曲好，尺侧腕屈肌肌力正常者。

（二）麻醉与体位

臂丛阻滞麻醉。患者平卧于手术台上，患肢置于上肢手术台上。

（三）手术操作

1. 于前臂内侧，沿尺侧腕屈肌轴线，自腕横纹至肘下 7~8 cm 处作纵切口。

2. 显露尺侧腕屈肌远端 2/3 部分。自腕横纹处将其肌腱切断，逆行将肌腱及肌腹向近端游离。切断结扎远端 2/3 部分的动、静脉分支。约于前臂全长近中 1/3 交界处见第 3 个动脉分支进入肌肉，可向近端游离该分支 1~2 cm，注意避免损伤该动脉分支。

3. 于肘部作一横切口，自该切口至前臂切口近段作一宽松的皮下隧道，将尺侧腕屈肌腱经此隧道从肘部切口抽出（注意勿将肌腹扭转）。然后于肱二头肌与三角肌间沟处作一纵切口显露三角肌止点；从该切口向肘部切口再作一宽松的皮下隧道，通过该隧道将尺侧腕屈肌从肘部切口拉至臂上方切口三角肌止点处（图 10-3-4）。

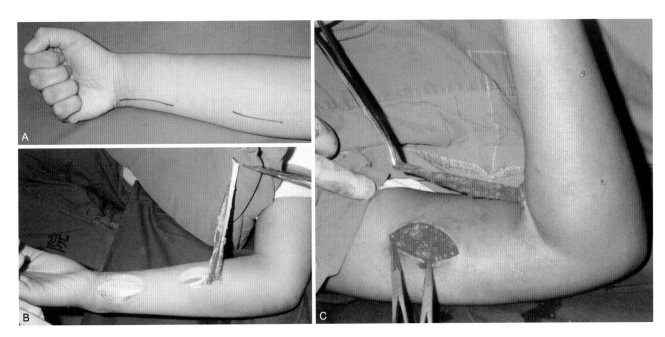

图 10-3-4　尺侧腕屈肌倒转移位代肱二头肌。A.前臂手术切口，B.尺侧腕屈肌游离的范围图；C.肌腱固定在三角肌止点肌腱上

4. 将逆转的尺侧腕屈肌的肌膜，在肌腹逆转处与邻近肌肉的肌膜间断缝合数针固定。缝合前臂和肘部切口。然后将尺侧腕屈肌肌腱穿入三角肌止点处的肌腱，将肘关节被动屈曲至 80° 位，抽紧尺侧腕屈肌腱，反折后与三角肌肌腱作牢固缝合。缝合后肘关节自然屈曲至 90°，此张力最为适宜。最后缝合臂部切口。

（四）术后处理

术后用长臂石膏托将肘关节固定于屈曲 80° 位。术后 4 周去石膏托使用颈腕吊带，将肘关节置于 90° 位，锻炼肘关节主动屈曲功能。术后 6 周去除颈腕吊带，锻炼肘关节屈、伸功能，并辅助物理治疗。

四、前臂屈肌群起点上移（Steindler）术重建屈肘功能

Steindler 于 1918 年首先报道用屈肌群起点上移重建屈肘功能。其原始设计是将屈肌群起点上移，固定在臂的内侧肌间隔上。1954 年 Mayer 和 Green 对 Steindler 设计的方法作了改进，将屈肌群（包括旋前圆肌、桡侧腕屈肌、掌长肌、尺侧腕屈肌及指

浅屈肌）起点连同肱骨内上髁的一块骨骼，上移固定在肱骨下端稍偏外侧（用螺钉或钢丝固定），骨性固定后屈肘效果增加（图 10-3-5）。

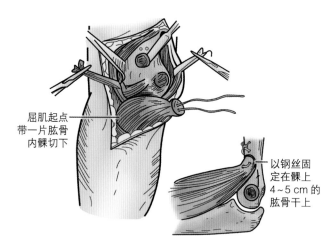

屈肌起点带一片肱骨内髁切下

以钢丝固定在髁上 4~5 cm 的肱骨干上

图 10-3-5　前臂屈肌群起点上移重建屈肘功能示意图

上海华山医院顾玉东 1980 年首先应用本法并报道 1 例。秦泗河于 1985 年在"中华外科杂志"报道 8 例前臂屈肌群移位重建屈肘功能，获得满意疗效，并指出该手术方法最大的并发症是术后发生伸肘功能受限。

（一）手术适应证

屈肘功能丧失，无条件应用背阔肌、胸大肌或其他肌肉移位重建屈肘功能，而同侧前臂旋前、屈肌群正常，腕手功能良好者。

（二）麻醉与体位

臂丛阻滞麻醉。患者平卧于手术台，患肢置于上肢手术台上。

（三）手术操作

1. 经臂下端内侧肌间隔、肱骨内上髁、肘前与前臂上段掌侧作 S 形切口。

2. 切开肱二头肌腱膜。

3. 在肱骨内上髁处，先游离保护尺神经后，用薄的骨刀将屈肌群起点连同一小块骨骼凿出。

4. 将旋前圆肌、桡侧腕屈肌、掌长肌、尺侧腕屈肌和指浅屈肌连同骨片向远端适度游离，注意保护正中神经、尺神经及其肌支。在屈肘 120° 位，牵拉测试屈肌群起点能向近侧移动 6~8 cm。于肱骨下端掌侧将肱肌向侧方牵开，显露肱骨下端掌侧骨质。将肘关节被动屈曲至 90° 位，将屈肌群起点的骨块上移。根据屈肌群在屈肘 90° 拉紧的情况下骨块在肱骨下端掌侧的位置，凿一个与屈肌群起点骨块面积相同的骨孔。于此孔上方再钻两个小孔。然后将屈肌群起点处的骨块，在屈肘 90° 位用钢丝固定于肱骨下端的骨孔内。

5. 将尺神经移位至肘关节前方。

（四）术后处理

术后用长臂石膏托固定在屈肘 120° 位。术后 6 周去石膏托活动，锻炼肘关节屈、伸功能，并辅助物理治疗。为了可靠地将肘关节维持在屈曲位下固定前臂屈肌群起点于肱骨上，作者先用外固定维持肘关节屈曲位后再固定肌群起点。如此，也便于术后调整肘关节屈曲的角度，保证疗效（图 10-3-6）。

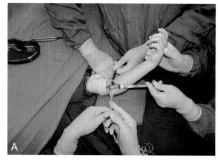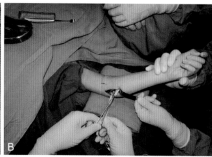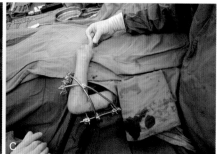

图 10-3-6　前臂屈肌群起点上移（Steindler）术重建屈肘功能结合外固定。A. 先游离尺神经并用橡皮条牵拉保护；B. 切下肱骨内髁骨片游离前臂屈肌群起点；C. 外固定维持屈肘 110° 位将屈肌群起点固定在肱骨上，术后外固定维持 8 周，5 周后逐渐减少屈肘角度

五、肱三头肌移位重建屈肘功能

（一）手术适应证与重建策略

1. 此手术主要适用于：先天性上肢伸直型关节挛缩症，屈肘功能丧失而肱三头肌功能正常，必然继发双侧肘关节伸直位僵直，严重影响患者吃饭、穿衣、刷牙等日常生活。

2. 若将肌力较好的肱三头肌远端游离前置代替肱二头肌功能，能同时矫正肘关节伸直位僵直，术后使肘关节重建良好屈肘功能，明显改善生活状态。

3. 由于此类患者长期处于伸肘状态，肱三头肌及其肌腱短缩，用其转位远不够长度。术中先在同侧大腿手术切取 15~20cm 长的一束髂胫束，作为续接增长的肌腱。

4 患者肱 - 尺关节囊伸直位挛缩，肘后皮肤紧张。术中解决的方法是：肱三头肌腱止点切取后，松解挛缩的肱 - 尺关节囊，使其能够进行被动屈肘活动。

5. 受肘后鹰嘴处皮肤张力的限制，术中屈肘难以达到 90° 位，仅能在屈肘 <80° 左右的角度下，将移位的肱三头肌腱缝固在肱二头肌腱止点。术后通过外固定器缓慢调整逐渐增加屈肘的角度，从而拉伸肘后紧张的皮肤使其松弛。

6. 本手术缺点是，术后由于没有了伸肘动力对抗，儿童患者在发育过程中易继发屈肘畸形。嘱咐患者待屈肘功能重建后，患手可以提拉重物牵拉肘关节，减少屈肘挛缩的程度。

（二）手术方法

1. 先在同侧大腿消毒铺单，游离并切取 15 cm 长、3 cm 宽之髂胫束备用。

2. 患者侧卧位，自鹰嘴向上切口，游离肱三头肌中下部分带一片尺骨鹰嘴深筋膜切下，将肱三头肌向肱骨近端适当游离，注意不损伤供应肱三头肌的神经、血管束。

3. 将切取的 15 cm 长髂胫束与肱三头远端筋膜缝合续接。

4. 在肘关节前切口扩充皮下并显露萎缩的肱二头肌，上臂桡侧打皮下隧道，将游离的肱三头肌引入到肘前切口中。

5. 前臂桡侧中上段切口显露肱二头肌腱止点，将髂胫束引入到前臂切口中。

6. 用骨外固定穿针固定肘关节于最大屈曲位。

7. 将肱三头肌续接的髂胫束缝固在肱二头肌腱及其止点前方的筋膜上，缝合切口（图 10-3-7A~E）。

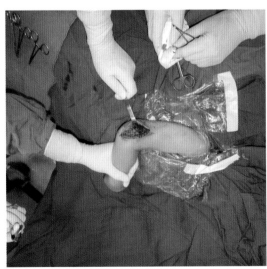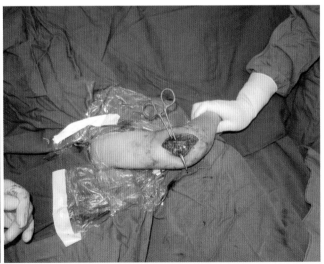

图 10-3-7A 肘后上切口显露肱三头肌下段及止于尺骨鹰嘴处肌腱

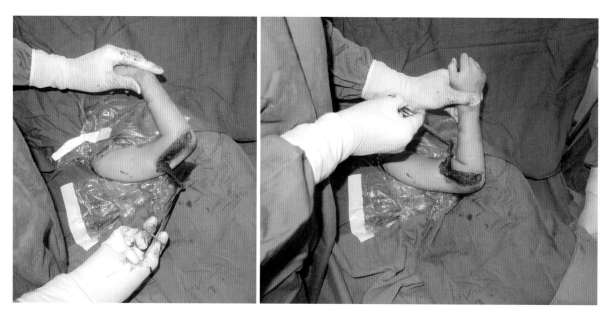

图 10-3-7B　肱三头肌腱从尺骨鹰嘴部位切下向近端适当游离一定高度

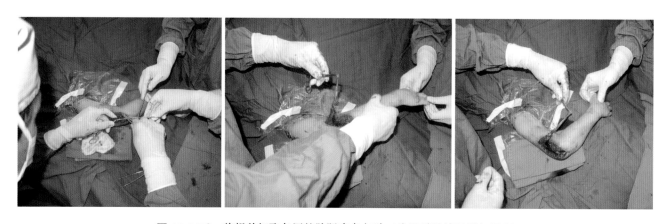

图 10-3-7C　将提前切取备用的髂胫束条与肱三头肌腱缝接以增加长度

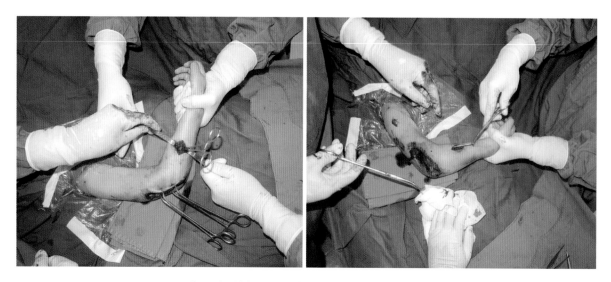

图 10-3-7D　将肌腱经桡侧皮下隧道引入到前臂肱二头肌腱止点的切口中

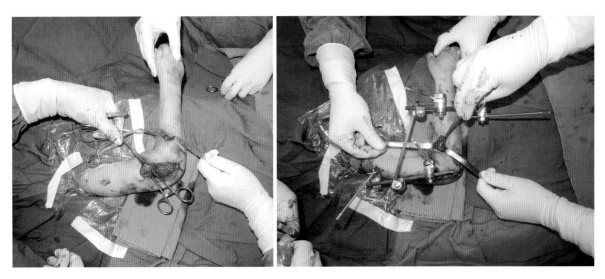

图 10-3-7E　外固定控制最大屈肘位后，肱三头肌在适当张力下与肱二头肌腱远端缝固，缝合切口后，注意观察肘后皮肤张力，必要时减少屈肘角度固定

（三）术后处理

术后早期，特别注意观察肘后鹰嘴处皮肤张力，若张力过大影响血运，应打开外固定减少屈肘角度后再固定。由于是伸肘的拮抗肌移位重建屈肘功能，位于患者大脑皮质中央运动前回神经指令需要持久训练才能转化。术后 3 天嘱患者在意识层面主动进行屈肘运动，每天需要数十次或上百次，并观察、测试移位肌肉收缩的幅度、张力。残存的屈肘限制，通过安装牵伸压缩杆，缓慢回缩增加屈肘的角度，拉伸肘后挛缩的皮肤使其松弛。外固定控制 8 周，其间可以定期打开外固定，在一定范围内活动肘关节。拆除外固定后应嘱咐患者定期复查屈 - 伸肘功能恢复情况（图 10-3-7F、G）。

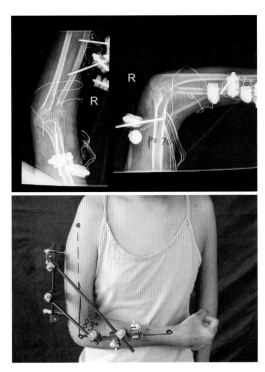

图 10-3-7F　术后 X 线检查屈肘角度固定于 83°，应再增加屈肘角度

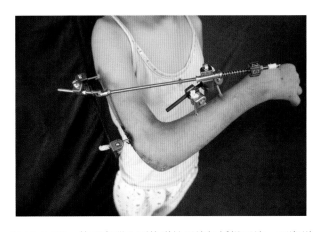

图 10-3-7G　外固定器上更换弹性压缩杆缓慢回缩，逐渐增加肘关节屈曲角度并拉松肘后皮肤张力。待肘后皮肤松弛后再拆除外固定，更换带关节伸屈铰链的肘关节支具维持

第四节　腕手部动力失衡与肌腱移位功能重建相关策略

一、腕手部动力失衡肌腱移位重建策略

（一）前臂旋后功能障碍

前臂旋前圆肌止点外置，矫正前臂旋前畸形改善旋后功能，主要用于脑瘫前臂旋前畸形患者。

（二）伸腕肌瘫痪或腕部尺偏、桡偏动力失衡

尺侧或桡侧腕屈肌移位代伸腕肌，重建腕关节背伸功能。通过调整移位肌腱在掌骨上的止点位置，能重建腕关节的尺侧或桡侧动力不平衡（图10-4-1）。

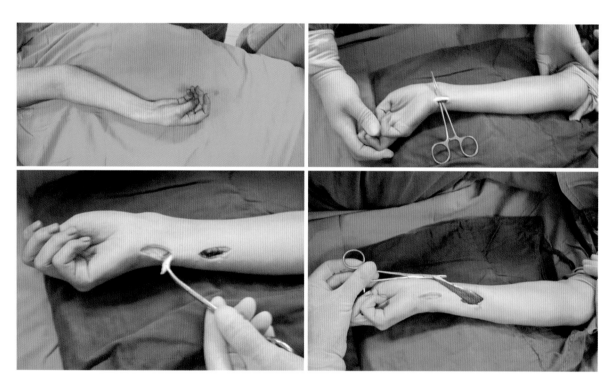

图 10-4-1A　尺侧腕屈肌移位远端手术游离法

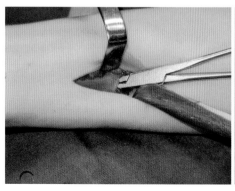
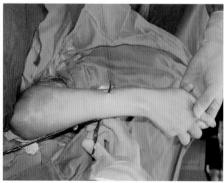
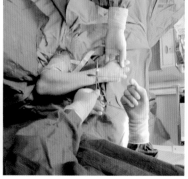

图 10-4-1B　尺侧屈腕肌远端经过前臂骨间膜孔引入到前臂背侧与桡侧伸腕长肌腱固定

（三）大鱼际肌瘫痪拇指对掌功能障碍或丧失

手的大鱼际肌瘫痪必然影响拇指对掌功能障碍。若伴有腕关节明显屈曲、过伸，手指关节有畸形改变，为功能和外观的需要，应实施软组织或骨性手术矫正。

拇指对掌动力平衡与重建，仔细评价利用患者自身残存的肌力，改善拇指的对掌、手指的屈曲和腕关节的背伸功能。作者应用最多的手术方式是：环指浅屈肌腱、尺侧腕伸肌腱、尺侧腕屈肌腱等移位重建拇指对掌功能。

（四）屈、伸拇、指肌瘫痪

依据患者年龄、病因、是否存在关节畸形等因素，系统评价手外在肌残存的肌肉力量，合理给予移位布局与动力平衡，期望使手恢复最佳的功能与形态，具体可阅读相关手外科著作及文献。

二、关于腕关节、指间关节肌腱固定问题

为了避免实施骨性融合又能控制腕关节在功能位置，秦泗河在矫正屈腕挛缩的基础上，游离桡侧伸腕长肌腱之2/3，横穿桡骨骨洞固定腕关节于伸直位置。

指间关节反屈畸形者，用外固定——钢针固定指间关节于功能位6周，即能促进掌侧关节囊挛缩，矫正反屈畸形。

三、Ilizarov技术在腕手重建中的独特作用

1. 不用开刀或者有限手术就能矫正畸形。
2. 通过牵拉组织再生能矫正经典手术不能治疗的残缺畸形，多个畸形一次手术矫正。

3. 畸形矫正的速度、方向、目标能体外调控，几乎不会发生皮瓣坏死等手术风险。

4. 矫正骨性畸形、关节融合与肌腱移位动力重建手术可以同期实施。

有关用肌肉、肌腱移位重建手及上肢瘫痪的临床能力，是作者从40年前开展脊髓灰质炎后遗症外科治疗，迫于患者需求的压力而不断学习、求教与临床实践，从而积累了一些上肢动力重建经验。秦泗河并没有进修过手外科，之所以在手及上肢重建学科也做了些有益的临床工作，得益于吴守义、刘广杰、邬华彬、宁志杰、王澍寰、顾玉东、韦加宁教授的指导，在此表示衷心感谢。

（秦泗河）

参考文献

[1] 杨东岳，顾玉东. 肱二头肌替代术(附26例报告). 第一届全国骨科学术会议论文摘要, 1980.

[2] 顾玉东，周文骈. 前臂屈肌群起点上移重建屈肘功能一例报告[J]. 上海医学, 1980, 4: 52.

[3] 秦泗河，孙兆云，王新建. 屈指浅肌移位治疗脊髓灰质炎后遗大鱼际肌瘫痪[J]. 中华外科杂志, 1985, 1: 24-25.

[4] 秦泗河，孙兆云，李立新. 前臂屈肌群起点上移术代屈肘肌(附8例观察报告)[J]. 中华外科杂志, 1985, 6: 329.

[5] 顾玉东. 臂丛神经损伤与疾病的诊治, 2版. 上海: 复旦大学出版社, 2001, 108-116.

[6] 韦加宁. 韦加宁手外科手术图谱. 北京: 人民卫生出版社, 2003, 483-485.

[7] 秦泗河. 脊髓灰质炎后遗症外科治疗. 北京: 人民卫生出版社, 2006.

[8] 王澍寰. 手外科学, 2版. 北京: 人民卫生出版社, 2000.

第十一章　拇手指再造

第一节　概　　述

聪明的大脑与灵巧的双手，是人与动物的最主要的区别。手是劳动的工具，拇手指缺损会影响人的劳动与生活，也会影响到人的仪表。修复拇手指缺损的方法很多，足趾移植手上（toe-to-hand）的方法从功能与外观两方面综合来看是目前拇手指再造最好的方法之一。

1966 年杨东岳采用第二趾移植再造拇指获得临床首例成功。1969 年 Cobbett 移植趾再造拇指获得成功。1980 年 Morrison 采用姆甲瓣再造拇指获得成功。Foucher（1980）设计了各种类型的足趾移植再造拇指和手指。1979 年，上海市第六人民医院于仲嘉报道用钛合金人造掌骨为连结，将自体双侧第二趾游离移植到前臂残端，再造了一只具有 2 个手指的手。1981 年于仲嘉成功采用姆甲瓣包绕髂骨块及第二趾再造两个手指，1985 年他又采用趾甲瓣再造拇指，切取双足第二、三趾再造示、中、环、小指的方法一次再造全手 5 个手指。1982 年黄硕麟采用姆甲瓣包裹冷冻异体手指复合组织移植再造拇指。1988 年魏福全对切取的姆趾及甲皮瓣采用趾骨纵行锯去一部分，对趾腹进行裁剪缩小的方法，使再造拇指的外形接近正常拇指。2001 年王增涛用组织瓣将切取的第二趾加粗的方法，使再造的拇指外形接近正常拇指和手指。2002 年，程国良提出了手指修饰性再造的概念，即采用部分足趾组织移植修复部分手指缺损。2006 年，王增涛等提出"手指全形再造"的概念：不再简单地将足趾移植到手上，而是从自体不同部位分别切取组织瓣移植（有时结合异体或人工材料组）拼装出一个外形与功能都近似正常手指的方法。手与手指全形再造的方法，保留了足趾，而且再造的手指外形功能更好。

拇指与手指缺损程度，目前大都采用六度分法（图 11-1-1）：Ⅱ、Ⅳ、Ⅵ度为关节区，Ⅰ、Ⅲ、Ⅴ度为指骨或掌骨（拇指）区。

Ⅰ度缺损：拇指远侧指间关节以远缺失。

Ⅱ度缺损：拇指残端位于指间关节区域。

Ⅲ度缺损：拇指残端位于指间关节与掌指关节之间。

Ⅳ度缺损：拇指残端位于掌指关节处区域。

Ⅴ度缺损：拇指残端位于掌指关节至腕掌关节之间。

Ⅵ度缺损：拇指残端位于腕掌关节及其以近区域。

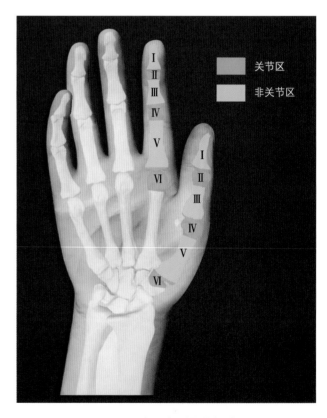

图 11-1-1　拇指与手指缺损分度

（王增涛）

316

第二节 拇手指再造相关解剖

手指显微再造，主要部分取自于足部，医生必须对足部显微解剖有深入的了解。

一、足部皮肤特点

从皮肤的外观与功能上看，足部是人体仅有的与手部较为相似的部位。足部的一些皮瓣用来修复手与手指软组织缺损，具有其他部位皮瓣不可替代的优点。

足背、趾背部皮肤与手背部相似：色泽、质地相同，皮下脂肪少，滑动度大；足底、趾底部皮肤与手掌侧相似：没有汗毛和皮脂腺，没有色素，表皮有大小皮纹（趾腹有趾纹），皮下有皮系韧带，皮肤滑动度小，角质层厚，利于持物。因而足部皮瓣移植多用于手与手指的修复重建。

足部有趾甲和趾间关节、跖趾关节，适合手指的修复与重建。

二、足部动脉解剖

足部的主要动脉有3条：足背动脉、足底内侧动脉和足底外侧动脉。足部组织瓣主要由这3条主干血管及其分支供血。另外还有腓动脉的终末支供应踝关节腓侧与跟外侧皮肤。

胫后动脉在踝内侧发出跟内侧动脉，供应跟骨与踝内侧皮肤，但因此区有胫后动脉、胫神经等重要结构存在，故一般不把此区作为皮瓣的供区。腓动脉的终末支在外踝上方与胫后动脉的分支吻合后，改名为跟外侧动脉，行于踝关节外侧及足外侧缘，以此为蒂可形成外踝后皮瓣和足外侧皮瓣。

足背动脉在踝前发出皮支，供应踝前皮肤，以此为蒂形成踝前皮瓣。足背动脉在踝关节平面下发出内踝前动脉与外踝前动脉，在距舟关节附近发出跗内侧动脉与跗外侧动脉（图11-2-1），以内踝前动

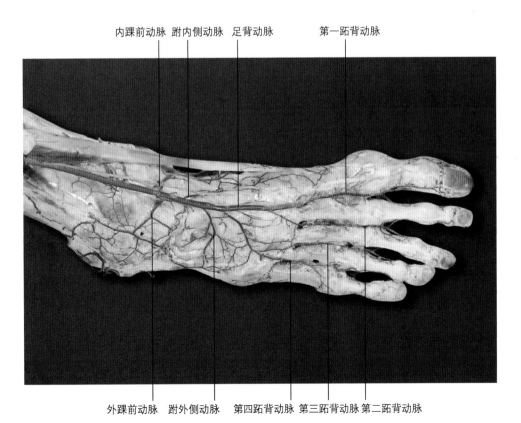

图 11-2-1 足背动脉及其分支

脉或跗内侧动脉为蒂分别形成内踝前皮瓣与跗内侧皮瓣，以外踝前动脉或跗外侧动脉为蒂分别形成外踝前皮瓣与跗外侧皮瓣。

跗外侧动脉自𧿹短伸肌及趾短伸肌深面行向足背外侧，行程中发出多条分支至𧿹短伸肌、趾短伸肌，腓深神经肌支与跗外侧动脉伴行进入𧿹短伸肌、趾短伸肌。以跗外侧动脉或足背动脉为蒂还可以形成趾短伸肌皮瓣。

足背动脉在第一、二跖骨间隙基底发出 2 条终末支：足底穿支与第一跖背动脉。第一跖背动脉按其走行分为 3 型，走行于第一骨间背侧肌表面的为 I 型，纤细或缺如的为 III 型，占比最高的是 II 型：第一跖背动脉走行于第一骨间背侧肌浅面或第一骨间背侧肌与第一跖骨之间，切断第一骨间背侧肌在第一跖骨的细小起点即可完整显露第一跖背动脉，以其为蒂可以设计切取第一跖背皮瓣（图 11-2-2）。有时足背动脉发出较粗的弓状动脉，并从弓状动脉上发出第二、三、四跖背动脉，但大多数情况下第二、三、四跖背动脉发自足底深弓（见图 11-2-1），自跖骨间隙基底穿出至跖背后下行支向远端延伸。以其为蒂可以设计切取第二、三、四跖背皮瓣。

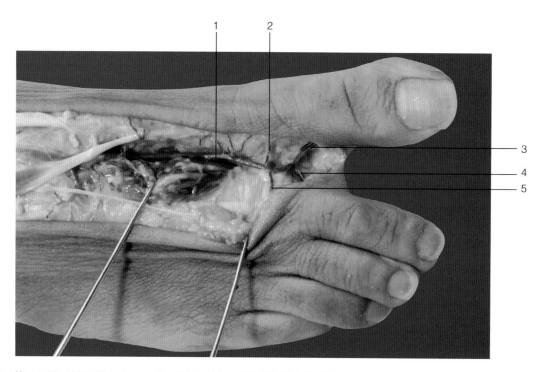

图 11-2-2　第一跖背动脉及其分支。1. 第一跖背动脉；2. 𧿹趾腓侧趾背动脉；3. 𧿹趾腓侧趾底动脉；4. 第二趾胫侧趾底动脉；5. 第二趾胫侧趾背动脉

跖背动脉在跖趾关节附近发出 2 条趾背动脉分别至相邻趾的趾背，以其为蒂可以设计切取趾背皮瓣（图 11-2-3）。跖背动脉在跖骨头横韧带远侧与同名趾底总动脉吻合，并向内、外分为两条趾底动脉至相邻趾的相邻侧。以跖背动脉或趾底总动脉为蒂可以切取跖趾关节组织瓣。以跖背动脉远端或趾底总动脉或趾底动脉为蒂，皆可设计切取趾蹼皮瓣。

以趾底动脉为蒂可以设计切取趾腹皮瓣或趾侧方皮瓣（包括𧿹趾腓侧皮瓣）（图 11-2-4）。以趾底动脉为蒂可以设计切取趾间关节组织瓣。以第一跖背动脉或第一趾底总动脉和（或）趾底动脉为蒂，可以设计切取趾甲皮瓣或单纯趾甲瓣。

胫后动脉在𧿹展肌近侧缘分为足底内侧动脉与足底外侧动脉（图 11-2-5）。

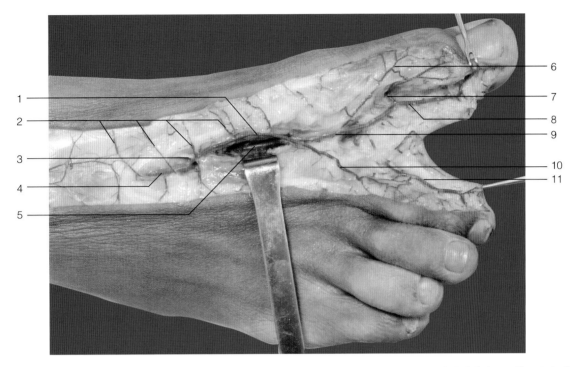

图 11-2-3 向外牵开第一骨间背侧肌，显露第一跖背动脉。1.副第一跖背动脉；2.足背与跖背动脉皮支；3.第一骨间背侧肌内侧起点；4.足背动脉；5.第一跖背动脉；6.踇趾趾背动脉；7.踇横动脉；8.踇趾腓侧趾底动脉；9.第一跖背动脉；10.第二趾趾背动脉；11.第二趾胫侧趾底动脉

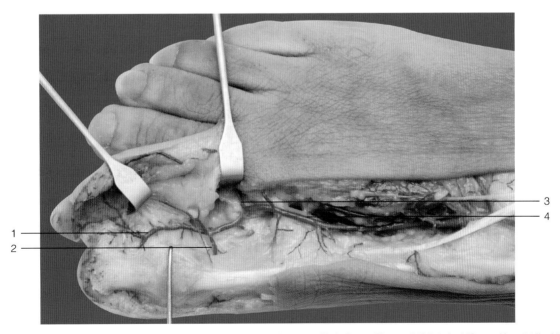

图 11-2-4 解剖游离踇趾腓侧血管。1.踇趾腓侧趾底动脉；2.踇横动脉；3.第二趾胫侧趾底动脉；4.第一跖背动脉

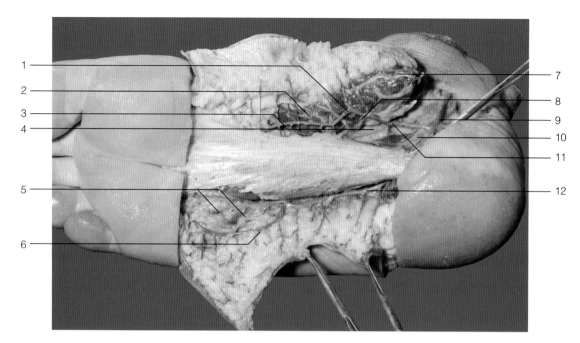

图 11-2-5　解剖足底内、外侧间隙，并将两侧皮瓣分别向内、外侧掀起，足底内外侧血管、神经整体观。1.足底内侧动脉浅支；2.跖底内侧动脉；3.足底内侧动脉浅支的内浅弓支；4.足底内侧神经；5.趾底总神经（足底外侧神经）；6.小趾腓侧趾底动脉；7.蹬展肌；8.足底内侧动脉深支；9.胫后动脉；10.足底外侧神经；11.足底内侧动脉；12.足底外侧动脉

　　足底内侧动脉在起始部发出一条细小的皮支行向足内侧，以其为蒂可以切取足内侧皮瓣。足底内侧动脉主干穿过蹬展肌深面向远侧走行于足底内侧间隙，先发出足底内侧动脉深支走行于足底肌肉深面与跖骨之间，向远侧与足底深弓的分支吻合（图11-2-6）。

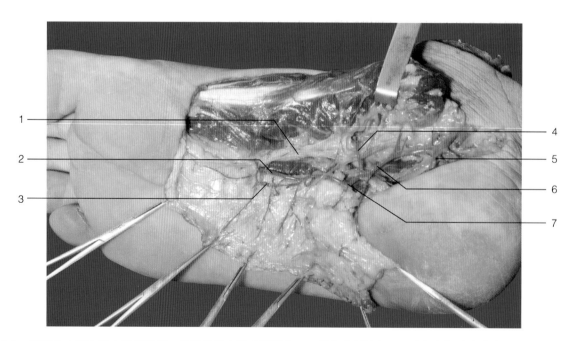

图 11-2-6　将整个内侧皮瓣向外侧掀起，显露足底内侧动脉深支。1.足底内侧神经；2.足底内侧动脉浅支的内浅弓支；3.足底内侧动脉浅支的内侧支；4.足底内侧动脉深支；5.足底外侧动脉；6.足底内侧动脉；7.足底内侧动脉浅支

足底内侧动脉继续向远侧走行，继而发出跖底内侧动脉与同名神经伴行。跖底内侧动脉向远侧与第一足心动脉胫侧支的上行支吻合。足底内侧动脉继续向远侧走行，至跖底部形成足底浅弓，弓上发出第一至第三跖底动脉与由足底内侧神经发出的第一至第三趾底总神经伴行。第一至第三跖底动脉向远侧与同名足心动脉吻合。足底内侧动脉与跖底内侧动脉在足底内侧间隙都有皮支发出，可以以其为蒂形成足底内侧皮瓣。足底内侧动脉和足底内侧神经在行程中发出多条分支至跗展肌和跗短屈肌，以足底内侧动脉和足底内侧神经的分支为蒂可以形成跗展肌皮瓣和跗短屈肌皮瓣。足心动脉在跖骨颈处

向跖侧浅出分为上行支与下行支，上行支较细，与同名跖底动脉吻合；下行支较粗，向远侧延续为趾底总动脉。以跖底动脉与趾底总动脉为蒂可以形成跖底皮瓣。

足底外侧动脉穿过趾短屈肌深面到足底外侧间隙，沿途发出多条皮支，以此为蒂可以形成足底外侧皮瓣。足底外侧动脉向远侧分为深、浅两支，深支在足底肌肉与骨间肌之间行向足底内侧，与足背动脉的足底深支形成足底深弓，足底深弓上发出足心动脉在跖骨颈处向跖侧浅出（图 11-2-7~ 图 11-2-10 ）。

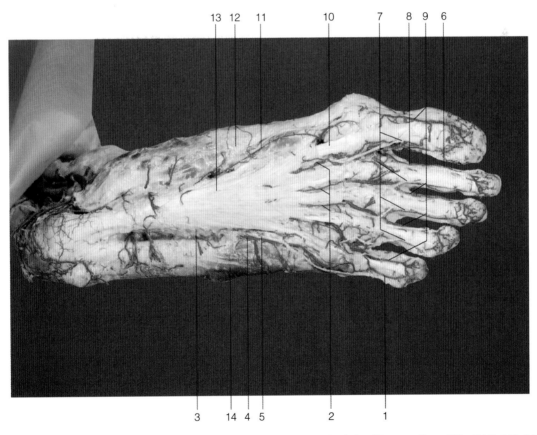

图 11-2-7　去除皮肤和筋膜，显露跖底浅层血管神经。1.小趾腓侧趾底固有动脉、神经；2.第一至第三跖底动脉（足底内侧动脉内浅弓支）；3.趾短屈肌；4.足底外侧动脉浅支；5.足底外侧神经；6.趾底固有动脉、神经；7.趾腓侧趾底固有动脉、神经；8.第二趾胫侧趾底固有动脉、神经；9.趾胫侧趾底固有动脉、神经；10.跗长屈肌腱；11.跖底内侧动脉、神经；12.跗展肌；13.跖腱膜；14.小趾展腱

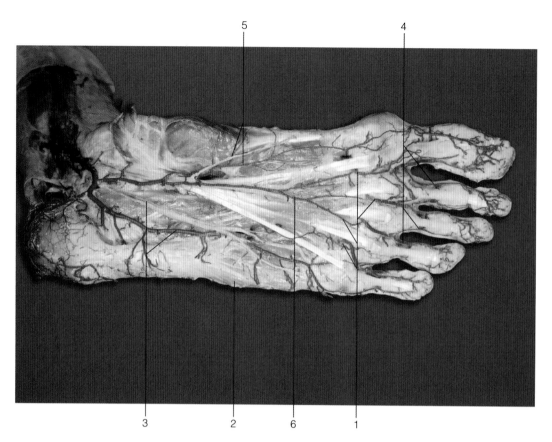

图 11-2-8　切除跖腱膜与趾短屈肌显露足底血管、神经。1.第一至第三跖底动脉与趾底总神经；2.小趾展肌；3.足底外侧神经与足底外侧动脉；4.趾底固有动脉、神经；5.跖底内侧动脉、神经；6.足底内侧动脉内浅弓支

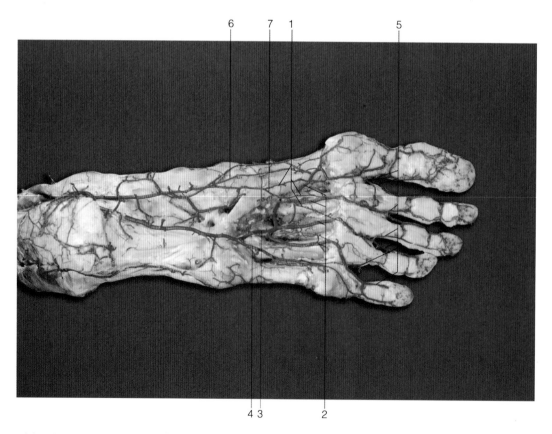

图 11-2-9　剔除足底深层肌肉，显露足底深层血管。1.第一至第三跖底动脉；2.足心动脉；3.足底深弓；4.足底外侧动脉浅支；5.趾底固有动脉；6.跖底内侧动脉；7.足底内侧动脉内浅弓支

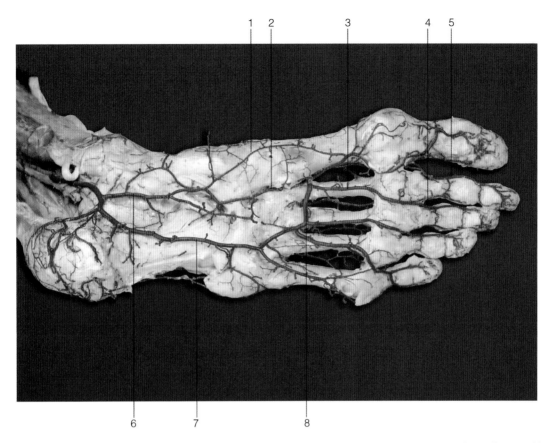

图 11-2-10　去除骨间肌，显露足底深层血管。1.跖底内侧动脉；2.足底内侧动脉深支；3.足心动脉；4.第二趾腓侧趾固有动脉；5.第二趾胫侧趾固有动脉；6.足底内侧动脉；7.足底外侧动脉；8.足底深弓

三、足部静脉解剖

　　踝关节以远，静脉回流以浅静脉为主，静脉血由足底向足背、由深向浅回流，浅静脉网密度高且管径粗（图 11-2-11～图 11-2-15）。足部的动脉大都有伴行静脉，但管径相对较细，临床上不作为组织移植时的首选吻合的静脉。跖趾关节平面以近的动脉伴行静脉管径虽细，但尚能切取与吻合，可作为备用静脉，而跖趾关节平面以远的动脉伴行静脉太细，不易解剖游离与吻合。因此，跖趾关节平面以近的足部组织瓣移植，有深、浅两套回流静脉可供吻合；跖趾关节平面以远的足部组织瓣移植，大多数情况下只能解剖游离浅静脉作为组织瓣的蒂静脉。好在跖趾关节以远浅静脉仍然数量较多且管径相对较粗。

　　足趾的静脉主要在趾背，较表浅，易于游离与切取。趾底静脉从趾侧方汇入趾背静脉。趾背静脉向近侧汇于数条跖背静脉。跖趾关节背侧，跖静脉

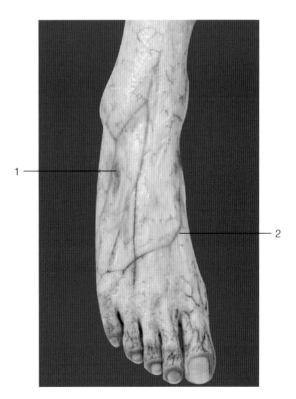

图 11-2-11　去除足背踝前皮肤，显露浅筋膜。1.趾短伸肌；2.足背静脉弓

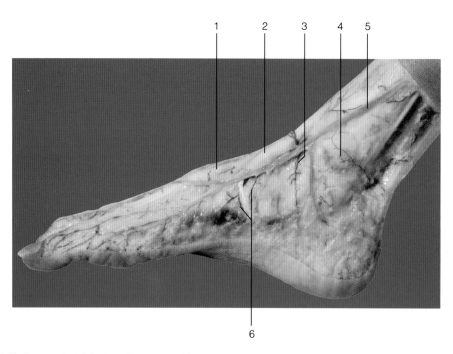

图 11-2-12 剔除浅筋膜，显露跗内侧的血管。1.拇长伸肌腱；2.胫骨前肌腱；3.内踝前动脉；4.内踝；5.大隐静脉；6.跗内侧动脉

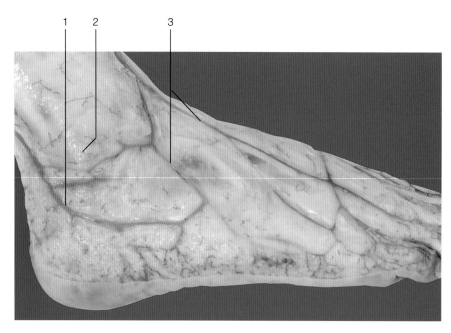

图 11-2-13 剔除小隐静脉及其属支周围的浅筋膜。1.小隐静脉；2.外踝；3.足背静脉

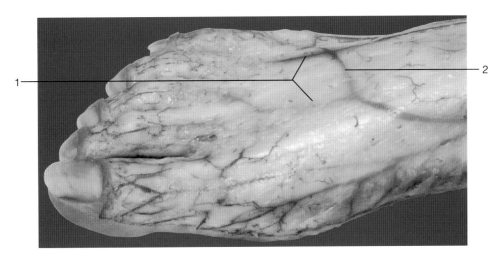

图 11-2-14　去除皮肤，显露浅筋膜，跖背浅筋膜较厚，特别是跖趾关节附近，跖背静脉位于浅筋膜中。1.跖背静脉；2.足背静脉弓

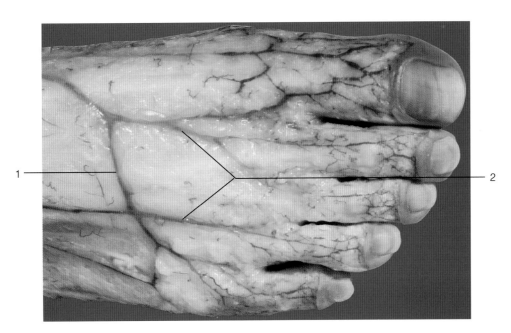

图 11-2-15　剔除跖背静脉周围组织，显露跖背静脉。1.足背静脉弓；2.跖背静脉

位于浅筋膜中，位置较趾背静脉深，肥胖患者需要切开其表面的脂肪才能看到静脉。跖背静脉在跖趾关节附近汇成足背静脉弓，2个弓脚向近端延续为内侧的大隐静脉和外侧的小隐静脉。足底浅静脉较细，分为多条在足内外侧缘向足背汇入足背静脉弓的2个弓脚，成为大隐静脉与小隐静脉的属支。

四、足部神经

足部神经有5个来源：胫神经、腓浅神经、腓肠神经、隐神经、腓深神经。隐神经的终末支只到踝内侧，腓深神经仅支配第一、二跖骨间及趾蹼背区皮肤，所以对足部供区来讲，重要的神经是胫神经、腓浅神经和腓肠神经。胫神经是足底的主要神经，腓浅神经与腓肠神经是足背的主要神经。

（一）足底区

胫神经在踝部发出跟支支配足跟内侧部的感觉；在踇展肌近侧分为足底内侧神经与足底外侧神经，二者分别与同名动脉伴行（图11-2-16）。足底内侧神经自踇展肌深面行到足底内侧间隙，发出分支支配踇展肌、踇短屈肌与趾短屈肌。在足心区，跖底内侧神经自足底内侧神经发出后，穿过足底内侧肌间隔到肌间隔内侧，与同名动脉伴行至第一跖趾关节内侧，改名为踇趾胫侧趾底神经。足底内侧神经主干继续前行，在跖底分为3条终末支，分别是第一、二、三跖底神经。跖底神经在跖趾关节附近分为两侧趾底神经至相邻趾。足底内侧神经及跖底内侧神经在足底内侧皆有散在的感觉神经发到皮肤，切取足底内侧皮瓣时，需要仔细解剖游离这些细小的皮瓣感觉神经，并与足底内侧神经主干做支干分离至一段适当的长度，细小的皮神经支汇合成较粗的一束，以便于皮瓣的转移与游离移植。足底外侧神经与同名动脉伴行自趾短屈肌深面穿至足底外侧间隙，在向远端走行的过程中逐渐浅出并发出皮支支配足底外侧区的感觉。其在跖底区分为深、浅两支，深支走行于足底肌肉与跖骨及骨间肌之间，发出肌支支配骨间肌、踇收肌等（11-2-17）；浅支又分为两支：小趾外侧趾底神经和第四跖底神经。足底的神经几乎都与同名动脉伴行，解剖游离与切取都较为容易和方便。

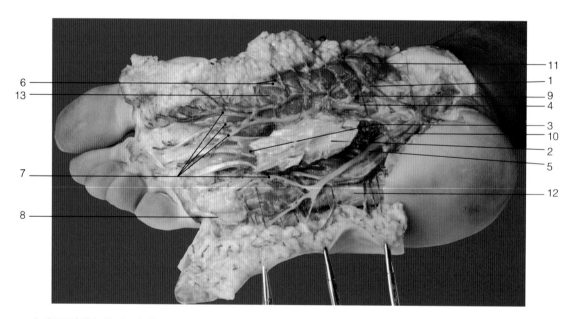

图 11-2-16　切断跖腱膜起始及远侧部，显露足底血管、神经。1.足底内侧动脉；2.跖腱膜（两端已切除）；3.趾短屈肌；4.足底内侧神经；5.足底外侧神经；6.跖底内侧动脉、神经；7.第一、二、三、四跖底神经；8.小趾腓侧趾底神经；9.足底内侧神经踇展肌肌支；10.足底外侧动脉；11.踇展肌；12.小趾展肌；13.踇短屈肌

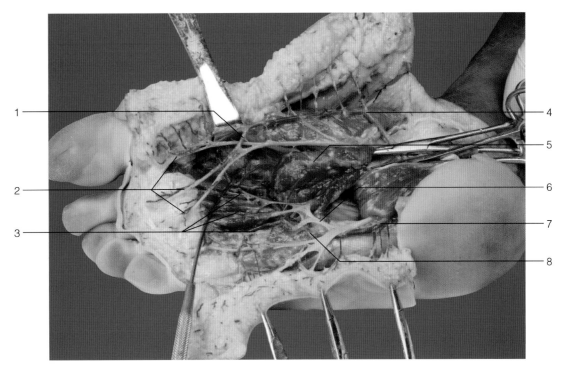

图 11-2-17 切除踇收肌横头，剥除骨间肌表面的肌膜，显露足底深弓发出的足心动脉。1.足底浅弓；2.趾底总动脉；3.足心动脉；4.足底内侧动脉浅支；5.踇收肌斜头；6.足底外侧神经深支；7.足底外侧动脉；8.足底深弓

（二）足背区

腓浅神经在踝部分为两条终末支：一条为足背内侧皮神经，支配足背内侧及跖背内侧区的感觉；另一条为足背中间皮神经，支配足背及跖背中间部分的感觉，是足背皮部皮瓣的主要感觉神经，足背皮瓣用此神经（11-2-18）。腓肠神经自外踝后方进入足背，支配足背外侧区域的感觉，足外侧皮瓣与跗外侧皮瓣用此神经（图 11-2-19）。腓深神经终末支在第一趾蹼处，切取第一趾蹼皮瓣用此神经（11-2-20）。

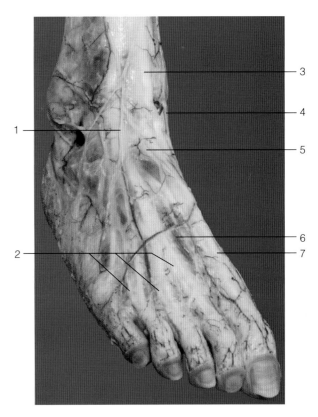

图 11-2-18 解剖游离足背踝前的血管、神经。1.足背中间皮神经；2.趾短伸肌腱；3.胫前肌腱；4.大隐静脉；5.足背内侧皮神经；6.踇短伸肌；7.踇长伸肌腱

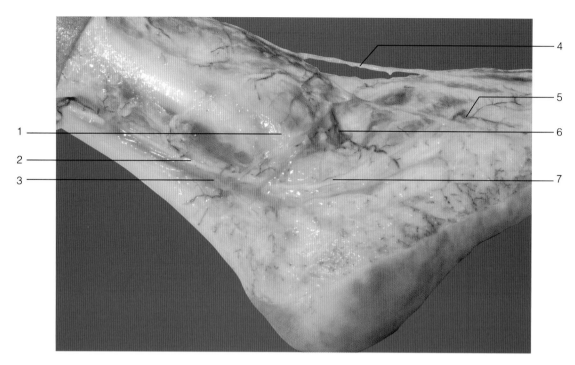

图 11-2-19　切除浅筋膜，显露小隐静脉与其深处的腓肠神经。1.外踝；2.腓肠神经；3.小隐静脉；4.踝前静脉；5.跗外侧动脉皮支；6.外踝前动脉；7.足背外侧皮神经

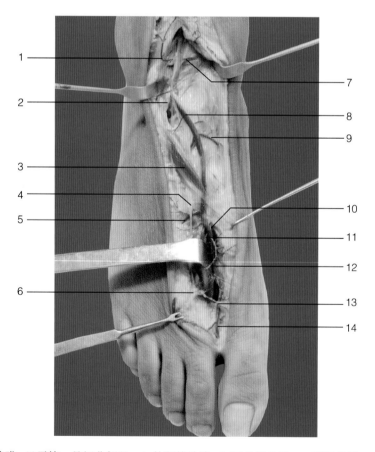

图 11-2-20　去除跗背浅筋膜，显露第一骨间背侧肌。1.外踝前动脉；2.跗外侧动脉；3.跗短伸肌；4.腓深神经；5.弓状动脉；6.腓深神经终末支；7.内踝前动脉；8.足背动脉；9.跗内侧动脉；10.第一骨间背侧肌内侧起点；11.第一骨间背侧肌；12.副第一跖背动脉；13.第一跖背动脉皮支；14.第一跖背动脉

（王增涛）

第三节　第二趾移植再造拇指

拇指和其余 4 个手指对捏，且对捏后所能做的搓动动作也主要由拇指完成，拇指的功能占全手功能的比例不太好计算，以往文献里有占全手功能 40% 或 50% 的说法并不准确，但也说明了拇指的重要性和拇指再造的必要性。

1966 年，杨东岳首创第二趾移植再造拇指，开创了显微手指再造的新纪元。现在虽然已经有了很多种的拇指再造方法，但应用最多且最经典的还是第二趾移植。

一、适应证

拇指缺损，患者有再造要求且身体及心理能够耐受手术。

二、手术设计

1. 长度　按拇指缺损长度设计要切取的第二足趾的长度。

2. 骨及关节　按拇指缺损长度设计。第二趾远趾间关节可以选择融合。

3. 皮肤　按残端皮肤情况在足趾近端及跖背甚至足背设计所携带的皮瓣。

4. 动、静脉　根据受区需要，可以采用趾底动脉、跖背或跖底动脉、足背动脉为血管蒂。静脉选用趾背、跖背或足背静脉。

5. 神经　选用第二趾两侧或单侧趾底神经，如需要长度长，可以携带整条跖底神经或跖底神经中至第二趾的神经束。

三、手术方法

1. 受区解剖　切开拇指残端，解剖游离动脉、浅静脉、指神经。血管条件不好时，解剖显露指总动脉和掌背静脉，或者鼻烟窝处的桡动脉与头静脉。

2. 第二趾切取

（1）跖背侧血管神经解剖：按设计先在第一、二跖骨间隙背侧切开皮肤，在浅筋膜中解剖游离跖背浅静脉。在跖背静脉的深面解剖显露腓深神经，在腓深神经的深面解剖游离第一跖背动脉。第一跖背动脉为骨间肌表面型或间隙型时，先在跖趾关节

背侧和近侧解剖，再逆行向近端顺血管走行解剖游离至适当长度。向远端解剖趾蹼区，显露第一跖背动脉远端及其与第一趾底总动脉的吻合和吻合后发出的蹬趾腓侧趾底动脉和第二趾胫侧趾底动脉的起始。在第一、二跖骨间背侧区域，跖背静脉、腓深神经、第一跖背动脉，三者呈垂直排列，由浅至深：跖背静脉最浅，第一跖背动脉最深，腓深神经位于二者之间。第一跖背动脉为肌下型时，于跖侧解剖分离第一趾底总动脉至适当长度，以其为血管蒂。

（2）跖底血管、神经、肌腱解剖：按设计切开跖底区皮肤，在第一、二跖骨间皮下组织深面解剖游离第一趾底总动脉和第一跖底神经，如果需要用第一趾底总动脉、第一跖底神经为蒂，则向近端游离一段长度后切断。在第二、三跖骨间皮下组织深面解剖显露第二趾底总动脉和第二跖底神经，根据需要在适当位置切断。在第二跖骨跖侧，切开屈肌腱腱鞘，解剖显露第二趾屈肌腱，根据需要在适当部位切断。

（3）第二跖骨及伸肌腱处理：根据受区需要，在适当位置切断趾伸肌腱、锯断跖骨。

（4）第二趾游离：提起第二趾，切断骨间肌，形成以第一跖背动脉、跖背浅静脉为蒂的游离第二趾。如果需要更长的血管蒂，可以向近端游离血管，形成以足背动脉、足背浅静脉或大隐静脉为蒂的游离第二趾（图 11-3-1~ 图 11-3-11）。

3. 供区处理　通常可直接缝合。如果创面较大，可采用皮瓣或植皮修复。

4. 移植　将切取的第二趾移植于拇指残端，用克氏针或钢板或钢丝等固定骨骼，将第二趾的伸、屈肌腱及神经分别与拇指残端相应的肌腱吻合。第二趾所携带的第一跖背动脉与拇主要动脉或腕背桡动脉吻合。由于移植足趾的关节屈曲时没有旋前功能，所以移植足趾应放置于较正常稍旋前一点的位置上。

5. 注意事项

（1）第二趾比拇指多一远趾间关节，术后易出现垂状指畸形，术中伸肌腱张力调整的大一点，或者行远趾间关节融合。

（2）再造拇指Ⅳ～Ⅵ度缺损时，跖趾关节的活动范围要参照健侧拇指掌指关节的活动范围做适当的截骨调整。

（3）第二趾移植再造拇指，长度合适，但趾体外形与拇指仍有较大差别，外形不够美观。

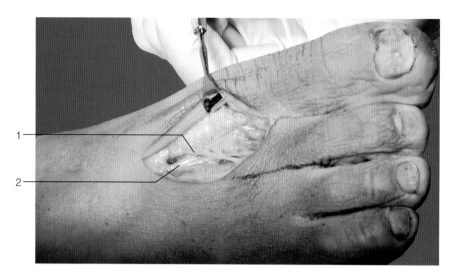

图 11-3-1　在第一、二跖骨间隙背侧切开皮瓣，在浅筋膜中解剖寻找跖背静脉与腓深神经。1.跖背静脉；2.腓深神经

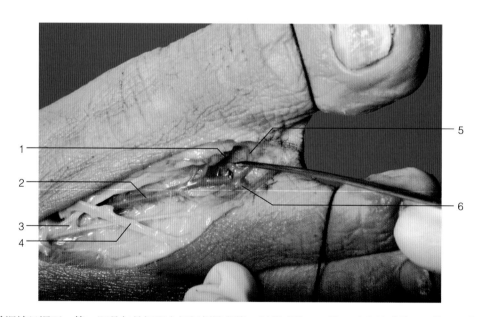

图 11-3-2　在腓深神经深面、第一跖骨与骨间肌之间解剖游离第一跖背动脉。1.第一趾底总动脉；2.第一跖背动脉；3.腓深神经；4.跖背静脉；5.踇趾腓侧趾底动脉；6.第二趾胫侧趾底动脉

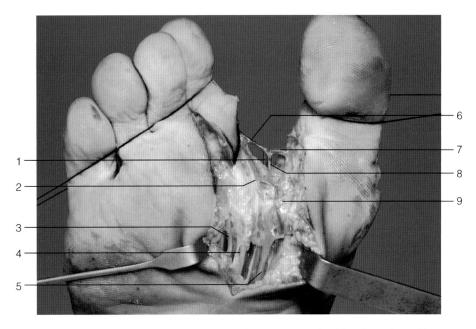

图 11-3-3 在第一、二跖骨间隙跖侧切开皮肤，在浅筋膜中解剖游离跖底动脉、神经与肌腱。1.第一跖背动脉；2.第二趾胫侧趾底神经；3.第二趾底总神经；4.第二趾屈肌腱；5.第一趾底总神经；6.第二趾胫侧趾底动脉；7.踇趾腓侧趾底动脉；8.第一趾底总动脉；9.踇趾腓侧趾底神经

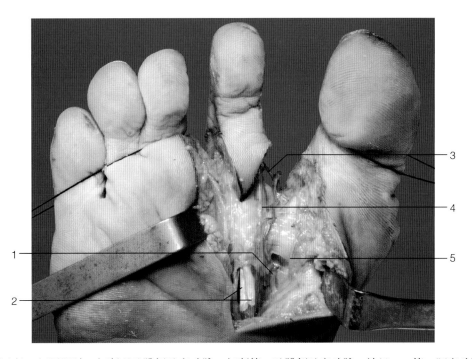

图 11-3-4 切断趾长、短屈肌腱，切断踇趾腓侧趾底动脉，切断第二趾腓侧趾底动脉、神经。1.第一跖底动脉；2.趾长、短屈肌腱；3.第二趾胫侧趾底动脉；4.第二趾胫侧趾底神经；5.踇趾腓侧趾底神经

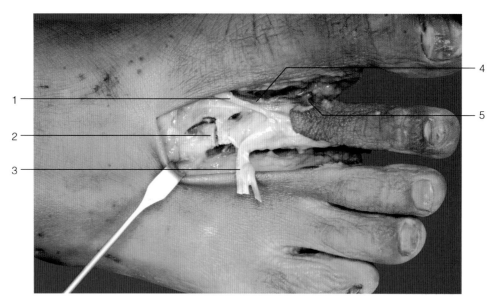

图 11-3-5　切断跖骨与伸肌腱。1.跖背静脉；2.第二跖骨；3.趾伸肌腱；4.第一跖背动脉；5.第二趾胫侧趾底动脉

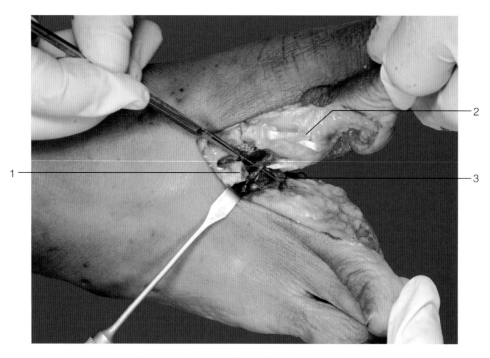

图 11-3-6　提起第二趾，切断骨间肌。1.第二跖骨；2.趾伸肌腱；3.骨间肌

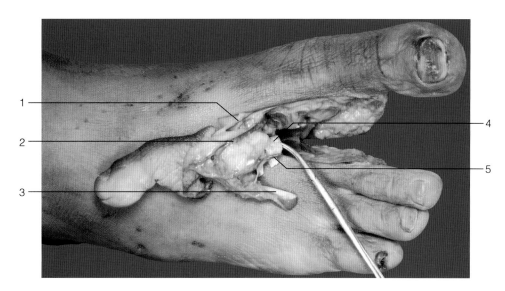

图 11-3-7　第二趾游离，仅有第一跖背动脉、静脉相连。1.跖背静脉；2.第一跖背动脉；3.趾屈肌腱；4.第二跖骨；5.第一跖底动脉

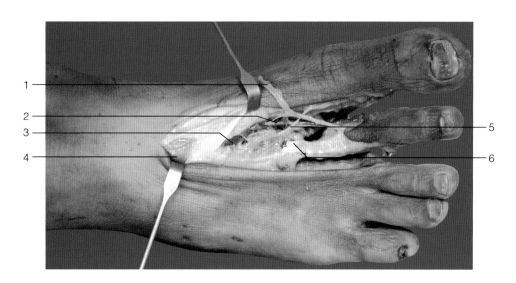

图 11-3-8　如果需要较长的血管蒂，则向近端解剖游离。1.跖背静脉（已向近端游离并切断）；2.第一跖背动脉；3.足背动脉；4.踇短伸肌；5.腓深神经；6.趾长伸肌腱

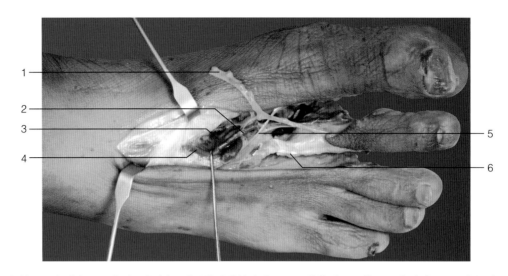

图 11-3-9　切断第一骨间背侧肌胫侧头，解剖显露足背动脉终末支。1.跖背静脉；2.第一跖背动脉；3.足底深支；4.足背动脉；5.腓深神经；6.趾伸肌腱

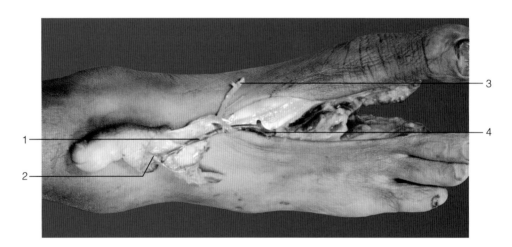

图 11-3-10　切断足底深支，形成以足背动脉为蒂的第二趾。1.第一跖背动脉；2.第二趾胫侧趾底动脉；3.足背静脉；4.足背动脉

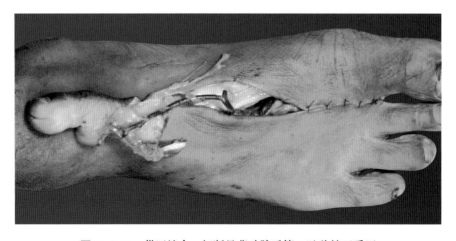

图 11-3-11　供区缝合，切断足背动脉后第二趾移植于受区

（王增涛）

四、典型病例

见图 11-3-12。

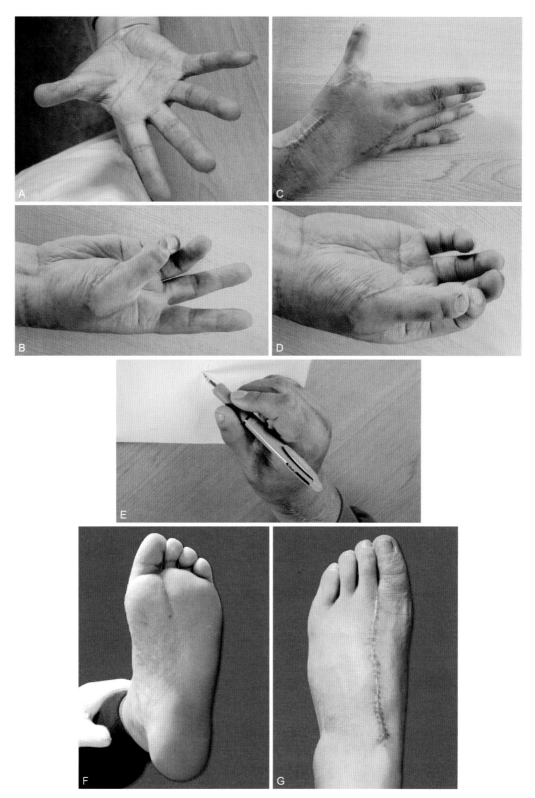

图 11-3-12　第二趾移植再造拇指外形与功能。A、B.展示患手虎口开大情况，C、D、E.患手对指功能及书写能力，F、G.供区恢复情况

第四节　蹬趾移植再造拇指

第二趾移植再造拇指，功能很好，但第二趾的外形与拇指相比太细，趾甲太小，外形不美观，手指对搓的功能也差。鉴于此，移植蹬趾再造拇指的手术方式在显微再造拇指的早期即已出现，而且目前临床上仍有应用。

一、手术适应证

主要适用于拇指Ⅰ～Ⅲ度缺损。

二、手术设计

1. 长度　按拇指缺损长度设计要切取的蹬趾的长度。

2. 骨及关节　按拇指缺损长度设计截骨平面，但是最近不能超过跖趾关节平面。如果骨长度不够，可以考虑取髂骨植骨。

3. 皮肤　按残端皮肤情况在蹬趾近侧设计所携带的皮瓣。

4. 动、静脉　根据受区需要，可以采用蹬趾腓侧趾底动脉、第一跖背动脉或趾底总动脉、足背动脉为血管蒂。静脉选用趾背、跖背或足背静脉。

5. 神经　先用蹬趾腓侧趾底神经，近侧皮肤携带较多时足背内侧皮神经也要携带。

三、手术方法

1. 受区解剖　切开拇指残端，解剖游离动脉、浅静脉、指神经。

2. 蹬趾切取

（1）跖背侧血管神经解剖：按设计先在第一、二跖骨间隙背侧切开皮肤（图 11-4-1），在浅筋膜中解剖游离跖背浅静脉。在跖背浅静脉的深面解剖显露腓深神经，在腓深神经的深面解剖游离第一跖背动脉。第一跖背动脉为骨间肌表面型或间隙型时，先在跖趾关节背侧和近侧解剖，再逆行向近端沿血管走行解剖游离至适当长度。向远端解剖趾蹼区，显露第一跖背动脉远端及其与第一趾底总动脉的吻合和吻合后发出的蹬趾腓侧趾底动脉和第二趾胫侧趾底动脉的起始。在第一、二跖骨间背侧区域，跖背静脉、腓深神经、第一跖背动脉，三者呈垂直排列，由浅至深：跖背静脉最浅，第一跖背动脉最深，腓深神经位于二者之间。第一跖背动脉为Ⅲ型时，于跖侧解剖分离第一趾底总动脉至适当长度，以其为血管蒂。

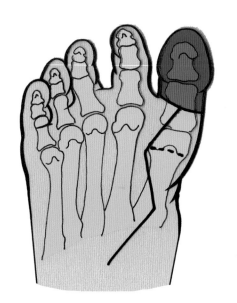
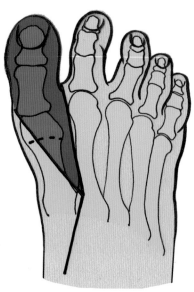

图 11-4-1　供区切口设计

（2）跖底血管、神经、肌腱解剖：按设计切开跖底区皮肤，在第一、二跖骨间皮下组织深面解剖游离第一趾底总动脉和第一跖底神经，如果需要用第一趾底总动脉、第一跖底神经为蒂，则向近端游离一段长度后切断。在第一跖骨跖侧，切开屈肌腱腱鞘，解剖显露踇长、短屈肌腱，根据需要在适当部位切断。

（3）骨及伸肌腱处理：根据受区需要，在适当位置切断趾长、短伸肌腱，锯断趾骨或跖骨。

（4）踇趾游离：提起踇趾，切断相连的其余软组织，形成以第一跖背动脉、跖背浅静为蒂的游离踇趾（图11-4-2）。如果需要更长的血管蒂，可以向近端游离血管，形成以足背动脉、足背浅静脉或大隐静脉为蒂的游离踇趾。

3. 供区处理　通常可直接缝合。如果创面较大，可采用皮瓣或植皮修复。

4. 移植　将取下的踇趾移植于拇指残端，用克氏针或钢板或钢丝等固定骨骼（图11-4-3），修复屈伸肌腱，吻合血管神经，缝合皮瓣（图11-4-4）。注意维持移植踇趾于旋前位。

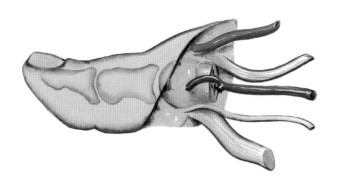

图 11-4-2　游离切取的踇趾

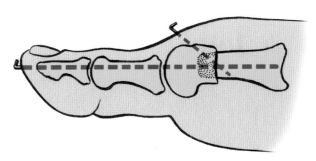

图 11-4-3　受区骨骼固定情况

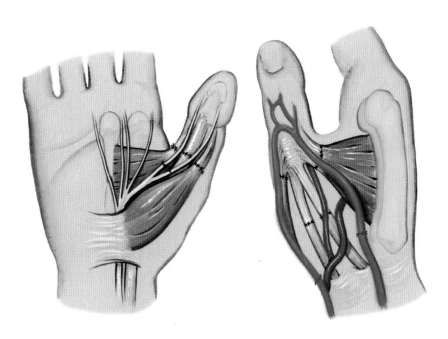

图 11-4-4　受区血管、神经、肌腱修复示意图

5.优缺点

（1）优点：在拇指重建手术中，蹞趾可以提供比其他趾更宽的趾腹和趾甲，且术后手部的捏、握能力可恢复得很好。

（2）缺点：蹞趾切除后对足的功能与外观影响都比较大；再造的拇指偏粗大，与正常拇指仍有明显差别。

四、典型病例

见图 11-4-5～ 图 11-4-9。

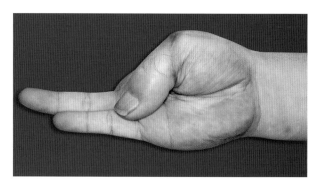

图 11-4-7　再造右拇指对掌功能（1）

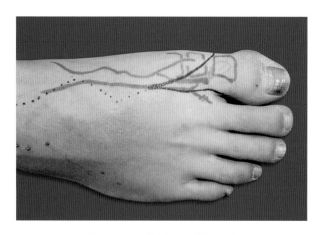

图 11-4-5　供区蹞趾术前设计

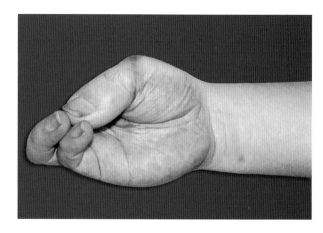

图 11-4-8　再造右拇指对掌功能（2）

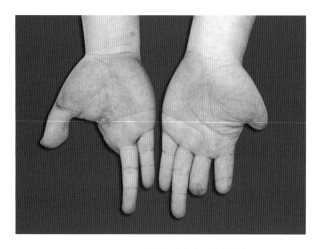

图 11-4-6　蹞趾移植再造右手拇指外观

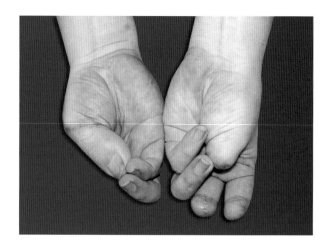

图 11-4-9　右拇指对指与左手对比情况

（林志鸿　王增涛）

第五节　跗趾改形移植再造拇指

足趾移植再造拇指，长度接近，但周径不合适：第二趾太细，跗趾太粗。为此，1980年魏福全设计了将跗趾从胫侧切除部分趾骨，目的是改善跗趾与拇指之间存在的差异。这一手术的适应证与跗趾移植手术相似，只是当跗趾较拇指粗大时进行。在儿童施行跗趾改形移植再造拇指手术并不影响足趾的正常生理成长过程。

一、手术适应证

主要适用于拇指Ⅰ~Ⅲ度缺损。

二、手术设计

对健侧正常拇指的直径从三个层面进行测量：甲上皮、指间关节和近节指骨中部。同时，也要测量指甲的宽度。手术设计基本上和普通跗趾移植相同。不同的是胫侧跗趾骨根据健侧正常拇指大小切除一部分，并在跗趾胫侧留下一个舌形皮瓣，通常宽0.8~1.5 cm，可直接闭合残端创面。

三、手术方法

1. 受区解剖　切开拇指残端，解剖游离动脉、浅静脉、指神经。

2. 跗趾切取　基本上同上一节所述跗趾切取。不同的是：由远及近掀起内侧皮瓣，切取深度至跗趾骨。由骨膜、内侧副韧带和关节囊组成的半环状关节皮瓣自背侧至足底掀起，应用摆锯进行纵向截骨，在关节处除去4~6 mm，在近远侧跗趾骨干去除2~4 mm。在去除多余的组织后，关节囊和侧副韧带应复位，并务必充分绷紧，可避免跗趾间关节的不稳定。

3. 供区处理　胫侧的舌形瓣可用来修复残端，伤口通常可直接缝合。如果创面较大，可采用皮瓣或植皮修复。

4. 移植　切取下的经改形过的跗趾移植于拇指残端，缝合跗趾胫侧刀口，用克氏针或钢板或钢丝等固定骨骼，修复屈伸肌腱，吻合血管神经，缝合皮瓣。注意维持移植跗趾于旋前位。

5. 优缺点

（1）优点：除趾移植手术本身具有的一些优势外，修饰性跗趾移植手术能够使拇指在外观上恢复至最理想的程度。

（2）缺点：改形过的跗趾的趾间关节在活动时其灵活性会受到一点影响；跗趾趾间关节易出现不稳定，术中内侧副韧带和跗趾间关节的关节囊要精确修复。

四、典型病例

见图11-5-1~图11-5-5。

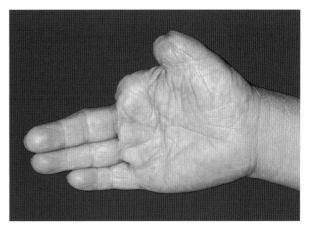

图11-5-1　右手拇指缺损术前情况

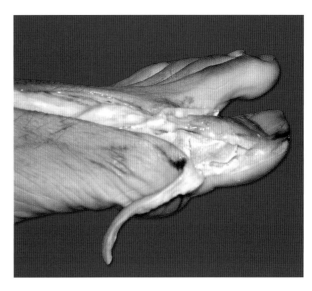

图11-5-2　再造术中供区的切取

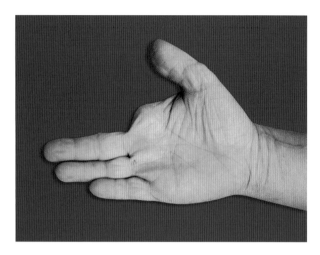

图 11-5-3　再造拇指的外观（1）

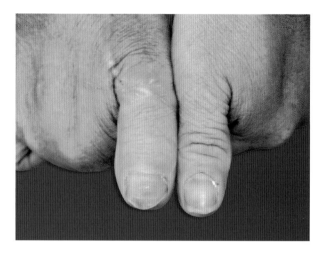

图 11-5-4　再造拇指的外观（2）

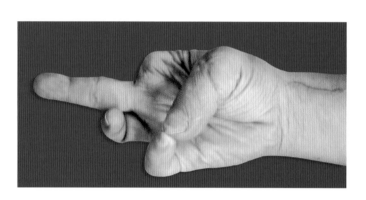

图 11-5-5　再造拇指的对指功能

（林志鸿　王增涛）

第六节　第二趾改形移植再造拇手指

足趾游离移植再造拇、手指是目前最为常用、最为有效的拇、手指再造方法之一，其成功率已接近 100%，再造的手指也恢复了原有手指的大部分功能，但由于足趾与手指在外形上仍有较大的差别，踇趾太粗，其余足趾太细，因而再造的手指外观仍不能令患者满意。足趾毕竟是足趾，移植到手上后仍像个足趾，有点"手脚不分"了。

1980 年，魏福全设计把踇趾胫侧切除一部分，使趾变细的方法，踇踇趾从外形上来看更接近正常手拇指。王增涛 1998 年开始用组织瓣移位的方法使第二趾外形看起来更像手指，并于 2002 年提出第二趾改形再造的概念。组织瓣移植和移位使第二趾粗

钝的末端和细小的中节外形向手指化改变的方法有很多种，其中用踇趾腓侧皮瓣嵌入第二趾改形术再造拇指与手指，外形更接近正常手指，具有代表性。本节以其为例介绍。

一、手术适应证

拇指缺失，部分手指 II 度至 V 度缺失以及全手指的各度缺失。

二、应用解剖

参考本章第二节"拇手指再造相关解剖"。

三、手术方法

（一）设计

根据第二足趾外形，在鉧趾腓侧设计以鉧趾腓侧趾底动、静脉为蒂的椭圆形皮瓣。

（二）切取

先在第一跖蹼处解剖游离跖背动脉或第一趾底总动脉，显露第一跖背动脉、第一趾底总动脉、鉧趾腓侧趾底动脉、第二趾胫侧趾底动脉四条动脉的汇合处。自动脉汇合处沿鉧趾腓侧趾底动脉向远端解剖血管及伴行的鉧趾腓侧趾底神经，至鉧横动脉发出处，切断结扎鉧横动脉。按设计线切开鉧趾腓侧皮瓣的两侧，切口深度达真皮下，自真皮与浅筋膜之间向两侧解剖游离 5~10 mm，然后从远端向近端掀起皮瓣，皮瓣两侧带 5~10 mm 宽的筋膜组织，形成两侧带有翼状筋膜瓣的鉧趾腓侧皮瓣。

按常规解剖游离第二趾，注意保护鉧趾腓侧趾底动脉与第二趾胫侧趾底动脉间的吻合。依所需长度截取第二趾，在第二趾跖侧正中纵行切开，切口长度为末节趾腹中点至近侧趾横纹，并沿腱鞘与骨膜表面解剖剥离第二趾两侧的皮肤，使第二趾中部两侧的皮肤与趾骨之间成为潜在的空腔。在第二趾近端做一皮下隧道，连通第二趾近端断面与第二趾中部跖侧正中切口。将鉧趾腓侧皮瓣自皮下隧道引入该切口，鉧趾腓侧皮瓣所携带的翼状筋膜瓣插入第二趾两侧皮肤与趾骨之间，改变第二趾两侧内凹的外形，使其变平整；鉧趾腓侧皮瓣嵌入第二趾跖侧正中，以改变第二趾跖侧内凹的外形。

（三）移植

改形后的第二趾移植于受区再造拇指或手指。

四、优缺点

1. 优点　改形后的第二趾外形更接近于手指。
2. 缺点　手术操作较单纯第二趾移植难。

五、注意事项

鉧趾腓侧皮瓣嵌入第二趾时，蒂部不要受压、扭转或折叠。

六、典型病例

鉧趾腓侧皮瓣嵌入第二趾改形术再造拇指（图 11-6-1~ 图 11-6-4）。

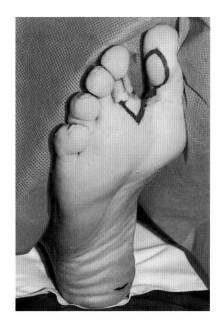

图 11-6-1　供区设计

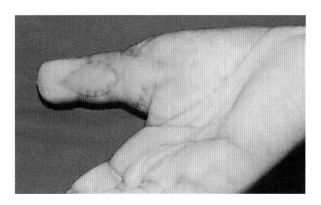

图 11-6-2　术后外观（1）

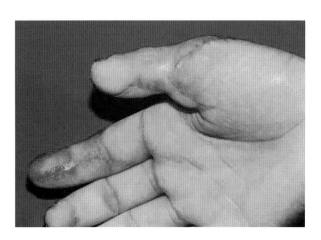

图 11-6-3　术后外观（2）

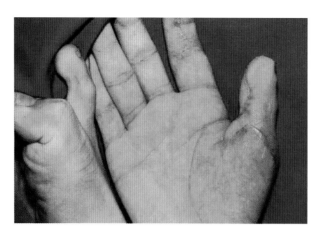

图 11-6-4 改形再造术后拇指外观与第二趾对比

（王增涛）

第七节 足趾移植再造手指

拇指比单个其他手指重要，所以在 20 世纪 60 年代刚开展第二趾移植手术时，再造的都是拇指。而临床上，有些患者是拇指完好而其余 4 个手指全部缺失，于是针对这样的患者有医生开始行第二趾移植再造手指，一般是再造 1~2 个手指，也有一次再造 4 个手指的。一般来讲，造 1 个手指，切取一侧第二足趾；造 2 个手指，切取一侧同血管蒂的第二、三趾或双侧的第二趾，造 3 个手指取一侧第二趾和另一侧的第二、三趾；造 4 个手指，切取双侧的第二、三足趾。足趾移植再造手指手术，1985 年于仲嘉的一手 5 指再造最有代表性。后来，随着显微外科技术的提高，趾 - 指动脉吻合的部分足趾移植再造部分手指获得成功，单个或多个手指的部分缺损再造也广泛开展，但由于足趾趾节长度与手指不同，在有健康手指存在的情况下，Ⅳ度以上的缺损仍不适合行足趾移植再造手指。

一、手指缺损的分度

手指的缺损分度方式有很多，以前大多学者采用类似拇指缺损的六度分型：

Ⅰ度缺损：手指远侧指间关节以远缺失。

Ⅱ度缺损：手指残端在远指间关节区域。

Ⅲ度缺损：手指残端位于远侧指间关节与近侧指间关节之间。

Ⅳ度缺损：手指残端在近侧指间关节区域。

Ⅴ度缺损：手指残端位于近侧指间关节与掌指关节之间区域。

Ⅵ度缺损：手指残端在掌指关节及以近区域。

二、适应证

1. 单个中指的Ⅰ度至Ⅲ度缺损

2. 示、环、小指的Ⅰ度至Ⅳ度缺损。

3. 第 2~5 指全部缺失时，手指Ⅰ度到Ⅵ度缺损。

三、手术设计

1. 单纯切取 1 个第二趾再造 1 个手指，或切取双足 2 个第二趾再造手指时：

（1）长度：按每个手指缺损长度设计要切取的单侧或双侧第二趾的长度。

（2）骨及关节：按手指缺损长度设计，第二趾远趾间关节可以选择融合。

（3）皮肤：按残端皮肤情况在足趾近端及跖背甚至足背设计所携带的皮瓣。

（4）动、静脉：根据受区需要，可以采用趾底动脉、跖背或趾底总动脉、足背动脉为血管蒂。静脉选用趾背、跖背或足背静脉。

（5）神经：先用第二趾两侧或单侧趾底神经，如有需要可以携带整条跖底神经或跖底神经中至第二趾的神经束。

2. 切取共用血管蒂的单足或双足的第二、三趾移植再造2个以上手指时，血管蒂和单个第二趾移植一样，用第一跖背、趾底总动脉或足背动脉为血管蒂，两个足趾共用一个血管蒂；神经采用每个足趾各自的趾底神经或跖底神经。截骨平面根据手指残端情况设计。与单足趾移植不同的是，第三趾要比第二趾短小，所以必须把第二趾设计在中指或靠近中指的位置上，而第三趾设计在远离中指的位置上。

3. 独立血管蒂的多足趾移植再造手指时，设计同单个第二趾移植，只是第三趾采用的是第二趾的趾底动脉或第二（也可以第三）跖背动脉，静脉采用第二趾趾背静脉或跖背静脉，神经采用第二趾趾底神经或第二、三跖底神经。

四、手术方法

1. 受区解剖　切开手指残端，解剖游离动脉、浅静脉、指神经。血管条件不好时，解剖游离指总动脉或桡、尺动脉及掌背静脉或头静脉、贵要静脉。

2. 第二趾切取

（1）单趾切取

1）跖背侧血管、神经解剖：按设计先在第一、二跖骨间隙背侧切开皮肤，在浅筋膜中解剖游离跖背静脉。在跖背静脉的深面解剖显露腓深神经，在腓深神经的深面解剖游离第一跖背动脉。第一跖背动脉为骨间肌表面型或间隙型时，先在跖趾关节背侧和近侧解剖，再逆行向近端顺血管走行解剖游离至适当长度。向远端解剖趾蹼区，显露第一跖背动脉远端及其与第一趾底总动脉的吻合和吻合后发出的蹞趾腓侧趾底动脉和第二趾胫侧趾底动脉的起始。在第一、二跖骨间背侧区域，跖背静脉、腓深神经、第一跖背动脉，三者呈垂直排列，由浅至深：跖背静脉最浅，第一跖背动脉最深，腓深神经位于二者之间。

2）跖底血管、神经、肌腱解剖：按设计切开跖底区皮肤，在第一、二跖骨间皮下组织深面解剖游

离第一趾底总动脉和第一跖底神经，如果需要用第一趾底总动脉、第一跖底神经为蒂，向近端游离一段长度后切断。在第二、三跖骨间皮下组织解剖显露第二趾底总动脉和第二跖底神经，根据需要在适当位置切断。在第二跖骨浅面，切开屈肌腱腱鞘，解剖显露第二趾屈肌腱，根据需要在适当部位切断。

3）第二跖骨及伸肌腱处理：根据受区需要，在适当位置切断趾伸肌腱、锯断跖骨。

4）第二趾游离：提起第二趾，切断骨间肌，形成以第一跖背动脉、跖背浅静脉为蒂的游离第二趾。如果需要更长的血管蒂，可以向近端游离血管，形成以足背动脉、足背浅静脉或大隐静脉为蒂的游离第二趾。

（2）同一血管蒂的第二、三趾切取：血管的游离方法同单趾切取，只是增加了第三趾的趾底或跖底神经的解剖游离，以及在适当长度切断屈伸肌腱及趾骨或跖骨。

（3）独立血管蒂的多足趾的切取：第二趾切取方法同上述的单趾切取；第三趾的切取与第二趾切取方法也类似，静脉是趾背静脉或跖背甚至足背静脉，动脉为第三趾的趾底动脉或第二跖背或跖底动脉，神经为趾底神经或跖底神经。

3. 供区处理　每只足只切取1个足趾，创面通常可直接缝合。一只足切取2个足趾，如果只是切了部分足趾，残留的足趾残端也可以直接缝合，如果切取的部分携带跖趾关节甚至跖骨或者携带较大的跖背与足背皮瓣，创面需要皮瓣或植皮修复。

4. 移植　切取下的足趾按术前设计移植于相应的手指残端，用克氏针或钢板或钢丝等固定骨骼，屈伸肌腱、血管、神经一一对应修复。如果手指血管条件不好，需要吻合尺、桡动脉，而且又是多趾单独切取移植时，受区血管数量不足，需要行分叉静脉移植。

5. 注意事项　①第二趾比拇指多一远趾间关节，术后易出现垂状指畸形，术中伸肌腱张力需调整的大一点，或者行远趾间关节融合。②足趾中末节较短，Ⅳ度和Ⅴ度手指缺损时，再造出的手指宁肯稍短一点，以免在握拳时再造手指与其他手指外观与功能都不协调。③再造手指Ⅵ度缺损时，为保证跖趾关节的活动范围要做适当的截骨调整。

五、典型病例

病例 1（图 11-7-1～图 11-7-5）

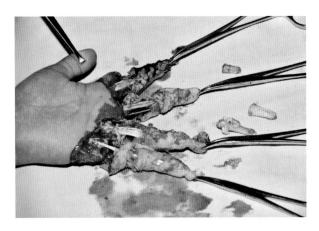

图 11-7-1　术前损伤情况

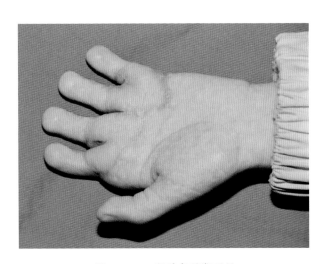

图 11-7-2　患手术后掌面观

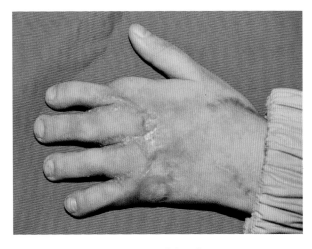

图 11-7-3　患手术后背面观

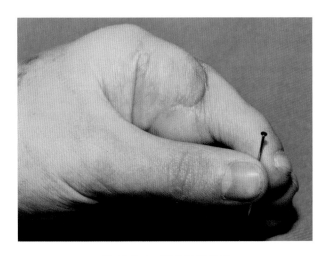

图 11-7-4　患手捏持功能

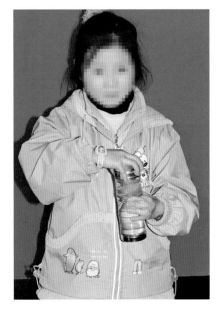

图 11-7-5　患儿 4 指再造术后持物功能

病例 2（图 11-7-6～图 11-7-10）

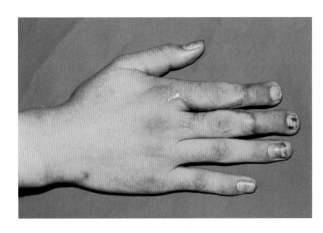

图 11-7-6　示、中指行第二指再造术后

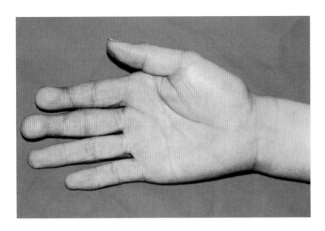

图 11-7-7 示、中指行第二指再造术后

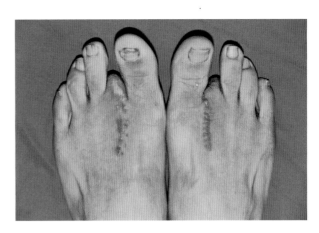

图 11-7-9 示、中指行第二指再造术后供区情况

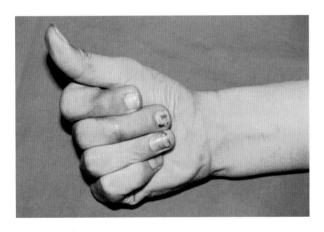

图 11-7-8 示、中指行第二指再造术后握拳功能

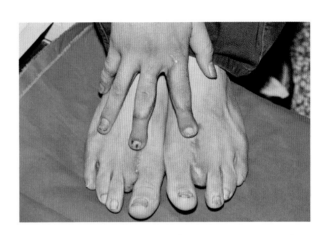

图 11-7-10 示、中指行第二指再造术后双足及再造手指

（王增涛）

第八节　姆趾甲皮瓣与第二趾趾骨组合移植再造拇手指

　　姆趾甲皮瓣是指姆趾区包括姆趾甲和皮肤的复合组织瓣。与姆趾甲瓣的区别是，姆趾甲皮瓣不单纯是姆趾甲及其附属组织，而是还带有较多的皮肤。姆趾甲皮瓣多用来修复拇指与手指的脱套伤及与第二趾趾骨、肌腱组合再造拇指或手指。

一、适应证

　　拇指或手指 1~2 个手指缺失。

二、应用解剖

　　参考本章第二节"拇手指再造相关解剖"。

三、手术方法

（一）设计

　　按受区需要，在姆趾背侧、跖侧及腓侧设计姆趾甲皮瓣。姆趾甲一般比手指甲大，可根据所修复的指甲大小只切取部分姆趾甲，姆趾胫侧留一舌形瓣。在第二趾上设计带胫侧皮条或小皮岛的骨关节瓣。

（二）切取

1. 姆趾甲皮瓣切取　先在姆趾背部解剖姆趾背静脉、神经，向近端游离适当长度后切断。在姆趾蹼处解剖出第一跖背动脉与第一趾底总动脉及其吻合后发出的姆趾腓侧趾底动脉。按设计线切开姆趾甲皮瓣的胫侧，自甲床及甲基质的深面解剖游离，由胫侧向腓侧掀起姆趾甲皮瓣至姆趾腓侧。按设计线在姆趾腹侧切开皮瓣的胫侧缘与近侧缘，由胫侧向腓侧解剖游离皮瓣。姆趾腹皮瓣胫侧的解剖层面为真皮下，皮下组织要尽量保留在姆趾上，以减小损伤姆趾胫侧趾底动脉的危险性，增加姆趾的血液供应，避免骨外露，提高供区皮片移植的成活率。皮瓣接近腓侧时解剖层面要加深，以使姆趾腓侧趾底动脉包含在其中。胫侧解剖面与腓侧解剖面会师后，皮瓣游离完毕。此时形成以姆趾腓侧趾底动脉为蒂的姆趾甲皮瓣。姆趾甲皮瓣的神经支配为多源性，足背内侧皮神经的终末支、腓深神经、姆趾腓侧趾底神经等均有分支至姆趾甲皮瓣，一般只选用腓深神经与姆趾腓侧趾底神经作为姆趾甲皮瓣的感觉神经，向近端游离适当长度后切断。

2. 第二趾骨关节瓣切取　按照设计方案，先切开第二趾背侧皮肤，自胫侧沿真皮下向腓侧翻起皮瓣，使趾背静脉保留在第二趾趾骨上，在末节背侧趾甲区从骨表面向腓侧掀起。皮瓣解剖游离至第二趾腓侧时，沿骨、肌腱表面解剖，使第二趾腓侧趾底动脉、神经保留在第二趾趾甲皮瓣上。再于胫侧向趾底在真皮下解剖掀起皮瓣至趾底，第二趾胫侧趾底动脉、神经保留在趾骨上，然后继续在趾底沿腱鞘表面向腓侧解剖皮瓣，与腓侧解剖面会合，形成以第二趾腓侧趾底动脉、神经为蒂的第二趾趾甲皮瓣，第二趾胫侧趾底动脉、神经仍然留在趾骨上。根据设计切断趾伸屈肌腱，断开趾骨，形成以第二趾胫侧趾底动脉、神经和趾背或跖背浅静脉为蒂的第二趾趾骨瓣。

3. 组织瓣组合

（1）共用血管蒂：向近端游离适当长度第一跖背动脉或第一趾底总动脉以及跖背或足背浅静脉，形成共同以第一跖背动脉（或第一趾底总动脉）为蒂的姆趾甲皮瓣和第二趾趾骨瓣。用姆趾甲皮瓣包裹第二趾趾骨瓣，形成新的拇指或手指。

（2）分开血管蒂：姆趾甲皮瓣与第二趾骨瓣共用一个血管蒂，虽然能减少吻合血管数量及难度，但在组合的过程中部分血管、神经从一侧跨至另一侧，易扭转及压迫发生血循环危象。其实将血管蒂断开，形成分开的各自有独立的血管蒂的姆趾甲皮瓣和第二趾骨关节瓣，先把第二趾骨关节瓣移植于拇指或手指残端，再将姆趾甲皮瓣移植于手指包裹第二趾骨关节瓣，分别将各自的血管、神经与手指或手掌手背相应的血管、神经、肌腱吻合，手术更简单易行，只是增加了几个血管吻合口。对于血管吻合技术好的医生，建议选择这一术式。

（三）供区处理

供区植皮或行皮瓣移植（位）来修复。

（四）移植

将组合成的新手指移植至手指或拇指残端，趾骨固定在指骨上，修复肌腱、神经，吻合相应的动静脉。

四、优缺点

1. 优点

（1）姆趾趾甲一般情况下比手指甲大，可以按健康手指甲外形修剪，修复后外形较好。

（2）带蒂血管较为恒定，易切取。

（3）带感觉神经。

（4）血管、神经直径与手部相近，便于吻合。

2. 缺点

手术较复杂，风险大，最多只能再造2个拇、手指。

五、注意事项

1. 组织瓣组合时，注意血管蒂不要扭转受压。

2. 姆趾甲甲沟部位趾甲多嵌向深部，甲沟深处的皮肤较薄，易切穿，解剖时要紧贴骨膜表面解剖。

3. 趾甲供区创面不易成活，最好用跖背皮瓣转移修复。

六、典型病例

见图11-8-1～图11-8-9。

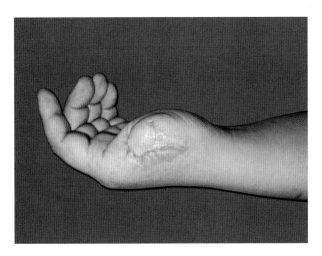

图 11-8-1　术前拇指缺损情况

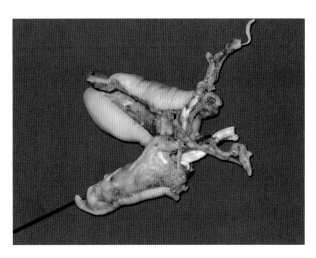

图 11-8-4　复合组织瓣切取后（1）

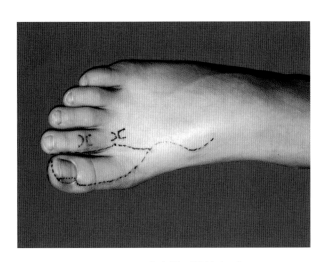

图 11-8-2　术中供区设计（1）

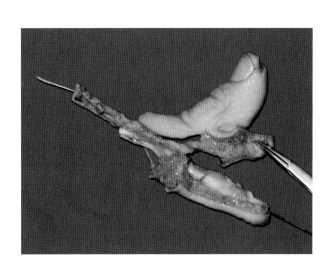

图 11-8-5　复合组织瓣切取后（2）

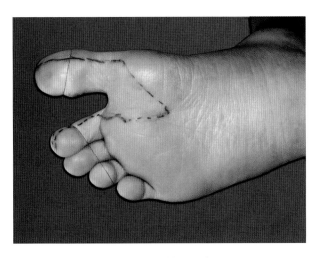

图 11-8-3　术中供区设计（2）

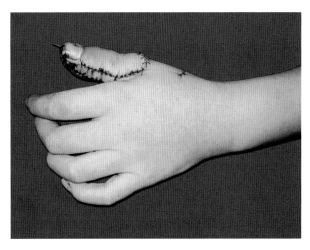

图 11-8-6　再造术后拇指外观（1）

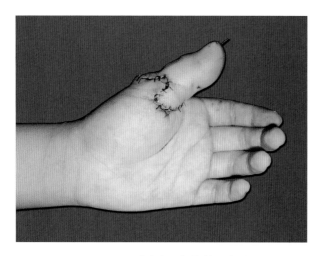

图 11-8-7　再造术后拇指外观（2）

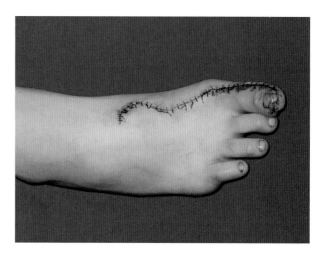

图 11-8-8　再造术后踇指供区情况（1）

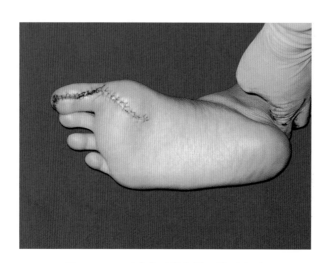

图 11-8-9　再造术后踇指供区情况（2）

（王增涛）

第九节 拇手指全形再造

中国的拇手指再造技术在国际上享有盛誉，为国人所自豪。这种骄人的成就，是以杨东岳开创和几代显微外科人共同努力的结果。从世界第一例足趾移植再造拇指，到种类繁多的组合足趾移植再造拇、手指，半个多世纪以来我国手指再造技术一直处于国际领先或先进水平。近些年来，拇、手指全形再造的理念与系列术式再次将拇、手指再造技术向前推进，并成为世界手指再造的新趋势。

一、"拇手指全形再造"概念的提出

足趾与拇、手指有着类似的结构与功能，用足趾重建拇指，从感觉、运动功能及外观几个方面来看，都远好于其他拇指再造方法，因此成为以往几十年拇指再造的主流方法。在19世纪末 Nicoladoni 就介绍了带蒂的足趾移植重建拇指的手术病例。这种术式需要将手与足强迫体位固定在一起数周，痛苦的治疗过程使该术式难以推广。Buncke 首次完成了恒河猴的吻合血管𧿹趾游离移植至手部。直到1966年，我国杨东岳采用了血管吻合的方法将第二趾游离移植于手上再造拇指，移植手术一次性完成，才使足趾移植再造拇、手指手术逐渐在全世界推广应用。1968年 Cobbett 采用了𧿹趾移植再造拇指。此后几十年中，陆续出现了许多种采用不同形式足趾移植再造拇、手指的临床报道，但术式虽不断增多，其本质上仍然是把足趾搬移到手上，拇、手指缺多少从足趾上切取多少，很多情况下足趾的损失程度大于拇、手指的缺失程度，有时为使1个再造的𧿹趾粗一点或手指长一点而牺牲或损坏2个足趾，并且再造的手指与正常手指外形与功能上仍有不小的差别，特别是V度以上的手指缺损再造。考虑到足趾切取对足部的损伤，很少有人会考虑采用足趾移植的方法再造5个以上的手指。

1998年开始我们反复思考，能不能换一种思路：再造手指需要的组织量与整个人体相比并不多，除了人体其他部位所没有的趾甲与小关节从足趾上切取外，软组织与骨骼可以从足趾以外的其他部位切取，然后按照正常拇、手指的结构与外形设计组装出一个新的拇指或手指；足趾缺失的关节与趾甲可以用自体或人工组织充填修复，使足趾保留相对完整的长度与外形。这样，可以再造一个具有更好外形的拇手指，同时足趾也得以保留。如此一来，不仅是手指与足趾都变得更好一点，而且使再造5个以上的拇、手指成为可能。

按照正常拇、手指的结构与外形，从不同部位取材，设计组装出一个外形与功能近似正常的拇、手指，而不是简单的足趾移植，只是指甲取自足趾和部分情况下关节取自足趾（足趾关节供区用其他骨充填），在再造出正常长度与形态功能的手指的同时保留足趾大部分功能与外形，这就是全形再造的理念。

1998年12月开始，我们按照新的理念做拇、手指再造手术。由于不再是整个足趾的"搬家"，而是设计组装出一个外形与足趾完全不同的更近似正常手指外形的新的手指，所以开始给这种手术起名为"拇手指全形再造"。2007年北京召开的全国手外科年会上以及2011年在《中华显微外科杂志》上发表的多篇论文均用全形再造这个名字。2013年美国临床整形外科杂志约稿，当时曾用了 Cosmetic Reconstruction（美学再造）这个词。钟世镇、魏福全等认为美学是一个学科的名称，以往的"trimmed-toe transfer"术式、足趾改形再造、修饰性再造等也都是在追求美，大部分的外科手术也都会注意到美学的问题，用美学这个没有特指的抽象笼统的概念去描述一个具体的再造方式不合适，并且只是强调手指外观而不能完全反映出这种再造方式的全部含义。世界首例足趾移植再造拇指手术术者之一顾玉东院士建议：这种再造方式手和足的外形与功能都要兼顾到，作为一种理念与未来发展追求的目标命名为全能或全形再造是合适的；祖国传统医学早就有全形这个词，《黄帝内经素问·宝命全形论》中有讲"君王众庶，尽欲全形"，这里的全形二字是指形体健康完整无缺，并且也指人体机能良好，与我们追求拇、手指与足趾都健康完整、功能也良好的理念一致。同时考虑到全形再造已经得到国内外同行广泛认同，所以仍建议用拇手指全形再造这个词。至于英文名称，沈祖尧建议用"comprehensive"。

二、组合再造与修饰性再造

2002 年王增涛报道趾尖移植再造指尖，2005 年程国良报道拇、手指部分缺损的修饰性修复与重建。拇、手指的末节部分缺失对手的功能影响不大，但对其进行修复重建使拇、手指的外形与功能都更完美，后来文献中称其为修饰性再造。拇、手指末节部分缺损可以进行修饰性再造，而对拇、手指更多的缺损需要足趾移植。单纯的足趾移植再造拇、手指，踇趾太粗而第二趾太细，为改善再造拇指的外形，魏福全将踇趾胫侧切除一部分使其变细后再移植至手部再造拇指；王增涛 2002 年报道一组用踇趾腓侧皮瓣嵌入增粗第二趾再移植再造拇指或手指的病例；这些方法是在足趾移植的基础上对足趾的形状进行了改善，之后对移植足趾改形的不同方法陆续有报道。赵建勇等于 2010 年将该方法发表在英文期刊。另外，国内、外多位作者先后报道了足踇甲皮瓣（wrap-around flap）与髂骨或第二趾关节瓦合或者第二趾嵌合踇趾腓侧皮瓣再造拇指的方法，不少医生称其为组合再造。其中 Morrison 于 1980 年首先报道了足踇甲皮瓣包绕髂骨再造拇指的方法，我国于仲嘉教授则于 1985 年最早报道了足踇甲瓣与第二足趾近侧趾间关节瓦合再造拇指的方法。国外 Tsai 于 1990 年也报道了这种方法，在他们的报道中，足部供区将第二趾皮瓣包绕踇趾剩余部分从而牺牲了一个足趾。Koshima 在 1994 年报道了 1 例足踇甲皮瓣瓦合第二趾近趾骨间关节再造拇指的病例，供区残留的半个踇趾换药植皮，取髂骨植骨充填关节供区移植来保留第二趾。

上述方法克服了踇趾或第二趾与拇指外观、粗细的差异，从而使再造的拇指有更好的外形，但这些方法与全形再造的理念尚有差异。首先，这些报道多为再造拇指，且大部分方法仅为两种不同组织瓣或髂骨的组合，这在手指再造特别是长手指再造时就难以解决再造手指长度及关节位置的难题，且大都需要牺牲一个甚至一个以上足趾，对足的损伤仍然较大。按照手指全形再造的定义，这些都不能算是手指全形再造。"君王众庶，尽欲全形"，手全形，足也要全形。

三、国内拇指及手指全形再造的发展

近 10 年来，拇、手指全形再造的理念在全国得到了极大的发展，越来越多的医生开始开展"全形再造"手术，或以"全形再造"做宣传，并以"全形再造"为题在国内期刊发表了部分文章。

2009 年王全胜等在《实用手外科杂志》报道了"拇指缺损的全形再造" 30 例，2013 年刘刚义等在《中华显微外科杂志》发表了"拇指全形再造的临床体会"，报道了 14 例拇指Ⅲ、Ⅳ度缺损的再造。他们的再造方法均采用足踇甲皮瓣包绕第二趾近趾间关节再造拇指，供区则用第二趾甲皮瓣与踇趾剩余部分瓦合。这种方法虽然文章题目叫全形再造，但实际上还是传统的组合再造，与于仲嘉及 Tsai 所报道的方法基本一致，需牺牲一个足趾。孙文海及臧成五等都在 2016 年报道了 3D 打印技术辅助拇、手指全形再造的方法。CT 扫描后 3D 打印使拇、手指全形再造的设计更直观、准确，对临床手术有帮助。郝丽文在 2018 年报道了骨延长技术应用于拇、手指全形再造，该方法优点是避免取髂骨植骨，且足部复合组织瓣的切取面积得以减小，缺点是需要增加一次手术，且需要较长时间佩戴骨延长器。

拇、手指全形再造的理念与术式正在国内外普及推广与发展，相关文章也逐渐增多，但其中有少部分文章名为"全形再造"，其实所述方法并不是真正的全形再造。另外，还有相当多开展全形再造手术的医生并没有发表文章，而是在中华手外科网、各种论坛、微信群分享他们的手术病例。中国手外科医生，特别是许多年轻医生显微外科技术扎实、也有较高的奉献精神，在不少的病例中都能看到他们的创新之处，今后应该多总结发表论文。

四、拇指及手指全形再造的基本手术方法

手指全形再造是一种新的再造理念，术式有多种，并且仍在不断进步与变化中。概括起来，针对不同类型的拇手指缺损，目前常用的基本术式如下。

（一）Ⅰ度缺损

1. 踇趾骨皮瓣移植 适用于骨与软组织缺损而指甲相对完整的钩甲畸形。将踇趾腓侧趾底动脉神经为蒂的骨皮瓣移植到残指末端，残指甲板拔除，甲床平铺在移植的趾骨背侧，重建正常的手指（图 11-9-1）。

2. 踇趾甲骨皮瓣移植 切取的踇趾趾骨、趾甲、皮肤复合组织瓣移植再造拇指或手指（图 11-9-2）。

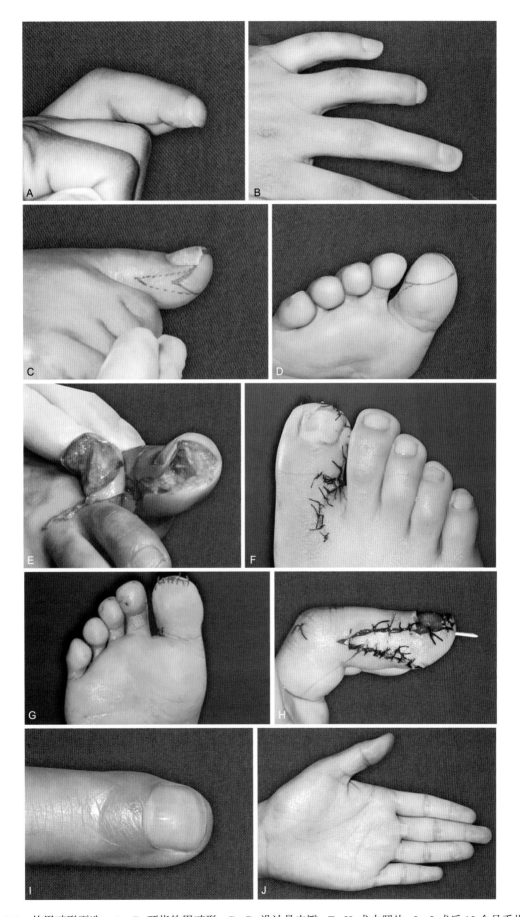

图 11-9-1 钩甲畸形再造。A、B.环指钩甲畸形；C、D.设计骨皮瓣；E~H.术中照片；I、J.术后 12 个月手指侧观

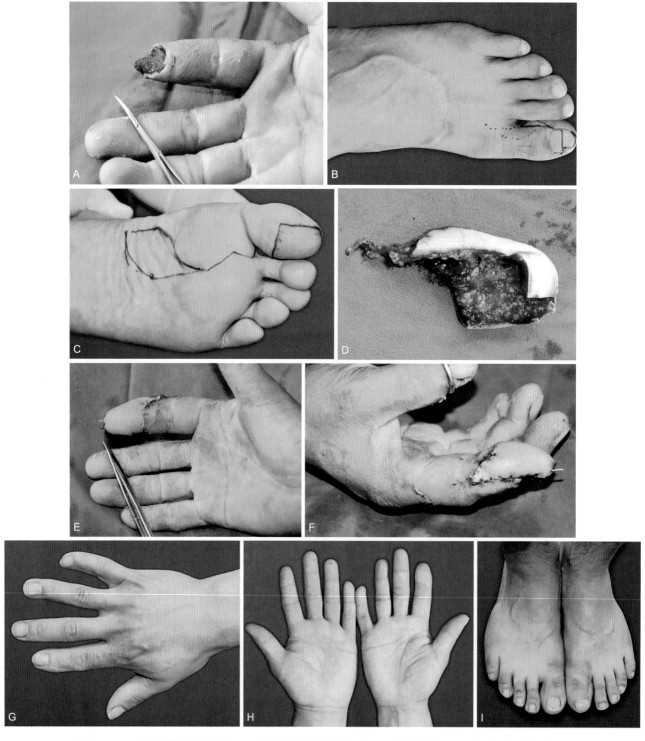

图 11-9-2　手指Ⅰ度缺损再造。A.右手示指Ⅰ度缺损；B~F.术中照片；G~I.术后 2 年手足外观

3. 双踇趾甲骨皮瓣拼合再造手指　采用将双侧踇趾甲骨皮瓣拼合后，再移植到缺损的手指末端的方法再造拇、手指（图 11-9-3）。踇趾趾甲的大部分得以保留，踇趾外形较上一方法改善（图 11-9-4）。

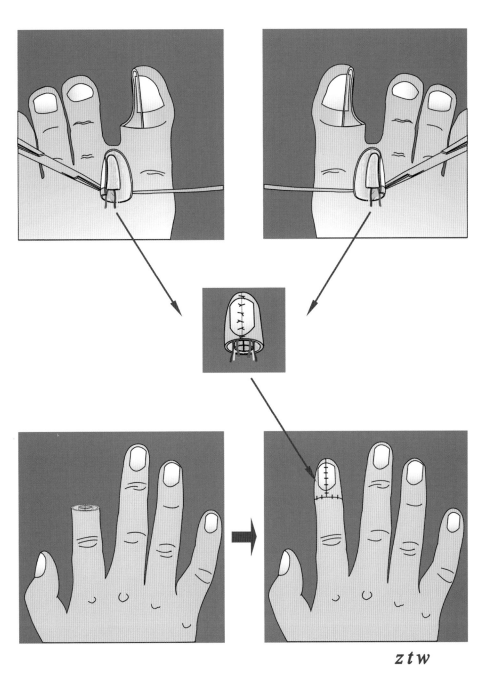

图 11-9-3　双踇趾甲骨皮瓣拼合法再造手指方法示意图

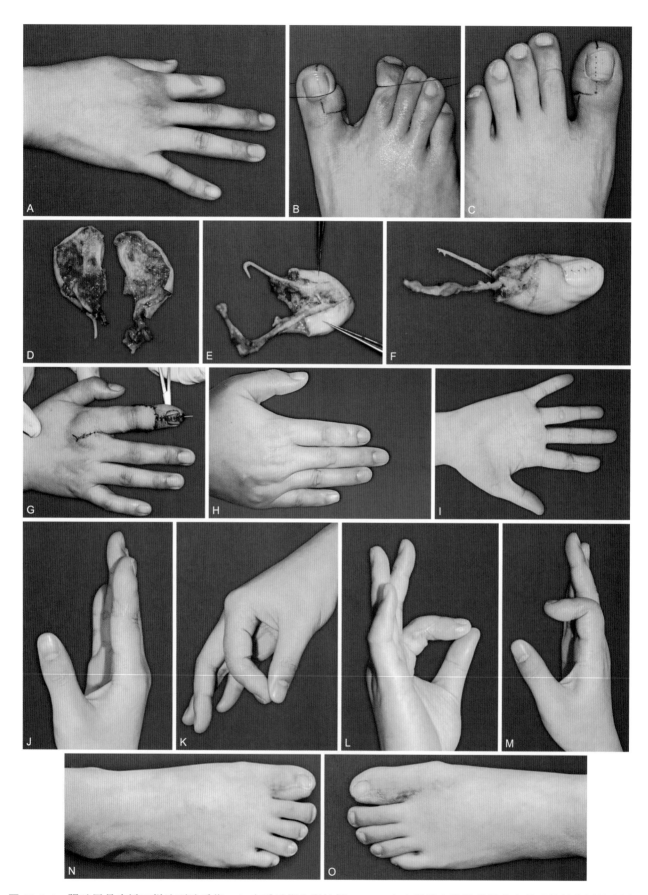

图 11-9-4 姆趾甲骨皮瓣双拼法再造手指。A. 右手示指Ⅰ度缺损；B、C. 在右姆趾上设计带部分末节趾骨的指甲骨皮瓣；D~G. 术中照片；H~O. 术后 24 个月手足功能与外观

（二）手指Ⅱ~Ⅲ度缺损全形再造

根据手指缺损与对侧手指情况，在足踇趾腓背侧设计切取踇趾甲骨皮瓣移植到手指残损处。若长度还不够则串一段髂骨，一起用克氏针固定于手指（图 11-9-5）。

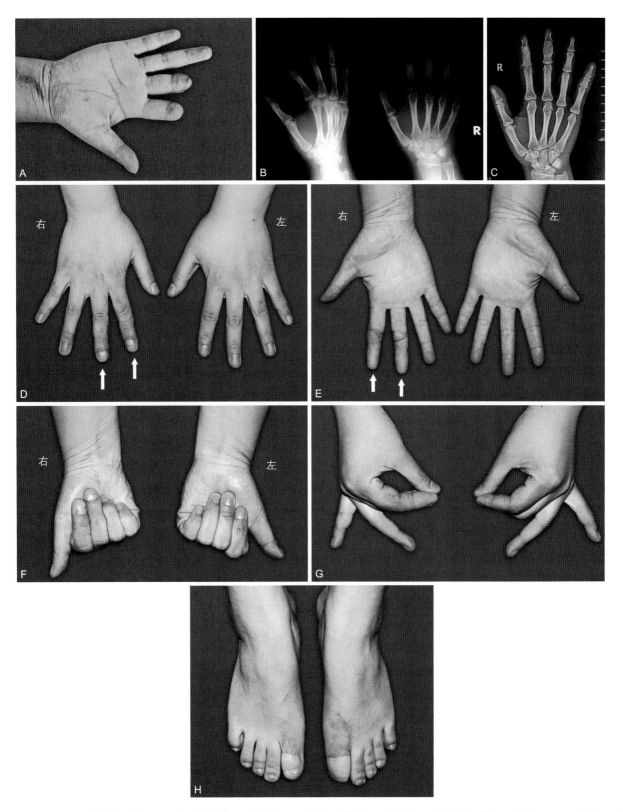

图 11-9-5　手指Ⅲ度缺损再造。A.右手示中指Ⅲ度缺损；B.术前 X 线片；C.术后 23 个月再造手指 X 线片；D~H. 术后 23 个月手足功能与外观

（三）手指Ⅳ～Ⅴ度缺损全形再造

蹞趾甲骨皮瓣包绕第二趾近趾骨间关节，蹞甲

骨皮瓣和第二趾近趾骨间关节可以同一血管蒂或者有分别独立的血管蒂，串联适当长度的髂骨来调整近指间关节位置及指骨长度（图 11-9-6）。

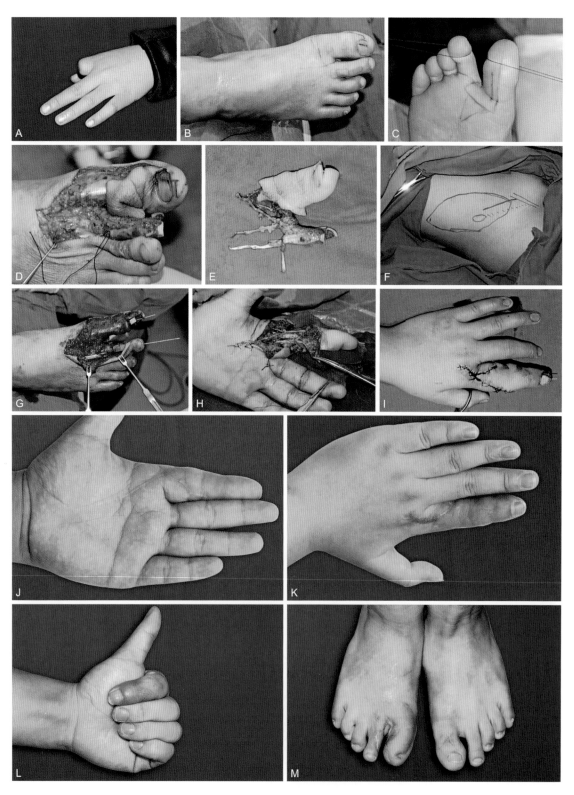

图 11-9-6　手指Ⅳ～Ⅴ度缺损再造。A.示指Ⅴ度缺损；B、C.设计蹞趾甲骨皮瓣及带血管的第二趾近趾骨间关节复合组织瓣；D~I.术中照片；J~M.术后手足功能与外观

（四）手指Ⅵ度缺损全形再造

手指Ⅵ度缺损全形再造与手指Ⅳ～Ⅴ度缺损再造方法基本相同，不同的是增加了掌指关节的重建（图11-9-7、图11-9-8）。

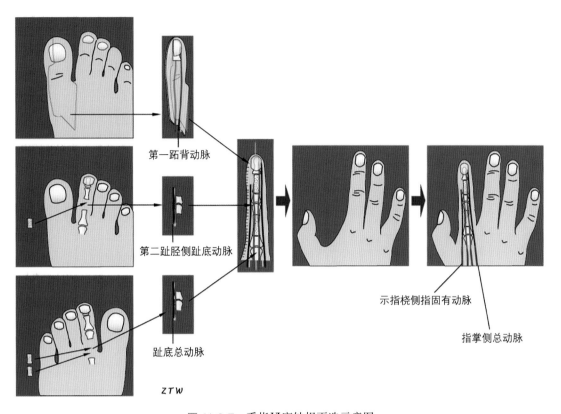

图 11-9-7　手指Ⅵ度缺损再造示意图

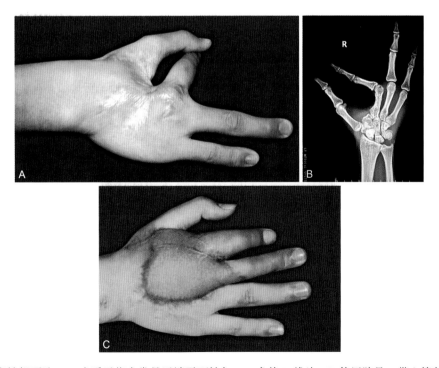

图 11-9-8　手指Ⅵ度缺损再造。A.右手示指在掌骨近端平面缺如；B.术前 X 线片；C.使用髂骨、带血管蒂的右足第二趾跖趾关节、带血管蒂的左足第二趾趾骨间关节、左足跖甲骨皮瓣、游离腹股沟皮瓣再造右手示指术后 24 个月右手示指外观

（五）多个长手指再造

（1）再造"手板"，类似先天畸形中的骨性并指畸形。（2）"手板"分割成手指，类似先天性骨性并指畸形的分指术。（3）关节重建，从双足第二或者第三趾上切取近趾间关节分别重建4个手指的近指骨间关节。（4）趾甲重建，从足趾上切取趾甲瓣植重建多个手指的指甲（图11-9-9、图11-9-10）。

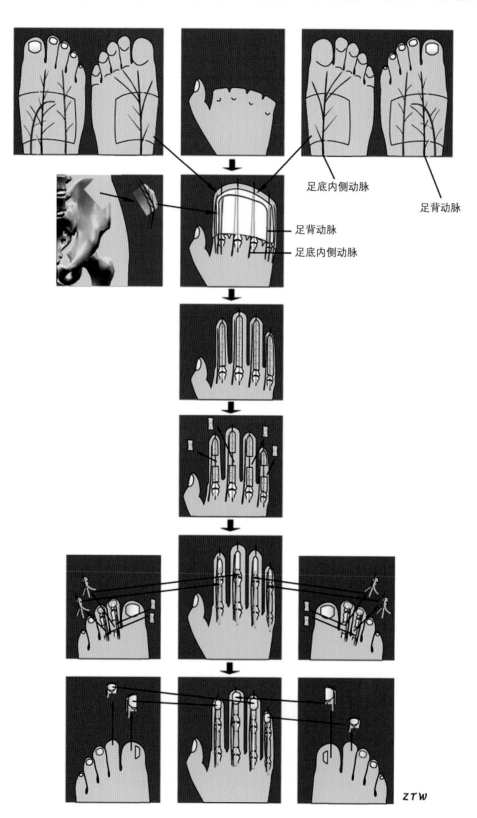

图 11-9-9　多手指再造方法示意图

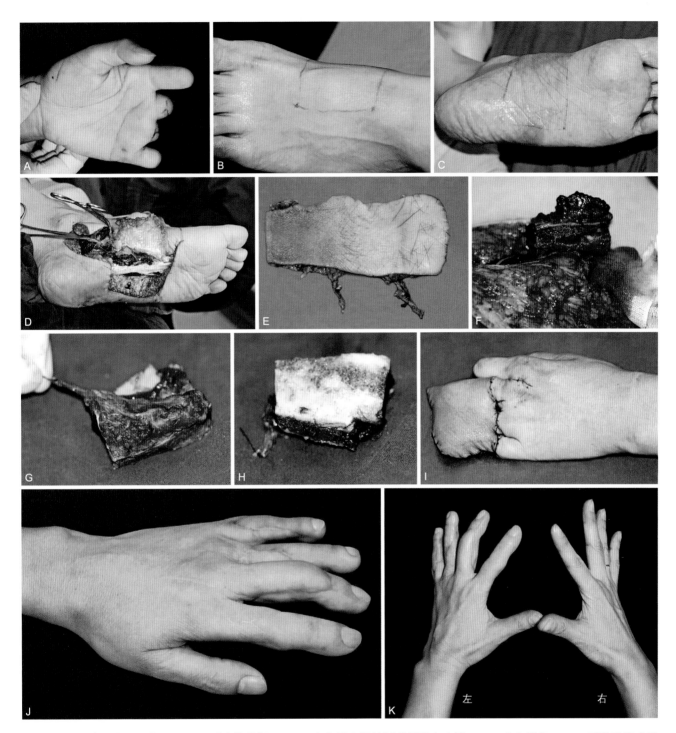

图 11-9-10　多手指再造方法。A. 左手多指缺损；B、C. 在左足上设计跖背侧组合皮瓣；D~I. 术中照片；J、K. 再造手指术后 20 个月照片

（六）手指再造术中足部供区创面的修复

如果切取的组织较小，供区直接缝合或者换药自行愈合。没有骨外露的创面可以采用全厚皮植皮。较大的创面采用局部带蒂转移或游离皮瓣移植修复。常用的皮瓣有：跖背皮瓣、足背皮瓣、踝前皮瓣、跗内侧皮瓣、跗外侧皮瓣、第二趾组织瓣、足内侧皮瓣、趾底皮瓣、足底内侧皮瓣、小腿部皮瓣、大腿部皮瓣、腹股沟区皮瓣等。

五、拇指及手指全形再造的局限性与未来展望

拇、手指全形再造的理念是兼顾手与足供受两方面的外形与功能。按照正常的拇手指长度、粗细与结构来设计再造出具有良好运动感觉功能的拇手指，同时足趾的外形与功能也尽量保留。目前已经按照这种理念设计实施了很多种拇、手指全形再造的方法，但仍然无法完全达到目标，如：①指甲、关节等多数情况下仍需取自足趾。②拇、手指Ⅲ度以上缺损全形再造手术往往需要多个组织瓣游离移植，需要精细的术前设计及拼接组装，技术难度高，手术时间长，手术风险大，多个手指再造时治疗周期长，等等。

科学是无止境的，拇、手指全形再造也在不断地研究发展中。希望在不远的将来，人工材料或组织工程学研究能实现质的突破，研发出在功能、生物相容性及耐久性方面替代自体组织的产品以减少或避免对人体组织特别是足部的损伤。再进一步发展，直接培养出一个真正的自体手指"再植"到残指上，甚至能让残指像某些低等动物的肢体缺失后可以再生一样，让拇手指残端直接"长出"新的手指。

（王增涛）

参考文献

[1] 顾玉东. 足趾移植的回顾与展望[J]. 中华显微外科杂志, 2000, 23(1): 10-11.

[2] 顾玉东, 吴敏明, 郑忆柳, 等. 足趾移植术中血管的变异及其处理[J]. 中华外科杂志, 1985, 23: 21-24.

[3] 陈中伟, 王琰. 踇趾皮肤趾甲瓣在再造拇指中的应用[J]. 中华外科杂志, 1982, 20: 707-709.

[4] 于仲嘉, 黄玉池. 多指显微再造术[J]. 中华解剖与临床杂志, 2003, 8(2): 123-125.

[5] 于仲嘉, 黄玉池. 趾皮甲瓣和第二、三足趾联合移植再造拇、手指58例报道[J]. 实用手外科杂志, 2001, 15(2): 73-75.

[6] 寿奎水, 施海峰. 一期修复全手脱套伤后的功能分析及最佳术式[J]. 中华手外科杂志, 1999, (1): 23.

[7] 寿奎水, 张全荣, 李向荣, 等. 亚急诊修复和再造拇、手指358例报道[J]. 中华手外科杂志, 1995, 11(4): 204-206.

[8] 王成琪. 拇指创伤性截指后的再植与再造[J]. 前卫医药, 1985, (1): 24.

[9] 王成琪, 王剑利, 王增涛, 等. 足趾移植再造拇指与手指常遇到的几个问题及处理[J]. 解放军医学杂志, 2000, 25(2): 152-153.

[10] 范启申, 王成琪, 周建国, 等. 足趾移植再造手指464例[J]. 中华显微外科杂志, 1997, 20(3): 186-188.

[11] 芮永军, 许亚军, 张全荣, 等. 五块游离组织组合移植修复手脱套伤[J]. 中华显微外科杂志, 2007, 30(4): 258-260.

[12] 芮永军, 寿奎水, 许亚军, 等. 双侧多个足趾移植修复全手或多手指缺损[J]. 中华显微外科杂志, 2008, 31(3): 166-168.

[13] 芮永军, 寿奎水, 张全荣, 等. 四、五块游离组织组合移植一期再造[J]. 中华手外科杂志, 2003, 19(4): 223-225.

[14] 方光荣, 汤海萍, 丁小珩, 等. 足趾移植多手指再造相关问题的探讨[J]. 中华手外科杂志, 2011, 27(1): 20-23.

[15] 丁小珩, 方光荣, 姜凯, 等. 全长手指再造10例报道[J]. 中华显微外科杂志, 2008, 31(3): 163-165.

[16] 程国良, 方光荣, 林彬, 等. 吻合趾指动静脉的拇指手指再造与修复[J]. 中华外科杂志, 1994, 32(2): 79-82.

[17] 程国良, 方光荣, 侯书健, 等. 拇手指部分缺损的修饰性修复与重建[J]. 中华医学杂志, 2005, 85: 2667.

[18] 程国良. 我国足趾移植拇手指再造与修复回顾与展望[J]. 中华手外科杂志, 2007, 23(2): 65-68.

[19] Gu Y D, Zhang G M, Cheng D S, et al. Free toe transfer for thumb and finger reconstruction in 300 cases[J]. Plastic & Reconstructive Surgery, 1993; 91(4): 693-700; discussion 701-702.

[20] Yu Z, Huang Y. Sixty-four cases of thumb and finger reconstruction using transplantation of the big toe skin-nail flap combined with the second toe or the second and third toes: PlastReconstr Surg, 2000, 106: 335-341.

[21] 王增涛. 手指全形再造的重要意义[J]. 中华显微外科杂志, 2011; 34(04): 265-265.

[22] 王增涛, 孙文海, 仇申强, 等. 手指Ⅰ~Ⅲ度缺损的全形再造[J]. 中华显微外科杂志, 2011; 34(4): 266-268.

[23] 孙文海, 王增涛, 仇申强. 手指Ⅳ~Ⅵ度缺损的全形再造[J]. 中华显微外科杂志, 2011; 34(4): 269-271.

[24] Wang Z T, Sun W H. Cosmetic reconstruction of the digits in the hand by composite tissue grafting[J]. Clinics in Plastic Surgery, 2014; 41(3): 407-427.

[25] Wei F C, Chen H C, Chuang C C, et al. Reconstruction of the thumb with a trimmed-toe transfer technique. Plast Reconstr Surg 1988; 82: 506-515

[26] 王增涛, 蔡锦方, 曹学成, 等. 趾腓侧皮瓣嵌入第二足趾改形法再造拇手指[J]. 中华外科杂志, 2002; 18(1): 20-22.

[27] Zhao J, Tien H Y, Abdullah S, Zhang Z. Aesthetic refinements in second toe-to-thumb transfer surgery. Plast Reconstr Surg. 2010, 126(6): 2052-2059.

[28] Tsai T M, Aziz W. Toe-to-thumb transfer: a new technique[J]. PlastReconstr Surg, 1991 Jul, 88(1): 149-53.

[29] Koshima I, Kawada S, Etoh H, et al. Free combined thin wrap-around flap with a second toe proximal interphalangeal joint transfer for reconstruction of the thumb[J]. Plast Reconstr Surg. 1995; 96(5): 1205-10.

[30] Pan YW, Zhang L, Tian W, et al. Donor foot morbidity following modified wraparound flap for thumb reconstruction: a follow-up of 69 cases[J]. J Hand Surg Am. 2011; 36(3): 493-501.

[31] Shen XF, Mi JY, Xue MY, et al. Modified great toe wraparound flap with preservation of plantar triangular flap for reconstruction of degloving injuries of the thumb and fingers: long-term follow-up[J]. Plast Reconstr Surg. 2016, 138(1): 155-163.

[32] Chi Z, Song DJ, Tian L, et al. Reconstruction of combined thumb amputation at the metacarpal base level and index amputation at the metacarpal level with pollicization and bilateral double toe composite transfer[J]. J Plast Reconstr Aesthet Surg, 2017, 70(8): 1009-1016.

[33] Sun W, Chen C, Wang Z, et al. Full-length finger reconstruction for proximal amputation with expanded wraparound great toe flap and vascularized second toe joint[J]. Ann Plast Surg, 2016, 77(5): 539-546.

[34] 王全胜, 杨柳春, 陈平, 等. 拇指缺损的全形再造[J].实用手外科杂志, 2009, 23(2): 77-78.

[35] 刘刚义, 程永冲, 朱修文, 等. 拇指全形再造的临床体会[J]. 中华显微外科杂志, 2013, 36(3): 241-244.

[36] 孙文海.长手指组合再造的应用解剖和数字化模型研究[D].南方医科大学, 2016: 1-106.

[37] Zang C W, Zhang J L, Meng Z Z, et al. 3D printing technology in planning thumb reconstructions with second toe transplant. Orthop Surg. 2017, 9(2): 215-220.

[38] 郝丽文, 陈超, 王增涛. 骨延长技术在手指缺损全形再造中的应用效果观察[J]. 山东医药, 2018; 058(44): 58-60.

[39] 王增涛, 丁自海, 邹继耀, 等. 蹬趾趾尖移植再造手指指尖[J]. 中华显微外科杂志, 2003, 26(1): 6-8.

[40] 王增涛、孙文海、仇申强, 等. 双侧蹬趾甲骨皮瓣拼合移植术再造手指15例报道[J]. 山东医药, 2010, 50(18): 104-105.

索　引

Apert 综合征　125

Ilizarov 技术　214, 262

Poland 综合征　125

B

背阔肌肌皮瓣　155

背阔肌双极移位代三角肌　304

背阔肌移位代肱二头肌　307

臂丛神经　12

臂丛神经根性损伤　196

臂外侧皮瓣　159

并指分离　129

C

尺侧多指　106

尺侧腕屈肌倒转移位代肱二头肌　308

尺动脉　8

尺骨延长与重建　285

尺骨中央化　116

尺神经　13

尺神经前移术　54

尺神经损伤的功能重建　205

D

第二趾移植再造拇指　329

顶端移位术　99

动力失衡　301

多拇指畸形　86

G

肱动脉　6

肱骨短缩延长术　280

肱骨髁上截骨术　55

钩甲畸形再造　351

股薄肌肌皮瓣　178

拐棒手畸形　276

贵要静脉　11

H

髌松解术　147

后背阔肌肌皮瓣　158

J

肌皮神经　13

肩锁关节　1

肩外展功能重建　302

肩胸关节　1

截骨矫正术　112

镜影手　140

巨肢（指）　28

L

连枷肩　302

M

马德隆畸形　145

末节指延长　294

拇示指屈指功能重建　204

拇手指再造　316

拇指对掌功能重建　203

拇指内收肌腱松解术　221

踇趾 C 形皮瓣　189

踇趾甲皮瓣　345

踇趾移植再造拇指　336

N

脑源性瘫痪上肢畸形　210

Q

前臂毁损性离断伤重建　257

前臂组合式外固定　252

前臂缺血性肌挛缩　33

前臂旋前畸形　60, 216

屈腕畸形　218

R

桡侧列发育不良　115
桡尺远侧关节　2
桡动脉　7
桡骨穹顶状截骨术　147
桡骨延长与重建　289
桡神经　13
桡神经损伤的功能重建　207
桡腕关节　3

S

三节指骨拇指　80
上臂丛损伤后功能重建　173
上臂毁损离断伤再植重建　261
上肢骨不连　33
上肢痉挛性脑瘫　150
上肢先天性畸形　19
烧伤瘢痕挛缩　34
神经源性上肢残障　196
手并指畸形　267
手指瘢痕屈曲挛缩牵伸矫正　272
手指残端延长与重建　292
手指动脉　9
手指偏斜畸形　110

W

腕骨间关节　3
腕关节固定术　181,201
腕关节悬吊术　181
腕掌部离断再植重建　256
腕掌关节　3

X

先天性并指（趾）畸形　123
先天性并指和多指畸形　29
先天性尺骨发育不全　22
先天性尺桡骨融合　21,136
先天性多关节挛缩症　20

先天性高肩胛骨　19
先天性桡骨发育不全　23
先天性手指畸形　25
先天性轴向半手畸形　31
胸大肌双极移位代肱二头肌　306
胸大肌双极移位代三角肌　302
旋前圆肌肌腱止点改道术　217
旋转截骨术　138
选择性正中神经部分切断术　153
选择性周围神经部分切断术　150

Y

羊膜束带综合征　141
腋动脉　5
腋静脉　12
腋神经　13
异常骨骺生长板松解术　112

Z

掌背动脉　9
掌骨延长　298
掌浅弓　8
掌深弓　8
掌指关节　4
正中神经　13
正中神经损伤的功能重建　202
指骨间关节　4
指体延长　296
趾甲复合组织瓣　183
中央型多指　101
肘关节僵硬　42
肘关节挛缩　48
肘内翻　53
肘外翻　53
肘正中静脉　11
足背串式皮瓣　185
足部皮瓣移植　182
足趾移植再造手指　342